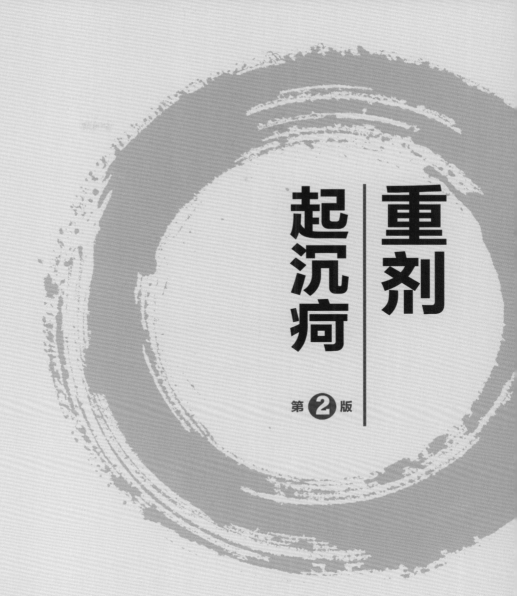

重剂
起沉疴
第②版

主　编　仝小林

副主编　陈　锐　朱向东　赵林华
　　　　刘文科　丁齐又　王　涵

编　委　查青林　李贺赟　徐坤元　张文苑　李修洋　吴浩然
　　　　杨浩宇　张海宇　林家冉　唐　爽　张　培　杨　泽
　　　　韦　宇　王天铭　兰雨泽　白雅黎　曹　洋　聂维辰
　　　　赵怡坤　赵芸芸　顾成娟　宋　佳　宋丹宁　宋　斌

人民卫生出版社
·北京·

版权所有，侵权必究！

图书在版编目（CIP）数据

重剂起沉疴 / 仝小林主编. — 2版. — 北京：人
民卫生出版社，2022.5（2025.3重印）
ISBN 978-7-117-33052-7

Ⅰ.①重…　Ⅱ.①仝…　Ⅲ.①方剂－剂量－研究
Ⅳ.①R289.1

中国版本图书馆 CIP 数据核字（2022）第 059871 号

人卫智网	www.ipmph.com	医学教育、学术、考试、健康， 购书智慧智能综合服务平台
人卫官网	www.pmph.com	人卫官方资讯发布平台

重剂起沉疴
Zhongji Qi Chenke
第 2 版

主　　编：仝小林
出版发行：人民卫生出版社（中继线 010-59780011）
地　　址：北京市朝阳区潘家园南里 19 号
邮　　编：100021
E - mail：pmph @ pmph.com
购书热线：010-59787592　010-59787584　010-65264830
印　　刷：保定市中画美凯印刷有限公司
经　　销：新华书店
开　　本：787×1092　1/16　　印张：29　　插页：4
字　　数：651 千字
版　　次：2010 年 9 月第 1 版　　2022 年 5 月第 2 版
印　　次：2025 年 3 月第 4 次印刷
标准书号：ISBN 978-7-117-33052-7
定　　价：99.00 元

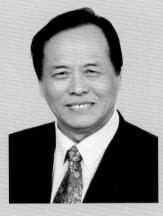

仝小林
中国科学院院士
中医内科学家
中华中医药学会副会长

　　仝小林院士长期致力于中医药传承与创新研究，构建了以"核心病机—分类分期分证—糖络并治"为框架的糖尿病中医诊疗新体系，研发了针对糖尿病各阶段的有效治疗方药，系列成果被纳入国际、国内中医专病指南及国内西医指南。作为973项目首席科学家，他带领团队构建了以"随症施量和剂量阈"为核心的方药量效理论框架，为安全有效、合理用量提供了理论和循证证据，填补了方药量效研究的空白。新冠肺炎疫情期间，他作为国家中医药管理局医疗救治专家组共同组长，奔赴武汉抗疫一线，提出从"寒湿疫"论治新冠肺炎的中医药策略，构建社区防控"武昌模式"，牵头制定国家新冠肺炎中医方案，开展覆盖防治全程的临床研究，为武汉保卫战、湖北保卫战的中医药防治做出了重大贡献。荣获中宣部等授予的全国"最美科技工作者""全国杰出专业技术人才"荣誉称号；荣获国务院等授予的第二届"全国创新争先奖"奖章和"全国抗击新冠肺炎疫情先进个人"荣誉称号。曾获何梁何利基金科学与技术进步奖，以第一完成人身份获国家科学技术进步奖二等奖2项、省部级科学技术进步奖一等奖5项、国家图书奖特别奖1项、省部级著作一等奖3项。

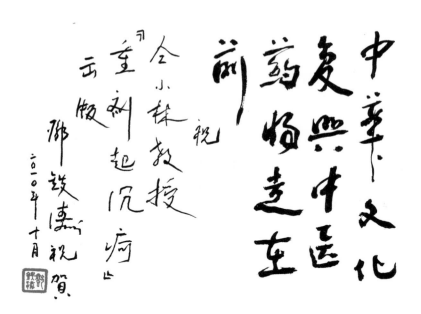

中华文化
复兴中医
药物货走在
前

"令小林教授
"重剂起沉疴"
云版
祝

邓铁涛祝贺
二〇一四年十月

邓铁涛先生为《重剂起沉疴》第1版题词

为《重剂起沉疴》题

源于中医　衷中参西
继承发展　回归中医

周仲瑛
二〇一〇·九·十

周仲瑛先生为《重剂起沉疴》第1版题词

路志正序

"象数"之理是中医文化之核心，药物的配伍与剂量就似一个处方中所蕴含的"象数"之理，配伍构"象"，剂量达"数"，"象数"相和，处方奏效。但中医在传承方药的过程中，医家多重视药物之性味功效、配伍加减，少有言及用量者，致使医家自古就感叹"中医不传之秘在于量"。清代医家王清任曾言"药味要紧，分量更要紧"，吴鞠通亦云"病重药轻，见病不愈，反生疑惑；若病轻药重，伤及无辜，又系医者之大戒"。因此，对药物用量的掌控能力，是衡量一个中医师临床水平的重要尺度。

有史以来，中医在方药量效方面一直未有深入系统之研究，始终停留在模糊描述之阶段，在"效"和"毒"之间未能找到平衡点，这严重制约了中医药的临床疗效。方药量—效关系研究是中医界的一个重要课题。仝小林院士长期致力于该领域研究，可谓开创了现代方药量—效关系研究之先河。以其为首席科学家的973项目在医药结合的整体布局下，以临床评价为中心，集文献、临床、药效、药效物质基础、超分子构造五位于一体，初步构建了"以医为本的随证施量策略"和"以药为本的量效关系规律"为基本框架的"量效研究"蓝图，为中医方药量效的理论及实践研究打开了一扇窗，透过这扇窗我们看到了中医方剂理论的一片新天地。

在古代，中医以擅治疑难危重症而生生不息，张仲景之《伤寒杂病论》是中医治疗急危重症的典范。时至今日，中医正逐渐失去治疗急危重症的阵地，殊属可惜！这与方药量—效关系不明、某些治疗技术的失传、中药质量的下降等因素皆有关系，但余以为方药量—效关系不明是其中之症结。医生对药物的量—效关系把握不到位，该出手时不出手，该重拳出击时却绵软无力，药量不够，药难胜病。

仝小林院士基于方药量—效关系研究，在临床上广泛使用重剂药物以治疗疑难病、危重病，取得了令人惊叹的临床疗效。仝院士携团队成员，汇集方药量—效关系研究成果和临床实践精华，编成《重剂起沉疴》一书。书中对经方的本源剂量进行了科学研究，对经方大剂量使用的有效性和安全性进行了探讨，对40多种中药大剂量应用的临床实践进行了展示，对近140种中药大剂量应用的古今经验进行了整理辑录，此均为中医药重剂治病之典范。全书可谓有考证、有研究、有心悟、有病例、有分析，生动展现了因疾病的种类、病情的轻重、个体的差异、药物的品性等因素而合理加大药物用量之法则，因病施量、因症施量、因势施量、因人施量、因药施量、因服药反应施量等"方药量效"成果跃然纸上。

全小林院士是中医界之榜样，作为专家学者，其勤勤恳恳地进行中医研究；作为临床医生，其身先士卒抗击 SARS 和 COVID-19，是"大医精诚"的力行者。全院士携团队编著之《重剂起沉疴》是展现"方药量效"的代表作，集中展现了全院士在"量效"方面的临床经验和科研成果，也体现了其团队对中医药发展的不懈探求和求真务实的科学精神，是"传承精华，守正创新"之模范。该书出版之后备受同行称颂，如今完善再版，问序于余，不胜欣喜，乐为之序。

九九医史 路志正

2022 年 3 月 18 日

前言

　　我上大学时，曾读名医医案，有前医不效者，方、药不变，仅用量一调，病即起色，心疑惑之。求教于我的内科老师首批国医大师任继学教授，任老说："中医不传之秘在于药量，中医传方传药不传量，等于不传。"及读硕士，导师国医大师李济仁，是明代"张一帖"之第十四代传人。"一帖"，就是一服药见效，其用药稳、准、狠，这使我对方药大剂量运用开始关注。1983 年，我在《上海中医药杂志》看到柯雪帆教授发表的《〈伤寒论〉和〈金匮要略〉中的药物剂量问题》，其中谈到东汉之一两约等于现今 15.625g，比现代教科书认定的汉代一两等于 3g，竟大 4 倍之多，令我十分惊愕！细思之，方知初出茅庐用经方不效，或与方药剂量不够有关，遂改用时方、大方。1985 年，我考取南京中医学院中医内科学博士，师从国医大师周仲瑛教授，主要从事急症研究，得以有机会深入苏北连云港等流行性出血热高发地区，做临床研究。在周老指导下，我接触了大量流行性出血热病人，观其病机及病程演变过程，很类似张仲景所述之"伤寒"。当时流行性出血热危重症很多，西医疗效不好，病死率高。我想：病既似伤寒，若尝试用仲景经方之本源剂量治疗，能否提高疗效？不试不知，一试效如桴鼓，甚或可力挽狂澜。如曾治疗一高热、心衰、肾衰、脑衰、大面积弥散性血管内凝血等多脏器衰竭的出血热病人，为气营两燔之重症，给予物理降温、甘露醇导泻、强心、利尿，全然不效。我会诊后，首剂用生地200g、石膏 300g，当即热减，第 2 次将生地增至 400g，石膏减为 200g，一日内连服 2 剂，相当于一日内用生地 800g、石膏 400g，危急之势迅速缓解，病入坦途，7 日后竟获痊愈。有了这次尝试方药大剂量的经历后，我便开始了应用经方本源剂量治疗多种疑难危重症的长期实践。例如，应用大承气汤治疗中毒性肠麻痹，生大黄 60g，芒硝 30g，一剂药分 8次服，每小时 1 次，以便通为度，中病即止，疗效迅速；治一痹证重症，周身关节肿胀、疼痛剧烈，麻黄加术汤之生麻黄用至 100g，服药后覆被保持周身微微汗出 4 小时，竟霍然痊愈。从此，更加坚定了我实践经方本源剂量的信心。我在临床运用茯苓、猪苓 120 ~540g 治疗顽固性心衰，制川乌 120g 治疗糖尿病重症周围神经痛，桂枝 60 ~120g 治疗阴证伤寒，半夏 50g 治疗重度糖尿病性胃轻瘫频频呕吐，黄连 120g 治疗糖尿病酮症酸中毒，夏枯草 120g 治疗重症桥本甲状腺炎及垂体瘤引起的乳房过大，黄芪 240g 治疗肌萎缩侧索硬化症和中风后遗症……一个个真实而典型的疑难危重症，均取得了显著疗效，且未见明显毒副作用，乃重剂可起沉疴之明证。

没有一定的量，便没有一定的质；一定程度之病，必用一定程度之量。我们不得不叹服两千年前的张仲景，对方、药、量、煎、服等的研究均已达到非常精深且精确的程度。仲景之方约50%少于4味，90%少于8味，其方味少量大、直击七寸；君臣佐使，层次井然；该重则重，该轻则轻；以药试病，中病即止（或中病即减）；法度严谨，讲究策略；药如用兵，灵机活法。而观今时一些医生之处方，动辄三四十味，多则四五十味，用药繁杂、量无法度，处方用量，药皆10g上下，君臣佐使难分。甚则畏毒剧药如虎狼，连葛根、山药之类亦不敢多用，以致世人竟以为中医之特长仅在于调理。诚然，对未病及慢性病的调理，的确是中医特色，亦的确不需要重剂。但中医绝不是慢郎中，试问在西方医学尚未传入中国之前的几千年，挽救急危重症，不是全靠中医吗？但临床处方若药不达量，量不撼病，则会杯水车薪，贻误战机。

观仲景处方用药，药少而精，药专力宏。但遗憾的是，仲景用量在传承过程中，出现了严重失误。其失，肇始于梁代陶弘景，转载于唐代孙思邈，定论于明代李时珍，传播于清代汪昂，使仲景经方之本源剂量成为千古之谜！

我经过三十余年临证实践，以证试药，以药试病，大致摸清了仲景方常用药的剂量范围。再通过深研仲景之书，使我对重剂应用的策略有了较深的体会。临证之时，急病大其治，慢病小其治；慢病发作期大其治，慢病缓解期小其治。大其治者，以汤药荡之；小其治者，以丸散膏丹调之。正所谓"一病非一剂量阈，一证有一治疗窗，同病异治方不同，异病同治量天壤"；"随证施量形而上，量效对应治疗窗，证方药定量增减，疗效之秘如探囊"。

在2019年，我拜访了周仲瑛和李济仁两位国医大师，两位恩师谈到一定要把中医药传承好、发扬好，特别希望我在方、药、量、效、毒等方面要进一步研究。2020年初，我回到了母校长春中医药大学，以《守中医之正，创医学之新》为题，向全校师生做了专题学术报告，提到了守正要从"正观念、正思维、正文化"三方面入手。正观念，即中医要树立唯效维新的观念；正思维，即树立中医的唯象思维；正文化，即博采众长，坚守中华优秀传统文化。而创新就是要从"生命认知、医疗模式、诊疗方法、评价体系、教育模式、学科语言"等六个方面进行创新，着重强调了传承好中医药，要研究把握中医药的精髓，探究经方本源用量，并与时俱进，因时、因地、因人，灵活遣方度量。

中医不传之秘在于"量"。《伤寒论》为方书之祖，经方至今仍在临床广泛使用，但在传承的实际中，存在着经方本源剂量折算之误，临床实际用量之乱，方药剂量理论及研究方法之缺，经方本源用量实践之惑。方药剂量的误、乱、缺、惑，严重影响了中医临床疗效。仲景经方之用量，为我们探索中药的有效、安全剂量，提供了准绳。我承担的国家973方药量效相关研究的项目，考证并形成的专家共识是经方一两约等于现在的13.8g，为我们在更宽泛的剂量范围内，寻找起效量、最大有效量以及既有效、又安全的合理用量，提供了非常大的研究空间。比如降糖，目前《药典》规定的黄连 2 ~ 5g，甚至根本就不在有效范围之内（我们临床研究的低剂量黄连组为每日 9g，其降糖效果与安慰剂组相同），这提示我们，对《药典》规定的剂量，有必要参照仲景剂量，进行有效性、安全性设计和研究。拓宽剂量阈，找到切实有效、安全的合理用量，将是未来一个时期临床和药学研究的重点。我在四十多年的临证实践中，一直特别关注并开展方药量效研究，并逐步将研究成果与同行分享，编写并出版了《方药量效学》《重剂起沉疴》等著作。

《重剂起沉疴》出版后我接到了许多读者的反馈，总体反映很好，这本书多次印刷，供不应求，给了我们很多鼓励，从一个侧面，反映出中医临床医生和药学工作者对疗效的追求。近十年来，我带领团队，不断地挖掘整理，不断地临床实证，尤其是依托 973 项目，开展示范经方量—效关系研究，如"麻杏石甘汤治疗小儿肺炎""大承气汤治疗急性肠梗阻""大黄附子汤治疗慢性肾衰竭""复方丹参滴丸治疗糖尿病眼底病变"等，从临床角度探索经方在急危重难疾病中的最佳用量。我的学生们，从不同学科、不同专业，努力探索合理用量，在许多中药应用上，取得突出疗效，攻克了一些难题。这些都为《重剂起沉疴》再版提供了更加丰富的内容。《重剂起沉疴》第 2 版沿袭了第 1 版的篇章结构，但每篇内容有增加和调整，如上篇增加了"经方本源剂量的临床运用"一节，中篇从 38 则中药或方剂的治验调至 42 则，其中多则治验有调整，下篇增加了古代医家关于柴胡的治验，附篇增加了"十八反十九畏"的研究内容等。

方药量效学是一门新兴的学科，只有跨学科、多学科共同努力，才能建设好这座学术大厦，我相信，在中医、西医、临床、基础、药学等多学科的共同努力下，方药量效的研究，必将会结出累累硕果，必将为提高中医疗效，带来汩汩清泉，勃勃生机！

在《重剂起沉疴》第 2 版即将付梓之际，特别感谢国医大师路志正教授为本书作序，感谢师长们的鞭策，感谢同道们对再版提出的修改意见和建议，感谢我的研究团队在方药量效研究上做出的开拓性工作，感谢我的学生和家人在本书编写过程中的默默支持！愿方药量效研究的学术成果能够给同道带来一些启发，能够助力蓬勃发展的伟大的中医药事业！

壬寅春分写于知行斋

《重剂起沉疴》

（第1版）

 编写委员会

主　编　仝小林

副主编　吴义春　刘国正　刘文科　韦姗姗

编　委　罗　辉　薛　娜　李向东　焦拥政

　　　　　张声生　穆兰澄　连凤梅　周　源

　　　　　姬航宇　周　霭　陈欣燕　万　方

　　　　　王　帅　赵林华　李　瑶　车　慧

　　　　　张　岩　金末淑　常　柏　谢晚晴

朱良春序

英雄肝胆　神仙手眼
——兼谈如何用好大剂量

日人渡边熙氏说："汉药之秘不告人者，即在药量。"中药的药量主要根据患者的体质、症状，居住的地域、气候和选用的方剂、药物等进行考虑。由于使用的目的不同，用量也就有所不同。同一药物，因用量不同，就会产生不同的效果或产生新的功能，从而发挥更大的作用。所以中药用量与作用的关系值得我们注意。

中药用量的决定，要从多方面来考虑，要它发挥新的作用或起到特定的疗效时，就必须突破常用剂量，打破顾虑，才能达到目的。如益母草用作"调经活血"时，其用量一般为 9～15g，倘作"利水消肿"之用，则需大剂量，始能奏效，因为"矢虽中的"而"力不及彀"，即"药虽对证"而"用量不足"，往往不见效果。而利尿作用，一般每日用 30～45g 尚不见效，嗣后加至 60～75g 始奏明显之效；90～120g，其效更佳。孙台石在《简明医彀》说："凡治法用药有奇险骇俗者，只要见得病真，便可施用，不必顾忌。"由于量变容易引起质变，故增大剂量能加强或产生新的作用，如大剂量的防风能解砒毒、芫花中毒，鱼腥草治大叶性肺炎。但加大剂量必须在一定限度内，如槟榔用 75～90g 是起驱钩虫、绦虫作用的，但如再增大剂量，患者的机体适应能力将不堪忍受，而出现休克等严重的后果。明·张景岳曾说："治病用药，本贵精专，尤宜勇敢……但用一味为君，二三味为佐使，大剂进之，多多益善。夫用多之道何在？在乎必赖其力，而料无害者，即放胆用之。"这是可以作为我们参考的，也是提高中医临床疗效重要的一环。

戴复庵在《证治要诀》中提到："药病须要适当，假使病大而汤小，则邪气少屈，而药力已乏，欲不复治，其可得乎？犹以一杯水，救一车薪，竟不得灭，是谓不及。"当然也不能因为增大剂量可以加强药效，就忽视小剂量的作用，形成滥用大剂量的偏向，如大处方，药味多而乱，既浪费药材，增加病人的负担，更对机体有损，这是必须防止的一个倾向。并且具体应用大剂量时还必须随证施量，不能简单草率，以免偾事。今全小林教授等所提倡的大剂量是建立在药少而精的基础上，颇有见地，值得推荐。

　　增大剂量，不是盲目的、胡乱肯定的，而是根据古今文献资料线索的引申，或是民间实践经验的事实，通过临床实践、系统观察才提出的。我曾在 20 世纪 60 年代初撰写《中药用量与作用之关系》一文，发于《江苏中医杂志》，虽有部分同仁提出商榷意见，但未能引起重视。今全小林教授组织同事与学生编写的《重剂起沉疴》，查阅了大量文献资料，结合临床验证，颇多心悟创新之言，而无空泛不实之辞。此书精心编选，容古纳今，杏林耆宿，群贤毕至，共聚一堂，和盘托出。因此提倡大剂量，不是凭空臆测，而是有线索可循。诚不可多得之佳作，振兴中医学术之鸿篇，深得吾心，厥功伟矣！所以，此书一旦问世，必将洛阳纸贵，不胫而走，成为中医复兴的一面鲜艳的旗帜，受到爱好中医学术的人们的欢迎。欣慰之余，聊弁数语以为序。

吴咸中序

（第1版）

在仝小林主编的《重剂起沉疴》即将出版之际，嘱余作序，欣然为之。在我细读了上篇，翻阅了中篇及下篇之后，深有所感，写上几点看法，是对作者的感谢，也是对读者的介绍。

一、研究用量抓住了正确运用经方的要点

《伤寒论》《金匮要略》文字简练，内涵丰富，必须反复学习，才能得其要领。对于方剂中的药物用量有时难以理解。后世医籍随着不同时代度量衡的改变，对"两"有不同的折算方法，众说纷纭，莫衷一是。新中国成立后，对两、钱的定量有了较统一的规定，《中华人民共和国药典》与统编的《伤寒论讲义》与《方剂学》有较高的权威性，但亦有不同意见。仝小林在本书中对经方剂量换算的五种方法进行了详细的分析。他认为："一两相当于一钱，即3g左右的论点，与明代李时珍及清代汪昂的论述相近。今之教材，时下处方，多尊此说。"另外一种说法认为：汉制的一两相当于现在15g左右，确切的数字应为13.75~15.625g。经过本书多方论证及他们自己的实践，认为将《伤寒论》中的一两定为15.625g更符合实际。他们将用此标准配制的方剂称为经方大剂量用药，而按"3g为一两"标准形成的方剂则属经方常用量用药。仝小林在书中还提出另外一种计算方法，将教科书经方用量加大3~5倍，成为经方大剂量用药，这种方法亦较实用。总之，仝小林吸收五种方法中的两种方法，分别定名为经方大剂量用药及经方常用量用药，为正确使用经方提供了有价值的药量分类。

二、对"沉疴"做出界定，起沉疴想出办法

根据病重药重、病轻药轻的原则，经方大剂量用药不宜普遍用于多种疾病，应用于危急重症的特定阶段，目的在于遏制病势，控制病情，迅速起效；还应中病即减，应止即止，随后转为常用量治疗。大小剂量相宜，这是编著者强调的另一重要观点，也是一个医生走向成熟的标志。

如果一个医生志在不断提高自己的学术水平及临床疗效，必须认真检查病人，弄清病情，必须善于运用各种治疗手段，用到所需之处，并应保持合理的力度。经方大剂量用药是针对沉疴所施的强力治疗，而经方常用量用药则是对病情缓和后所施的调补，病情不同，强度有别，用非所需，有害无益。

医学是科学技术，同时也包括思维、逻辑与判断，差之毫厘，失之千里。仝小林等在看到经方常用量的缺欠后，分析了这个缺欠造成的后果：一是疗效不佳，大批病人丢失，丧失在危重病治疗中的地位；二是在方剂应用中出现了"迷""惑""乱"的现象。他们不是就病论病，就方论方，而是从大处着眼，寻找产生问题的源头。从 1983 年以后，他们把目光转向古代药物剂量与现代用药剂量的转换上，从此走上以量—效关系为主的研究轨道，取得较快的进展，也吸引了不少专家加入这个行列。这个过程可以概括为溯本求源，抓住要害。这是思维、逻辑的成功，是决断的胜利。

三、积累是前进的基石

在我翻阅到中、下篇时，不能不被他们的丰富积累所折服。四十余种中药重用治疗的医案，来之不易，用实例说明重剂起沉疴的疗效。"古今经验集萃"内容丰富，医案、医论兼收，好像是一次古今同场的学术讨论会，不少已故名家也在此得到发言的机会，仔细推敲将会使今人受益。

一帆飞渡，必将引起百舸争流，祝经方用药量—效关系研究不断取得新进展。

吴咸中

2010 年 9 月 12 日

王永炎序

中医不传之秘在于量，优化处方配伍既有药味的选择又有剂量的调整。仝小林先生领衔的专家群体深入研究经方剂量问题，著成《重剂起沉疴》一书，即是其多年探索与实践之成果。书中涉及重剂应用的合理依据与应用范围。"沉疴"当用重剂，针对危笃重症需防顷刻间病势突变；对急重症，关键是要迅速扭转病势，一两剂间化险为夷，以冀生还。全书所载医案均可体现"急""重""危难"之特点，有力展现重剂的扭转作用。谈及重剂起沉疴，并非忽视轻剂的作用。当正邪双方势力严重失衡，病邪偏盛时，自然需用重剂；而双方势均力敌时，轻剂则可收四两拨千斤之效。临证重理法以指导组方遣药，既要重视"邪侵正"，也要关注"正胜邪"，依据病证救治的需求而设置重剂与轻剂的运用。遵从古训有先治病和气血调脾胃者，也有调脾胃再和气血后治病者。常见先贤名医用药轻灵，犹如一张摇晃偏倚的桌子，只需于偏倚之处垫一小薄木片即能令其平稳。显而易见，医者对于重剂与轻剂的应用，当审时度势。

目前中药材资源不足已是现实，药材资源必须合理应用，才能有利于产业的可持续发展。联系临床处方用药剂量，忽略精心识证、谨守病机，无视病情轻重一概加大剂量应当反对。然则剂量轻重古往今来即有争议，自当审证慎思之后以病人病证之需，再予裁定。实际上，一概小剂量求稳慢治可能累积用药达 50 麻袋饮片，而有贻误病情之虞！中药原创优势以形象思维为根基，辨治得体全在"悟性"，自当有胆有识与有为有守并重。逢危急重症当速予重剂截断扭转，使疾病迅速向愈，缩短治疗过程，所谓"一鼓作气，再而衰，三而竭"。从这个角度讲，大剂量可能节约了药材资源。再者，以重剂为特点的仲景经方，90% 的方子不超过 8 味药，求其药少力专。即使剂量大，其药量总和也与动辄二三十味药的时方总药量相当。其"验、简、廉"之特点也是历代经方医家的共识。如此，药味少、大剂量、起效快，加速疾病向愈过程。从长远角度看，却是利于药材资源的可持续发展。

治疗疑难重症，本是中医之特色优势，而当今中医有逐渐失去阵地的忧虑。究其缘由，中医疗效难以提高是导致其在疑难重症面前缺乏自信的关键原因。识证与处方虽均准确精当，而其疗效不彰，显然，医家对剂量的把握不够到位是当今症结。尤其是需用重剂时，不敢大胆用药，剂量不足，药效自然减弱。《重剂起沉疴》一书中，列举数则验案证实：对多法不效的疑难重症，看似已是山穷水尽之时，增大剂量却有生还希望，反收奇功！

　　本书得到国家 973 项目"以量—效关系为主的经典名方相关基础研究"的课题资助，仝小林先生带领的专家群体辛勤耕耘，刻苦钻研，充实了重剂起沉疴的理论及实践研究，做出了有现实意义、有力度的工作。书濒脱稿，邀我作序。感谢中青年学者对我的鼓励与信任，让我们互相勉励，值此中医药事业良好发展机遇期，朝向光明未来迈进。谨志数语，乐观厥成。

王永炎

2010 年 9 月

目录

中篇　大剂量临床实践

下篇　古今经验集萃

目录

追本溯源，还原仲景本源剂量
重拳出击，非化不足以撼重病
多管齐下，保证用药的安全性

上篇

经方本源剂量的发现

东汉末年著名医家张仲景曾在《伤寒论·序》中云："余宗族素多，向余二百。建安纪年以来，犹未十稔，其死亡者，三分有二，伤寒十居其七。感往昔之沦丧，伤横夭之莫救，乃勤求古训，博采众方……为《伤寒杂病论》。"遂《伤寒杂病论》流传下来，被后世奉为经典，尊为"方书之祖"，书中所载的方剂被誉为"经方"，其用药精专，剂量法度严谨，疗效卓著，为历代医家所称赞。经方最能治大病，为诸多医家所论，刘渡舟教授[1]提及经方治验说："经方傲然医林，如时贤曹颖甫、余无言先生，每以经方愈大病，起沉疴而著称于世。余不才，临床治病，而喜用经方，于千军万马之中，每获搴旗得胜之快。"又说经方"药味峻厉令人胆战心惊，畏而不前，不敢使用"，提及用药更说："医关人命，生死反掌，岂可轻举妄动而以方试人？所以还必须在仲景之学上，多下些功夫。一朝一夕，慢慢地，而又长期不断地与经方耳鬓厮磨。通过量变到质变，在思想上产生了跃跃欲试的时候，在感情上又与经方联系密切，此时此刻，则自然经方破土而出，而为我所用了。"冯世纶教授、黄煌教授等也多次提及自己的学医历程是从中医内科学逐渐转到经方上。我们认为，经方是一个整体，药物寒热搭配自有其经验结晶；"漫言变化千般状，不外阴阳表里间"，临床不为"病"所困，经方常有"不战而屈人之兵"的效果；辨证细腻，方证相应，常起效迅速，疗效卓著，正所谓："经方愈读愈有味，愈用愈神奇。"

经方组方用量以及药物的加减化裁，具有严格的规范性，配伍法度谨严，体现了君、臣、佐、使相结合的原则。临证辨证论治，药随证转，随证施量，施方用药既有严格之原则性，亦有变通之灵活性。岳美中教授就有自己的切身体验，多次指出"药物用量的增损，关系重大"；李培生教授也特别指出"读《伤寒论》《金匮要略》，不仅仅诵证记方，于剂量上尚应注意"，这也是经方整体性的另一大表现。中医名家对经方用量尚且如此重视，由此可见《伤寒论》用药剂量的重要性。

1　经方剂量概述

经方剂量的概念及内涵主要包括以下几个方面：

1.1 剂量是方剂的重要构成部分

中药的用量称为剂量。古人云："中医不传之秘在药量。"说明掌握剂量的重要性，更说明剂量是方剂的极重要构成部分。完整的方剂是既有"方"又有"剂"，所谓"方"，即有治病的方法、方药，所谓"剂"，即指剂型、剂量。古人对于方剂在医疗中的经验，认为一首立法有据、组方合理的方剂，其所含"药味"固然是影响方剂疗效的关键所在，

1　刘渡舟."经方"溯源 [J]. 北京中医药大学学报，1999，22（1）：8.

但"剂量"同样也是一个重要的不可或缺的因素。剂量会直接影响方剂作用的发挥，这是学习、掌握和运用好方剂的一个重要环节。

方剂运用时剂量的变化对于功效的影响，早已为历代医家所认识，并予以高度关注，即使是一个对证而施的方剂，其用药分量与疾病的轻重、缓急也有着密切的关联，同时药物的用量亦随着治疗上的需要而转变。一般病情轻者，用量不宜过重，如果病轻药量重，会造成药力太过，反伤正气，也可引发其他病症；病情较重者，用量可适当增加，若病重而药量轻，则药力不足，不能达到愈病的效果。剂量随着病情的变化而增加或减少，因此剂量是方剂的一部分，而且是一个灵活的部分，赋予方剂"轻于鸿毛"或"重于泰山"的药效生命力[1]。《伤寒论》中桂枝用作三两的桂枝汤主要有调和解肌之功，用作五两的桂枝加桂汤则有降逆平冲之功，可见剂量的稍微差别，方剂的用途就不同。

清代医家陈修园重视用药剂量在伤寒方中的应用，甚至把"经方"的药物剂量巧妙地编入到方歌中，将剂量作为经方不可分割的一部分，为后人做了一件有益的工作。运用方剂未必照搬原方，但活用须有法度，对其中药物剂量，更不能随心所欲。王辉武[2]重视经方剂量获益匪浅，以多年经验现身说法：茵陈蒿汤早年用于治疗重症肝炎病情危笃，茵陈用量30～40g不等，可谓大剂量，但反复数诊，未收其功，黄疸未退，后在《长沙方歌括》"茵陈六两早煎宜"的启示下，按原剂量4.5：1.5：1的比例，用茵陈90g，熟大黄30g，栀子20g的剂量，嘱先将茵陈用容器冷水浸泡，另煎，保证有效成分的充分溶出。剂量调整后，退黄疗效立即大增，此后都参照这种方法，调整全方剂量比例，疗效比常规用量好得多。正是：仲景经方法度明，分量讲究有重轻，只背汤头不记量，难怪临证药不灵。

剂量是方剂极为重要的一部分，非独《伤寒论》方剂，亦是历代医家遣方用药的共识。如金刘完素之六一散，其方中滑石与甘草的分量之比为6：1，明代王纶《明医杂著》[3]称"治暑之法，清心、利小便最好"。汪昂《医方集解》释"其数六一者，取天一生水，地六成之之义也"。可见剂量与立方之义密不可分。再如元代朱震亨之左金丸，黄连六两，吴茱萸一两，其分量之比为6：1，治肝火犯胃、胃失和降之证，方中重用黄连，大苦大寒，直泻心胃之火，进而清泻肝火使不犯胃。吴茱萸辛热，下气最速，善于降胃气而止呕，且能入肝经，辛散肝气。少量吴茱萸与大量黄连配伍，疏肝和胃，佐黄连苦寒，使凉而不遏。丹溪选此二药组方，有医家评为"用量之关键，甚为精当"。

医家名方的剂量部分，在现今的研究与应用中同样备受重视。如金李东垣之当归补血汤，黄芪一两与当归用量二钱相差5倍。1989年北京中医学院黄氏[4]提出另有一首黄芪一两、当归二两方，剂量比例为1：2。1996年山东中医学院聂氏[5]《当归补血汤考》说明剂

1　黄英杰.《伤寒论》用药剂量及其相关问题的研究 [D]. 北京：北京中医药大学，2007：34.

2　王辉武. 经方药量当熟记 [J]. 实用中医药杂志，2005，21（9）：568.

3　王纶. 明医杂著 [M]. 北京：人民卫生出版社，1995：102.

4　黄幼群. 当归补血汤研究概况 [J]. 中成药，1989，11（9）：39.

5　聂克. 当归补血汤考 [J]. 中成药，1996，18（1）：42.

量应只有一种 5：1，不应有剂量之误，医家学者对剂量之重视可见一斑。近年来对当归补血汤量—效关系的研究表明，方内黄芪的用量既不可增，也不可减，而必须以"五倍黄芪归一分"的组方规律才是黄芪的最佳剂量[1]。

李庆业教授强调"方剂的组成结构除了君臣佐使等以不同药味来组成，最重要的便是每一味药的用药剂量，因为剂量的大小决定了它在方剂结构中所扮演的角色"，又说"若剂量有所偏差则造成有是药却无是效的存在"。药物的"剂量"攸关"方剂"的疗效，这种量—效关系，说明剂量不但是方剂的一部分，更是攸关方剂价值的一重要组成部分。

1.2 剂量关乎方剂的疗效发挥

中药处方的用量是事关临床疗效的重要问题。一个处方要有好的疗效，不仅需要辨证准确，用药配伍合理，还需要药量合适。仲景用药剂量是根据证候的虚实轻重而定，随着证候的轻重不同，即使是同一味药剂量也因之而有所不同，并且会影响方剂效果。一般来说，实证宜速战速决，用药量宜重宜大；虚证宜缓补慢调，用量宜轻宜小。例如同样是黄芪，在治疗虚劳不足的黄芪建中汤中，黄芪用量为一两半，而在治疗黄汗病的黄芪芍药桂枝苦酒汤中，黄芪用量为五两。在现代化学药量—效关系的研究中，不同的量—效关系，呈现出不同的曲线，如直方双曲线、S 形曲线、U 形曲线等。从方药角度，剂量变化会对疗效产生量变致平、量变致新、量变致反、量变致毒四种影响。为了进一步探讨经方中每一味药的剂量与疗效之间的关系，兹根据"君臣佐使"的角色分配分两大类讨论：

1.2.1 主药剂量关系主症疗效

徐灵胎[2]说："一病必有主方，一方必有主药。"主药的剂量变化，对方剂的功用影响起主导作用。主药剂量变化，使方剂的功效有的递增，有的呈双向性或是多种功能。这些功能无论是单味应用，还是在复方中应用都存在，这种主药剂量所呈现的是决定性的效果。

方剂的配伍有主次，方效有缓峻，用量有轻重。以配伍的主次而论，主药用量多重，辅药用量多轻。如五苓散中主药泽泻的用量为一两六铢，其他药物总和也不过二两十八铢。葛根黄芩黄连汤中主药葛根的用量为半斤，而甘草、黄芩、黄连三味药的用量之和才为半斤。小青龙汤用麻黄三两"翻波逐浪以归江海"；大青龙汤主药麻黄若不用至六两，何以"兴云升天而为淫雨"？[3] 白虎汤中主药石膏若不用到一斤，何以"排挤内蕴之热息息自毛孔达出也"？小柴胡汤主药柴胡非用到八两何以解少阳之热？聂惠民[4]教授解释此方："柴胡剂量要大，一般可大于人参一倍以上，而人参的剂量不要超过柴胡，若柴胡少于人参则变为补中益气汤。一般而言，小柴胡汤的柴胡起疏少阳之邪的功能，故对少阳证，尤其是热证，必须重用。"

1 谢鸣.方剂学 [M]. 北京：人民卫生出版社，2002：200.

2 徐灵胎. 兰台轨范 [M]. 上海：上海科学技术出版社，1959.

3 陈修园. 长沙方歌括 [M]. 上海：上海科学技术出版社，1963.

4 聂惠民. 聂氏伤寒论 [M]. 2 版. 北京：学苑出版社，2005.

李杲[1]云："君药分两最多，臣药次之，使药又次之。"小建中汤方中芍药重用至六两"为君"，才成建中之方，若芍药仍维持在桂枝汤中只用三两的剂量，势必无法达到治疗"腹中急痛"的效果。又如茵陈蒿汤方中茵陈用六两以退黄；炙甘草汤中生地黄重用至一斤以治"脉结代、心动悸"；麦门冬汤麦冬重用七升以治"火逆上气，咽喉不利"，临床也多次报道，非此剂量，则不能撼此重病。

《伤寒论》中茯苓共用了15方次，最大剂量为茯苓桂枝甘草大枣汤（65条）方中的茯苓用半斤。茯苓"利小便、伐肾邪"（《本草纲目》），用以主导茯苓桂枝甘草大枣汤温心阳、降冲逆、泻豚证的效果，茯苓八两之重，足以利水宁心，以治水邪上逆、欲作奔豚之证；相对来说，若茯苓用6铢之小，则仅能用以理脾，交通上下阴阳，用治寒热错杂、唾脓血泄利的麻黄升麻汤证，茯苓用量之比为32：1，剂量悬殊，作用迥异。

注重经方中的主药特殊用量，这往往成为能否用好经方的关键。陈慎吾老大夫治一腹胀病人，该患者曾因服用年轻教师开的厚朴生姜半夏甘草人参汤无效，而转请陈老诊治。陈老检查了病人以后，认为证合方准，但药量不适，于是将厚朴由三钱改为六钱，党参、炙甘草由三钱减至一钱。患者服药后，腹胀满迅速消失。刘渡舟教授指出，陈老增厚朴之量，在于消除胀满；减少参、草之量，是恐其助满碍中。所以本方行气散结药的用量不宜太轻，补虚益气的药用量又不宜过大，要七消三补。岳美中先生指出，厚朴生姜半夏甘草人参汤，是治疗虚人腹胀的良方。胀非苦不泄，厚朴味苦性温，通泄脾胃之气分，用作主药。满非辛不散，半夏辛温和胃，生姜辛通滞气，用作辅药。人参鼓舞胃气，主治心下虚痞胀满，佐以甘草滋胃生津。此是仲景制方之要旨。[2]刘老曾在《伤寒论通俗讲话》[3]介绍："某学生治一妇人，病心下痞而嗳气频作，断为痰气上逆，予旋覆代赭汤，服药不见效，因而请我为之诊治。我全面地检查了病人，断定该生判断无误，用药也对，但为何不效？细审其方，发现代赭石用了30g，生姜却只用3片。我对这个学生说，问题就出在这里。因为痰气盘踞中焦成痞，挟肝气上出于胃为嗳气，但方中不能重用生姜以散饮消痞，即不能奏克敌制胜之权；又重用代赭石重以镇逆，使药力直趋而下，不能协旋覆花以理肝气之逆，也就是方虽对证，但药用剂量不称，所以无效。遂改生姜为15g、代赭石为6g，再服果然见效。"细究仲景原方，代赭石仅用一两，生姜用至五两，原因何在？赭石小剂量的目的是避免伤及胃气，又恰好能镇摄呃逆于中焦，不至于重坠走于下焦。重用生姜是降逆化痰、祛散饮气之痞。推敲机制，注重药量，始能见效，也说明了主药剂量主导方剂效果的道理。

总而言之，经方主药剂量大小能够主导方剂的效果，影响主症疗效。一般来说，增加君药，主症治疗效果在一定程度上明显增强；反之，如果使用剂量没有主次轻重之分，疗效往往不尽如人意。路振平[4]曾引述刘级三先生的话说："我曾用五苓散治疗水逆，经用原

---

1 李杲.脾胃论[M].北京：中华书局，1985.

2 石国璧.医门真传[M].北京：人民卫生出版社，1990：293.

3 刘渡舟.伤寒论通俗讲话[M].上海：上海科学技术出版社，1980：56.

4 路振平，龙功宏，柳爱芳.经方药量法浅析[J].湖南中医杂志，1994，10（5）：34.

方不效，反复思索，诊证无误，何以罔效？后来悟及原方中泽泻用量最大，为一两六铢，今泽泻用量少于诸药。后来加大泽泻用量，一剂病减。"

1.2.2 组药剂量影响主治方向

经方主药主导方剂效果，已有多数医家加以阐释。然而方剂的效果，是所有药物协调的结果，并非只受主药的影响。主药剂量影响主症疗效，组药剂量影响主治方向。以有效量来论，药物的特殊成分在体内需要保持有效的血药浓度，所以需要达到一定的有效用量，但是增大中药使用剂量与临床疗效的提高并非简单正相关。药物在一定剂量范围内，随着剂量的增加，疗效会相应提高，但是当剂量超过一定的限度，部分药物不仅疗效不会提高，而且会出现毒性反应，即量变致毒；部分药物疗效反而下降，即量变致反；甚至有的药物产生不同的药效作用，即量变致新。如半夏一两降逆止呕，二两安神催眠；红花小剂量活血，大剂量破血；黄连小剂量健胃助消化，大剂量则清热泻火；大黄小剂量苦味健胃，大剂量通腑泻下；白术小剂量止泻，大剂量通便；甘草小剂量调和诸药，大剂量解毒；附子小剂量补阳，大剂量回阳；等等。

正因为同一药物不同剂量会产生不同的作用，所以组药剂量将直接影响主治方向。为了清晰看出"剂量影响方剂效果"，我们以具体药物做分析。以半夏为例[1]，经方中使用生半夏共 43 方，《伤寒论》用生半夏 18 方，《金匮要略》25 方，半夏止呕效果与剂量成正比。例如柴胡桂枝汤证，有微呕，用半夏二合半；小柴胡汤证中，"喜呕"与大柴胡汤汤证中，"呕不止"，皆用半夏半升；小半夏汤方证，"呕家"，用半夏又增为一升；大半夏汤证，"胃反呕吐"者，用半夏更增加到二升。可见由治疗呕症"微呕""喜呕""呕不止""呕家""胃反呕吐"轻重的不同，半夏剂量从二合半、半升、一升，加至二升，以加强其止呕效果。岳登明[2]等研究提出，半夏量 5～10g 时，有"降逆"止呕、消痞散结的效果。用 15～30g 时，更能"沉潜"心中之阳，有治疗失眠症的效果。可见，剂量不同，主治方向不同，古今互为验证。详见表 1-1。

表 1-1 半夏用量与主治方向

半夏用量	主治方向	经方治证	出处
二合半	治微呕	柴胡桂枝汤证	《伤寒论》
半升	治喜呕	小柴胡汤方证	《伤寒论》
半升	治呕不止	大柴胡汤方证	《伤寒论》
一升	治呕家	小半夏汤方证	《金匮要略》
二升	治胃反呕吐	大半夏汤方证	《金匮要略》

---

1 黄英杰 . 《伤寒论》用药剂量及其相关问题的研究 [D]. 北京：北京中医药大学，2007：44.

2 岳登明，曹海燕 . 中药用量与功用 [J]. 中国民间疗法，2005，13（3）：49.

总而言之，在方剂组成确定的情况下，臣、佐等组药剂量比例增大，可能使方剂主治发生变化。经方中的部分方剂，在药味组成上完全一致，仅某些药物的剂量不同，方剂主治却截然不同；同时，在不同的方剂中，同样的药物所用相对剂量不同，药物功效也不同。

1.3 小结

剂量是方剂的重要组成部分，中药剂量与中药疗效息息相关。药物剂量的改变，不仅会导致疗效及主治方向的改变，甚至会出现严重的毒副作用。《伤寒论》经方不仅配伍精良，其用药剂量也十分精准，可谓后世临证用药之圭臬。

2 迷失的经方本源剂量

由于年代久远，度量衡演变规律不明朗，经方剂量在传承中出现了迷失，导致药物剂量研究或缺乏系统，或各自为政，具体论述如下：

2.1 经方本源剂量问题的产生

经方本源剂量问题是一个以经方本源剂量大小为基本内容的科学问题。经方本源剂量问题研究的主要内容包括：经方本源剂量大小考证，经方本源剂量的有效性及安全性研究，经方本源剂量应用经验传承等。其中最为基本的内容是经方本源剂量大小的考证，亦即经方药物计量单位的量值问题。所谓经方本源剂量，指的是张仲景在撰写《伤寒杂病论》时，为书中的各个方剂给出的原始剂量。经方本源剂量不是指后世医家为经方新给出的剂量，也不是后世医家在临床上应用经方时所使用的剂量。经方本源剂量的研究不是一个简单的医学史问题，而是关系到中医学方方面面的重大问题。此问题如果没有一个明确的答案，一系列与之相关的问题都不会获得完整的结论。这个问题的解决对于当前中医界关于临床用药量大小的讨论，亦具有重要的参考价值。那么，在确定经方本源剂量的同时，有必要对此问题的发展源流进行厘清。

2.1.1 端倪阶段——唐代

经方本源剂量是多少？在1 000多年前的唐代，医药学家们对这个问题似乎就有些不太清楚了。关于这一点，我们从唐代苏敬一句话即可看出。苏敬在《新修本草》里说，"但古秤皆复，今南秤是也。晋秤始后汉末以来，分一斤为二斤耳，一两为二两耳。金银丝绵，并与药同，无轻重矣。古方唯有仲景而已，涉今秤，若用古秤作汤，则水为殊少，故知非复秤，悉用今者尔。"从苏敬说的这一段话的语气可以看出，他虽然倾向于张仲景方计量用的是"今者"，而不是"复秤"，但他对此也不是十分肯定。他不过是根据张仲景方在煮药时用水量的多少，做了一种推测。苏敬的这句话似乎还透露出这样一条信息，即经方本源剂量是多少的问题在当时并不仅仅只有他苏敬一人关注，而是一个受到较多人普遍关注的问题。因为苏敬的这句话既是在回答他自己的问题，也好似在回答人们关于经方本源剂量的疑问。

苏敬是唐代著名的药物学家，他主持编撰了我国第一部由国家正式颁布的药典《新修本草》，又称为《唐本草》。他并不是一位普通的药学专家，而是一位药学界的权威。可是，他对于经方药物重量计量单位的斤、两，它们的量值是多少，也不是十分的肯定。由此而论，经方本源剂量问题最迟在唐代就已经被提出来了。因此，经方本源剂量的迷失始于唐代。

2.1.2 蕴藏阶段——宋金元

到了宋代，医药学家对于经方药物重量计量单位的量值就更加不敢肯定了。关于这一点，我们从宋代林亿的一段话可以看出。林亿是宋代的医药大家。嘉祐二年（公元1057年），政府设立"校正医书局"，组织一批学者校正古代医籍。林亿等人校定多种医药古籍。林亿是一位治学十分严谨的学者。他在《备急千金要方》"新校备急千金要方凡例"中说："凡和剂之法，有斤、两、升、合、尺、寸之数，合汤药者，不可不知。按吴有复秤、单秤，隋有大升、小升。此制虽复纷纭，正惟求之太深，不知其要耳。陶隐居撰本草序录，一用累黍之法，神农旧秤为定，孙思邈从而用之。孙氏生于隋末，终于唐永淳中，盖见隋志唐令之法矣。则今之此书（指《备急千金要方》）当用三两为一两，三升为一升之制。"林亿的这段话反映出这样几方面的意思：首先，三国、晋、隋时期的权衡制度比较复杂，甚至可以说有些混乱。"吴有复秤、单秤，隋有大升、小升"，说明权衡之乱不是出现在张仲景《伤寒杂病论》成书之前，而是出现在此后的三国魏晋年间。其次，宋代有一些人开展对古方（主要是经方）药物剂量的研究，探求古方药物剂量的大小。他们的研究很深入，但是未能形成统一的认识。经方本源剂量问题也是林亿等人在校对古籍时面对的一个问题。不过，林亿等人认为，对于古方药物计量单位的量值不可"求之太深"，倘若"求之太深"，那反而有可能"不知其要"。其三，林亿等人虽然对古方剂量的大小不是十分清楚，但他们还是倾向性地认为，陶弘景、孙思邈对方药的计量，使用的都是"三两为一两，三升为一升之制"。唐代权衡制度是大小制并存，大制是小制的3倍。即大秤的一斤约合今660g，小秤的一斤约合今220g。

2.1.3 迷失阶段——明清

到了明代，经方本源剂量到底是多少的问题就更加不清楚了。回顾明清有关文献，我们可以说人们对于经方药物计量的权衡标准问题，进入到一个众说纷纭的时期。尤其是在明代李时珍提出"古之一两，今用一钱可也"以后，由于李时珍《本草纲目》影响深远，所以接受他这一观点的人很多，对经方本源剂量问题感兴趣的人越来越多，不同的观点也越来越多。如张介宾提出"古一两为六钱"，王朴庄提出"古一两，今七分六厘"，陈修园提出"古一两折今三钱"，汪昂提出"古用一两，今用一钱"，徐灵胎"仲景一两合今二钱"，不一而足。人们提出的观点越多，经方本源剂量的迷失越深。

2.1.4 困惑阶段——当代

纵观历史，在唐宋医家苏敬、林亿、陈无择以后，众多的医药学家、文史专家、度量衡史专家对经方的权衡度量进行了深入而仔细的考证。当时正好应了林亿等人的话："求之太深"，反而"不知其要"，令人莫衷一是。到了当代，人们对经方本源剂量的考证结果，有一些不仅重复了前人的提法，更是增加了一些新的观点。如《伤寒论语译》提出东汉"药秤"为"普通秤"的 1/2，1979 年高等医学院校中医教材的《方剂学》提出"汉一两约合现在 9g"，彭怀仁主编的《中医方剂大辞典》则提出经方"一两折合 16.13g"，柯雪帆提出东汉"1 两 =15.625g"，各家观点五花八门。究其原因，是因为各家掌握的文献和文物资料不同，思考问题的途径和方式不同，所以考证出来的结果各不相同。如此多的不同观点，令人感到前所未有的迷惑。归纳古今学者和医药学家的各种考证结果，经方一两的量值，从最小的"1 两 =1g"，到最大的"1 两 =16.875g"，不同的考证结论达 15 种之多，最小数值与最大数值之差将近 16g。这种状况，我们可以用 3 个字加以概括：迷、乱、惑。所谓"迷"，即经方计量单位"两"的量值是不明确的，因此经方的本源剂量也是不清楚的，是迷失的。所谓"乱"，即古往今来各家考证的观点和结论是不一致的，是混乱的，差别很大。所谓"惑"，即迷惑，人们在关于经方本源剂量的问题上，面对着混乱的各家观点，感到十分的困惑。

综上可见，经方本源剂量的迷失始于唐，延续于宋，加重于明清，迷惑于当代。人们对于经方本源剂量到底是多少，千百年来一直是不明白的。人们对这个问题研究不止，争论不休，各种研究结果的出入甚大，其核心还是围绕着经方本源剂量到底是多少这个问题。通过梳理经方本源剂量问题源流可以看出，造成该问题迷、惑、乱的重要原因，是人们不能也不愿接受经方本源剂量使用东汉官制衡量。而经方本源剂量与东汉官制衡量是否一致？如果一致的话，中医临床方药用量在历史上是否真的骤然大幅下降？如果是，那么下降的原因是什么？这些问题，均有待进一步探讨。

2.2 经方剂量换算关系现状

因为年代久远，度量衡屡经变易，代有所改，悬殊极大，后世对经方剂量的折算众说纷纭，历代医家谓之"不传之秘"。经方剂量折算，概括说来主要有以下几种 [1]：

2.2.1 一两相当于 1.6g 左右

梁朝陶弘景 [2] 认为："古秤唯有铢两而无分名，今则以十黍为一铢，六铢为一分，四分成一两，十六两为一斤。"王伊明 [3] 依据"十黍为一铢"之说，称量 240 粒黍的重量后，认为汉代一两合今之 1g 左右，最大不超过 1.6g。此观点一直被日本汉方学家所遵循，如丹波元简、大塚敬节、粟岛行春多持此论，为目前日本汉方的常用量。

2.2.2 一两相当于一钱，即 3g 左右

1964 年成都中医学院编写的《伤寒论讲义》指出："关于剂量之标准，古今不一，汉

---

1 仝小林，吴义春，姬航宇，等. 迷失的经方剂量 [J]. 上海中医药杂志，2009，43（12）：4-6.

2 陶弘景. 本草经集注 [M]. 上海：群联出版社，1955：33.

3 王伊明. 为古方权量正本清源 [J]. 北京中医学院学报，1986，9（2）：10.

时以六铢为一分，四分为一两，即二十四铢为一两。处方应用时，一方面根据前人考证的量制折算，更重要的是依据临床实践。凡论中云一两者，折今约一钱。"即一两折合今之一钱，约3g。此后的教材，包括1985年李培生主编的《伤寒论讲义》均采用了此说。

此说影响甚广，有一定的历史根源。宋时多用散剂，剂量偏小，如宋代王怀隐《太平圣惠方》桂枝汤：桂枝一两、赤芍药一两、炙甘草半两，煎服法改为捣筛为散，每服四钱。此剂量约是仲景原剂量的三分之一，以至明代李时珍《本草纲目》曰："今古异制，古之一两，今用一钱可也。""古之一升，即今之二合半也。"清代汪昂在《汤头歌诀》也认为："大约古用一两，今用一钱足矣。"由于两位医家很有名，他们的观点影响甚广。今之教材，时下处方，多遵此说。

2.2.3 一两相当于8g左右

陈家骅[1]等根据《金匮要略·腹满寒疝宿食病脉证治》篇乌头桂枝汤方后"以蜜二斤，煎减半，去滓，以桂枝汤五合解之，得一升后……"有关煎服法的记载，认为一斤蜜的容积为0.5L（五合），按东汉一升折合198ml，0.5L为99ml，同时又测得生蜜比重为1.27g/ml。推测东汉一斤合126g，一两合8g。

2.2.4 一两相当于13.92g或6.96g左右

吴承洛[2]将清末吴大澂以货币校得新莽一两为13.674 644g，和刘复以新莽嘉量测得新莽一两为14.166 6g，两个数值进行平均，认为新莽一两为13.92g，且东汉承新莽之制。吴氏的考证结果对近代影响较大，中医研究院、广州中医学院合编的《中医名词术语选释》、江苏新医学院《中药大辞典·附篇》等均引用了上述数据。同时，中医研究院编著的《伤寒论语译》一方面引用吴承洛《中国度量衡史》关于东汉一两合今之13.92g的标准，一方面根据唐代苏敬《新修本草》"古秤皆复，今南秤是也。晋秤始后汉末以来，分一斤为二斤耳，一两为二两耳。金银丝绵，并与药同，无轻重矣。古方唯有仲景而已，涉今秤，若用古秤作汤，则水为殊少，故知非复秤，悉用今者尔"的记载，认为东汉时期有药秤，是当时常用秤的二分之一，将《伤寒论》中的一两折合今之6.96g。

2.2.5 一两相当于15g左右

柯雪帆[3]等根据国家计量总局《中国古代度量衡图集》中"光和大司农铜权"的有关资料进行了核算：此权现藏中国国家博物馆，权身铭文显示为光和二年造。"光和"为汉灵帝刘宏年号，光和二年为公元179年，与张仲景同年代。从铭文可知，此权为当时中央政府为统一全国衡器而颁布的标准。此权当为十二斤权，标准重量当为3 000g。据此东汉一斤合今之250g，一两合今之15.625g（或缩简为15.6g）。

---

1 陈家骅，姜建国. 经方药量管窥[J]. 浙江中医杂志，1981，16（5）：204.

2 吴承洛. 中国度量衡史[M]. 上海：商务印书馆，1957：73.

3 柯雪帆，赵章忠，张玉萍，等.《伤寒论》和《金匮要略》中的药物剂量问题[J]. 上海中医药杂志，1983（12）：36-38.

同时，有些学者还有其他的结论。如丘光明[1]据多件东汉时期出土衡器考证东汉一斤约为 222g，一两为 13.875g；程磬基[2]经考证后认为东汉的一斤应为 220～250g，一两为 13.75～15.625g。

2.3　剂量迷失易导致大方的普遍化

经方本源剂量以及剂量的演变和沿革规律的不明确，导致经方在目前普遍理解的剂量下，单纯使用疗效却不理想的现象普遍存在。有人遂说，经方不灵。或者通过增加相似功效的中药来达到提高疗效的目的，于是处方越来越大，药味越来越多。张琼林[3]老中医撰文指出，先贤传统制方，每以味少量足者居多，其针对性强，能击中要害。八味药以内的方剂，《伤寒论》占 94.7%，《金匮要略》占 92.7%，《肘后方》占 82.2%，《普济本事方》占 72.2%，《世医得效方》占 76.3%，《医学衷中参西录》占 86.2%。调查发现[4]，《伤寒论》经方平均单剂药味数为 4.18 味，药味分布在 1～14 味，由 4～8 味药组成的方剂最为常见；广安门医院 100 首汤剂处方的平均单剂药味数为 18.28 味，药味分布于 16～22 味，方剂多由 12～20 味中药组成；文献报道现代中医汤剂处方平均单剂药味数为 15.55 味，药味分布于 1～42 味，方剂多由 10～20 味中药组成（表 2-1）。可见，现代中医汤剂处方的平均单剂药味数是《伤寒论》经方的 3 倍以上，无论单剂的药味数范围，或常见的单剂药味数，均较《伤寒论》经方有所扩大。

表 2-1　《伤寒论》经方与现代中医汤剂处方单剂药味数比较

处方来源	平均单剂药味数	单剂药味数范围	常见单剂药味数
《伤寒论》经方	4.18 味	1～14 味	4～8 味
广安门医院	18.28 味	16～22 味	12～20 味
文献	15.55 味	1～42 味	10～20 味

药味多，品种杂，反而可能互相牵制，影响疗效的发挥。有一些大处方，看似单味药剂量减少，但每剂汤药的总量往往并没有减少。而精方简药，效专力宏，往往有利于提高疗效、总结经验，并能节约药材。

2.4　小结

总结中医方药剂量应用的现状，可以用"迷、乱、惑"三个字来概括。迷：是指经方

1　丘光明，丘隆，杨平 . 中国科学技术史：度量衡卷 [M]. 北京：科学出版社，1996：246.

2　程磬基 . 汉唐药物剂量的考证与研究 [J]. 上海中医药杂志，2000，34（3）：38-41.

3　詹文涛 . 长江医话 [M]. 北京：北京科学技术出版社，1989：830.

4　仝小林，吴义春，姬航宇，等 . 发现经方剂量 [J]. 上海中医药杂志，2009，43（11）：1-4.

剂量传承认识不一，正误难辨；乱：是指临床剂量应用混乱，实际上是由误引起；惑：是指有关中医剂量论述，散落于大量的古今文献之中，临床上缺乏剂量理论的指导。

当今社会以老年病、各种慢性病、代谢病、传染病的变异，以及药源性的疾病为特征。时代更迭，时代进步，新的时代特征呼唤医学的新整合，包括剂量上的突破。特定的剂量方能产生特定的疗效。面对各种急危重症，要求我们必须用足剂量，中药大剂量是我们提高中医治疗急危重症的一条重要途径，也是迅速起效的有力保障之一。

时下中医为什么逐渐失去急症阵地，其主要原因是什么？临床疗效为什么提不上去？我们知道与经方剂量在传承中出现重大失误不无关系，目前剂量研究的现状可用上文提到的"迷""乱""惑"来概括。基此进一步探索经方用药剂量势在必行。

3　经方本源剂量探索

3.1　从仲景制方特色规律上看经方大剂量的可能性

病候有轻重，治法有缓急，故《伤寒杂病论》制方亦有大小之分。如发表之大、小青龙，攻里之大、小承气，和解之大、小柴胡，破结之大、小陷胸汤，补虚之大、小建中。此说源自《内经》，《素问·至真要大论》云："帝曰：气有多少，病有盛衰，治有缓急，方有大小，愿闻其约奈何？岐伯曰：气有高下，病有远近，证有中外，治有轻重，适其至所为故也。"诚如《内经》所言"所治为主，适大小为制也"，为了研究张仲景是如何通过调整剂量适应不同病情，今就《伤寒杂病论》中制方大小整理列表如下（表3-1）[1]。

表3-1　仲景大小方一览表

方名	药物组成及剂量						
大青龙汤	麻黄六两	桂枝二两	甘草二两	杏仁四十枚	生姜三两	大枣十枚	石膏如鸡子大
小青龙汤	麻黄、桂枝、甘草、芍药、细辛、干姜各三两			五味子半升	半夏半升		
大承气汤	大黄四两	厚朴半斤	枳实五枚	芒硝三合，先煮二物……内大黄……内芒硝			
小承气汤	大黄四两	厚朴二两	枳实大者，三枚，右三味……煮取				
大柴胡汤	柴胡半斤	黄芩三两	芍药三两	半夏半升	生姜五两	枳实四枚	大枣十二枚
小柴胡汤	柴胡半斤	黄芩三两	人参三两	半夏半升	甘草、生姜各三两	大枣十二枚	
大陷胸汤	大黄六两	芒硝一升	甘遂一钱匕				
小陷胸汤	黄连一两	半夏半升	瓜蒌实大者一枚				

1　仝小林，吴义春，穆兰澄，等.经方大剂量探索 [J].上海中医药杂志，2010，44（1）：18-19.

方名	药物组成及剂量
大建中汤	蜀椒二合　干姜四两　人参二两　胶饴一升
小建中汤	桂枝三两　甘草二两　大枣十二枚　芍药六两　生姜三两　胶饴一升

其中，大小青龙汤同见于太阳篇，"太阳中风，脉浮紧、发热、恶寒、身疼痛、不汗出而烦躁者，大青龙汤主之"（38 条）；"伤寒，表不解，心下有水气，干呕，发热而咳……或喘者，小青龙汤主之"（40 条）。二者同为太阳表病，但前者表闭太盛，外寒内热，以"不汗出而烦躁"为主症；后者表证未解，外寒内饮，以表不解而喘咳为主症。大青龙汤方中麻黄药量较麻黄汤重，大发其汗，用于表重者，急于解表，以免病势内传。小青龙汤方中麻黄用量较轻，宣通气道，温化寒饮。

再如，大小承气汤同治阳明里实："阳明病，脉迟，虽汗出不恶寒者，其身必重，短气，腹满而喘，有潮热者，此外欲解，可攻里也。手足濈然汗出者，此大便已鞕也，大承气汤主之……其热不潮，未可与承气汤；若腹大满不通者，可与小承气汤，微和胃气，勿令至大泄下"（208 条）。所以小承气汤之治腑实，自较大承气稍差一等，故《伤寒论》有欲用大承气，先与小承气的试法。"若不大便六七日，恐有燥屎，欲知之法，少与小承气汤，汤入腹中，转矢气者，此有燥屎也，乃可攻之"（209 条）。大承气汤方中硝黄后下，生者气专力锐；合用厚朴、枳实，药量重于大黄，理气导滞，其力亦猛，王好古谓"痞满燥实四证，备则用之"。小承气方中，不用芒硝，且厚朴药量少于大黄之半，枳实量亦较少，三物同煮，不分先后。

由上分析发现，仲景为了达到治病"适其至所"，制方有大小，主要通过：①增减药物，充分利用各个药物性能的专长，气味的厚薄；②增减剂量，通过掌握剂量的大小，以及配伍、组合制剂，煎药法，服药法等，斟酌尽善，有条不紊，做到随证施量，药尽其才，合理使用[1]。制方分大小，张子和在《儒门事亲》[2] 就明确指出：夫大方之说有二，有君一臣三佐九之大方，有分两大而顿服之大方；小方之说亦有二，有君一臣二之小方，有分两微而频服之小方。可见，仲景为适应病情，往往多管齐下；而调整相同药物的剂量又是其中最主要的方法。所以，面对急危重症，经方大剂量又不无可能。

3.2 从经方诞生的时代环境看经方大剂量的必要性

多数医家已逐渐认为伤寒是一种流行病，且是一种恶性流行病，张仲景的自序就说："卒然遭邪风之气，婴非常之疾，患及祸至。"张仲景的那个年代，正值黄巾起义，群雄角逐，战争非但带来流离颠沛之苦，还带来了瘟疫的流行。"感往昔之沦丧，伤横夭之莫救"，仲景经方顺时所需、应运而生。仲景面对来势凶猛之大疫，必然要求立方贵精贵专

1　湖北中医学院. 李培生医学文集 [M]. 北京：中国医药科技出版社，2003：110，114，116.

2　张从正. 儒门事亲 [M]. 北京：中医古籍出版社，1999：1.

贵狠，量大药简方能力专效宏，方能阻断病势急变，挽救危亡。可见，从经方诞生的时代背景看经方大剂量非常必要。经方大剂量，是时代的需求。特定的时代背景、特定的疫情流行对剂量有特定的要求。如果剂量过小，则杯水车薪，无济于事。所谓：乱世用重典，重剂起沉疴。

同时我们发现仲景用药偏温，这与当时的环境特征不无关系。我国著名地理学家、气象学家竺可桢[1]在他所著《中国近五千年来气候变迁的初步研究》的文献中，把我国历史时期的气候变化相对划分为4个温暖期和4个寒冷期。在考证第二寒冷期（公元初—600年）时说："到东汉时代，即公元之初，我国天气有趋于寒冷的趋势，有几次冬天严寒，国都洛阳晚春还降霜雪，但冷的时间不长。当时，河南南部的橘和柑还十分普遍。直到三国时代，曹操（公元155—220年）在铜雀台（今河南临漳西南）种橘，已经不能结实了，气候已比司马迁时寒冷。曹操儿子曹丕在公元225年，到淮河广陵（今淮阴）视察十多万士兵演习，由于严寒，淮河忽然结冰，演习不得不停止。这是我们所知道的第一次有记载的淮河结冰。那时，气候已比现在寒冷。这种寒冷继续下来，直到第三世纪后半叶，特别是公元280—289年这十年间达到顶点。"这也为大剂量用温药提供了证据。

3.3 统计《伤寒论》药食两用药看大剂量的合理性

《神农本草经》（简称《本经》）将药物分为3类，上品120种为君，无毒，主养命，可久服；中品120种为臣，主养性，无毒或有毒，多为补养兼有攻治疾病之效；下品125种为佐使，多有毒，不可久服，多为除寒热、破积聚的药物，主治病。"上中下三品之药，凡三百六十五味，以应周天之度，四时八节之气……上品上药，为服食补益"。药补不如食补，而药食两用中药因为比较平和，临床可以大剂量应用。并且由于这类药物本身可以食用，剂量规定性不很严格，其剂量范围比其他中药的剂量范围更宽广，当用常用剂量时，一般所发挥的是保健作用，而当要发挥这类中药的治疗作用时，往往需要大剂量应用[2]。

首先按照《本经》药物三品分类法，对《伤寒论》中应用的84味中药进行了分类统计[3]，结果如下（表3-2）：

表3-2 　《伤寒论》84味药物三品分类统计表

分类	药物名称	数量	比例
上品	升麻、葳蕤、天冬、桂枝、茯苓、甘草、柴胡、龙骨、人参、牡蛎、大枣、细辛、黄连、黄檗（榆皮）、生地黄（干地黄）、阿胶、五味子、芒硝、麦冬、泽泻、滑石、茵陈蒿、赤石脂、瓜蒂、禹余粮、鸡子、文蛤	27	32%

1 竺可桢.竺可桢文集[M].北京：科学出版社，1979：481.

2 许国振，谢守敦.古今中药超大剂量应用集萃[M].北京：中国医药科技出版社，2005：30.

3 姬航宇.《伤寒论》本源药物剂量探索[D].北京：北京中医药大学，2009：62，81.

续表

分类	药物名称	数量	比例
中品	麻黄、当归、知母、黄芩、芍药、石膏、白术、干姜、通草、吴茱萸、赤小豆、葛根、枳实、竹叶、栝楼根、海藻、厚朴(浓朴)、猪苓、秦皮、虻虫(蜚虻)、贝母、栀子、葱白(葱)	23	27%
下品	铅丹、半夏、大黄、附子、蜀椒、连翘、杏仁、生梓白皮、商陆根(商陆)、葶苈子、蜀漆、旋覆花、代赭、桃仁、白头翁、水蛭、芫花、大戟、甘遂、桔梗、巴豆	21	25%
其他	生姜、乌梅、麻仁、粳米、胶饴、麻子仁、猪胆汁、人尿、鸡子黄、瓜蒌实、香豉、猪肤、食蜜	13	16%

王氏[1]以李培生主编的第 5 版中医教材《伤寒论讲义》中的药物古今剂量折算法为依据（1 两 =3g），以 2000 年版《中华人民共和国药典》中药用量为标准，统计了《伤寒论》中大剂量应用的药物，结果如下：《伤寒论》共有 34 味药物的用量超过《中华人民共和国药典》的最大药量，占全书 89 味药的 39%，大剂量用药参与组方 85 个，占全书 112 方的 76%；其中大剂量应用的药物包括甘草、桂枝、大枣、生姜、芍药、附子、半夏、茯苓、麻黄、黄连、杏仁、栀子、柴胡、石膏、细辛、芒硝、厚朴、豆豉、葛根、桃仁、知母、五味子、蜀漆、吴茱萸、虻虫、水蛭、赤小豆、麦门冬、瓜蒌实、生地黄、赤石脂、胶饴、梓白皮、禹余粮。

以 2002 年卫生部公布的药食同源物品为依据，对王氏研究的大剂量药物进行进一步分析，发现：既是食品又是药品的物品有甘草、茯苓、赤小豆、杏仁、栀子、豆豉、葛根、桂枝、桃仁、生姜、大枣，11 个，占 34 味大剂量药物的 32%；可用于保健食品的物品有五味子、生地黄、芍药、麦冬、吴茱萸、厚朴、知母，7 个，占 34 味大剂量药物的 21%。药食同源物品合计占 34 味大剂量药物的 53%。对余下 16 味药以《本经》药物三品分类法进一步分析，属于上品的有黄连、柴胡、细辛、芒硝、赤石脂、禹余粮，6 味；中品有麻黄、石膏、虻虫，3 味；下品有附子、半夏、蜀漆、水蛭、梓白皮，5 味；其他有胶饴、瓜蒌实。而按《本经》上品为"无毒，主养命，可久服"，可以推测这几味药物大剂量应用也具有合理性，占 34 味大剂量药物的 18%，上三类大剂量药物占 34 味大剂量药物的 71%（图 3-1，图 3-2）。可见仲景大剂量用药，所选取的药物大部分为具有药食两用性质或者属于《本经》中的上品之味，大剂量应用具有合理性，而非盲目性，而为了治疗的需要，增加这些药物的剂量，既有安全性的保障，又能更好地提高疗效。

临床观察表明：大剂量应用的疗效和治愈时间均比常用剂量应用的对照组要优。例如，葛根是药食两用的中药，葛粉，即用葛根加工的淀粉，浙江人常用它来代藕粉，临床大剂量应用才有很好的降糖作用。近代名医张锡纯对山药的应用有许多独到的经验[2]，如治疗喘证，常常是超大剂量应用，我们用山药大剂量降血糖的效果较满意。

---

1 王心东，张凤梅，史代萌.《伤寒论》药物大剂量应用初步探讨 [J]. 中国医药学报，2002，17（5）：270-274.

2 张锡纯. 医学衷中参西录 [M]. 石家庄：河北科学技术出版社，2002：28，248.

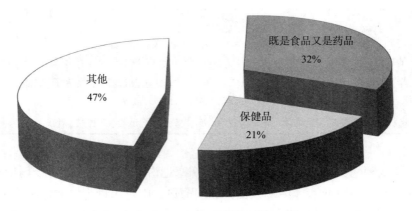

图 3-1　《伤寒论》大剂量药食两用药物统计

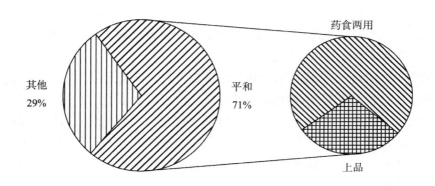

图 3-2　《伤寒论》大剂量平和药物统计

3.4　从古今医家重剂起沉疴看经方大剂量的传承性

　　《尚书·说命》提到"药不瞑眩，厥疾弗瘳"，我国医史学家陈邦贤[1]先生在考察这句话时指出："商代的医师，治疗疾病，都是利用重剂以起积疴。"经方大剂量，临床一脉相承，由来已久。上溯《内经》，有半夏秫米汤治疗失眠症的记载，该方半夏用至五合，折今约为 42 ~ 65g[2]。《吴鞠通医案》中言半夏"一两降逆，二两安眠"，说明半夏用以治失眠必须超大剂量。下及明清，通过《串雅》中汤药剂量可看出清代对《伤寒杂病论》中剂量的传承。其记载的"收呆汤"中半夏一味药，是各药方半夏使用的最大剂量：每服药量多达一两，依据对清代度量衡的研究，折算为37.3g。而仲景方中半夏使用量最大的"奔

1　陈邦贤. 中国医学史 [M]. 上海：上海书店出版社，1991：20.

2　柯雪帆. 现代中医药应用与研究大系：伤寒及金匮 [M]. 上海：上海中医药大学出版社，1995：133-145./ 何新慧. 伤寒经纬 [M]. 上海：上海中医药大学出版社，2001：197-199.

豚汤"为四两，方后记载"以水二斗，煮取五升，温服一升"，"日三夜一服"，可见其一日用量为 3.2 两（50g），每服剂量为 12.5g。再如大黄一味，《串雅》中"八宝串方"每服最大药量为 18.65g，而仲景的"大黄牡丹汤""大黄硝石汤""大黄甘遂汤"等方，其每服最大药量均为 52g。由此可见，仲景药方大剂量的应用对赵学敏《串雅》中药物剂量的使用有很大的影响。

其实，历代医家在用药剂量上达到仲景"力专效宏"的远不止赵学敏一人，如吴又可治温疫之用大剂量大黄[1]；余师愚治疫症之重用石膏，最大剂量用至每剂八两，并有二十一日共计用石膏五斤四两的病案记录[2]；张景岳之超大剂量应用熟地黄[3]；王清任治疗偏瘫重用四两黄芪[4]，不一而足。吴鞠通更以亲身经历证明如果用量不够，即使方与证符，疗效也会大打折扣。曾于夏令六月患病，"先暑后风，大汗如雨，恶寒不解"，先服桂枝汤一帖，桂枝用二两，毫无效验，次日用至八两，服半帖而愈[5]。现代医家中大剂量应用更是不乏其人：吴佩衡[6]最擅长大剂量应用附子，治云南某医院院长之子案，附子 250g 连进以回阳；方药中治疗病毒性肝炎喜欢重用升麻至 45g 以解毒[7]；岳美中治疗鹤膝风的著名方剂四神煎中黄芪、远志、石斛、川牛膝均超大剂量，分别为 240g、90g、120g、90g，而且一剂药煎成汤汁后一次顿服[8]；邓铁涛治疗截瘫患者，予补阳还五汤，重用黄芪 120～200g 而奏效[9]；汪承柏用凉血活血法治疗淤胆型肝炎，重用赤芍 120g，取得显著疗效[10]。

4　经方本源剂量研究

4.1　东汉出土文物的度量衡制考证研究

4.1.1　是否存在与"官定法物"缩小比例的小药秤

关于"秤"记载的文献主要有：①梁代陶弘景在《本草经集注》中记载："古秤唯有铢两而无分名，今则以十黍为一铢，六铢为一分，四分成一两，十六两为一斤。虽有

1　吴有性.温疫论 [M].北京：人民卫生出版社，1990：15，38-39.

2　余霖.疫疹一得 [M].南京：江苏科学技术出版社，1985：53.

3　张景岳.景岳全书 [M].上海：上海科学技术出版社，1959.

4　王清任.医林改错 [M].上海：上海科学技术出版社，1966：31.

5　吴瑭.吴鞠通医案 [M].北京：人民卫生出版社，1960.

6　吴佩衡.吴佩衡医案 [M].昆明：云南人民出版社，1979：38-41.

7　卢祥之.名中医治病绝招 [M].北京：中国医药科技出版社，1997：470-471.

8　陈可冀.岳美中医话集 [M].北京：中医古籍出版社，1984：57.

9　邱仕君.邓铁涛医案与研究 [M].北京：人民卫生出版社，2004：40-41.

10　汪承柏.凉血活血重用赤芍治疗淤胆型肝炎 13 例报告 [J].中医杂志，1983，24（6）：30.

子谷秬黍之制，从来均之已久，正尔依此用之。"②唐代孙思邈《备急千金要方》用药记载："按吴有复秤、单秤，隋有大升、小升。此制虽复纷纭，正惟求之太深，不知其要耳。""古秤唯有铢两，而无分名……此则神农之秤也。"③唐代苏敬编的《新修本草》记载："古秤皆复，今南秤是也。晋秤始后汉末以来……金银丝绵，并与药同，无轻重矣。古方唯有仲景而已，涉今秤，若用古秤作汤，则水为殊少，故知非复秤，悉用今者尔。"

以上文献提到诸多"秤"，让我们不得不思考在东汉时是否存在不同于官制的专用于称药的小秤？

根据现有的资料考证，我们对度量衡的演变史认识如下：据载齐国的大夫田桓子为了极力收买人心，在灾荒严重、路有饿殍时，常常出贷用大斗，收回用小斗，于是民众从公室逃往田氏的门下。这说明在某些领域存在大小斗现象。战国初新兴的地主阶级日益强大，租税制度存在必然导致大小斗的产生、发展。这对丘光明先生所考察西汉、新莽、东汉的衡重有下降的趋势就不难理解了。南北朝时出现"南人适北，视升为斗"就是这种现象的形象描述。商业的发展，私有观念的加强，租税领域大小"斗"客观存在。但真正得到官方承认的是在公元581年，杨坚建立隋朝之后，为了巩固新生政权，他将南北朝已增大的大制，下令用南朝小尺测日影，而用北方的大尺作为官民日常用尺，形成大小制双水分流之势，唐朝在制定典章制度的时候，把度量衡大小制最终用法律的形式固定下来，载入《大唐六典》。由以上的演变可知，从战国后期进入了封建社会，伴随着租税制度就已经有大小斗分化的趋向了，而真正得到国家承认的是在唐朝。

另外，我们知道，即使在统一的政权下，往往也会出现一些与法定单位不统一的、地方性或行业性的单位。在唐朝，不仅有官秤、民秤，还有地方秤、行业秤。如郭正忠[1]教授就谈到茶行有"茶税大斤秤"。丘光明先生说，在每个朝代或每个地区，这些特殊的单位制，往往与"官定法物"有一定的比例。在没有明确药秤之前，直接将官方衡器与药用剂量画等号是不严密的。那是否一定有小药秤的存在呢？如果明确了大小制产生的原因我们就不难回答这个问题。随着私有观念产生，只有租税的存在，才会产生大小斗现象，但对于其他领域，如钟律、晷影、汤药等领域是不能随便变的。因为观象授时是国之大政，古代统治者又尊奉着"天不变，道亦不变"的儒家信条，这些领域自然不能轻易变动，同样医药领域也不能骤然变动。无论用国家衡器还是行业用秤，必须保证前后朝代的连贯性，因为"医方人命之急，而秤两不与古同，为害特重"（《晋书·律历志》），"药物轻重，分两乖互，所可伤夭，为害尤深"（《晋书·裴颁传》）。

再者，考察《五十二病方》《内经》《伤寒论》中非标准重量计量单位逐渐变少，说明医药发展有越来越精确化的趋势。从这点可以进一步证明古人对方药剂量格外重视。医药用权衡之制，必求与古合，故唐以小制定为合汤药之用。此处之依"小"制，是指以莽制

---

1 郭正忠.三至十四世纪中国的权衡度量[M].北京：中国社会科学出版社，1993：173.

为代表的秦汉之制。而据史实记载，楚国除用铜贝币外，还大量用黄金作为流通货币，《管子·国蓄》中说"金起于汝汉"（汉水、汝水皆为楚地）。金币有一种是小金板，使用时需要切成小块，称重后再用于支付。这样一种小型的权衡器在楚国应运而生。近年来在楚国故地出土了许多小型的天平横杆和环形铜权。这类精密的天平在战国已经广泛使用。这说明在某些领域存在行业秤，主要是为了更精密。那么如果存在小药秤，也只能说明它像黄金秤那样，更加精确化，即"金银丝绵，并与药同，无轻重矣"。而陶弘景所言"今则以十黍为一铢……正尔依此用之"。陶弘景是炼丹大家，对药物的剂量要求很精密严格，如朱砂等贵重有毒之品，只需要少量加入，所以有可能是陶氏自己造了一个秤，"今则以"可见自定标准，"正尔依此用之"可见满足个人炼丹需要。在任继愈主编的《中国古代度量衡》[1]中介绍陶弘景等人"不仅大量使用度量衡技术，而且考证、改造度量衡量具和量制"可以作为佐证。

据上推论，并不存在与"官定法物"缩小比例的小药秤，只是精确化的需要可能存在专用于称贵重药品的小秤。所以，我们可以将官方衡器直接用于推算药物剂量。

4.1.2 官方衡器直接测算

现藏于中国国家博物馆的"光和大司农铜权"（光和二年即公元179年），与张仲景（约公元150—219年）同处于东汉，其上刻铭文，示其为当时政府为统一全国衡器而颁布的标准，被认为是推算汉制的权威标准。据上文考证，我们可以将官方衡器直接用于推算药用剂量。此权为十二斤权，实测重量2 996g，约3 000g。据此可知，东汉一斤合今250g，一两合今15.625g（简为15.6g）。柯雪帆教授曾对此亦做了专门的考证[2]。

4.2 非标准衡制药物重量的现代实测研究

《伤寒杂病论》方剂中，以个数（枚、个）、容积（升、合）、长度（尺）、比类估量（鸡子大）等非标准重量计量药物用量，如杏仁若干枚、石膏如鸡子大等，这些非标准重量计量药物在多个经方中出现。《伤寒论》112首方剂中仅18首方剂，完全用标准重量药物组方，不含用这些药物；《金匮要略》205首方剂中仅28首方剂不含用这些药物，而纯用标准重量药物。可见，经方中或多或少用到这些药物，应用广泛。非标准重量计量药物，能保持某些药物的完整性，处方、调配操作方便，而且在当时"用数量作计量单位在古今度量衡的递变中客观上还起到了稳定用量的作用"[3]。另外，古代行医采药并举，医生对药物用量的把握度较大，准确性高；加之当时医药流通有限，药物大小、形态相对比较一致，所以在当时看来，非标准重量计量药物亦可能相对较准确。畅达[4]等认为汉代药物个体（体积）与现在药物个体进行对比，发现古今药物个体大小基本一致。因此，考虑

1 任继愈.中国古代度量衡[M].北京：商务印书馆，1996：130.

2 柯雪帆，赵章忠，张玉萍，等.《伤寒论》和《金匮要略》中的药物剂量问题[J].上海中医药杂志，1983（12）：38.

3 胡云川.中药处方中重量与数量计算差距问题的商榷[J].上海中医药杂志，1963（12）：37.

4 畅达，郭广义.《伤寒论》药物中非衡器计量的初探[J].中成药研究，1985（8）：44.

古今两千年来，这些药物变化不大，根据现代进行实测[1]，推测其测量结果应当符合原方用量。

而这些药物的实际测量对于确定经方整方剂量具有重要意义。为此以现代中药为基础，对《伤寒论》方剂中非"衡"计量单位的药物进行实际测量，给《伤寒论》方药剂量的确定提供实际依据。

4.2.1 以"升"为单位计量药物的实际测量

按经方一升折合 200ml 计算药物体积。先用量杯称取相应容积的药物，再用电子秤称重，称重 3 次，取平均值。将测量结果与 2020 年版《中华人民共和国药典》规定的药物最大剂量进行比较。实测结果[2]，见表 4-1。

表 4-1　以"升"为单位计量药物的实际测量结果

药名	原方量/升	所在方剂	实测量/g	药典量/g
麦门冬	7	麦门冬汤	756	12
赤小豆	3	赤小豆当归散	438	30
麻子仁	2	麻子仁丸	208	15
酸枣仁	2	酸枣仁汤	188	15
葶苈	2	葶苈汤	60	30
吴茱萸	2	当归四逆加吴茱萸生姜汤	168	4.5
百合	1	百合洗方	87	12
豆豉	1	枳实栀子豉汤	120	12
苦参	1	苦参汤（外用）	54	9
芒硝	1	大陷胸汤	144	15
小麦	1	厚朴麻黄汤	130	—
杏仁	1	麻子仁丸	104	10
薏苡仁	0.5	葶苈汤	59	30
半夏	0.5	小青龙汤、生姜泻心汤、黄连汤等	48	9
葶苈子	0.5	大陷胸丸	66	9
五味子	0.5	小青龙汤	45	9
粳米	1	桃花汤	160	—

---

1 仝小林，穆兰澄，吴义春，等.《伤寒论》方剂中非计量单位药物重量的现代实测研究 [J]. 中医杂志，2009，50（S1）：1.

2 仝小林，穆兰澄，吴义春，等.《伤寒论》方剂中非计量单位药物重量的现代实际测量 [J]. 中医杂志，2009（增）：1.

4.2.2 以数量为单位的计量药物的实际测量

准备经方原方量的十倍药物作为备选药。实际称量时随机抽选三份，再用电子秤分别称重，取平均值。将测量结果与 2005 年版《中华人民共和国药典》规定的药物最大剂量进行比较。实测结果 [1]，见表 4-2。

表 4-2　以数量为单位计量药物的实际测量结果

药名	原方量	所在方剂	实测量 /g	药典量 /g
水蛭	30 个	抵当汤	108	3
附子	3 枚	桂枝附子汤	63	15
虻虫	30 个	抵当汤	5	1.5
杏仁	70 个	麻黄汤	23	10
桃仁	50 个	桃核承气汤	17	10
大枣	30 枚	炙甘草汤	120	15
栝楼实	1 枚	小陷胸汤	30	15
枳实	5 枚	大承气汤	30	10
栀子	15 枚	栀子檗皮汤	17	10
石膏	1 枚鸡子大	大青龙汤	70（天然）	60
竹叶	2 把	竹叶石膏汤	34	10

4.2.3 讨论

《伤寒论》中非"衡"单位药物剂量均偏大，就单味药量而言，大大超过药典剂量，如麦冬用量是药典的 63 倍，水蛭用量是药典的 36 倍，等等，由此揭示，《伤寒论》的实际用药剂量与现代药典用量可能相距甚远。经方药少而精、药专力宏、中病即止，多为治疗急危重症而设，大剂量应用药物正是经方的妙处所在。

4.3 不同剂量折算的药、水比例煎煮研究

为了进一步验证所考证的经方剂量结论的可靠性，从量—效关系的角度试作研究。根据方剂君臣佐使平衡性原则及方剂不同用途对煎煮的不同要求，逻辑分析衡制计量药物的合理值，也为我们验证经方本源剂量提供新途径。

仅以桂枝汤为例，其他类推（表 4-3）。

---

1 畅达，郭广义 .《伤寒论》药物中非衡器计量的初探 [J]. 中成药研究，1985（8）：44.

表 4-3　不同剂量折算的桂枝汤比较

药物	原剂量	1 两 =3g	1 两 =15g
桂枝	三两	9g	45g
芍药	三两	9g	45g
炙甘草	二两	6g	30g
生姜	三两	9g	45g
大枣	十二枚	48g	48g
总剂量		81g	213g
加水量	七升		
药水比例	1 400ml	1∶17.28	1∶6.57
煎煮时间	600ml	56.5min	35min

注：东汉一升折合今 200ml。

4.3.1　从方内组成分析

原方药量：桂枝三两，芍药三两，甘草二两，炙，生姜三两，大枣十二枚。

据我们实测，大枣 1 枚约为 4g。

一两折合 15g：桂枝 45g，芍药 45g，甘草 30g，生姜 45g，大枣 48g，共 213g；

一两折合 3g：桂枝 9g，芍药 9g，甘草 6g，生姜 9g，大枣 48g，共 81g。

结果讨论：比较发现，一两折合 3g 时，大枣量（48g）大于其余四味药总量（33g），大枣不是君药，明显不符合组方配伍的君臣佐使原则；但一两折合 15g，则比较符合方剂君臣佐使的组方配伍规律。从经方配伍原则、经方平衡性上可见按一两折合 15g 更合理。

据说，陈伯坛用桂枝生姜之属，动以两计，奇辣无比，但服之"疾辄良已"。但是需要说明的是，如果用于感冒轻症时大可不必如此大的剂量，或者每次服用量不必很大，并且要中病即减或"停后服"，这才能保证有效性和安全性的有机统一。

4.3.2　从药水对比分析

原方后注：右五味，㕮咀三味。以水七升，微火煮取三升，去滓。

一两折合 15g，总量为 213g，水 1 400ml，煮取 600ml，药水之比约 1∶7；

一两折合 3g，总量为 81g，水 1 400ml，煮取 600ml，药水之比约 1∶17。

结果讨论：从药量与加水量的比较上可以看出，按照考证推定的一两折合 15g 折算，经方药物剂量与加水量符合现代科学认识比例，而按照习惯认为的一两折合 3g，则是水多药少。

当然，大剂量用药还得考虑有效析出问题。中药在实际应用中，起疗效的剂量与中药煎煮时溶出量息息相关。张晓平[1] 的研究表明：在加水量一定时，低剂量方煎出率均显著

1　张晓平 . 大剂量与中、低剂量中药汤剂煎出率比较 [J]. 中国药业，2007（12）：58-59.

高于中剂量方，极显著高于高剂量方；中剂量方煎出率亦显著高于高剂量方。单独增大中药的剂量，相对加水量就显得不足，药物浸煮不充分，有效成分不能全部溶出，也达不到治疗效果。《备急千金要方》卷第一云："凡煮汤……其水数依方多少，大略二十两药用水一斗煮取四升，以此为率。"现在一般认为药与水的重量比例为 1∶6~1∶8，这样才使大剂量用药，既能有效析出不浪费，又能用足剂量起沉疴。

4.3.3　从煎煮时间研究

煎煮操作[1]：按一两折合 15g 量，称取饮片总计 215g。将大枣劈为两半，放入直径 20cm 的不锈钢锅中，加水 1 400ml。采用天然气直火敞口煎煮，煮沸后改文火煎煮，并开始计时。剩余药液 600ml 时结束计时。重复 3 次，取平均值。

按一两折合 3g 量，称取饮片总计 49g，在相同条件下进行煎煮。重复 3 次，取平均值。

煎煮时间：

按一两折合 15g，桂枝汤平均煎煮时间为 35 分钟。

按一两折合 3g，桂枝汤平均煎煮时间为 56.5 分钟。

结果讨论：《伤寒论》桂枝汤属于太阳表证方剂，解表剂取其轻清宣散之性，煎煮时间不宜过长。方中桂枝为君药，主要含桂皮醛、桂皮酸和邻甲氧基桂皮醛，其中桂皮醛是具有生理活性的物质，起辛散温通作用，其煎出率高低与桂枝汤煎煮时间的长短有直接关系。有实验表明[2]，煎煮 30~40 分钟时，桂皮醛煎出率较高，煎煮时间再延长，桂皮醛一部分随水蒸气挥发，一部分氧化成桂皮酸，其煎出量直接影响桂枝汤辛散温通的作用。芍药为臣药，益阴敛营，芍药苷为药效成分，芍药苷的煎出量也随煎煮时间而变化。10 分钟煎液的芍药苷煎出量较低，随时间的延长煎出量增加，30 分钟煎出量最高，继续延长煎煮时间芍药苷煎出量则降低[3]，可见煎煮 30 分钟为芍药苷的最佳煎煮时间。若以一两折合 3g 量煎煮，则煎煮时间为 56.5 分钟，起主要作用的成分含量则降低，药效亦会随之减弱。可见桂枝汤煎煮 35 分钟较为合理。即桂枝汤一两折合 15g 比一两折合 3g 的剂量，更符合实际。

4.3.4　从煎煮次数研究

经方的煎煮次数不同于现代的两次煎煮，《伤寒论》中的汤药均是一次煎煮完成，很多学者研究发现，在煎取量一定时，煎出率与剂量成反比，即低剂量方煎出率显著高于中剂量方，中剂量方煎出率亦显著高于高剂量方。说明在煎取量一定时，饮片汤剂用药量越少，煎出率越高，反之亦然。原因可能是饮片吸水量随饮片量增大而增多。以葛根芩连汤为例，按经方一两折合 13.8g 换算药量时，对比本源煎煮法与现代煎煮法有效成分的煎出量，发现经方本源煎煮法有效成分煎出量为现代常规法的 47%~74%，干膏率达到 67%，

1　姬航宇.《伤寒论》本源药物剂量探索 [D]. 北京：北京中医药大学，2007：59，25.

2　赵长琦，李广民，马平利. 复方桂枝汤中桂皮醛煎出率的扫描测定 [J]. 西北大学学报，1994，24（2）：147.

3　赵长琦，杨侠. 复方桂枝汤中芍药苷煎出量的动态分析 [J]. 中国药学杂志，1994，29（11）：650-651.

提取率较低，即当全方为高剂量时，现代常规法优于本源煎煮法。这说明按一两折合13.8g 时在一定程度上存在着药材的浪费，同时提示临床增大饮片使用量时，如果煎煮方法不当，并不能保证有效成分煎出量的等倍量递加。同时结合现代煎药特点，其加水量可以为总方药量的 11 ~ 17 倍，认为《伤寒论》的本源煎煮法在现代条件下亦具有实际可操作性。

4.3.5 从煎煮火候研究

张仲景的经方只在第一首方剂桂枝汤提到了要求用"微火"煎药，和葛根汤的方后注有："上七味，以水一斗，先煮麻黄、葛根，减二升，去白沫，内诸药，煮取三升，去滓，温服一升。覆取微似汗。余如桂枝法将息及禁忌，诸汤皆仿此。"其后诸方均未提及煎药的火候，根据张仲景行文的习惯与特点，可以认定除特殊煎煮法外，其后所有的汤剂的煎药火候均应是微火煎煮，不可能是后世医家所谓的急火或武火等煎煮法。因为从汉代度量衡考证，汉时一升为今之 200ml，如四逆汤等方应用有毒之生附子，虽去皮并破八片，但只用三升（600ml）水煎药。此类含有生附子的经方，如不久煎必致严重毒副反应。然而在此类经方中，张仲景并未提及煎煮的火候与煎煮的时间，只注明以水三升煮取一升。如用武火煎煮，必致严重毒副反应。而且《伤寒杂病论》全书中的各方，均只注明是以水若干升，煮取若干升。试想，若无明确火候，其煎煮时间必不一致，其药物煎出浓度与煎取药量无法保证，疗效也必难以保证。因此，我们认为，张仲景经方的煎煮方法，均是遵《伤寒杂病论》中桂枝汤所示范的煎药方法，即是"微火"煎煮法。

4.3.6 从疗效评价研究

程先宽[1]等人对桂枝汤，依据《伤寒论》原文的煎煮方法，以一两折合 13.8g 和 3g 的不同折算剂量，观察酵母致大鼠发热模型的影响，结果表明按一两折合 13.8g 计算的大剂量桂枝汤能明显下调升高的白细胞介素 -1、前列腺素 E_2 而起到解热作用，使升高的体温接近正常组的体温；按一两折合 3g 计算的小剂量桂枝汤组解热作用不明显，体温仍高于正常组体温，可以看出不同剂量桂枝汤药效有明显差异。经方大剂量的疗效优于小剂量组。

4.4 经方本源剂量的综合逻辑考证结果

北京中医药大学傅延龄教授带领团队对经方本源剂量进行了综合逻辑考证，结果认为经方计量单位为东汉官制，东汉时期一斤约合今 220g，一两约合今 13.8g。

4.4.1 考证结果——经方的计量标准只能采用东汉官制

《伤寒论》和《金匮要略》对药物剂量，最多采用"两"进行计量。《伤寒论》共有100 首方剂中的 50 味药物使用重量单位计量，其中以"两"的应用最多，共有 98 首方剂的 41 味药物用"两"计量；有 6 首方剂的 17 味药物以"铢"计量；有 18 首方剂的 13 味

---

1 程先宽.《伤寒杂病论》方剂量折算标准研究 [D]. 北京：北京中医药大学，2006：73-77.

药以"斤"计量。其中柴胡、生姜、茯苓、芍药 4 味药物同时使用"铢""两"和"斤"计量，甘草、桂枝、干姜、黄芩、麻黄、白术、泽泻、知母、猪苓 9 味同时使用"铢"和"两"计量，石膏 1 味药物同时使用"铢"和"斤"计量；厚朴、大黄、葛根 3 味药物同时使用"两"和"斤"计量。《金匮要略》只用"斤""两"进行药物用量计量，没有用到"铢"这个重量单位。除去重复，《金匮要略》共有 151 首方剂中的 91 味药物用重量单位计量，其中仍然以"两"的应用最多，共有 138 首方剂中 83 味药物使用"两"计量；有 31 首方剂中的 24 味药物用"斤"计量；同时用"两"和"斤"计量的有 16 味药物，它们是石膏、生姜、茯苓、芍药、薤白、厚朴、大黄、橘皮、枳实、半夏、赤石脂、紫参、黄连、泽泻、黄芩和白术。因此，对仲景方"两"的量值的确定，具有重要意义。

　　研究认为，经方药物的用量只能采用国家标准的度量衡，也就是东汉官制，或者如有些医家所称呼的那样是"世用之秤"，而不可能采用其他别的什么标准的度量衡。长期以来，人们对于经方药物计量采用的长度和容积单位，其量值是多少并无异议，一致认为是东汉官制，1 尺 =23.1cm，1 寸 =2.31cm，1 升 =200ml，1 合 =20ml。但是，人们对于经方药物计量采用的重量单位，却似乎不能认可其为官制，即东汉时期一斤约合今 220g，一两约合今 13.8g，人们一直在寻找另外一种量值的权衡。其实，经方药物计量的长度和容量单位都采用官制，这一事实本身就足以说明经方药物计量的重量单位也必定采用官制，这是一个十分有力的佐证。经方药物计量的长度和容量单位都采用官制，唯独重量单位不采用官制，这是不合道理的。

　　经方药物计量的重量单位一定是采用东汉官制，还有如下几个理由和证据：

　　（1）东汉在官秤以外不存在别的权衡制度：相关文献及文物资料表明，西汉、新莽和东汉的度量衡都与秦制一脉相承，长度和容量皆沿用秦制，四五百年间没有大的变化。重量单位的量值有变化，由西汉的每斤 250g 下降到东汉的每斤 220g。这就是汉代的官制权衡。文献和文物资料表明，在此标准以外，东汉并不存在其他官定权衡。《后汉书·律历志》没有记载其他的权衡制度。由此而论，经方方药计量只能采用一斤合 220g、一两合 13.8g 的官定标准，而没有什么别的标准可以采用。

　　（2）医药家无力在官制以外另外创建一种秤两：虽然医药是一个重要的领域，医药家是一个不小的群体，医药家分布于全国各地，但是，在国家颁布的权衡标准以外，无论是汉代，还是先秦，医药家根本没有能力另外创造并实行一套独立的计量标准，他们只能按照国家颁布的权衡制度去进行方药计量。

　　（3）医药家不敢用官秤以外的任何秤两：之所以说经方计量使用的是官秤，还有更为重要的一点，也是至今较少为人提及的一点，这就是不唯在官制以外，医药家要创造和推行另外一套度量衡标准是极难的，而且其风险也是很大的。因为如果医药家使用的秤不与国标相符，这将被认为是性质严重的犯罪。历朝都把颁行度量衡制度作为治国方略，极为重视度量衡的统一。

　　（4）医药计量具有高度的历史稳定性：如前所述，在张仲景以前，方剂药物的计量采用的是官制，不会采用不同于别的标准。东汉后期，张仲景及其同时代的医药家们自然会继承他们前人的方药计量方法，他们没有理由废止前人的计量方法，脱离官制，另搞一套特立独行的标准。不存在这样的可能性。我们知道，医药是一个十分特殊的行业，医药计量标准必然也必须保持高度的稳定性，在医药知识与医疗经验的传承中，度量衡标准不能有大的改变。如果发生大的改变，医药知识与医疗经验的传承将发生混乱和错误，比如前人传下来的方药用量，将有可能被后人错误理解，进而被错误应用，其后果将是严重的。隋唐时期，国家改革度量衡标准，而医药计量允许沿用旧制，就是为了避免出现混乱。在所有的行业中，大概只有医药行业对于计量标准历史稳定性的要求最高；对于所有物质的计量，大概只有对方药的计量最强调历史稳定性。

（5）经方药物计量采用统一标准：我们知道，经方药物计量既采用了权衡单位，也采用度量单位，如升、合、尺等，而且对药物重量的计算有时也采用度、量单位，如《伤寒论》麻子仁丸"厚朴一尺"、厚朴生姜半夏甘草人参汤"半夏半升"、小柴胡汤"五味子半升"、通脉四逆汤"猪胆汁半合"、栀子豉汤"香豉四合"、小建中汤"胶饴一升"、炙甘草汤"麦门冬半升、麻仁半升"、大陷胸汤"芒硝一升"、大陷胸丸"葶苈子半升、芒硝半升、杏仁半升"等。这种现象十分明确地告诉我们，张仲景方剂药物计量使用的一定是官制度量衡，亦即经方的一两约合今 13.8g。

经研究，除了"两"之外，经方药物剂量的非标准计量单位建议遵循如下折算标准：①凡方中以两为计量单位者，一两按 13.8g 折算。②凡方中以非标准计量单位为计量单位者（如半夏一升、瓜蒌 1 枚、大黄如博棋子大等），以韩美仙[1] 实测结果为折算标准。③非标准计量单位中，如代赭石如弹丸大、酸枣仁一升、小麦一升、橘皮一升、射干 13 枚、甘遂 3 枚、薤白三升、虻虫 20 个、麻仁两升、诃子 10 枚，取陶汉华[2] 实测结果为折算标准。④非标准计量单位中，附子 1 枚取 6.9g、大附子 1 枚取 10g 为折算标准。⑤非标准计量单位中，竹叶 2 把取畅达[3] 实测结果为折算标准。⑥凡散剂、煮散中以方寸匕、钱匕为计量单位者，植物类药物一方寸取 5g、一钱匕取 0.5g、半钱匕取 0.25g 为折算标准。⑦凡方中赤石脂一方寸匕者，取韩美仙实测结果约合 2.7g 为折算标准。⑧凡丸剂中以体积为计量单位者，1 方寸匕 =1 弹丸，1 弹丸 =10 梧桐子，1 梧桐子 =2 大豆，1 大豆 =2 小豆，1 小豆 =3 麻子。1 鸡子黄大按 10g 折算，1 弹丸大按 5g 折算，1 梧桐子大按 0.5g 折算，1 大豆大按 0.25g 折算，1 小豆大按 0.125g 折算，1 麻子大按 0.042g 折算。⑨方中云葶苈子如弹子大者，取 5g 为折算标准。

4.4.2 经方本源剂量合理性评价

《伤寒论》《金匮要略》在每一首方剂的方后注里面，对相关要求都有详细的说明，其内容包括煎煮用水种类、用水量多少、煮药时间长短、煮取多少药液、每日服药次数、每次服量，以及相关辅助措施、禁忌等，也可以说是较为详细的、严格的规定。

---

1 韩美仙. 基于药物重量实测的经方本原剂量研究 [D]. 北京：北京中医药大学，2011.

2 陶汉华. 经方药量换算与考证 [J]. 山东中医药大学学报，1997（4）：68-69.

3 畅达，郭广义.《伤寒论》药物中非衡器计量的初探 [J]. 中成药研究，1985（8）：44-45.

　　张仲景对每一首汤剂都说明了加水量。经方的加水量并非全都相同；加水量总是与药量相应。一般来讲，药量多，加水量相应增多；药量少，加水量相应也少。加水量与药量之间有一个基本的比例，我们可以把这个比例称为"药水比"。所以，从经方汤剂的药水比可以看出药量的多少。唐代药物学家苏敬就曾依据经方汤剂的药水比，判断经方药物计量用秤的大小："若用古秤作汤，则水为殊少，故知非复秤，悉用今者耳。"所以，我们可以依据经方各个汤剂方后注中规定的药水比，来看经方药物剂量的大小。

　　《伤寒论》汤剂大都含有诸如大枣十二枚、半夏半升、附子一枚等以非标准单位计量的药物，在95首汤剂中，有78首含有以非标准单位计量的药物，全部药物皆以标准单位计量的方剂只有17方。此17首汤剂为：葛根黄芩黄连汤、桂枝甘草汤、干姜黄芩黄连人参汤、苓桂术甘汤、甘草干姜汤、茯苓甘草汤、柴胡桂枝干姜汤、桂枝甘草龙骨牡蛎汤、芍药甘草汤、麻黄升麻汤、大黄黄连泻心汤、白头翁汤、桔梗汤、甘草汤、桂枝人参汤、猪苓汤、理中汤。其中大黄黄连泻心汤"麻沸汤二升渍之"，不是煎煮；麻黄升麻汤的"先煮麻黄一两沸"，猪苓汤的煎煮方法比较特殊，"先煮四味"，后以煎煮出来的汤液烊化阿胶。按照常理，此三方在煎煮时，需要适当增加水量，属于特殊煎煮要求，因此加水量有别于一般。另外，甘草汤和桔梗汤两个方剂的组成药物很少，煎取的药液仅为一升（200ml），因此其加水量也有别一般。将这5首方剂除外，还有12首汤剂。我们将《伤寒论》的一两折合为现代13.8g，一升折合为200ml，由此计算出"二十两药用水一斗"的药水比为1∶7.3。经过计算，我们可以看到，上述《伤寒论》中12首完全用标准衡制计算药物重量的方剂，其药水比皆在1∶7.3上下。如表4-4所示。

表4-4　《伤寒论》12首以标准单位计量药物的汤剂的药水比

方剂	药量/两	水量/升	药水比	
			古代衡量	现代衡量
葛根芩连汤	16	8	2∶1	1∶7.3
桂枝甘草汤	6	3	2∶1	1∶7.3
干姜芩连人参汤	12	6	2∶1	1∶7.3
苓桂术甘汤	11	6	1.8∶1	1∶7.9
甘草干姜汤	6	3	2∶1	1∶7.3
茯苓甘草汤	9	4	2.25∶1	1∶6.4
桂枝甘草龙骨牡蛎汤	10	5	2∶1	1∶7.3
芍药甘草汤	8	3	2.6∶1	1∶5.4
桂枝人参汤	17	9	1.8∶1	1∶7.7
理中汤	12	8	1.5∶1	1∶9.7
白头翁汤	12	7	1.7∶1	1∶8.5
柴胡桂枝干姜汤	24	12	2∶1	1∶7.3

我们又将《伤寒论》92 首汤剂的药水比分为 13 个数据段进行统计，《伤寒论》大多数方剂的药水比都在 1∶7.3 上下；加水倍数在 5.0～9.9 的方剂共有 68 首，占全部 92 首方剂的约 74%，也就是说大约有 3/4 的方剂，它们的药水比在 1∶5.0～1∶9.9 的范围内。

由上述计算和分析可以看出，《伤寒论》汤剂的药水比与当时对汤剂加水量的普遍性要求相比，是基本符合的。对《伤寒论》《金匮要略》两书中常用药物的剂量进行比较与分析，发现两书中常用药物大部分相同，共 20 种，其中大部分的平均剂量、常用剂量、剂量分布区间、常用剂量范围基本相同，只有少数药物有不同。说明《伤寒论》和《金匮要略》二书同出一脉，用药剂量基本一致。

4.5 基于临床评价的经方本源剂量研究

不论是文献考据还是煎煮研究结果，都说明经方本源剂量的换算倾向于大剂量，近现代使用经方本源剂量指导临床的中医大家，包括具有代表性的李可、刘绍武、张大昌等名中医，都是近现代运用经方本源剂量指导临床的先行者，且临床疗效显著，有拔刺雪污之力。但临床经验及系统考证必须通过严格的临床研究进行检验，用事实说话。依托 973 计划"以量—效关系为主的经典名方相关基础研究"，仝小林教授及其项目组设计了葛根芩连汤治疗 2 型糖尿病、大承气汤治疗急性不全性肠梗阻、麻杏石甘汤治疗小儿肺炎等多个大型临床试验，为经方剂量究竟如何折算提供循证依据。

在葛根芩连汤改善初发 2 型糖尿病（胃肠湿热证）肠道菌群治疗的临床研究中，我们将 2 型糖尿病肠道湿热证患者 224 例分为 4 个剂量组进行随机、双盲、多中心、安慰剂临床研究，其高剂量组依据经方本源剂量 1 两≈15g 的折算关系进行折算，中剂量组依据经方本源剂量 1 两≈9g 进行折算，低剂量组依据教科书 1 两≈3g 的关系进行折算。检测糖化血红蛋白、空腹血糖、餐后 2h 血糖、中医症状评分、肠道菌群结构变化等指标。结果显示葛根芩连汤可有效缓解臭黏便（有效率 91.8%）和黄腻苔（有效率 72%）症状，同时显著降低患者糖化血红蛋白指标，并呈现剂量依赖性（高剂量、中剂量、低剂量、安慰剂组降低糖化血红蛋白分别为 0.95%、0.79%、0.28%、0.31%），高剂量组明显优于中低剂量组（$P<0.05$），空腹血糖的降低呈现相似情况 [1]。在另一项大承气汤治疗急性不全性肠梗阻的随机双盲多中心临床研究中，纳入急性肠梗阻阳明腑实证患者 150 例，共分为高中低三个剂量组，其中高剂量组大黄用量为四两（60g，按照经方本源剂量 1 两≈15g 折算），中剂量组四两（36g，按照经方剂量 1 两≈9g 折算），低剂量组四两（12g，按照现代常规经方剂量 1 两 = 3g 折算），观察患者自主排便时间和自主排气时间。研究结果显示高、中剂量组干预的患者在自主排便和自主排气时间上明显优于低剂量组。因为研究涉及的是急危重症，患者只需服药 1 剂，大黄用到了 60g，临床有效将免除患者手术痛苦。结合基础结

---

1 陈欣燕 . 基于葛根芩连汤治疗糖尿病的随症施量用药策略研究 [D]. 北京：中国中医科学院，2014.

论，在兼顾有效性和安全性上，研究结果推荐一两折合 9g 剂量最佳[1]。在大黄附子汤治疗慢性肾衰竭的研究中同样发现临床疗效具有剂量依赖性，治疗 12 周后，高、中剂量组患者的肌酐下降水平明显优于低剂量组（$P<0.05$）[2]。复方丹参滴丸治疗糖尿病视网膜病变的随机对照研究中，高剂量组及中剂量组在眼底荧光血管造影有效率和微血管瘤下降值上均优于低剂量组及安慰剂组（$P<0.05$）[3]。

4.6 小结

综上所述，柯雪帆、范吉平、傅延龄、仝小林教授等根据对中国历代度量衡变迁的文献以及古代实物测量等考证，进一步得出经方用量一两分别为 15.625g、13.8g。傅延龄教授以药物文献分析、药物重量实测、煎煮提取试验、方药临床安全性、煎煮水药比例、方药临床有效性六种方法进行考证，最终得出经方剂量折算一斤约为 220g、一两约为13.8g。仝小林团队对《伤寒论》本源煎煮法和现代常规煎煮法进行比较，结果得出在一两折合 13.8g 时，本源煎煮法有效成分煎出量只能达到现代常规法的 47%～74%，干膏率为 67%，提取率较低，现代常规法优于本源煎煮法；采用本源煎煮法，一两折合 9g 与一两折合 13.8g 相比，有效成分溶出量相似，甚至某些成分更高，说明一两折合 13.8g 在一定程度上存在着药材的浪费。从煎煮的角度，提出在现代常规煎煮法下，经方一两折合为9g 较为合理。

上述研究有力证明经方本源剂量的合理折算可以有效提高临床疗效。结合基础研究、临床试验、煎煮研究等多学科技术方法，最终确定方药的安全有效用量策略及规范，为临床合理用量提供了科学证据。经过专家共识得出经方一两在预防用药、慢病调理时可折合1～3g，治疗一般疾病时可折合 3～6g，治疗急危重症可折合 6～9g 应用。基于此，仝小林教授及其项目组主持制定了首部国际经方用量策略专家共识——《经方临床用量策略专家共识》[4]，提出了符合临床实际、不同类型疾病的经方剂量折算方案，为全球中医使用经方提供剂量参考。

5 经方本源剂量的临床运用

"医之学，方也。"方是中医的根本，而经方是众方之祖。近年来人们在思考中医疗

---

1 闫韶花.基于文献研究与临床试验的大承气汤治疗肠梗阻临床量效关系研究 [D].北京：中国中医科学院，2014.

2 林轶群.糖尿病合并慢性肾衰竭中医门诊临床数据研究 [D].北京：北京中医药大学，2017.

3 仝小林.糖尿病中医认识及研究进展述评 [J].北京中医药，2016，35（6）：509-512.

4 刘起华，文谨，陈弘东，等.从《伤寒论》煎煮法探讨经方剂量的合理使用 [J].中医杂志，2016，57（13）：1081-1085.

效时，对剂量亦有较多关注，剂量是中医临床处方变化最为复杂的内容，是方剂的灵魂并具有科学研究价值，而诸多医家应用经方时缺乏剂量理论指导，不同医家对于经方本源剂量的把握差别甚大，尤其突出在治疗急重疑难病的疗效中，故了解与研究经方本源剂量的应用具有重大意义。

5.1 经方本源剂量的临床运用现状

现代医家对于经方本源剂量的临床运用，众说纷纭，药量是影响临床疗效的关键所在，如何用量成为众多医者关心的话题。现实情况是，能采用经方药量者只是少数医家。他们结合自己多年的临证经验，能阐发诸多注家未发之见解，主张应用经方本源剂量，对指导临床辨证论治有重要作用。如名老中医李可[1]认为经方要返璞归真，习用轻剂固然可以四平八稳，但却阉割了仲景学术的一大特色。近代用法大违仲景立方本义与用药原貌，无疑严重影响了经方临床效用的发挥，阻碍了仲景学说的发展与创新，经方以本源剂量治重危急症，多可收到一剂知，二剂已之奇效。李老以大剂人参真武汤 [附子 30g，白术 30g，茯苓 45g，白芍 45g，生姜 45g，红参（另炖）15g] 治疗一老妇身麻脚肿，3 剂后肿退；继而予大剂补阳还五汤加入附子 30g，白芥子 10g，全蝎 3g，蜈蚣 2 条，6 剂后麻木亦愈。吴佩衡[2]强调扶阳为治伤寒之本，擅长使用附子，灵活运用四逆诸方，主要以四逆汤（制附子 10 ~ 60 ~ 450g，干姜 10 ~ 50 ~ 150g，甘草 3 ~ 10 ~ 30g）为基础的加减方，所承仲景，专主回阳以祛阴，回阳救逆则凡世之一切阳虚阴盛为病者，皆可服也，对于多数疑难重证及沉疴痼疾很是奏效。朱良春[3]强调运用五苓散须遵照仲景之《伤寒论》制方散剂治疗，易保留药效，促进吸收，较快起效，用此方治疗肾病属脾虚不健、水湿泛滥之肾炎水肿，或兼外感发热，汗出恶风，小便不利者，遵照仲景制方（泽泻 120g，茯苓、白术、猪苓各 90g，共为细末，每服 4.5 ~ 9g）疗效显著。

经方被历代医家所推崇，是治疗急症、重症及疑难杂症的有效方法。然而，目前国内中医医院能用中医治疗急症、重症的很少，多为中西医结合，不能突出中医治疗急症、重症的特色。虽原因多种，但其最主要的原因是：经方的药物用量问题。观今人之用方，以药量轻、药味数量多为普遍，有的方子多达 20 ~ 30 味，且有人认为中医大多习惯于用药剂量在 10 ~ 15g 之间的"调理方"，中医已渐渐失去了抢救急危重症的阵地。诚然中医临证遣方用药有着明显的"剂量梯度"——对同一首方剂临床用量的把握，不同的医生可能存在较大差异，但药物用量的大小，决定着整个方剂的性质、功效和主治，方为经，药为纬，二者缺一不可，适宜的剂量才是中医经方临床疗效尤其治疗一些危急重症获得可靠疗效的保证。

1 孙其新 . 返朴归真研经方——李可学术思想探讨之一 [J]. 中医药通报，2006（6）：10-15.

2 刘国伟 . 吴佩衡对《伤寒论》理法方药的运用及其发展研究 [D]. 昆明：云南中医学院，2017：156.

3 吴坚，李靖 . 朱良春教授运用经方治疗肾脏疾病经验 [J]. 光明中医，2012，27（5）：866-867.

5.2　经方本源剂量验案举隅

《伤寒论》《金匮要略》等经典对于我们临床处方用药有极大的指导意义，而我们在临床应用经方时对于其中的药物剂量有时难以理解。不同的时代度量衡也有所改变，目前普遍通用一两为今3g，效果往往大打折扣。通过本篇前文的探索以及实物研究，我们认为《伤寒论》一两为今15.625g应是经方本源药量。当然，大剂量并非适用所有患者，急性发作则使用本源剂量迅速起效，而仲景本源剂量是临床普通剂量的4～5倍。故本小节通过列举古今医家临床运用经方的医案进行佐证。

验案[1]1：刘某，女，46岁。患者于昨日早饭后上腹绞痛，频频呕吐，下午4时，吐出蛔虫1条，剧痛部位扩展至右上腹，疼痛剧烈，一度休克，注射盐酸哌替啶1支未效。今日持续性、阵发性绞痛加剧，满腹拒按，手不可近，反跳痛，寒热如疟，体温39℃，血常规白细胞 18.5×10^9/L。询知患者嗜食肥甘酒酪，内蕴湿热，脉沉弦数实，苔黄厚燥，口苦、口臭。近日食滞，7日不便，复加蛔虫内扰，窜入胆管，胰腺发炎。邪热壅阻脾胃肝胆，已成热实结胸、阳明腑实重症。

中医诊断：蛔厥。西医诊断：急性胆道蛔虫病并发急性胰腺炎。

处方：攻毒承气汤合大柴胡汤、乌梅丸化裁。柴胡125g，黄芩45g，生半夏60g，白芍45g，枳实、牡丹皮、大黄（酒浸后下）、槟榔、甘草各30g，桃仁15g，冬瓜仁60g，乌梅30g，川椒、黄连各10g，细辛15g，金银花90g，连翘45g，芙蓉叶30g，芒硝40g（分冲），生姜75g，大枣12枚。加水2 000ml，浸泡1小时，武火急煎10分钟，取汁600ml，3次分服，每3小时1次，日夜连服2剂，以阻断病势。

二诊：服第1次药，2小时后腹中雷鸣，频转矢气，呕止，痛去十之七八，仍无便意。令将2次药汁一并服下，2小时后畅泻黑如污泥，极臭、极热，夹有如羊粪大便1大盆及蛔虫3条，痛全止，热退净。嘱其第2剂药去芒硝。服完又畅泻2次，泻下蛔虫1团，安睡一夜。次日化验血常规已无异常，热退痛止，患者要求出院。

按语：现代医学所称胆管系统疾病及胰腺急性炎变，与大柴胡汤证之论述"……呕不止，心下急，郁郁微烦者，为未解也，与大柴胡汤下之则愈"，基本合拍，故以大柴胡汤为核心组方，正是最佳方案。而方中以柴胡为君，配伍黄芩为臣和解少阳，以除少阳之邪。胆为清净之府，无出无入，其经在半表半里，而柴胡有解表、升举之效，重用柴胡更能彰显其效，2剂收效。

验案[2]2：马某，男，53岁，2016年11月15日以"咳嗽、咳痰，胸闷，气短半年余，确诊肺癌4天"为主诉，门诊以"右肺腺癌"入院。入院症见：咳嗽、咳痰、痰中带血，胸闷，气短，右侧胁肋部疼痛，活动后加重，纳差，夜休如常，二便调。查体：中老年男性，胸廓对称，胸廓无局部隆起及压痛，呼吸频率、节律、深度正常，无异常搏动。双侧

1 孙其新. 热病急症汗清下——李可学术思想探讨之九 [J]. 中医药通报，2008（2）：14-18.

2 任梅梅，杨朋，张海鸥，等. 小柴胡汤本源剂量治疗肺癌咳嗽验案二则 [J]. 亚太传统医药，2017，13（14）：73-74.

呼吸动度一致，语颤稍减弱，胸廓挤压试验阴性，右肺上叶及左肺可叩及浊音，双肺呼吸音尚清，未闻及干、湿啰音；舌红苔黄厚腻，脉弦数。心、腹及神经系统查体未见明显异常。余查体未见明显异常。右肺穿刺活检病理诊断：（右肺穿刺组织）腺上皮中—重度不典型增生，局部癌变（腺癌）。

治法：和解少阳。

处方：小柴胡汤加减（柴胡 125g、炒白芍 45g、炙甘草 45g、生半夏 65g、醋五味子 25g、干姜 30g，加水 2 500ml，煮取 1 200ml，去滓再煎煮取 600ml，共 1 剂，分 3 次温服）。

2016 年 11 月 17 日晨查房，患者自诉咳嗽、咳痰，痰中带血较前减轻，仍诉活动后胸闷，气短，余未诉特殊不适。嘱患者继服原方。2016 年 11 月 20 日晨查房，患者诉咳嗽较前明显减轻，无咳痰，胸闷气短较前减轻，舌苔由厚转薄。2016 年 11 月 27 日晨查房，患者口服小柴胡汤加减方 10 剂后诉偶有咳嗽，无胸闷、气短等其他不适。

按语：患者咳嗽、咳痰，痰中带血，胸闷，气短，右侧胁肋部疼痛，《伤寒论》云："伤寒五六日，中风，往来寒热，胸胁苦满，默默不欲饮食，心烦喜呕，或胸中烦而不呕，或渴，或腹中痛，或胁下痞硬，或心下悸，小便不利……小柴胡汤主之。"纵观舌脉等证，中医辨证为少阳证，柴胡为少阳经表药，现代药理研究也表明柴胡有解热镇痛、抗炎作用，大剂量使用更能发挥其解表退热之效。

通行本《伤寒论》小柴胡汤组成：柴胡半斤，黄芩、人参、甘草（炙）、生姜（切）各三两，半夏半升（洗），大枣十二枚（擘）。上七味，以水一斗二升，煮取六升，去滓，再煎取三升，温服一升，日三服。

综上，张仲景时代小柴胡汤各药物的重量：柴胡半斤，黄芩、人参、甘草、生姜各三两，半夏二两十二铢，大枣三两；小柴胡汤各药物现代标准重量：柴胡 110g，黄芩 40g，人参 40g，清半夏 35g，炙甘草 40g，生姜 40g，大枣 40g。

验案 [1] 3：董某，男，37 岁，发现血糖升高 1 个月。患者 1 个月前因欲行肛周脓肿手术，检测血糖为 20mmol/L，糖化血红蛋白（HbA1c）12.2%。使用胰岛素早 14IU、晚 8IU 治疗 1 月。刻下症：口干多饮，怕热，运动出汗较多，余未见特殊不适。纳眠可，大便调，日 2 次，小便黄，量多。查空腹血糖（FBG）9mmol/L 左右，HbA1c 8.9%。

中医诊断：消渴。西医诊断：糖尿病。

处方：葛根 120g、黄芩 30g、黄连 45g、苍术 15g、龙胆草 15g、生姜 5 大片。

二诊服药 28 剂后仍有口干、多饮，纳眠可，二便调。自诉服药后胃部不适，恶心。上方减苍术、龙胆草、生姜，加炙甘草 30g，干姜 7.5g，竹叶 30g，黄芩调为 45g。嘱患者根据血糖控制水平逐渐减胰岛素用量。三诊服药 28 剂后，胃胀恶心基本消失，无明显

---

1 赵林华，连凤梅，姬航宇，等. 仝小林教授运用不同剂量葛根芩连汤治疗 2 型糖尿病验案 [J]. 中国实验方剂学杂志，2011，17（4）：249-251.

不适。查 HbA1c6.2%，血糖控制平稳。肝功能、肾功能、血脂正常。胰岛素减量为 4IU。上方减竹叶，加生牡蛎 120g（先煎）。四诊服药 28 剂后，胰岛素停用，患者无不适症状，FBG 在 5～6mmol/L，餐后 2h 血糖（2hPG）在 6～9mmol/L。

按语：患者血糖升高，口干多饮，出汗较多，《伤寒论》太阳病上篇："太阳病，桂枝证，医反下之，利遂不止。脉促者，表未解也；喘而汗出者，葛根黄连黄芩汤主之。"方中黄芩、黄连是清肺胃实热的对药，能解血中糖毒，其中黄连清热燥湿，泻火解毒，黄芩能清肺胃实热，兼顾肺肾。重用君药葛根，葛根从里以达于表，从下以腾于上，外解肌表之邪，内清阳明之热，诸药合用，用于糖尿病湿热蕴脾证的中医治疗，效果显著。

葛根黄芩黄连汤各药物的重量为：葛根半斤，黄芩三两，黄连三两，甘草（炙）二两；葛根黄芩黄连汤各药物的现代标准重量：葛根 110g、黄芩 40g、黄连 40g、炙甘草 35g。

验案[1]4：患者，男，35 岁，2016 年 10 月 19 日初诊。主诉：反复腰骶部伴下肢关节疼痛 1 年有余，加重 2 周。现病史：患者 1 年前无明显诱因出现腰骶部疼痛，活动困难，当时至云南省中医医院就诊，经检查诊断为强直性脊柱炎，予柳氮磺吡啶肠溶片等药物治疗后好转，服用数月后停药，之后间断服用依托考昔、布洛芬颗粒治疗，病情时轻时重。近 2 周来，因天气变化出现腰骶部僵硬疼痛，颈部酸胀，休息后减轻，双髋、双踝关节交替性疼痛，时有足跟、脊柱骨突、髂嵴疼痛，畏寒肢冷，得温则减，遇寒加重，晨僵明显。自发病来，无口干，无脱发，无眼干，无皮疹及光过敏现象。纳眠欠佳，二便调。舌质暗，苔厚腻，脉沉紧。

中医诊断：大偻（肾虚寒凝型）。西医诊断：脊柱关节病。

治法：温补督肾，活血化瘀，除湿通络。

处方：附子 120g（先煎 3h），桂枝 20g，白芍 15g，川芎 15g，鸡血藤 15g，羌活 15g，杜仲 15g，狗脊 15g，淫羊藿 15g，骨碎补 10g，薏苡仁 30g，地龙 10g，当归 30g，桃仁 10g，红花 10g，五灵脂 10g，生姜 10g，大枣 10g，甘草 10g。15 剂，头煎加水 1 000ml，水煎 30min，取汁 500ml，二煎加水 500ml，取汁 200ml，每日 1 剂，分 3 次服用。

2016 年 11 月 13 日二诊，服药后各关节疼痛症状缓解，但见畏寒肢冷，加衣不暖，双髋、膝关节晨僵，用热毛巾敷后缓解，颈部酸胀感消失，纳眠尚可。舌淡，苔薄白，脉弦细。再继予上药减薏苡仁、地龙、当归、桃仁、红花、五灵脂，加千年健 15g、桑寄生 15g、怀牛膝 15g、伸筋草 10g、豆蔻 10g、石菖蒲 10g，且加重杜仲用量至 20g。8 剂。煎服方法同前。服完药随访，患者病情平稳，各关节疼痛症状已不明显，余症状皆除。

按语：该患者以腰骶部伴下肢关节疼痛为主证，当属中医学"痹证"范畴。该患者以强脊方治疗，强脊方是附子桂枝汤合身痛逐瘀汤加补益肝肾药物化裁而成。附子桂枝汤主

1 汪学良，秦天楠，刘念，等.彭江云教授运用大剂量附子为君药治疗强直性脊柱炎验案举隅[J].风湿病与关节炎，2017，6（11）：42-45.

治伤寒八九日，风湿相搏，身体烦疼，不能自转侧。方中杜仲、狗脊、淫羊藿、骨碎补等温肾壮阳，强筋健骨；羌活祛风除湿；桃仁、红花、川芎、当归活血祛瘀；五灵脂行气血，止痛；地龙疏通经络，以利关节。重用附子，加强助阳温经、散寒除湿之效。诸药合用，温补督肾、通络之力强。

5.3 小结

经方被后世冠为"众方之宗，群方之祖"，仲景之方药味虽少却能力挽沉疴，除组方精简、配伍严谨外，药量大是其屡起沉疴的关键。正确运用经方剂量是提高临床疗效的核心，离开正确药量，经方就成了无源之水，无本之木。陶弘景云："分剂秤两，轻重多少，皆须甄别。若用得其宜，与病相会，入口必愈，身安寿延……分两违舛，汤丸失度，当瘥反剧，以至殒命。"对于经方剂量问题，我们必须要重视经典原文，这些古代的经验和规范，是我们开展研究的原始凭据和基础，同时更要通过广大经方实践者从临证中求之。总结经方最佳临床用量策略，在今天的中医实践中具有重要的临床意义。

6 经方大剂量的有效性和安全性探讨

临床处方，必须结构严谨，针对性强，主攻明确，用药精准。遣方用药除精专之外，还应注意调整剂量：为了提高剂量的有效性，可以适当增加剂量；为了保证剂量的安全性，又不能盲目加大剂量。那么应该如何更好地保证经方大剂量的有效性和安全性，本部分做如下探讨。

6.1 中医药大剂量应用的历史沿革

"中医不传之秘在于药量"，剂量是方药的灵魂，方剂能否治病，除了恰中病机，配伍精当，便是特定的剂量。历代医家注解《伤寒论》虽多，然论及剂量者很少。重剂起沉疴是中医学中特有的现象，随着中医药量—效关系研究的深入，不难发现在危、急、重症和某些疑难杂病的治疗过程中，局限的中药剂量已经不能满足临床需求，难以彰显中药特定的疗效。因此，中药的剂量范围及中药大剂量应用越来越受到人们的关注。

中药大剂量应用，是指中药的处方剂量超过了该药的权威规定剂量的上限范围。权威规定剂量是指公认的、或法定的剂量。收载于《中华人民共和国药典》的中药，其权威规定剂量以《中华人民共和国药典》为依据；未收载于《中华人民共和国药典》的中药，其权威规定剂量以统编教科书《中药学》或《中药大辞典》等中的规定剂量为依据。

纵观中医药发展史，中药大剂量应用由来已久。中药剂量范围的弹性，可谓是中医药的特色之一。故加强对中药剂量范围的研究，探索临床用药的最佳剂量，是提高中医药临床疗效、推动中医发展的迫切需求。本部分先将中药大剂量应用的历史沿革作简要概述。

早在远古时期，便有"神农尝百草而知百毒"的记载，由此推测，有过量服百草而致中毒反应的可能。春秋战国时代的非医学著作中，也有关于中药大剂量应用的文字记载，如"若药不瞑眩，厥疾弗瘳"，所谓"瞑眩"，即指病人服药后接近于中毒的强烈反应。我国医史学家陈邦贤先生在考察这句话时指出"商代的医师，都是利用重剂以起沉疴"，说明这一时期已经有人主张大剂量用药，并且以病人的反应作为选择药物剂量及判断药物疗效的依据。

《神农本草经》（简称《本经》）是现存最早的药物学专著，按照中药的药性、药效及毒性大小，将药物分为上、中、下三品，其中"上药……主养命以应天，无毒，多服、久服不伤人"，而中品、下品因其药性峻猛或有毒性，应用时要"斟酌其宜"或"不可久服"。通过药物的三品分类法，可以看出：药物剂量范围与药物属性和功效有关，上药即使"多服、久服"亦在安全、有效的剂量范围内。《本经》的三品分类法及其对中药剂量应用的认识，可谓是大剂量用药的理论源头。《本经》中还提出了用药的剂量原则："先起如黍粟，病去即止，不去倍之，不去十之，取去为度。"

当然，最早具有文字明确记载的中药大剂量应用实例及学术思想者当属《黄帝内经》（简称《内经》）。《灵枢》中有半夏秫米汤治疗失眠症的记载，该方中半夏剂量为五合，按照考证的度量衡折算，半夏折算重量为42～65g，超出了《中华人民共和国药典》规定用量的上限。

另外，《内经》中还有许多关于中药大剂量应用的学术思想，其观点可概括为如下三个方面：

首先，《内经》中已经认识到由于病情的需要，或者是利用药物的偏性需要大剂量用药。《素问·至真要大论》云："帝曰：气有多少，病有盛衰，治有缓急，方有大小，愿闻其约奈何？岐伯曰：气有高下，病有远近，证有中外，治有轻重，适其至所为故也。"说明病情有轻重缓急，为了达到治病"适其至所"，制方应有大小之分，所谓"治有缓急，方有大小……补下治下制以急，急则气味厚……远而奇偶，制大其服也……奇之不去则偶之，是谓重方"。《素问·至真要大论》言"气味有薄厚，性用有躁静，治保有多少，力化有浅深，此之谓也"，说明药有薄厚之殊，由于病情之需，用药当有轻重之别，所谓"治保有多少"，是指治病保真之药物，或宜多用，或宜少用，全由病情的需要而定。

其次，《内经》中还认识到人体之间存在个体差异，有耐药者与不耐药者之分，其中耐药者用药剂量宜超大。《素问·五常政大论》在论及治则治法时指出"能毒者以厚药，不胜毒者以薄药"。另外，《内经》中还认识到，五味太过，各有所伤。所谓太过，无非是用量太大，而产生不良反应。饮食如此，药物更是如此。《素问·生气通天论》及《素问·五脏生成论》均论及五味太过，损伤机体而产生相应病证的问题。

最后，《内经》还指出大剂量用药的原则。《素问·五常政大论》曰："病有久新，方有大小，有毒无毒，固宜常制矣。大毒治病，十去其六；常毒治病，十去其七；小毒治病，十去其八；无毒治病，十去其九。"一般而言，毒性大、作用峻猛的药物，用至病去十分之六；毒性稍弱的药物，用至病去十分之七；毒性小、药性和缓的药物，用至病去十分之八；无毒的补益药，用至病去十分之九。

进入汉、晋、南北朝时期，随着中医药学的不断发展，特别是临床医学的诞生，中药的大剂量应用已经由理论逐渐步入临床应用，并且开始积累临床经验。这一时期最杰出的代表首推医圣张仲景，其所著《伤寒论》因药少而精、药专力宏、配伍精良，被后世誉为"方书之祖"，是中药大剂量应用的首次临床总结。提出大剂量用药的依据包括病情需要，病人的体质强弱；在具体应用上也有一定的技巧性，包括配伍、炮制、煎煮、服法等，使大剂量应用的有效性和安全性得到有机统一。据统计[1]，大剂量应用的药物包括甘草、桂枝、大枣、生姜、芍药、附子、半夏、茯苓、麻黄、黄连、杏仁、栀子、柴胡、石膏、细辛、芒硝、厚朴、豆豉、葛根、桃仁、知母、五味子、蜀漆、吴茱萸、虻虫、水蛭、赤小豆、麦门冬、栝楼实、生地黄等。这一时期的《小品方》《刘涓子鬼遗方》等古籍中均可见到中药大剂量应用的内容。

到了唐、宋时期，随着生产力的不断发展，中医药的发展已达到一个新的历史水平。这一时期可以称作医学的集大成阶段，形成了许多综合性医学著作，如《备急千金要方》《千金翼方》《外台秘要》《圣济总录》等，其中散见许多关于中药大剂量应用的内容。大剂量应用的中药数量大幅度增加，单是《备急千金要方》就有上百种。

金、元时期是中医药学百花齐放，百家争鸣的繁荣时期。这一时期产生了许多有影响的医学流派及其代表人物，他们从不同的角度丰富和发展了中药大剂量应用的内容。攻邪派代表人物张从正发展了《内经》中的方剂配伍理论，提出"大方之说"[2]，认为大方有两种类型：一是分两大而频服之大方；二是君一臣三佐九之大方。补土派代表医家李东垣从方剂配伍的角度，提出处方中主药的剂量可超大，"君药分两最多，臣药次之，使药又次之，不可令臣过于君"[3]，其观点为后世处方中主药的大剂量应用奠定了理论基础。滋阴派的代表人物朱丹溪认识到，中药大剂量应用得当还会产生奇特的治疗作用。

明、清时期是中医药学发展的黄金时期，特别是温病学派的兴起，极大地拓展了中医学的内容。中药大剂量应用无论是理论还是临床实践上，均获得长足的发展，其特点可以概括为：①寒凉中药尤受重视。伴随温病学派的诞生，为寒凉中药大剂量应用提供机会。吴又可治温疫使用大剂量的大黄，借其通腑泻热之功，使温毒之邪从大便而解。余师愚治疫症重用石膏，最大剂量用至每剂八两，并有二十一日共计用石膏五斤四两的病案记录[4]。②剂量理论有所创新。明·龚廷贤在《万病回春》中指出，中药用药剂量的大小与脏腑所处的位置有关。他认为："肾肝位远，服汤散不厌频而多。"[5]清·余霖指出有关中药剂量范围的理论，他将中药剂量分为大、中、小三个剂量等级，根据病情的需要选择应

1 王心东，张凤梅，史代萌.《伤寒论》药物大剂量应用初步探讨 [J]. 中国医药学报，2002，17（5）：270-274.

2 张从正. 儒门事亲 [M]. 北京：中医古籍出版社，1999.

3 李杲. 脾胃论 [M]. 沈阳：辽宁科学技术出版社，1997：7.

4 余霖. 疫疹一得 [M]. 南京：江苏科学技术出版社，1985：53，57.

5 龚廷贤. 万病回春 [M]. 北京：人民卫生出版社，1984：11.

用，如清瘟败毒饮中，生石膏大剂用六至八两，中剂用二至四两，小剂用八钱至一两二钱。清·周学海提出根据病因、药性性味理论来指导用药剂量，认为"外因之治，宜重用走"；又认为"凡服补益者，必先重服利汤，以攘辟其邪，以开补药资养之路"[1]，并发明根据治则来指导大剂量用药之论。③重剂应用名医辈出。明代医家张景岳以擅长大剂量应用熟地黄，而有"张熟地"之雅称；清代医家王清任发展活血化瘀治则理论，其治中风偏瘫诸症，以益气活血为总的治则，创补阳还五汤，方中黄芪用至四两，其大剂量应用黄芪的经验，至今对临床仍有指导意义；民间医生中流行大剂量用药，如《串雅内编》中有许多大剂量用药的方剂记载。

时至近代，对中药大剂量应用这一临床药学问题，开始有人着手进行积极研究，并且在医籍中设专篇讨论这一问题。张锡纯[2]在《医学衷中参西录》中设专篇论及中药大剂量应用的问题。他的基本观点是"用药以胜病为主，不拘分量之多少"，极力主张大剂量应用中药，并且在这方面具有丰富的临床经验。例如其治西安县煤矿司账张氏腿疼，共计用生石膏十七斤；来复汤中山茱萸用二两，取其救脱之功；一味薯蓣饮中怀山药用至四两……均是大剂量用药。冉雪峰[3]说"凡大病须用大药，药果得当，力愈大而功愈伟""客感标邪，可用大药强制攻除，急切图功"，大病、急病用药剂量宜大是中医临床用药重要原则之一。

现代医家中大剂量实践的亦不乏其人。此方面文献较多，兹不赘述。可见大剂量用药在取效的程度和速度上都具有明显的优势。

中药大剂量应用是临床中药学中的一个带有普遍性的问题，由来已久，从古至今不乏重剂起沉疴的记载，它们有个共同的特征就是通过有效理论的切实指导，安全措施的保驾护航，从而达到治疗的有效性和安全性有机统一。

6.2 经方剂量阈的有效性

方药施量，是在辨证（侦察）、选方选药（定向）确定后的第三步骤（定量）。王跃生教授首先提出"剂量阈"概念。一张处方上有些药用至一两至数两，有些药只用一钱或数分，或大或小，或多或少，不同的剂量阈，必有规范。王孟英虽说："急病重症，非大剂无以拯其危。"但他在《温热经纬》中对薛生白以川连三四分，苏叶二三分治疗湿热证呕恶不止欲死者的按语中又说："此方药止二味，分不及钱，不但治上焦宜小剂，而轻药竟可愈重病，所谓轻可去实也。"[4]为什么出现大小剂量并存的局面？我们强调经方大剂量并非否定小剂量"轻舟自速"的作用。那么如何做到大小剂量两相宜，首先要辨清大小

1　周学海.读医随笔[M].北京：中国中医药出版社，1997：150，171.

2　张锡纯.医学衷中参西录[M].2版.石家庄：河北科学技术出版社，2002：248，252，280，292，309，310，385，386.

3　冉雪峰.冉雪峰医案[M].北京：人民卫生出版社，1962：18，27，53.

4　王士雄.温热经纬[M].北京：学苑出版社，2004：114.

剂量的应用范围。

6.2.1 四两拨千斤辨析

6.2.1.1 大小量并存局面

经方剂量传承错误的一个客观结果是扩大了汤方小剂量的实践，也就是增加了剂量阈的实践范围。由于对剂量理解的不同，客观上导致经方家出现了两大派别：本源剂量（大剂量）派和改变剂量（小剂量）派。金元以降，丸散膏丹的盛行，可能是经方改变剂量的滥觞[1]。

剂量减小，为了保证疗效，不得不增加相似作用的药物；药味变多，往往又会互相牵制，临床疗效大打折扣。为了提高疗效，不少医家关注研究起剂量，如张锡纯[2]："尝思……乃有所用之药本可除病，而往往服之不效，间有激动其病愈加重者，此无他，药不胜病故也。病足以当其药而绰有余力，药何以能除病乎？"他推崇孙思邈"胆欲大而心欲小，智欲圆而行欲方"之名言，在前贤重投石膏疗疾取效的启悟下，治病每投重剂，屡获捷效。

重剂起沉疴重新被认识，如冉雪峰在《冉雪峰医案》[3]称"凡大病须用大药，药量得当，力愈大而功愈伟"，"客感标邪，可用大药强制攻除，急切图功"。程文囿也早有"攻病当取其偏"说[4]，对寒证"须取单骑突入重围，搴旗树帜"，对热证"拯溺救焚，急不及待"。对大剂量积极实践的医家有：与曹颖甫、陆渊雷同被认为是上海市研究仲景学说的"三大家"之一的余无言，主张在辨证精审的基础上，用量应大而效验方著，其用石膏、大黄者亦多不胜数，不少市民或称之为"石膏、大黄先生"。广东新会陈伯坛考虑经方药味数少，当以用量重方能取效，故有"陈大剂"之美誉，他用桂枝生姜之属动以两计，大锅煎熬，药味奇辣，"取效神速"[5]。与任应秋、吴棹仙自比"岁寒三友"的百岁老中医熊寥笙，就提到缪仲醇治章衡阳热病这样一则医案[6]："用大剂白虎汤加麦冬、竹叶，医骇药太重，仲醇曰：房荆非六十万人不可，李信二十万则奔还突。别后进药，天明遂瘥。"

不可否认，小剂量也能治大病，但这要具体分析。蒲辅周先生用药注意分寸，"灵活之中有法度，稳妥之下寓变化，轻灵有法而不失之轻泛，纯正无瑕而不流于呆板"[7]，先生处方用量极轻，常谓治病犹轻舟荡桨，着力不多，航运自速，他称赞李东垣补中益气汤每味药量不过几分，而转运中焦气机，功效极大；某些药物，如砂、蔻、丁香之类，小量最能悦脾化湿，醒胃理气，但是蒲老也承认需用有毒之品时亦不宜一味谨慎，畏惧不用，

1 仝小林，吴义春，罗辉，等.小剂量应用辨析 [J].上海中医药杂志，2010，44（2）：18-19.

2 张锡纯.医学衷中参西录 [M].石家庄：河北人民出版社，1974：614.

3 冉雪峰.冉雪峰医案 [M].北京：人民卫生出版社，1962：18，27，53.

4 李济仁，胡剑北.杏轩医案并按 [M].合肥：安徽科学技术出版社，1986：71，165，279.

5 陈坤华.陈伯坛先生学术经验简介 [J].广东中医，1963（5）：11.

6 熊寥笙.熊寥笙伤寒名案选新注 [M].北京：人民军医出版社，2008：50.

7 薛伯寿.蒲辅周学术医疗经验继承心悟 [M].北京：人民卫生出版社，2000：154-155.

贻误病机。李翰卿[1]临证以"起沉疴于妙用小剂之中，救危难于精析夹杂之间"著称，他认为治疗疑难杂症之关键在于辨别夹杂的比例多少，开方用药，务求药证相投。临证主张：审证入微，精析夹杂比例；用药精当，计较一分一厘。其治李氏阳虚至极案，小剂处方：附子0.3g，白芍0.6g，茯苓0.3g，人参0.3g，白术0.3g，杏仁0.3g，取《内经》"少火生气，壮火食气"之意，这也许是个例，例如他认为应用泻下剂时，贵在有胆有识，对一些里实较重，病势较急者，应果断决策，峻攻急下，且剂量不宜过小，大黄之类更应重用。

6.2.1.2 四两拨千斤述评

小剂量能取效，有其特殊的原因。但是不可否认，中医学中确实存在"四两拨千斤"的情况。四两拨千斤，武术技法术语，初见于太极拳《打手歌》："任他巨力来打我，牵动四两拨千斤。"谓顺势借力，以小力胜大力。中国武术注重"尚巧善变"，以柔对刚，避敌之锐，不以硬对硬。那么中医学中的四两拨千斤其支点在哪？有人说这相当于"轻可去实"，轻剂取胜。

"轻可去实"源于南北朝徐之才《药对》，指麻黄、葛根轻扬宣散之属，如李杲曰："轻可去实，麻黄葛根之属是也。"后世医家不断发展拓宽其内涵，特别是清代医家善用轻剂，叶天士在《温热论》中提出："在表初用辛凉轻剂。"所以，"轻可去实"现在一般指用轻清疏解的药物以治疗风温初起的表实证。清代吴鞠通在《温病条辨》中指出"治上焦如羽，非轻不举"，银翘散为轻清宣透之代表方剂。清代王孟英在《温热经纬》解释说，"轻药竟可以愈重病，所谓轻可去实也……盖气贵流通，而邪气挠之，则周行窒滞，失其清虚灵动之机，反觉实矣。惟剂以轻清，则正气宣布，邪气潜消，而窒滞者自通。"丁甘仁治疗风温袭入肺胃案[2]，可谓经典应用：湿热蕴蒸气分，病势非轻，而见身热及旬，咳嗽痰腥，大便不实，白疹布而未透，舌红苔黄脉滑数者用芦根15g，金银花、象贝、薏苡仁、桑叶、冬瓜子各9g，连翘、前胡、赤芍各4.5g，蝉蜕2.4g，甘草、桔梗各1.5g，鲜荷叶一角，金丝荷叶五张以轻清宣解，轻可去实。

对小剂量比较推崇的医家还有金李东垣，这与其特定的时代背景有关。李杲为金宋时代医家，其所生年代，泰和中，"金地旱，河北、山东尤甚"，历经壬辰（1232年）之变，"蒙军南下，大举攻金，围困汴梁"，五六十日之间，为饮食劳倦所伤而死亡者近百万，遗山（元好问）形容凤翔县有相同遭遇的诗云"野蔓有情萦战骨，残阳何意照空城"，南宋偏安，金元对峙，局面动乱，兵连祸结、内忧外患，人民挣扎在水深火热之中，饥饿劳累，流离失所，饥饱失常，脾胃受损，疾病丛生，所谓"金元扰攘之际，人生斯世，疲于奔命，未免劳倦伤脾，忧思伤脾，饥饱伤脾"（《医旨绪余》）。在这样的背景下，内伤杂病丛生，李东垣治病从脾胃入手，在《内外伤辨惑论》一书中，用升降浮沉理论组方，用

───────────────

1　王象礼，赵通理.中国百年百名中医临床家丛书·李翰卿 [M].北京：中国中医药出版社，2001：3，268-269，442-443.

2　丁甘仁.丁甘仁医案 [M].北京：人民卫生出版社，2007：11.

药轻巧以减轻脾胃负担，清胃散中以黄连、生地、归身各三分，丹皮五分，升麻一钱，治疗胃有积热之牙痛、龈肿出血等症，主张轻药缓图，不同于张仲景重剂急治。朱丹溪曾比较二者：仲景之书，详于外感；东垣之书，详于内伤。所以明辨"内伤"是临证第一要义，也是决定剂量大小的关键之一，内伤"用药之忌，在乎欲速，欲速则寒热温凉，行散补泻，未免过当，功未获奏，害已随之"，属于王道之法，"但久，令人胃气强实，不复伤也"。正所谓：治内伤如相，坐镇从容，神机默运，无功可言，无德可见，而登寿域。何谓"内伤"？一要从脉上辨，二要从病因上着手，如是否存在饮食、劳倦、房劳内伤等。

轻可去实、小剂量应用，有人总结[1]常用于以下情况：①风火之邪，上犯清窍；②胃肠道疾病；③慢性消耗状态，如久病或过服苦寒剂、攻消剂及重剂量方药，以致中气疲惫，胃纳困顿，或低热久用清滋药不退，可用轻剂疏泄，调补畅利中焦，使胃醒气苏，可收拨乱反正之效，轻剂在慢性病中对症而施，一方面因势导邪不伐无辜，另一方面少量频服，对胃没有副作用，又能渐运复苏之功，无滞呆伤克之弊；④妇科疾病，妇科有不少病症，属于功能性疾患，多从月经不调而来，往往一俟月经通调，周期正常，其他症状也随之告愈。河南张磊[2]小剂量应用的经验是：反佐宜用小量，升提气机宜用小量，疏利气机宜用小量，醒脏腑之困宜用小量，引火归原宜用小量，等等。岳美中[3]用小剂量的心得是：其一是上焦病，所谓"上焦如羽，非轻不举"，重则过病所；其二是皮表病，如桑菊饮、九味羌活汤、升阳散火汤，应区别风热、寒湿、火郁之不同分别予之；其三是慢性病，如慢性肺病、胃肠病、肝肾病等，何绍奇先生概括为"慢病轻治"[4]。

6.2.1.3 小结

总而言之，临床上用小剂量大致分三种情况，一种是"分两减而药味渐多"，出于安全，"无前人之朗识""譬犹广设攻围，以庶几于一遇也"，或亦取效。这种大处方，看似单味药量减少，但每剂汤药的总量往往并没有减少。我们不主张此法，用药贵精纯，有是证用是药。其二，对于风温病、脾胃病或某些慢性病需要小剂量调畅气机或小量调理。其三，有些经方大家，按照一两=3g治病，也能取效，这值得重点讨论。比较发现，大、小剂量治疑难重症，在取效的速度，尤其在挽救重症上面存在差异。李可认为：剂量问题是方剂治病的核心，近代用经方剂量仅原方的1/10，大违仲景立方本义与用药原貌，无疑严重影响了经方临床效用的发挥，阻碍了仲景学说的发展与创新[5]。那么到底如何做到大小剂量合理应用？还需要明确大剂量的应用范围。

6.2.2 重剂起沉疴范围

通过实物、文献考证，临床、实验的验证，我们知道经方剂量在传承中出现了迷失。

1 张玉波，关淑芳，魏婷婷.试论轻可去实与临床应用[J].中华中医药杂志，2006，21（7）：415.

2 张磊.张磊临证心得集[M].北京：人民军医出版社，2008：38.

3 陈可冀.岳美中医学文集[M].北京：中国中医药出版社，2002：16.

4 何绍奇.读书析疑与临证得失[M].北京：人民卫生出版社，2005：100.

5 李可.李可老中医急危重症疑难病经验专辑[M].太原：山西科学技术出版社，2005：403.

我们认识到仲景在面对伤寒大疫病时选择了经方大剂量，一举遏制病势发展。那重剂起沉疴，经方大剂量，有无现实讨论的必要？又适用于目前什么情况？

中医为什么逐渐失去疑难重症"效如桴鼓"的优势？我们临床体会剂量是方剂的灵魂，没有特定的"量"便不能突破特定的"质"，现代用量太少，不符合东汉用量折合现代的比例。当汉代的一两=15.625g被考证发现后，我们随之开始了近30年还原经方本源剂量的实践，在运用经方时，将现代教科书经方用量加大3～5倍，治疗糖尿病时，黄连降糖的用量达到30g，再用温性干姜来佐制，防止苦寒伤胃，还用了3年左右时间摸索到黄连与干姜的最佳有效配比是6：1；在治疗重症糖尿病末梢神经痛时，用大乌头汤合黄芪桂枝五物汤加减，制川乌15～120g，桂枝15～45g，黄芪30～240g。

"欲起千钧之石，必用千钧之力"，李翰卿[1]认为，大瘟大毒，大积大聚，红肿高大，或气脱阳亡，或津亏液耗者，均宜用大剂以急救之；而对于一些质重和平淡药物，用量亦不宜过小。岳美中[2]认为，对于垂危极虚病人，非大剂汤液不能挽回，"极虚"证候常见于心力衰竭、产后、大失血后、大出汗、大劳累后等情况，另外，正如温毒大病必须用大剂败毒散，风寒暑湿燥火中，数"火"厉害，火有形，热无形，顷刻可以"燃遍满山树林"，因此，对外感大证必用大剂，否则便是杯水车薪之功。所以在某些情况下，为了适应病情的需要，更好地提高疗效，我们不得不加重整方剂量或某些药物的剂量。从君臣佐使角度看，这主要包括：①治疗主症药物必须重用；②针对影响主症较大的兼症，治兼症药必须重用；③其他方面症状突出，某些药物也要重用，如麻杏石甘汤，热甚则重用生石膏30～60g。

总而言之，我们所提倡的经方大剂量，是针对特定的病情——急危重症，特定的阶段——急性发作，使用大剂量来扼制病势、控制病情、迅速起效，中病即减、中病即止，随后改用丸散调理，所谓：合理用药在病情，大小剂量两相宜。

6.2.3　随证施量必要性

现代中医临床开启了量化时代。汤方发源于《汤液经法》，完善于仲景。仲景虽有方有药也有量，但对慢性病，应服多长时间，其间量的变化，均无细说。后世，尤其是丸散膏丹，是对慢性病小其治的宝贵实践，但有关量的研究，毕竟不多，更缺乏系统理论指导，因此临床缺乏定规，随意性太强。

6.2.3.1　三因制宜话剂量

中医处方用量要注意三因制宜，也就必然存在大小之分。《圣济总录》云："凡服药多少，要与病人气血相依，盖人之禀受本有强弱，又贵贱苦乐，所养不同，岂可以一概论？"吴又可在《温疫论》说："凡年高之人，最忌剥削。设投承气，以一当十；设用参术，十不抵一。盖老年荣卫枯涩，几微之元气易耗而难复也。不比少年气血生机甚捷，其

1　王象礼，赵通理.中国百年百名中医临床家丛书·李翰卿[M].北京：中国中医药出版社，2001：3，268-269，442-443.

2　陈可冀.岳美中医学文集[M].北京：中国中医药出版社，2002：16.

气勃然，但得邪气一除，正气随复。所以老年慎泻，少年慎补。"

　　但是，基于安全等多种因素考虑，病重药轻时有出现。不少医家早就指出，如戴思恭在《推求师意》中提到"药病须要适当"时说："假如病大而汤剂小，则邪气少屈而药力已乏，欲不复治，其可得乎？犹以一杯水救一车薪火，竟不得灭，是谓不及。"疗效退化，大剂量逐渐湮没，为了纠偏，张景岳在《景岳全书》中说："治病用药，本贵精专，尤宜勇敢……但用一味为君，二三味为佐使，大剂进之，多多益善。夫用多之道何在？在乎必赖其力，而料无害者，即放胆用之。"

　　可见，临床应针对病情，随证施量，所谓：大小剂量两相宜。清代温病学家吴鞠通[1]曾言："古人治病，胸有定见，目无全牛，故于攻伐之剂，每用多备少服法……后人治病，多系捉风捕影，往往病东药西，败事甚多。因拘于约方之说，每用药多者二三钱，少则三五分为率，遂成痼疾。"他曾对大江南北用甘草必三五分，甚为不解，"甘草之性最为和平，有国老之称，坐镇有余，施为不足，设不假之以重权，乌能为功？"因此他在《医医病书·用药分量论》云："用药分量，有宜多者，少则不效，如暑温、痹症、痰饮脉洪者，用石膏每至数斤、数十斤之多，是其常也……盖药之多寡，视病之轻重也。"他认为："方中所定分量，宜多宜少，不过大概而已，尚须临证者，自行斟酌。盖药，必中病而后可。病重药轻，见病不愈，反生疑惑；若病轻药重，伤及无辜，又系医者之大戒。"近代名中医岳美中[2]就主张"治急性病要有胆有识，治慢性病要有方有守"，他用药原则是"用量的大小要因人因病而定，以适合病人的体质和病情为宜"，并且特别强调有人说用轻药吃了不坏病，不会出乱子，其实以莛撞钟则不响，以寸草起重木草必折，泛用这种方法不但不能治病，反能误病。

6.2.3.2 合理用药在病情

　　从"轻舟自速"到"杯水车薪"的争论，孰是孰非？我们知道，经方的特点之一，就是药少而精，药专力宏。药味少并不意味着药力弱，如干姜附子汤去四逆汤之甘草，其力之猛胜过四逆汤，回阳力强，如增加药味，反牵制其力，功效降低，正如明代俞弁在《续医说》[3]云："古之上医……病与药值，唯用一物攻之，气纯而愈速；今之人……以情度病，多其物以幸有功，譬猎不知兔，广络原野，冀一人获之，术亦疏矣。一药偶得，他药相制，弗能专力，此难愈之验也。"药味庞杂会互相牵制，在系统论的不相容原理中也指出："一个系统的复杂性增大时，我们使它精确的能力必将减小，在达到一定阈值以上时，复杂性和精确性将互相排斥。"这与量子力学中的"海森堡不确定性原理"极为相似。而针对急危重症，我们提倡恢复经方大剂量，药量虽大，但药味精简，目标明确，靶点清晰，直捣黄龙，可以迅速提高临床疗效；同时处方总量常常小于通常处方，还可以有效节约药材。

---

1 吴鞠通.温病条辨[M].石家庄：河北科学技术出版社，1996：12.

2 陈可冀.岳美中医学文集[M].北京：中国中医药出版社，2002：16.

3 张杲.医说[M].上海：上海科学技术出版社，1984：152-153.

　　根据病情合理用药是我们处方的基本原则，该大则大，该小则小，大小剂量，因症施治，随证施量，各得所宜，或举重若轻，或四两拨千斤，或斟酌运用，岂能孟浪草率，亦不必因噎废食。大小剂量，一刚一柔，各显其能，刚则速战速决治大病，柔则慢功细活起沉疴，重剂有斩关夺门之捷效，小剂又有轻舟飞渡之妙用。对于急危重症，我们不主张惯用轻剂，轻剂固然四平八稳，但却阉割了仲景学术的一大特色，贻误了病情，沿袭至今，遂使中医优势变为劣势，只能"调理"身体，丢失了中医治疗危急重症的阵地。当然，对于普通的疾病，如慢性胃病，黄连无需用至30g，一般我们用在3～6g即可。临床上药物剂量的大小要因人、因时、因地制宜，如病情重者宜大，轻浅者宜小，药质轻者宜小，质重者宜大，急性病宜重，慢性病宜轻等；同时，更应注意药物的相对量。相对量体现了各药用量的比例，蕴含了组方之法度，其变化既可更改方剂的性能，又可影响其功效的大小。

　　其实张仲景在药物用量上为我们做了很好的示范，同一药物，针对不同病情，药物分大小以起不同作用。譬如大枣，在炙甘草汤中配用生地、麦冬以生血，用30枚；在甘麦大枣汤中配甘草、小麦以舒缓强急，即用10枚；在十枣汤、葶苈大枣汤用以佐制药性，则用量多；在桂枝汤、柴胡汤用以调和营卫，则用量少。再如炮附子治疗虚寒性慢性疾患时，用1.5～3g；取其镇痛作用，则需6～9g；至于治疗严重的风湿病，则又需加重。其用黄连，在三泻心汤中量小，意在健胃；在葛根芩连汤中用量大，用其清泻实火。其用桂枝，桂枝汤中用三两，治疗太阳中风有汗，桂枝加桂汤中用五两，治奔豚气从少腹上冲心胸。

　　另外，同一组成，治疗不同病证，药量随证变化。《金匮要略》中小承气汤、厚朴三物汤、厚朴大黄汤药味相同，分量不同，治疗三种不同病证：小承气汤重用大黄四两，枳实3枚，厚朴二两，主治阳明腑实证，目的在于攻下热结；厚朴三物汤以厚朴为君，重用八两，枳实5枚，大黄四两，主治气机阻滞，腹满痛秘之证，目的在于行气通便；厚朴大黄汤重用厚朴、大黄，即厚朴六两、大黄六两为主，主治支饮胸满，腹满便秘之证，目的在于开胸治饮。再如，温经回阳救误的桂枝去芍药加附子汤（桂枝三两，附子一枚，甘草二两，生姜三两，大枣十二枚）和散风寒补阳胜湿的桂枝附子汤（桂枝四两，附子三枚，甘草二两，生姜三两，大枣二枚），二方从药品上看是相同的，但从剂量上看却是不同的，因此方名各异，作用自然也不同，李翰卿[1]体会是："若前方用于后证，绝不会有显著效果，因为桂、附用量减少。甘、枣补缓之性相对增加，而风湿相搏之证，宜于温散，不宜补缓也；若后方用于前证，反会发生害处，因为桂枝散性过甚，不利于阳虚恶寒之体。"

　　而经方本源剂量考证结果说明方药可以达到这个量，有比现代相对较宽的剂量阈。临

---

1 王象礼，赵通理. 中国百年百名中医临床家丛书·李翰卿 [M]. 北京：中国中医药出版社，2001：3，268-269，442-443.

床要在随证施量治则的指导下，对慢病和急病采取不同的治疗策略，因为不同剂量体现不同的治疗窗。以病例说明：王某，女，41 岁，郁火性慢性咽喉及扁桃体炎 6 年，咽喉壁红，扁桃体：左侧Ⅱ度肿大，右侧Ⅰ度肿大。重剂清火久治未效。思其发病源于生闷气，加之病在上，故书以升阳散火汤化裁。葛根 15g，升麻 6g，柴胡 9g，羌活 12g，独活 30g，防风 9g，党参 15g，白芍 15g，生甘草 30g，薄荷 6g，冰片 3g，一剂大减，十五剂收功。治上焦如羽，非轻不举；治中焦如衡，非平不安；治下焦如权，非重不沉。此大小剂区分之用也。

所以急病大其治，慢病小其治；慢病发作期大其治，缓解期小其治。下焦病大其治，上焦病小其治；病实体壮者大其治，病弱体虚者小其治，大其治者，以汤荡之；小其治者，以丸散膏丹调之，此大剂小剂之概略也。所谓随证施量形而上，量效对应治疗窗。证方药定量增减，疗效之谜如探囊。一病非一剂量阈，一证有一治疗窗，同病异治方不同，异病同治量天壤。

6.2.4 大剂量应用的规律性

6.2.4.1 用量—效关系曲线说明几个概念

在一定的剂量范围内，药物量与效应成正比关系，称为量—效关系。其中，量为药物的剂量或血药浓度；效为药物作用所产生的效应。量—效之间呈一定的曲线关系，称为量—效曲线，根据所观察指标的不同，分为量反应曲线和质反应曲线。从量—效关系中可以得到阈剂量（最小有效量）和治疗窗（产生治疗效应的药物浓度范围）等重要参数。

国内有学者通过大量的方剂分析，初步揭示出中药剂量分布的特征。这种特征表现[1]为："中药剂量分布并不是常态的，一般都有三个集中区，可以划成山字形的曲线。中间一个集中区的数量最多，与一般所说的常用剂量范围较为接近。两侧两个集中区分别为大剂量和小剂量范围，中间的可称为中剂量范围。相邻两剂量范围相差约一个数量级，大剂量范围与小剂量范围差别一般可达两个数量级。"

根据中药剂量的分布特征我们可以得出[2]："①中药的最小有效剂量到最大有效剂量之间有一段相当宽阔的范围；②常用量或者《中华人民共和国药典》规定剂量的上限不是中药的最大有效剂量，权威规定剂量的上限到最大有效剂量之间还有一段剂量范围。中药剂量的分布特征决定了中药可有大剂量应用的可能。《中华人民共和国药典》等权威对中药剂量的规定，除明显有毒的中药外，绝大多数药物的剂量只是常用量或者是习惯用量，这些剂量的确定主要是以古人及现代临床用药经验和习惯为依据，剂量的上限丝毫没有极量或最大有效剂量的意思。"

据此可认为：常用量不是最大有效量，《中华人民共和国药典》规定量是安全量，不等于最佳有效量。这也说明中药可以根据需要，适当地大剂量应用，不必拘泥于常用剂量

1 许国振，谢守敦 . 古今中药超大剂量应用集萃 [M]. 北京：中国医药科技出版社，2005：20-21.

2 李邦明，李勇 .15 种中药剂量与疗效关系简述 [J]. 时珍国医国药，2000，11（1）：87-88.

或权威规定剂量。

6.2.4.2 不同的剂量范围表现不同的药效作用

临床疗效主要是指所选方剂作用于人体产生的效应。而决定所选方剂疗效的因素除了包括的药物以外，还与药物的剂量有着密切的关系。古今医药学家在长期的临床实践及科学研究中，对方药量—效关系获得了不少认识，概括起来有如下两个方面：

一是药量变化引起的效应改变是多方面的。

有一些中药，当其用量变化时，可能会表现为药效的双向性。如柴胡，《药品化义》云："若多用二三钱，能祛散肌表……若少用三四分，能升提下陷。"苏木，《本草纲目》云："少用则和血，多用则破血。"半夏，一两降逆止呕，二两安神催眠；黄连小剂量健胃助消化，大剂量则清热泻火；大黄，小剂量苦味健胃，大剂量通腑泻下[1]；这些都说明了药物量变对效应的影响。

不仅单味药物如此，同一类别的中药，用量不同时，其效果在性质上也可能出现一定的规律性变化。如补气类药，适量使用能产生较好的补气效果，过量使用反而导致壅满；行气类药，适量使用能产生较好的行气效果，过量使用反而会耗气、破气。

二是调整药物配比会改变方药的作用方向。

钱乙的六味地黄丸，原为治疗小儿先天不足证，后世医家将其扩大用于临床各科之肾阴虚证。方中熟地用量独重，以体现该方滋补肾阴的立意。具体运用时，宜根据患者临床表现的侧重，调整方中药物用量。汪昂[2]指出："血虚阴衰，熟地为君；精滑头昏，山茱为君；小便或多或少，或赤或白，茯苓等为君；小便淋漓，泽泻为君；心虚火盛及有瘀血，丹皮为君；脾胃虚弱，皮肤干涩，山药为君。"

有些中药在不同配伍背景下可能会出现特殊用量以对应特殊功效。如逍遥散（《太平惠民和剂局方》）关于柴胡、薄荷的剂量。该方集疏、养、柔三法于一方，具调肝治郁之妙，却无辛散耗血之弊，其道理正如《医贯》[3]所说："方中唯柴胡、薄荷二味最妙……木之所喜。"但柴、薄用量宜小不宜大，因柴胡重用发散表邪，轻用则疏肝解郁；薄荷重用解表发汗，轻用则清肝达郁。

而通过现代研究，我们对不同的剂量档次表现不同的药效作用的物质基础有了进一步的认识[4]。"中药的特殊性之一是化学成分复杂，每一味中药都是由几种、几十种，甚至上百种化学成分组成的。由于各种化学成分的含量并不相同，达到一定生物活性的最小有效浓度也不一致，因此中药在某一剂量时，不可能表现出全部成分的生物活性；含量多或生物活性强，生物活性最小有效浓度低的成分，可能在小剂量时就表现出作用；相反，含量少或生物活性较弱，生物活性最小有效浓度高的成分，也许只能在大剂量时才能表现出

1 李邦明，李勇.15种中药剂量与疗效关系简述[J].时珍国医国药，2000，11（1）：87-88.

2 汪讱庵.医方集解[M].上海：上海卫生出版社，1957：1-2.

3 赵献可.医贯[M].北京：人民卫生出版社，1959：29.

4 许国振，谢守敦.古今中药超大剂量应用集萃[M].北京：中国医药科技出版社，2005：20-21.

特有的作用。再加上某些作用由量变到质变的飞跃，即使同一成分，不同剂量档次，也可能表现出不同的药效作用；同时，在中药复方中，由于中药间化学成分的相互作用、反应，也可能影响到某些成分生物活性的发挥，使其只表现出特定的药效作用。因此，根据不同的治疗目的，不同的方剂组成，选定不同的剂量是必要的，也是可能的。"

　　基于以上量—效关系的论述，我们不难理解《伤寒论》和《金匮要略》中有些药物的用量为什么比目前常用量大10倍左右，如炙甘草汤中的生地黄用一斤（250g），小柴胡汤中的柴胡用半斤（125g），而恰恰是这些药物近年来的药理实验和临床实践均证明，用大剂量时有明显疗效[1]。

6.3 经方大剂量的安全性

　　大剂量一方面诚然可以发挥最佳疗效，但另一方面其安全性也不容忽视。我们知道[2]，只要严格按照中医药理论，辨证论治使用中药，不仅不会中毒，还可以化毒为药，化害为利，化腐朽为神奇。喜欢猛药的人称之为"霸道药""将军药"，对其极力推崇，把它作为斩关夺隘、克敌制胜的法宝，认为它治疗疾病、祛除病邪有如汤沃雪之能、桴鼓相应之效；畏之者称之为"虎狼药"。所以有人说，中药中毒非药之过，而是人之过，在于是否善于驾驭。当然，毒药毕竟是毒药，所谓"燥悍之将，善用之奏效甚捷，不善用之为害非轻"，人命关天，为了更好地保证大剂量用药的安全性，我们需要严格注意以下几个问题：

6.3.1 识证用方

　　清代医家徐灵胎指出："虽甘草、人参，误用致害，皆毒药之类也。"说明如果医家辨证不准、用药不当，可导致毒副作用的发生。我们知道，有病病受之，无病人受之，有是证用是药，所以用药定量的前提是：准确识证，随证施量。《温病条辨·凡例》云："古人有方即有法，故取携自如，无投不利。后世之失，一失于……识证不真……学者知先识证，而后有治病之法……不可不详察也。"且该书强调："是书着眼处，全在认证无差，用药先后缓急得宜，不求识证之真，而妄议药之可否，不可与言医也。"可见识证的重要性。

　　那么如何识证呢？面对临床上复杂的病情，不妨先抓主症。《伤寒论》101条云："伤寒中风，有柴胡证，但见一证便是，不必悉具。"此条文提示了辨主症对识证、临床施治的重要意义，"但见一证便是"的抓主症思想简化了临床辨证过程。什么是主症？主症就是疾病的主要脉症，是疾病基本病理变化的外在表现。如何抓主症？刘渡舟的经验[3]是："以主诉为线索，有目的和选择地诊察，随时分析、检合。"提炼主症需要一定的临床经

1　柯雪帆，赵章忠，张玉萍，等.《伤寒论》和《金匮要略》中的药物剂量问题[J].上海中医药杂志，1983（12）：36-38.

2　于之敏.中医药之"毒"[M].北京：科学技术文献出版社，2007：269.

3　刘渡舟.抓主证用经方的一些体会[J].中国临床医生，1980（2）：6.

验，非常细腻，也有一定的技巧性。曾治一寒热往来病例，径投小柴胡汤，使古法服（去滓再煎），半剂退热。据说病人住院输液已经 4 天，可见经方的魅力，抓住主症的效力。曾治一咯血病人，常规止血方无效，忽闻"劳则剧"，顿思劳伤脾、脾不统血是也，舌脉支持，用归脾汤加减，两剂后咳停血止，数年失眠亦烟消云散，病人很是意外。有此疗效，得益前贤教导：辨方证贵在识机。曾治疗一神昏谵语者，追问大便数日未行，想到《素问·五脏别论》"魄门亦为五脏使"，试投大承气汤加味，药后排出恶浊，并醋然入睡，后糜粥自养而脱险。可见《黄帝内经》为我们辨方证立了"理"。曾治疗一甲状腺肿病人，诸症状不支持用柴苓剂，转变思路，思《金匮要略·血痹虚劳病脉证并治》第十条文"马刀侠瘿者，皆为劳得之"，乃选小建中汤加减，十剂左右，诸症悉减。辨证思路：思其贫穷，食不果腹，长年累积，乃成此病，虚劳里急，当建其中，故能显效。三部经典为方证相应，直接提供模板。同时要善于将病人的主诉翻译成经典医学术语，有助于方证相应。曾有病人形容"起床头晕，卧床减轻，站立不稳，常要跌倒"，经翻译成"起则头眩，身𥆧动，振振欲擗地"，用真武汤，一剂知，二剂已；再如患者叙述"查肾积水，饮水则呕"，经翻译成"水入则吐，名曰水逆"，五苓散，三剂，症状消失，积水减少。

抓主症，不仅可以执简驭繁选择成方，还可以依主症灵活组方，君药针对主症，臣药辅助君药治疗主症或针对主要兼症，佐药则是针对病性之寒热虚实而设，为治证之药，使药引经或调和诸药。以麻杏石甘汤为例，"喘"是主症，故以善于平喘之麻黄为君，以宣降肺气之杏仁为臣，助麻黄平喘，以辛凉宣泄之石膏（对证）为佐，且其用量倍于麻黄，针对病性之实热，甘草为使，调和诸药。如此配伍组方，君臣佐使简单明了，便于临床应用。

依主症立方还可解决临床常见的无证可辨问题。现代医学诊疗手段的进步，使许多疾病的发现大大提前，故临床中常可见到患者无任何自觉不适症状，仅显示实验室某些检查指标的异常，医者往往苦于无方可用。其实此时实验室指标异常可以视为"主症"，依"主症"立方。即首先针对实验室检查的异常指标择用有效中药作为君药（这些药物或可称为指标药），再根据体质、舌苔、脉象等征象确定其寒热虚实属性，进而选择佐药。指标药的选择需要结合现代药理学研究成果，选择那些已经被药理学研究证实有确切改善实验室指标作用的中药，如五味子降酶，旋覆花降糖，牛膝降压，黄连降糖等。

我曾诊治一高尿酸血症患者，就诊时无任何不适症状，然形体略胖，舌脉表现热象，故以擅治高尿酸血症之威灵仙为君药，秦皮为臣，以黄连、清半夏、瓜蒌仁为佐药，配合使药组方，仅服药 14 剂，尿酸由初诊 527μmol/L 降至 342μmol/L。中药自起源之时，其首要功用即是治疗症状，为医所用，如乌头止痛，常山截疟，黄连治痢等，其后的发展过程中才逐渐形成四气五味归经等理论。依主症组方及加减其实是回归了中医最初最直接的本意，故而简明有效。

所以识证既准，抓住主症，当机立断；遣药组方，君臣既定，随证施量。

6.3.2 积累经验

观医家用药猛、准、狠，大多别有一番非同寻常的经历。他们或对中医药都有种特殊的感情，朝于斯，夕于斯，流离于斯，颠沛于斯，熟谙药性，善于驾驭，终于变虎狼之药为千里马，临床用药，有胆有识，出手不凡。

近代名医张锡纯对石膏应用可谓炉火纯青，别具一格。据《医学衷中参西录》记载，他首次重用石膏，是在自己才7岁的亲生儿子身上试验的："夫以七岁孺子，约一昼夜间，共用生石膏六两，病愈后饮食有加，毫无寒中之弊，则石膏果大寒乎？抑微寒乎？此系愚初次重用石膏也。故第一次只用一两，且分三次服下，犹未确知石膏之性也。世之不敢重用石膏者，何妨若愚之试验加多以尽石膏之能力乎？"通过这样的经历，张氏从"未确知石膏之性"迅速提高到信手拈来、驾轻就熟地用石膏。其治西安县煤矿司账张子禹腿疼，"月余，共计用生石膏十七斤"，可见用石膏之重、之狠；治邻村李氏产后崩漏，"用白虎加人参汤，方中生石膏重用三两"，可见用石膏之广、之活。

燕赵名医刘沛然曾多次亲尝细辛生药药汁，据《细辛与临床》[1]记载，他"曾于1943年自服细辛五钱煎汁，未觉不适。随即给唐山聚兴药店徐经理调方……亦用五钱，很快痊愈。后广泛引申于临床，果然桴应。随之自饮量亦逐步增加，以身试药……为了探讨细辛用量，有一次竟喝下120g生药药汁，体验服后与饮前无何不适之感，各种检验亦无何变化。"通过体验观察并临床应用，最终突破细辛"半钱"的限制，重用细辛配伍治愈了多种疑、难、重、奇症。

在基层第一线的一些民间老中医用药往往也重拳出击，常常一两剂就药到病除。山东民间老中医刘文利老先生，临床经验丰富，其用大承气汤，起手大黄用至120g，厚朴40g，枳实40g，藿香40g（他认为代替芒硝，可使郁积排出），独特的经验来源于他们多年的临床、悉心的揣摩，还有他们没有多少后世框框的限制，如"细辛不过钱"等，他们言必称《内经》《伤寒》，这样才为放手用药做保证；但这绝不是鲁莽行事，这些民间老中医大多得从做药工、上山采药开始，长期接触逐渐熟悉药性方能熟练用药。

我对于大剂量应用的体会也是源于多年来的临床积累。早在20世纪，在流行性出血热高发地区江苏省东海县从事"七五"攻关课题研究期间，我们曾多次用中医药抢救急危重症患者。如一位32岁男性流行性出血热患者，高热至狂躁，发展至多脏器衰竭，西医抢救无效，生地黄，一日量多达800g，生石膏多达400g，起死回生。2003年"非典"肆虐，我带领团队在国内开展了纯中药治疗"非典"的尝试，在没有使用任何抗生素、激素及其他西药的情况下，重剂起沉疴，参与纯中药治疗的新发"非典"患者7天内退热，16天内痊愈，且至今未出现任何后遗症。之所以敢于大胆应用中医药，完全是基于对中医药治疗急性传染病的自信。在两次抗击疫情的战斗中，积累了重剂起沉疴的经验。这番历程也为使用大剂量中药治疗急危重症提供了自信。

6.3.3 熟谙药性

熟悉药性，方能驾轻就熟。如钱乙据《宋史》记载，其处方不拘一家之方，且不守古

---

1 刘沛然. 细辛与临床 [M]. 北京：人民卫生出版社，1994：5.

法，取各家之意，而不拘于一家。姜春华认为[1]"其所以能致此者，首在熟本草，深切了解各药之性能，然后始可融会诸家之法而出之腕下"。所以，正如《新唐书·张巡传》的形象说法"止使兵识将意，将识士情，上下相习，人自为战"，只有掌握药物之作用，方剂之配伍，审每药之性能，别一方之主副，才能兵识将意，将知士情，自能得之于心，应之于手，如臂之使腕，腕之运指。

一般而论，平常之症当用平和之药，无须峻药重剂。但当大病重症之际，则非寻常药剂所敌，而需峻药重剂方能奏效，喻嘉言所谓"大病须用大药"，王孟英亦云"急病重症，非大剂无以拯其危"。每逢大病重症，处方只尚平和，不求有功，但求无过，药轻病重，只能误事，也是不负责任的态度。清代王三尊[2]就说："吾观今之医人，见解不透，恐瞑眩之剂用之不当，立刻取咎，姑取中平药数十种，俗号为'果子药'，加以世法滥竽于众医之中，病之浅而将退者，适凑其效，不知此病不服药亦痊。若病之深者，适足养虎贻患也。"

吴鞠通在《医医病书·论药不论病论》说："天下无不偏之药，亦无不偏之病，医者原以药之偏，矫病之偏。如对症，毒药亦仙丹；不对症，谷食皆毒药。无论病家医士，只当讲求病系何症？治当用何法？方当用何方？药当用何药？对准病情，寒热温凉，皆在所用，无好无恶，无不见效。若不论病之是非，而议药之可否，寒者畏其泄，热者畏其燥，医者纸上谈兵，胶柱鼓瑟，病者以耳为目，恶直好谀，吾不知其可也。"《医法圆通》[3]又云："病之当服，附子、大黄、砒霜皆是至宝；病之不当服，参、芪、鹿茸、枸杞皆是砒霜。"所以，处方之前，熟谙药性是第一步。

对于峻药重剂，我们只有熟悉其药性，才能懂得如何驾驭，如何配伍、炮制、煎煮等。医史上有些名医擅用某种药物，剂量恒重，超过常规，以至形成一种鲜明的用药特色和独特的学术风格，这常常也是其成为名医的重要因素。例如张景岳擅用熟地，人誉"张熟地"；祝味菊擅用附子，人誉"祝附子"；严苍山擅用沙参，人誉"严北沙"等。他们善用峻药，这跟他们谙熟药性是分不开的，屡次用药，方能明达药性。范文甫曾云："余平生用药大多有据，决非漫无目的。"其用药经验是从屡次应用中积累而得。曹颖甫善用经方，以药简而量重著称，他常说："我用重剂，实在是逐渐加重的，绝不敢鲁莽从事，把人命当作儿戏。"

6.3.4 胆大心细

大剂量用药还必须克服畏惧心理。杯弓蛇影，心存畏惧自然体会不到出奇制胜的效果。唐朝孙思邈说："胆欲大而心欲小，智欲圆而行欲方。""胆大"就是要有如赳赳武夫般的自信和气质；"心小"是要如同在薄冰上行走、在峭壁边落足一样时时小心谨慎；"智圆"是指遇事圆活机变、不必拘泥，须有制敌机先的能力；"行方"是指不贪名、不

---

1 姜春华.诊余随笔[J].上海中医药杂志，1963（8）：40.

2 王三尊.医权初编[M].上海：上海科学技术出版社，1986：22.

3 唐步祺.医法圆通[M].成都：巴蜀书社，1991：3.

夺利，心中自有坦荡天地。这句话也就是讲既要有敢想敢干、当机立断的精神，又要有小心谨慎、周密思考的态度；不可墨守成规又要按规律办事，忌主观武断，才能准确、及时地处理好急危重症。李中梓具体分析说："望闻问切宜详，补泻寒温须辨。当思人命至重……如是者谓之心小。补即补而泻即泻，热斯热而寒斯寒，抵当承气，时用回春；姜附理中，恒投起死。析理详明，勿持两可，如是者谓之胆大。"诚如曾国藩所云："凡出队有宜速者，有宜迟者。宜速者，我去寻敌，先发制人也；宜迟者，贼来寻我，以主待客者也。"岳美中的临证心得是：治急性病要有胆有识，治慢性病要有方有守，实可为临床借鉴，胆须从识中来，眼明而后手快，有胆无识，措施往往是盲目的，必至于鲁莽偾事；有识无胆，畏怯不前，必至于贻误病机。

我们提倡大剂量用药，主张有胆有识，是为了保证用药的安全性和有效性的统一，既不囿于成见，亦不鲁莽行事。清《咫闻录》记载这么一件事：浙江鄞县徐姓，以白虎汤偶愈朱姓伤寒，此后人咸以为神医也，不可貌相。谢银十两，由是名声大振，延者有人。徐欣欣得意曰：白虎一汤，能起死回生，况病而未死之人乎？凡遇病者就之医，即开白虎汤与之。不及两月，医死者十余人，被人拷打数次。这样反面的教训一再提醒我们，重剂起沉疴，胆大同时必须心更细，保证药物有效性与安全性的有机平衡。

但是，将"胆""识"有机结合的医家亦不乏其人。宁波范文甫以擅用峻剂著称，主张"医之运用古方，如将之使用重兵，用药得当，其效立见"，其用越婢汤治风水，麻黄常用至18g，治小儿麻疹闭证竟用至24g，用急救回阳汤时附子常用45g，在南方热带之地，如此大剂应用麻黄、附子等热药实属非常，但是他也认为"临证处方胆欲其大，而辨证审因，务须细心"。其虽好投峻剂，但轻重有别，必待有是证用是药，绝非一概滥用，例如他用小青龙汤治失声，麻黄、桂枝仅用三分，乃宗《内经》"因其轻而扬之"之意。云南吴佩衡[1]以用大剂附子著称，其治幼儿秦念祖伤寒重症发热已20余日不退，开手就用附子250g，第3剂时附子已用到400g，前后不到一周时间，患者危症转至痊愈，他非常强调辨准证候，他总结辨识阴证16字诀[2]：身重恶寒，目瞑嗜卧，声低息短，少气懒言；同时，还非常讲究配伍煎煮，他投用大剂附子，必待开水久煎三四小时，且同时伍用干姜、甘草以减其毒性方可。

所以不光要有"胆"，更要有"识"，不光要有大剂量的"狠"，还要有保驾护航的"稳"。

6.3.5 细致入微

有故无殒、随证施量，这是处理方剂剂量的重要原则。临证病情变化多端，我们应该"不忽于细，必谨于微"，有攻有守，随证施量。岳美中的经历异曲同工，耐人寻味[3]。他起初在临床上常碰到一些疾患，病情虽比较复杂，而病势却有痊愈的可能，可着手治下

1 吴佩衡. 吴佩衡医案 [M]. 昆明：云南人民出版社，1979：38-41.

2 张存悌. 中医火神派医案全解 [M]. 北京：人民军医出版社，2008：131.

3 中国中医研究院. 岳美中论医集 [M]. 北京：人民卫生出版社，1978：24-25.

去，却不能从心所欲地解决好，有时反而起到反作用，甚至枝节横生，自觉苦闷不堪，他以为是病状严重，药难为力，遂以病有特殊性，而医也有局限性自解。后来在有经验的前辈面前，见到他们对待大证或复杂证，在恶劣或繁烈的情势下，不颟顸、不急躁，有安排、有条理，恰如其分地治下去，对于一二味药的出入，一二钱分量的进退，都细心斟酌，毫不轻率，最终收到起沉疴痼疾的效果。恍然大悟："入细！"杜甫有诗云"晚节渐于诗律细"，所谓"细"，即诗律精细如毫发。所谓"入细"即要有法度、有组织。"入细"，才可以理清复杂证，这是在重剂起沉疴的同时需要注意的问题，是刚柔并用的手法，细致入微、明察秋毫，有法度、有次第，圆润、灵活地随证施量。"入细"的随证施量还表现在：

①注意体质：这强调的是三因制宜，正如清代徐大椿《医学源流论·用药如用兵论》所说："若夫虚邪之体，攻不可过……选材必当，器械必良，克期不愆，布阵有方，此又不可更仆数也。"②轻药愈病：即不是任何情况下都需要用药治疗或者用重剂的，我们还得考虑到人体自身的恢复可能；并且杀鸡用牛刀的做法是不可取的，正如徐大椿《医学源流论·轻药愈病论》："病之在人，有不治自愈者，有不治难愈者，有不治竟不愈而死者。"所以应该区别对待，免受服药之误。③结合病情：提倡重剂起沉疴只是针对特定的病情——急危重症，特定的阶段——急性发作，使用大剂量来扼制病势、控制病情、迅速起效，中病即减；如果是轻病弱体，岂可妄投（胡翘武）！若久病痼疾，可治在缓图（陈治恒）[1]。江克明概括祝味菊擅用附子的缘由，其一就是，"登门求治者，病情大多是坏证逆候，久病阳虚之人"，所以这才会附子"用量超过一般，少则 15g，大则 30g 以上"。可见医家选择大剂量是因为病情危急，而急危重症也不得不让人选择了大剂量。

6.4　小结

总之，经方的合理剂量应该是能够切实化解有效性和安全性二者之间矛盾的。而有些药物治疗剂量与中毒剂量非常接近或交叉重叠，导致治疗时常会出现"瞑眩"反应，如乌头桂枝汤，剂量加服到病人出现"如醉状，得吐者为中病"，再如用白术附子汤"一服其人身如痹，半日许复再服，三服都尽，其人如冒状"，但往往有了"瞑眩"反应，疾病会快速向好，所谓"药不瞑眩，厥疾弗瘳"。这说明取效的关键是剂量要达到一定的量，其极限值是临界中毒剂量。

因此，使用经方只要认准靶点，对于急危重症，我们就可大剂量使用，有时看似出现的中毒现象，反而是出效果的反应，这应该与中毒症状相鉴别，不能杯弓蛇影、因噎废食。汤本求真[2]在《皇汉医学》曾提到：中药方服用后，往往其反应有不预期之不快症状出现，是即称为瞑眩者；同时他根据临床实践提出的鉴别诊断方法值得参考："若为中毒

1　詹文涛. 长江医话 [M]. 北京：北京科学技术出版社，1989：91，79，142，888.

2　汤本求真著，周子叙译. 皇汉医学 [M]. 北京：中国中医药出版社，2007：26.

症状，则理当随服药之后而益增恶；瞑眩者不过为药剂之反应现象，其症状为一时性，片刻后此等症状固即消失，而本病亦脱然痊愈矣。"

7 经方大剂量研究录及经验总结

7.1 研究始末

著名医家李东垣说"仲景药为万世法，号群方之祖，治杂病若神"，但张元素却提出著名的"运气不齐、古今异轨，古方今病，不相能也"的论断。中医药在传承中为什么疗效会"打折扣"？我在读书中有这样一个发现，历代注解《伤寒论》虽多，然论及剂量却很少。而剂量恰恰又是与临床疗效密切相关的，所以剂量可能就是突破疗效瓶颈的一个关键，我于是从20世纪80年代开始关注并进行剂量研究。

7.1.1 理论方面

早在1983年，柯雪帆教授发表的一篇题为《〈伤寒论〉和〈金匮要略〉中的药物剂量问题》的文章引起了我的兴趣，我开始质疑"1两=3g"的经方剂量规定，认同柯教授提出的经方本源剂量为"1两=15.625g"的观点，并开始了对经方剂量的长期探索考证过程。

通过文献考证及药物实测，初步认为仲景经方之一两约为今之15g（12~18g），1995年撰文《〈伤寒杂病论〉药物剂量考》发表在第二届中医、中西医结合国际学术研讨会议上。

在1996年第4期《中华医史杂志》发表《"神农秤"质疑》一文，考证陶弘景、孙思邈所谓的"神农秤"是不存在的，"十黍为一铢"是"十黍为累，十累为铢……二十四铢为两"错简。最新的研究发现，可能并不存在与"官定法物"缩小比例的小药秤，但是由于陶弘景时代广泛时兴炼丹术，所以可能存在为满足精确化需要而专用于称贵重药品的小秤，称为药镫子。

近年在《中医杂志》三考《伤寒论》药物剂量，文献研究结果表明，《伤寒论》一两折合今秤15.625g；药物实测证实《伤寒论》药量远较现代教科书所标明的剂量为大。并通过中药炮制、配伍及特殊煎服等手段能确保用药安全。

该项研究成果引起业内关注。2008年5月20日《中国中医药报》发表专题采访：《中药药物剂量应返璞归真——仝小林教授解读〈伤寒杂病论〉药物剂量》，针对"《伤寒论》一两为今1.6g、3g、6~9g、13.92g、15.625g等等之说"，认为"《伤寒论》药少而精、效专力宏，经过反复考证，《伤寒论》一两应该为现在15.625g"。

与此同时，质疑《中华人民共和国药典》"1两=3g"规定的声音不断。《中国中医药报》于同年再次发表专家访谈，就"中药用量该如何确定"采访多位专家。一致认为，《中华人民共和国药典》剂量偏于保守。

经方量效研究逐渐深入。2008 年 11 月中国中医科学院召开"仲景论坛——经方药物剂量及现代临床应用研讨会"，对经方药物剂量与现代用药剂量的换算关系、药量与临床疗效的关系、经方中常用有毒药物的炮制与配伍应用、剂量与毒性等关键问题进行专题讨论。会议通过专家进行广泛深入的讨论，在从理论上得到升华的同时，进一步提高临床疗效。

经方量效研究逐渐展开。于 2009 年 11 月在《上海中医药杂志》开辟专栏，每月一篇，就量—效关系研究成果分期刊登，受到广泛关注和影响。

2009 年 12 月，由中华中医药学会主办，《中医杂志》等承办的"全国方药量—效关系与合理应用研讨会暨 973 计划'以量—效关系为主的经典名方相关基础研究'启动会"在北京召开，反响强烈。科技部彭以祺司长在大会发言中说，这次选题"真正的是瞄准了中医理论研究的一些核心的问题"。我以首席科学家身份发表主题演讲"经方剂量临床合理应用体会"，大会上中国中医科学院范吉平教授、北京中医药大学傅延龄教授、全军中药研究所肖小河教授发表精彩报告，一同讨论了研究剂量的心得。

973 计划"以量—效关系为主的经典名方相关基础研究"于 2009 年正式立项，我作为首席科学家，带领团队，经过 5 年的努力，2014 年顺利完成结题验收。该项目以示范方药为例，首次以临床疗效评价为中心，集合文献、药理、代谢组学等多学科交叉的方药量—效关系研究成果，证实了中医方药具有较宽的用量范围，合理用量能够明显提高急危重难疾病临床疗效。揭示了证变量变复杂情况下方药量—效变化规律，提出了"随症施量"等以医为本的临床用量策略并进行科学验证。创建了适宜方药复杂性特点的方药量—效关系研究方法体系，突破了该领域研究的方法学瓶颈。构建了"以药为本"和"以医为本"的方药剂量理论框架，为推动量—效学科发展奠定基础。项目研究成果填补了中医方药剂量理论的空白，对推动中医走向量化时代具有重要意义。通过本项目研究制定了《方药用量策略专家共识》，为临床医生应用经方提出了折算标准和适合不同病情的推荐剂量。

7.1.2　临床方面

1982 年，师从新安名医李济仁教授读硕士起，对量效有初步感受。其岳父是安徽名医张一帖，治疗急性热病、内科疑难杂症有奇效，往往一帖（一剂）药而起沉疴，用药特色剂大力专，辨证准而用药猛。

1985 年，师从江浙名医周仲瑛教授读博士起，对量效有初步体会。在流行性出血热高发地区江苏省东海县实习期间，用大剂量生石膏抢救了一名 32 岁的西医治疗无效的危重症患者。2003 年"非典"肆虐，首先在国内开展了纯中药治疗"非典"的尝试，参与纯中药治疗的新发"非典"患者 7 天内退热，16 天内痊愈。

对糖尿病研究倾注极大精力。临床 20 多年时间，先后治疗 10 余万例糖尿病患者，反复验证，结果表明：中药也能降糖。但是用于降糖时，黄连一般要用到 30g 以上，中药的剂量，尤其是苦寒药的剂量必须要有突破！对初诊糖尿病患者坚持应用纯中药降低血糖，既往回顾性分析显示，有 35% 患者减少降糖西药的用量，30% 仅用中药来维持稳定而理想的血糖水平，许多曾经胰岛素用量很大的患者甚至完全停用胰岛素。课题"开郁清热法在 2 型糖尿病中的应用"获 2009 年度国家科技进步奖二等奖。

在其他杂病方面，不断对重剂起沉疴进行尝试。在保证大剂量的用药安全的前提下，治疗重症心衰，附子最大用至 120g；在治疗病毒性、中枢性及不明原因引起的疑难性高热时，重用生石膏，一般用 60～120g，最多可用至 300g；治疗失眠，以黄连阿胶汤合酸枣仁治疗，酸枣仁用量可达 180g，效果显著。而在慢症调理时，药物用量亦随之减小，或用丸散剂缓图其效。

发表论文多篇进一步探讨量—效关系，如《经方本源剂量在 2 型糖尿病治疗中的应用》《经方本源剂量在疑难危重症治疗中的临床实践》《大剂量山萸肉配伍红参抢救元气欲脱证 1 例》《仝小林治疗疑难性高热经验、瘟疫危重症 2 例治验》《仝小林辨治失眠的经验》等。

通过二十余年理论研究及临床实践，证实运用经方本源剂量治疗疑难危重症，不仅未见不良反应，反而疗效显著。这充分说明并非中医疗效不行，而是后人迷失了其本源剂量，导致药力不足。因此，在治疗急危重症疾病时，用量宜大，当然，在慢性病、预防调理疾病则用量宜小。

7.2 剂量心悟

通过近 30 年的量—效关系研究，形成了对经方量—效关系的较深刻认识。我认为，药物剂量是取得临床良好疗效的关键。《伤寒论》药味少而精纯，组方法度严谨，临床疗效确切，对后世影响巨大，被后世誉为"经方"。但因为年代久远，度量衡屡经变易，代有所改，悬殊极大，后世对经方剂量的折算众说纷纭，历代医家谓之"不传之秘"，限制了经方疗效的发挥。后世医家为确保经方疗效，使用古方，均需考虑剂量折算问题，因此对仲景用药本源剂量的研究从未间断。有的依据临床用药经验和一般用药剂量，但经不起出土实物及历代文献的考证；有的以神农秤为依据，将其一两折合为 1～2g，亦无出土文物可证，日本汉方学家常用此剂量，在我国则应用较少。

总结中医方药剂量应用的现状，可以用"迷、乱、惑"三个字来概括。迷：是指经方剂量传承认识不一，正误难辨；乱：是指临床剂量应用混乱，实际上它是由迷而引起；惑：是指有关中医剂量论述，散落于大量的古今文献之中，临床上缺乏剂量理论的指导。

7.2.1 追本溯源，探寻仲景本源剂量

经方本源剂量以及剂量的演变和沿革规律的不明确，导致经方在目前普遍理解的剂量下，单纯使用，疗效却不理想的现象广泛存在。有人遂说，经方不灵。或者通过增加相似功效的中药来达到提高疗效的目的，于是处方越来越大，药味越来越多。药味多，品种杂，势必互相牵制，往往影响疗效的发挥。正如汪昂所言："古人立方，分量多而药味寡，譬如劲兵，专走一路，则足以破垒擒王矣。后世无前人之朗识，分量减而药味渐多，譬犹广设攻围，以庶几于一遇也。然品类太繁，攻治必杂，能无宜于此，而不宜于彼

呼？"出于安全，"广设攻围"，或亦取效。这种大处方，看似单味药剂量减少，但每剂汤药的总量往往并没有减少。基于以上分析，我们知道，"分两减而药味渐多"并不是提高疗效的最佳途径，而引起分歧的主要问题就出在剂量上。所以要想寻求突破，提高疗效的关键也应该从深入研究剂量着手。

如今，国家计量总局编的《中国古代度量衡图集》中"光和大司农铜权"（中国国家博物馆藏）被认为是推算汉制的权威标准。此权铸于光和二年闰月廿三日，光和二年为公元 179 年，与张仲景为同年代。从权上铭文可知，此权为当时中央政府为统一全国衡器而颁布的标准。此权当为十二斤权，标准重量当为 3 000g。据此东汉一斤合今之 250g，一两合今之 15.625g。傅延龄教授采用综合逻辑考证法，通过文献分析、药物重量实测、药物煎煮提取等方法，最终确定经方一两折合 13.8g，破解了经方剂量的千年之谜。目前教科书应用的剂量主要受李时珍《本草纲目》和汪昂《汤头歌诀》影响，认为"今古异制，古之一两，今用一钱可也""大约古用一两，今用一钱足矣"。由于两位医家很有名，他们的观点广为流传，而事实上，该药量是《伤寒论》经方剂量的 1/5。《伤寒论讲义》及以后的教材均采用了此说。

因此，还原仲景本源剂量是提高经方临床疗效的重要途径，以后世度量单位套用经方，譬若以尺之短测寸之长，临床疗效大打折扣。

通过方药量效研究，以 973 项目为基础，通过文献梳理，根据许多中医临床研究的基本分析和中草药制剂的剂型与变量处理，专家共识已达成：在一两等于 13.8g 基础之上，我们认为经方本源剂量在不同疾病中应有不同的折算策略。临床使用经方应根据疾病、证候、处方、药物等主要因素合理选择最佳用量；经方折算可参照：①预防用药一两可折合 1～3g 应用；②治疗一般疾病或慢性病调理时，一两可折合 3～6g 应用；③治疗急危重症，一两可折合 6～9g 应用。

7.2.2 重拳出击，非化不足以撼重病

仲景面对来势凶猛之伤寒大疫，必然要求立方贵精贵狠，所谓"乱世用重典，重剂起沉疴"，也只有量大、药简，方能力专效宏，才最能阻断病势传变，挽救危亡。如果剂量过小，则杯水车薪，无济于事。

用药剂量减少，药味就会增多，清人顾炎武在《日知录》中，以官多乱将多败之理形象论及此事："夫病之与药，有正相当者，惟须单用一味，直攻彼病，药力既纯，病即立愈。今人不能别脉，莫识病源，以情臆度，多安药味，譬之于猎，未知兔所，多发人马，空地遮围，冀有一人获知，术亦疏矣。假令一药，偶然当病，他味相制，气势不行，所以难差，谅由于此。"都说明用药在精不在多。系统论的不相容原理指出："一个系统的复杂性增大时，我们使它精确的能力必将减小，在达到一定阈值以上时，复杂性和精确性将互相排斥。"

所以重拳出击，并不主张盲目增加药味，更强调用足剂量，用到起效剂量。黄连最苦，然治糖尿病这一甜病特效。我用黄连，通常剂量为每日 30g，而治疗糖尿病酮症，一日量最多达 120g，降糖迅速。临床用经方，单味药物用量虽大，然药少而精，取经方药

专力宏之特色。随机抽取 2006 年以来的门诊处方 100 首进行统计，10 味药以下的处方 62 张，平均单剂 10 味药（表 7-1）。常用单味药物每剂用量：清半夏 9 ~ 30g，黄连 15 ~ 45g，茯苓 30 ~ 120g 等。在治疗糖尿病合并胃轻瘫时，附子最大用量为 60g（先煎 8h）；治疗糖尿病末梢神经病变，症见手足麻木，应用制川、草乌，最大剂量各 60g（先煎 8h），均有显著疗效，未见不良反应。

表 7-1　门诊处方统计

常用药物	剂量	主治	其他
黄连	15 ~ 45g	糖尿病及其并发症	随机抽取 2006 年以来的门诊处方 100 首(治疗糖尿病及其并发症的口服汤剂)进行统计；10 味药以下的处方 62 张，平均单剂 10 味药
黄芩	15 ~ 30g		
知母	15 ~ 30g		
清半夏	9 ~ 30g		
柴胡	15 ~ 30g		
茯苓	30 ~ 120g		
附子	最大 60g	糖尿病合并胃轻瘫	
制川、草乌	最大各 60g	糖尿病合并周围神经病变	

常用药物剂量主治：糖尿病及其并发症黄连 9 ~ 30g，黄芩 15 ~ 30g，知母 15 ~ 30g，清半夏 9 ~ 30g，柴胡 15 ~ 30g，茯苓 30 ~ 120g。糖尿病合并胃轻瘫附子最大 60g，糖尿病合并周围神经病变制川、草乌最大各 60g。

因此我们用药具体经验是：

黄芪治痿，四两起步，佐陈皮以防壅滞；

黄连消糖，卅克基本，配干姜以防伤胃；

萸肉固脱，三两见功，必与参附搭配；

乌头止痛，八两口麻欲吐，效毒两刃；

石膏清气，一日可至六百，关键识证；

生地凉营，极量八百；

枣仁安眠，最大百八；

人参（家种）强心，救急三十；

大黄排泄尿毒，可用卅克；

麻黄顿止暴喘，卅克分服；

茯苓渗顽水五百，猪苓消浮肿百二；

土茯苓解毒二百四，赤芍疗急黄百二起；

芦根降温百二无虑，葛根降糖三两无毒；桔梗治咽一两安全。

鱼腥草拌凉菜，薤白可当小菜。

圆机活法组方，巧在识证准确，用足剂量，何慢之有？

品出个中三昧，拿捏病魔七寸，降龙伏虎，何难之有？

7.2.3 多管齐下，保证用药的安全性

然给药特有讲究。量虽极大，多次分服，"化"到即止，不可过剂，不可孟浪。因为毒药毕竟是毒药，"燥悍之将，善用之奏功甚捷，不善用之为害非轻"。峻剂起沉疴，要想用药安全有效，我们在临床中常用以下具体处理原则和措施。

7.2.3.1 胆大心细，配伍煮服

处方用药应当因时因地因人制宜，处方用药，其用量的变化，要因人而异，视体质之强弱，病情之轻重，结合时、地而定，不可拘执。第一，要掌握适应证，例如大黄、附子、细辛的大剂量应用，就要找准适应证。第二，要注意配伍，例如黄连苦寒，可配干姜、生姜；附子可配甘草等。第三，要注意煎煮，分析经方会发现经方煎煮的时间相对较长。结合现代药理，如乌头碱类中药[1]，其毒性成分容易被水解成双酯性生物碱。所以我们的处理办法：川乌、草乌、附子用至 15g 必须先煎 4 小时，用至 30g 以上必须先煎 8 小时左右，且口尝至不麻，这样交代清楚方能保证既用足剂量治好病，又能保证用药安全。第四，要注意服法，如分多次，频频服用。

7.2.3.2 投石问路，循序渐进

大剂量用药在拿捏不准时，可以通过试药，观察反应，然后逐渐加量，循序渐进，可以有效保证用药安全性。《神农本草经》讲"若用毒药疗病，先起如黍粟，病去即止，不去倍之，不去十之，取去为度"。《伤寒论》甘草附子汤"恐一升多者，宜服六七合为始"。所以临床大剂量用药为保证安全性的必要措施是：如上所述对服法很讲究，即采取少量频饮的方法，这样一方面可以通过小量试服，观察药证是否相合，有无剧烈反应；另一方面可以通过频频饮服，累积用药剂量，保证血药浓度，达到持续不断的供药。这种化整为零的策略巧妙地化解了大剂量与小剂量的矛盾，解决了患者服药的后顾之忧。

7.2.3.3 以知为度，中病即减

"大毒治病，十去其五"，大剂量用药绝不能长期服用，防止出现蓄积后遗反应。临床一旦出现疗效后我们就酌情调整剂量。《神农本草经》"下药……多毒，不可久服"，讲的就是这个问题。再如桂枝汤方后主讲"若一服汗出病差，停后服""又不汗，后服小促其间"。临床上有人服龙胆泻肝不加辨证滥用数年，这种方法绝对不可取。我们临床决定调整剂量主要是依靠患者症状的改善情况，辅助参考检验结果的变化。大剂量截断、控制病情以后，我们就会适时调整用药剂量，切记不可一味打持久战。

7.2.3.4 汤剂为先，丸散后调

李东垣言"汤者荡也，去大病用之""丸者缓也，舒缓而治之"。病势较急，病情较重，多以汤剂峻急猛攻，直挫病势；病势缓解，病入坦途，则以丸剂缓缓图之。这一思想与西医冲击疗法不谋而合。其实这种思想在《易经》中早就有论述。《易经·系辞传上》

---

1 于之敏.中医药之"毒"[M].北京：科学技术文献出版社，2007：269.

云："鼓之以雷霆，润之以风雨。"风雷相搏，鼓舞激荡，松动巢穴，后期再用丸散调补，巩固疗效，刚柔相济。在农村有这样的生活经验，结冻的冰，要想打洞，必须用大锤砸一下，有裂纹松动以后，才能慢慢敲开。在《内经》中也能看出这种思路："大毒治病，十去其六……谷、肉、果、菜、食养尽之，无使过之，伤其正也。不尽，行复如法。"通过改变剂型，从起手的汤药涤荡，过渡到煮散散邪，直至最后水丸缓图，逐渐恢复正气，体现速战速决之后的休养生息，不蛮干，也不软干，既强调治病质量，又强调治病速度。例如，对于糖尿病，血糖波动较大，宜用汤剂，血糖平稳，症状缓解，则宜制丸剂以稳定病情，经方与剂型配合协同可提高临床疗效。

基于上述原则，我们对临床常用药的处理方法如下：如乌头（包括附子）止痛时从15g开始，逐渐加量，最大可至120g，必须久煎至8小时以上口尝无麻感，同时可配甘草、生姜、白蜜以减药毒；再如石膏400g为一日量，可取半上下午各一剂量。

当然，大剂量用药并非适用于所有疾病、所有患者，我们提倡经方大剂量，是针对特定的病情——急危重症，特定的阶段——急性发作，使用大剂量来遏制病势、控制病情、迅速起效，中病即减，如按原剂量的1/2～1/4递减，中病即止，随后改用丸散调理，所谓：合理用药在病情，大小剂量两相宜；拿捏七寸撼雄狮，一举攻下急危症。故临证治疗还要具体分析，因时而异、因病而异、因人而异，三因制宜。

总结

《伤寒论》经方药少而精，药专力宏，力挽沉疴，流传亘古，与当今临床处方有很大差别。当今中药处方大多药味庞杂、平均达经方的三倍，互相牵制，而药量平平，所以难以达到经方的"效如桴鼓"。通过对重剂起沉疴这一中医学中特有现象的源流梳理，以及对《伤寒论》诞生传承相关文献的条分缕析，显示经方大剂量有其特殊的时代特征，有鲜明的学术源流和沿革；通过文献和出土文物考证，初步推断《伤寒论》一两折合15.6g，直接揭示经方大剂量，此研究结果经得起自然科学考证，符合经方剂量考证及重剂起沉疴的历代沿革；在文献研究的基础上，进一步通过药物实测、煎煮实验等综合考证方法，证明一两折合13.8g能够较好体现经方整方的配伍原则，符合现代中药煎煮理论及现代药理研究成果，间接证明经方大剂量。《伤寒论》经方单味药药量虽大，但是整方剂量却与目前日常用量近似或略高，虽然某些药物的一天用量比目前日常用量大3～4倍，可是这些药物的一次服用量却与目前日常用量近似或略高，通过合理配伍、严谨组方、重视炮制、恰当煎服等措施，提高了用药安全性。为了提高临床疗效，提倡经方大剂量，只要我们严格从识证用方、经验积累、熟谙药性、胆大心细、细致入微等几方面重视，就可以切实化解经方剂量有效性和安全性之间的矛盾。

治疗急危重症及疑难杂病，通过准确识证，选对经方，用足剂量，提高起效速度；通过合理配伍、煎煮炮制、特殊服法等，保证大剂量用药的安全性。对剂量研究的心得是：追本溯源，还原仲景本源剂量；重拳出击，非化不足以撼重病；多管齐下，保证用药的安全性。

"中医不传之秘在药量"，对经方剂量的研究，并非提示大剂量用药比小剂量用药好，二者仅是适用范围的不同而已。医疗问题首先是要保证用药安全第一，在病情不是很急危、经验不是很老到、理解不是很深刻、措施不是很有保障的时候，不主张盲目应用大剂量。纵观中医发展史，轻舟自速、小剂量用药获效的验案亦比比皆是，合理用药在病情，大小剂量两相宜，剂量的大小应该根据病情来定。对经方剂量的探索，拟在寻找经方最佳剂量范围，为进一步的量—效关系研究奠定基础，为临床用药提供参考，以期更好提高临床疗效，从而发扬中医药学术特色和扩大中医药临床阵地。

中篇
大剂量临床实践

1　川乌、草乌

乌头味辛，性热，归心、脾、肝、肾经。为行经药，治风痹、血痹、寒湿痹，破寒气凝聚。《长沙药解》载其可"开关节而去湿寒，通经络而逐冷痹"，治剧烈痹痛，首推川乌，止痛效果最佳。

《药典》规定制川乌的用量为 1.5～3g，我们一般用 9～30g，最多用至 120g，祛寒止痛效佳。乌头搜剔筋骨风寒湿邪而温经祛寒解痛，重者初始用 30g，若痛剧，随症可加至 60g。其毒峻之性可见一斑，然临床非但未出现任何不良反应，反获奇效。故我们认为用药要循序渐进，逐步加大药量，药专力宏才足以克敌制胜。

生川乌毒性大小不一，产地、炮制规范及患者体质、年龄、病情不同，患者对乌头的耐受性和敏感性也不同，故煎服法尤应注意，用至 30g 时先煎 4 小时，用至 120g 时先煎 8 小时，再配生姜、甘草，或与蜜共煎以减毒，并随时观察服药后反应，一旦出现口麻、胃部不适、恶心或多言中某一项反应时应立即停药。

1.1　重用川乌、草乌治疗糖尿病周围神经病变

【病案一】

[现病史] 郑某，男，50 岁。因双下肢麻木冷痛 2 年，发现血糖升高 6 年就诊。患者 6 年前无明显诱因出现口干、乏力、消瘦，查空腹血糖（FBG）9mmol/L，餐后 2 小时血糖（2hPG）14.19mmol/L，诊断为 2 型糖尿病。2 年前开始出现双下肢麻木、疼痛难忍，遇凉加重，夜间疼痛难眠，查血管造影无异常，查肌电图：糖尿病周围神经损害。服中药全蝎、地龙、蜈蚣等搜风通络类药物治疗，效果不佳，止疼时间较短。现服阿卡波糖，血糖控制尚满意。刻下症见：双下肢游走性麻木疼痛，遇凉加重，夜间疼痛难以入睡。乏力，口干，口渴，记忆力下降，食欲可，夜尿频，每晚 3～4 次，大便不成形，舌淡红，底瘀，苔白腻，脉沉弦。平素嗜烟酒。

[西医诊断] 糖尿病周围神经病变。

[中医诊断] 痹证。

[辨证] 沉寒凝滞，血脉瘀阻。

[治法] 温经散寒，活血通络。

[处方] 黄芪桂枝五物汤合川乌、草乌加减。

制川、草乌各 30g，黄芪 90g，川桂枝 30g，白芍 30g，鸡血藤 30g，葛根 30g，生大黄 3g（单包），水蛭粉 3g（分冲），生姜 5 大片。川乌、草乌用武火先煎 4 小时，直到药汁口尝不感麻木时为止。

二诊：服上方 40 剂。双下肢发凉基本消失，双下肢疼痛持续时间缩短，现隔日疼痛，天气变凉时加重，因疼痛而彻夜难眠，小便频，舌淡，苔白，脉弦数。上方已获良效，宜乘胜追击，故加大川乌、草乌剂量。

处方：制川、草乌各60g，黄芪90g，川桂枝30g，白芍30g，鸡血藤30g，葛根30g，黄连30g，制乳没各9g，生大黄6g（单包），水蛭粉3g（分冲），生姜5大片。川乌、草乌用武火先煎8小时，直到药汁口尝不感麻木时为止。嘱患者严密观察服药后反应。

三诊：服上方28剂。双膝疼痛减轻80%，仅遇凉时疼痛，怕冷症状已消失，睡眠明显改善，大便调，夜尿2～3次，舌苔薄白，舌底瘀减轻，脉弦数。

仍守上方配丸剂，每次9g，日2次，3个月后门诊随诊。

[按语] 此案属沉寒痼疾，凝滞经络，不通则痛，故下肢冷痛较重，全蝎、蜈蚣等搜风通络之药已是药不胜病，非大剂量温通止痛之品不能温散冰伏之寒凝，通络止痛，故投以重剂制川、草乌，既是大辛大热之药，又是止痛之良药，量大力专，力起沉疴，阴霾散而经络通，痛则止。

【病案二】

[现病史] 冯某，男，47岁。2007年3月26日初诊。因双下肢疼痛麻木发凉3年，逐渐加重，发现血糖升高10年就诊。10年前患者因"感冒"至医院检查，发现血糖升高，诊为2型糖尿病，曾服二甲双胍，血糖控制尚可，2hPG 7～8mmol/L。现饮食控制、间断服用二甲双胍。3年前出现双下肢疼痛麻木伴发凉，曾用水杨酸、布洛芬、卡马西平等多种止痛西药，效果不佳，逐渐加重。刻下症见：双下肢疼痛麻木，不堪忍受，夜间常因下肢持续剧烈疼痛无法入睡，几欲轻生。手足及双下肢冰冷，夜间明显，覆盖2～3层棉被仍无法缓解，如浸寒冬冰水之中。周身乏力，视物模糊，大便干，2日1行。口干口渴，胃脘痞闷不舒。舌暗红，苔薄黄，脉沉细略弦。既往高脂血症病史1年，未服药。3月26日查 FBG 10.1mmol/L，2hPG 19.1mmol/L。

[西医诊断] 糖尿病周围神经病变，糖尿病视网膜病变。

[中医诊断] 消渴，痹证，视瞻昏渺。

[辨证] 寒凝经络，中焦热结。

[治法] 温经通络止痛，泄热消痞。

[处方] 乌头汤合黄芪桂枝五物汤、大黄黄连泻心汤加减。

制川、草乌各15g，黄芪30g，川桂枝30g，白芍30g，鸡血藤30g，首乌藤30g，黄连30g，黄芩30g，生大黄6g（单包），干姜9g，肉苁蓉30g，水蛭6g。川乌、草乌用武火先煎2小时，直到药汁口尝不感麻木时为止。

二诊（2007年4月26日）：服药30剂。口干渴及胃脘痞闷不适消失，但双下肢疼痛、麻木发凉及手足冷改善不明显，大便干好转，每日1行。现服瑞格列奈2mg，每日3次，格列本脲2.5mg，每日3次，已1周。4月26日 FBG 7.9mmol/L，2hPG 6.8mmol/L。

调整处方为：制川、草乌各30g，生黄芪30g，川桂枝30g，白芍30g，鸡血藤30g，首乌藤30g，肉苁蓉30g，生大黄6g（单包）。川乌、草乌用武火先煎4小时，直到药汁口尝不感麻木时为止。嘱查下肢血管超声及肌电图。

三诊（2007年5月10日）：服药14剂。四肢疼痛，麻木发凉仍改善不明显，仅左足背凉感减轻，大便干较前明显好转。近期血糖控制可，当日 FBG 7.9mmol/L。5月2日

FBG 6.25mmol/L，查下肢血管超声未见异常，肌电图提示糖尿病周围神经病变。上方制川、草乌增至各45g，加干姜9g，炙甘草15g。

四诊（2007年8月23日）：患者连服上方近2个月，自觉效果始终不显，仍觉下肢疼痛剧烈，无法忍耐，痛不欲生，下肢麻木发凉如浸冰水改善不明显。近期血糖控制较差，8月22日，查FBG 7.8mmol/L，2hPG 12.2mmol/L。7月26日查生化全项，肝肾功能均正常（ALT20U/L，AST17U/L，BUN5.27mmol/L，Cr86μmol/L）。制川、草乌已增量至各45g仍未显效，全身但见一派寒象，确系辨证无误，此时唯重用温经散寒止痛之品或可取效。

故调整处方为：九分散合乌头汤、黄芪桂枝五物汤加减，制川、草乌各60g（先煎8h），生麻黄30g，制乳没各9g，制马钱子粉1.5g（分冲），黄芪60g，川桂枝60g，白芍30g，鸡血藤30g。嘱将1剂药分5次服用，随时观察服药后反应，一旦出现口麻、胃部不适、恶心或多言中某一项反应时，可停药并及时与医生联系。

五诊（2007年8月30日）：患者服药7剂后复诊。自诉严格按医嘱煎服中药，服至第3剂时，下肢疼痛即减轻大半，肢体凉、麻缓解60%左右，手足已有温暖感。7剂服完，疼痛、凉、麻等顽固之症竟全然消失，且服药期间未出现任何不良反应。疼痛明显缓解后，血糖亦随之下降，8月28日FBG 6.5mmol/L，2hPG 7.9mmol/L，8月29日查FBG 5.9mmol/L，2hPG 7.5mmol/L，血生化：ALT 21U/L，AST 16U/L，BUN 4.9mmol/L，Cr 83μmol/L。而后患者多次复诊，疼痛、凉、麻等顽固之症未再发。

[按语]此案是典型的"寒入骨髓"。寒气凝滞于经脉，阻碍血行，因寒而瘀，肢体疼痛、麻木、发凉等均是寒凝血结所致。沉寒积冷痼结中，血凝为瘀，非大温大热不能拔除痼结，非散瘀破结不能化其凝瘀，前几诊虽亦着力于温经散寒止痛，然相对病之深重而言，用量不免偏小，犹若杯水车薪。细察其几诊情况，制川、草乌用量虽不断增加，病情却进步不显，但亦未出现任何毒性反应，故考虑继续增大制川、草乌用量，或可见顿挫之效。患者下肢疼痛顽固剧烈，恐一般止痛方药已无法胜任，故以外科止痛良方九分散破积散瘀，通络止痛。因生麻黄、制马钱子、制乳没等其性峻烈，有耗伤正气之弊，加之患病日久，正气恐已亏伤，故以60g黄芪益气扶正，合川桂枝、白芍、鸡血藤养血活血通络。此方制川、草乌用至60g，制马钱子用至1.5g，生麻黄用量达30g，其毒峻之性可见一斑，然患者服药7剂，非但未出现任何毒性反应，反获奇效，除配伍技巧外，关键在于药物的煎服方法得当。制川、草乌煎煮8小时，其毒性成分乌头碱已被破坏，而一剂药分多次频服，则实际每次服用量仅为原方1/5，频服还可使体内血药浓度始终保持高峰状态，从而最大程度发挥药效。此案的启示主要有二：一是立法处方确系无误却收效甚微，似山穷水尽之时，可考虑增大主药剂量，或可收佳效；二则有病病受之，无病人受之，毒峻药使用得当，反可成为治病利器，无需畏之如虎。

【病案三】

[现病史]贺某，男，61岁。2009年7月23日初诊。双下肢疼痛伴麻木发凉1年，发现血糖升高8年。2001年因口干、口渴至医院，检查FBG 15.3mmol/L，开始口服二甲

双胍、消渴丸等药物。后自行服用中药胶囊，血糖控制不佳。2005 年查 FBG 23mmol/L，开始使用精蛋白生物合成人胰岛素注射液（预混 30R）（诺和灵 30R）治疗，血糖控制不稳定，自 2008 年改为门冬胰岛素注射液治疗。2008 年 11 月天气转凉后，出现双下肢疼痛伴麻木、发凉。曾用甲钴胺、丹红素、中药汤剂、辅助针灸理疗等持续治疗，足部及下肢麻木、肿胀、疼痛进行性加重。刻下症：双腿疼痛如锥刺，双足麻木如穿厚靴，下肢发凉，如浸冰水。夏日仍需穿两条长裤，自觉双腿凉风外透。行走困难，行走不足 200m 即觉腿疼难忍，疲劳不堪，就诊由家人推轮椅而来。因下肢疼痛致无法入睡，常抱腿而坐，痛苦异常。大便干，日 1 次，小便有灼热感，夜尿 3 ~ 4 次。阴囊潮湿，腹股沟淋巴结胀痛，纳可，眠差。舌暗淡，舌底瘀，舌苔腻，脉偏弦滑数。身高 174cm，体重 75kg，身体质量指数（body mass index，BMI）=24.78kg/m^2。既往史：否认。现用药：门冬胰岛素注射液早 16IU，午 14IU，晚 14IU；甘精胰岛素晚 30IU；二甲双胍 500mg 日 2 次；盐酸吡格列酮 30mg 日 1 次。个人史：烟酒史 20 余年，均已戒。2008 年 11 月 3 日查：双下肢动脉超声未见异常。2009 年 7 月 23 日查生化：FBG 8.5mmol/L，三脂酰甘油（TG）0.79mmol/L，血清总胆固醇（CHO）3.94mmol/L，低密度脂蛋白（LDL）2.05mmol/L，血尿酸（UA）225.9μmol/L，Cr 56.4μmol/L。2009 年 7 月 20 日肌电图：双侧运动神经传导速度减慢，提示双下肢神经性脱髓鞘改变。

[西医诊断] 糖尿病周围神经病变。

[中医诊断] 消渴络病。

[辨证] 寒凝络脉，下焦湿热。

[治法] 温通经络，清利湿热。

[处方] 乌头汤、黄芪桂枝五物汤合三妙散加减。

制川、草乌各 30g（先煎 4h），黄芪 45g，川桂枝 30g，白芍 45g，鸡血藤 30g，黄柏 15g，苍术 15g，怀牛膝 30g，炙甘草 15g。

二诊（2009 年 9 月 10 日）：下肢锥刺痛略有减轻。小便灼热消失，阴囊潮湿消失。舌苔黄厚，舌底瘀，脉弦。2009 年 9 月 4 日查：FBG 8.6mmol/L，2hPG 9.1mmol/L，HbA1c 7.8%。

处方：制川、草乌各 60g（先煎 8h），黄芪 90g，川桂枝 30g，鸡血藤 30g，当归 15g，白芍 30g，地龙 30g，黄连 15g，葛根 90g，天花粉 30g，山萸肉 15g，西洋参 6g，生姜 3 片，大枣 5 枚。并嘱定期检查心电图。

三诊（2010 年 3 月 18 日）：下肢疼痛完全消失，双足麻木减轻 80%，下肢怕冷、冒风感减轻 80%，原冬季不敢出门，穿两条棉裤仍觉凉，治疗期间冬季只需穿一条棉裤，下肢已有热感。现每日可行走 1 000m 以上。患者每月查心电图均未见异常。

处方：制川、草乌量均减至各 30g，黄芪量加至 120g，加黑蚂蚁 15g、川芎 30g。

[按语] 本案同为典型的“寒入骨髓”，同时本案又有脏腑内热，湿热蕴结中、下二焦，非清利不能祛除湿热。故治疗以乌头汤合黄芪桂枝五物汤温经散寒，养血通络，合三妙散清利湿热。制川、草乌各 30g（共计 60g）治疗 1 月余仍未能温化入骨之寒邪，故二

诊时将制川、草乌增至各 60g（共计 120g），重用温热专以温化寒凝，并将黄芪增至 90g，一则防辛热峻烈之品耗伤正气，一则补肢体经络之气而助通络。同时合虫类地龙走窜活血通络，合当归、白芍养血活血。三诊湿已祛，但热仍著，血糖偏高，故又加黄连、葛根、山萸肉等兼顾降糖，此处葛根用至 90g，同时亦取其疏通筋络之用。患者连续服用制川、草乌 120g 五个月，沉寒痼冷终得化，痛、麻、凉等寒凝经络症状基本消失，且治疗期间未出现任何不良反应。治疗已收效，中病减量，故将制川、草乌减少至各 30g，此时治疗可开始转为调理善后。长期应用峻烈之品后，必正气耗伤，病邪既去七八，当扶助正气以尽除余邪。此诊将黄芪用量增至 120g，并加黑蚂蚁扶正补气，同时加川芎增加行气活血之力。至 2011 年 7 月，周围神经痛症状已完全治愈，肌电图改善明显，同时血糖控制稳定，故开始改制为水丸，仍以黄芪桂枝五物汤为基础方加黄连、山萸肉、葛根、西洋参等长期预防性调治。

1.2 重用川乌治疗干燥综合征[1]

[现病史] 患者，女，61 岁，2012 年 9 月初诊。主诉确诊干燥综合征 1 年。实验室检查：抗 SSA 抗体（+），抗 SSB 抗体（+），C 反应蛋白 27.2mg/L，血红细胞沉降率 83.5mm/h，白细胞计数 3.05×10^9/L，强直性脊柱炎病史 30 余年。刻下：眼鼻口唇干燥难忍，自觉舌头干涩疼痛，阴道干燥瘙痒，情绪急躁，心烦易怒，全身关节疼痛，背部发凉，如躺在冰石板上，平素怕冷，胃寒，腿凉怕风，纳少眠差，大便干结，每周排便 2～3 次。苔黄厚干，脉沉弱。

[西医诊断] 干燥综合征。

[中医诊断] 凉燥。

[辨证] 寒凝冰伏，气血凝滞。

[治法] 温阳散寒，益气活血。

[处方] 乌头桂枝汤合黄芪桂枝五物汤加减。

制川乌 30g（先煎 2h），桂枝 30g，白芍 30g，鸡血藤 30g，首乌藤 30g，生黄芪 45g，生姜 3 大片，黄连 6g，火麻仁 45g。

[疗效] 上方加减治疗半年，干燥诸症缓解 60%，阴道干痒减轻 70%，畏寒改善，全身疼痛减轻，现仅肩、髋、膝部稍痛，稍烦躁，眠差，大便干结减轻，1～2 日 1 行。查：C 反应蛋白 13.8mg/L，血沉 45mm/h。

[按语] 患者平素怕冷，胃寒腿凉，自述背凉如卧石板，此内生凉燥，因患者并无伤津耗液之处，为寒凝冰伏，机体失于温煦，气血凝滞所致，治疗当用川乌通阳化气、辛行温通以达阳气得温、瘀血得化之功，故以乌头桂枝汤温阳散寒，加黄芪以合黄芪桂枝五物汤之意，乌头除风寒湿痹，桂枝调和营卫，温筋通痹，白芍则养血和营，生姜味辛，"辛

---

1 于晓彤，郭允 . 仝小林教授凉燥治验初探 [J]. 环球中医药，2015，8（4）：479.

甘发散为阳"，诸药合用，可蒸发阳气，化冰润燥，以益气活血，两方加减，未遵"燥者润之"，然患者凉燥症状得以缓解，关节疼痛明显减轻，血沉、C反应蛋白等异常指标亦下降。

传统医学认为，燥病是由外感燥邪或津伤化燥所引起的具有口鼻干燥、眼干口渴、干咳少痰、皮肤干涩甚至皲裂、毛发不荣、小便短少、大便干结等特征的一类疾病，有内燥、外燥之分。外燥由外感六淫燥邪所发，致病具有干燥、收敛等特性，多发于秋季，从口、鼻入于人体，根据发病与夏末之余热或近冬之寒气的结合又分为温燥和凉燥；内燥为内生"五邪"之一，指机体津液不足，各组织器官和孔窍失其濡润，而出现的干燥枯涸的病理状态。

干燥综合征为内生燥病，必须区分凉燥、温燥，若为凉燥，则可用黄芪桂枝五物汤、乌头汤、乌头桂枝汤等为基本方，概不可不问燥由何来，一律养阴。

1.3　重用川乌治疗雷诺病 [1]

[现病史] 丁某，女，36岁，2010年1月20日初诊。身高163cm，体重50kg。主诉：雷诺现象4年。现病史：2006年因情志因素，出现面肿，手指末端出现雷诺现象，入当地医院检查，诊断为"未分化结缔组织病"，间断服用中西药物。2007年10月入院诊断为"结缔组织病相关性肺动脉高压（轻度）"，于2007年12月转至另一医院做心导管检查（结果未告知），给予吸入用伊洛前列素溶液治疗，出院后病情平稳。2009年4月在某医院查心导管示：毛细血管前肺动脉高压，右心功能代偿期。2009年8月19日超声心动图检查示：肺动脉高压（轻度），二、三尖瓣少量反流。2009年11月9日查MRI示：轻度脑栓塞，颈动脉供血不足。血常规、肝功能、红细胞沉降率、血生化检查均无明显异常。月经周期紊乱，每提前10余日，今年曾停经3个月，无痛经，经色正常，量可，有血块，已婚未育。刻下症见：手脚发冷，怕冷，怕风，雷诺现象，颜面、手面水肿，周身皮肤干燥，自觉心慌，心跳时快，左侧肢体肌肉有麻木感，纳眠可，大便偏稀，1日2～3行，无夜尿。舌淡，苔白，舌下络脉瘀闭，脉细弱。

[西医诊断] 雷诺病。

[中医诊断] 厥逆，凉燥。

[辨证] 血虚寒厥。

[治法] 温阳散寒，养血通脉。

[处方] 大乌头煎合黄芪桂枝五物汤加减。

制川乌60g（先煎8h），黄芪60g，川桂枝45g，白芍45g，鸡血藤60g，羌活30g，炙甘草15g，生姜5片。水煎服，分早、中、晚、睡前4次分服。

二诊（2010年1月27日）：服上药7剂，仍手脚凉，雷诺现象未除；自觉心慌、心

1　于晓彤，郭允．仝小林教授凉燥治验初探[J]．环球中医药，2015，8（4）：479-480.

跳加快，怕冷加重，颜面、手面水肿，颈前及胸部出现小红斑，左侧头部疼痛，肢体麻木，3日前突发出现面麻至全身发麻，3小时后缓解。血压100/70mmHg，舌淡，底瘀，脉细弱。

方药：制川乌30g（先煎4h），黄芪45g，当归15g，桂枝30g，白芍30g，鸡血藤30g，炙甘草15g，生姜5片。

三诊（2010年2月8日）：服上药14剂，仍手脚凉，雷诺现象减轻30%，心慌、心跳加快，乏力，手脸水肿，怕冷甚，颈前及胸部小红斑未消失，左侧头痛及肢体麻木好转60%，左脸麻木，近2日出现腰痛，入夜尤甚，大便日2次，成形，纳眠可。血压95/75mmHg，苔白，舌底瘀，脉沉细弦数。

方药：二诊方制川乌加至120g（先煎8h）。

四诊（2010年3月10日）：服上方1月，手脚凉好转，雷诺现象减轻50%，心悸明显，左侧肢体麻木好转，头痛好转80%，皮肤发硬现象缓解，自觉双下肢发沉，腰痛时作，纳眠可，二便调。舌淡底瘀，脉沉弱，苔薄白。

方药：三诊方鸡血藤加至60g，黄芪加至60g。随访半年，在原方基础上加减，症状改善。

[按语] 患者以出现雷诺现象、手足发冷等症状为主诉，在中医属于"寒厥""手足厥冷"的范畴。雷诺现象是以皮肤苍白、青紫而后潮红为表现的病症；《伤寒论》曰："厥者，手足逆冷者是也。"《素问·厥论》谓："阳气衰于下，则为寒厥。"患者平素怕冷、怕风，月经延后，皆提示阳气不足，且有皮肤干燥、心悸、肌肉麻木等血虚失养的表现，阳气不足，推动气血无力，运行不畅，四肢为诸阳之末，得阳气而温，失阳气而寒，故无法温养远端四肢，辨为血虚寒厥，治以温阳散寒，养血通脉，以大乌头煎合黄芪桂枝五物汤为基础方。

方以制川乌为君，散寒止痛，辛热走窜，扶助少阴与太阴之阳气。川乌"温经力最雄，通阳第一药。畏我如虎狼，懂我成霸道。久煎毒力减，白蜜配姜草。汤成口不麻，病除安全保"。临床出现疼痛的症状，如属一派寒象，尤其病邪久羁，深入骨髓，为沉疴痼疾者，非川乌而不能治，正如《长沙药解》言："乌头，温燥下行，其性疏利迅速，开通关腠，驱逐寒湿之力甚捷。"针对雷诺病的特点，以黄芪桂枝五物汤补气温阳、活血通络，黄芪补气养血，桂枝、白芍调和营卫，鸡血藤活血通利经脉，以羌活引诸药入上半身经络。二诊时，患者手足冰冷与指端颜色变化的症状没有改变，并颈前、胸前出现小红斑，全身发麻，恐药物不良反应，故在维持原辨证基础上将药物减量；三诊时，患者主症稍有减轻，且用药并未出现任何不良反应，安全性得以确保；不改变治疗靶向，只是加大川乌用量，已达120g，药专力宏，正所谓"有故无殒，亦无殒也"。针对顽疾、重疾，只要毒峻药使用得当，亦可成为治病利器。

2 附子

附子源于川乌头的子根，可祛散阴翳，通行十二经，温补脾肾，以其大热纯阳、浮而不沉、走而不守之功，鼓动并振奋阳气，无所不至。仲景用附子的指征主要是"少阴病，脉微细，但欲寐"，强调了脉与神两点。清代郑钦安认为"凡一切阳虚诸症皆可使用，不必等病至少阴"。临床主要用于亡阳虚脱，肢冷脉微，心阳不足，胸痹心痛，虚寒吐泻，脘腹冷痛，肾阳虚衰，阳痿宫冷，阳虚外感，阴寒水肿，寒湿痹痛等证。生附子多用于回阳救逆，炮附子主要用于温阳散寒，常用量 15～90g。

通过配伍不同药性的药，可引导附子的辛热之性作用于特定方向，如干姜配伍附子则回阳救逆；半夏配伍附子则温化寒痰、降逆燥湿，不拘于"十八反"，毒性未增，疗效反增；熟地配伍附子则温肾滋补；南星配伍附子则燥湿祛风；肉桂配伍附子则温补肾阳之功更著。

在使用附子时，合理炮制可进一步加强其安全性，需先煎久煎，破坏附子毒性。9～15g 先煎 2 小时，15～30g 先煎 4 小时，30g 以上先煎 8 小时，以口尝无麻辣感为度，然后入他药常规煎煮，尚无一例出现毒性反应。

2.1 重用附子治疗肺癌术后化疗呕吐不止 [1]

[现病史] 郝某，女，52 岁。2008 年 1 月 8 日初诊。因恶心、呕吐 25 天就诊。患者于 2007 年 11 月 8 日肺癌术后化疗，起初饮食欠佳，12 月 13 日起出现恶心，呕吐，胃中灼热、疼痛、反酸，用奥美拉唑静脉滴注，大便偏干，服醒脾益胃、消食导滞类中药效不佳，频繁呕吐，不能进食。刻下症见：面色苍白，精神倦怠，四肢无力，恶心呕吐，饮食难入，以输液维持，伴烧心、反酸，胃中痞满如有物堵，少寐噩梦多，大便 10 日未行，舌红、苔黄少，脉沉细数。行胃镜检查：反流性浅表性胃炎。

[西医诊断] 肺癌术后化疗后，反流性浅表性胃炎。

[中医诊断] 呕吐。

[辨证] 脾胃阳虚，胃失和降。

[治法] 温中健脾，和胃降逆。

[处方] 大黄附子汤合半夏泻心汤加减。

淡附片 30g（先煎 4h），黄连 30g，法半夏 30g，干姜 15g，红参 15g（另煎兑入），厚朴 15g，生大黄 15g，旋覆花 15g（包煎），紫苏叶 9g，紫苏梗 9g。

二诊：服上方 2 剂。胃痞满、呕吐减轻，仍呃逆、恶心，心烦，寐差，舌干，脉细。证属阴液亏虚，胃气上逆。

---

1 李佳，刘霞. 仝小林教授治疗内科杂病验案举隅 [J]. 新中医，2008，40（9）：110.

守方加生地 30g，玄参 30g，黄芩 45g，代赭石 15g（单味煎）。

三诊：服上方 3 剂。症状大减，痞满、腹胀基本消失，呕吐减轻，已能进食，仍呃逆、反酸、烧心，时恶心，上腹胀，胃中如有水逆冲顶咽喉。证属脾阳虚衰，水湿上泛。

前方去生地黄、玄参，加苦参 15g，牵牛子 9g，淡附片改用 60g，干姜改用 30g。煎煮时加 2 汤匙蜂蜜与熟附子同煎。

四诊：服上方 3 剂。大便通，反酸减轻，偶见呕吐，已能进食少量馒头，舌淡红，脉虚数。

守前方去法半夏、旋覆花，加黄芪 30g，紫苏叶、紫苏梗各减至 6g。患者服 7 剂后呕吐止，进食可，坚持每周一次门诊调理。

[按语] 本例乃本虚标实，寒热错杂。患者初诊辨证为脾胃阳虚，胃失和降，方用附子理中汤、半夏泻心汤合苏叶黄连汤加减。二诊痞满、呕吐减轻，加黄芩清热和胃降逆；代赭石降逆除噫止呕；生地黄、玄参、大黄滋阴增液，助水行舟。三诊能进食但仍腹胀，胃中如有水逆咽喉，舌红、苔白，故增大熟附子、干姜用量，助温阳健脾之力；大便未行，加牵牛子泻下除积。四诊患者病去大半，大便通畅，而虚象突显，故加黄芪以扶正。药证相合，药量大而效宏，淡附片用 60g，先煎 8 小时，并用少量蜂蜜同煎以解毒；擅长用反药取其相反相成，如半夏与附子合用，获较好止呕效果。

2.2 重用附子治疗糖尿病性胃轻瘫

【病案一】

[现病史] 高某，女，38 岁。2008 年 4 月 28 日初诊。因反复恶心呕吐 5 年，1 型糖尿病史 12 年就诊。患者 12 年前无明显诱因出现消瘦、多饮、多尿，在当地医院检查发现血糖升高，诊断为"1 型糖尿病"。2002 年开始出现恶心呕吐并诱发多次酮症酸中毒，严重时出现昏迷，当地医院胃镜检查后考虑为"胃轻瘫"，予胰岛素泵治疗，血糖控制尚可，恶心呕吐、腹痛腹泻症状未除。就诊时症见：恶心呕吐，晨起尤甚，腹痛腹泻，约一周发生一次，反酸，嗳气味臭，无烧心，纳眠差。舌淡，苔白，舌底瘀滞，脉细弦涩。

[西医诊断] 糖尿病性胃轻瘫。

[中医诊断] 消渴，呕吐，泄泻。

[辨证] 中焦虚寒，胃虚气逆。

[治法] 温中降逆止呕。

[处方] 附子理中汤合小半夏汤、苏叶黄连汤加减。

淡附片 30g（先煎 4h），干姜 30g，云苓 60g，苏叶梗各 9g，黄连 15g（单包），白芍 30g，炙甘草 15g，红参 15g（单煎兑入），清半夏 15g。

二诊（2008 年 5 月 5 日）：服上药 7 剂。腹泻减轻，腹泻由每日 10 余次减至 2～3 次，晨起呕吐程度及次数减轻，进食后呕吐次数明显减少，仍反酸、胃脘烧灼痛，呕吐后减轻。纳眠好转。舌淡红，苔白，舌底瘀滞，脉细弦紧数。

调整处方为：附子 30g（先煎 4h），干姜 30g，藿香梗 9g，煅瓦楞子 30g（先煎），黄芪 45g，桂枝 30g，白芍 60g，炙甘草 15g。

三诊（2008 年 5 月 20 日）：服上药 14 剂。腹泻基本缓解，现每日 1～2 次，多成形，呕吐减轻明显，已 1 周未发生呕吐。反酸及胃脘烧灼痛消失，纳眠可。上方可继服。

以上方加减服用 3 个月，患者复诊时诉 3 个月内未发生呕吐，已无不适症状。故可停服中药，以胰岛素治疗为主。

[按语] 此患者为 1 型糖尿病胃轻瘫，综合舌、脉、症，处在郁、热、虚、损四大阶段中损的阶段。患者 38 岁，12 年前发病，发病初始有 1 型糖尿病"三多一少"的症状及早发的酮症昏迷，可见其已出现虚火内焚的中医病机。时隔 12 年，患者现见恶心呕吐，嗳气臭秽，反酸，眠差症状，可见胃中虚火仍盛，有热象。规律性腹痛腹泻，一周一次，且舌淡苔白，舌底瘀滞，脉细弦涩，显示出脏腑虚寒之象。其反酸而无烧心，乃真阳不足之故。患者脾肾虚衰，胃阳衰败，故以大剂量淡附片回阳益肾。尽管 30g 用量超出常规剂量，但若长时间煎煮，同时配伍干姜、炙甘草则可制其毒性而留温阳之性。另外，治疗中阳衰败型胃轻瘫，反药的应用是一特点。尽管"十八反"中明载半夏反乌头，但是半夏与附片合用温阳降逆止呕之功尤著。通过多年临床实践，细心观察，并认真随访，未发现二药同用引起的毒副作用。

【病案二】

[现病史] 魏某，女，53 岁。2007 年 9 月 15 日初诊。主诉：消瘦 20 年，伴严重恶心呕吐 2 年。患者 1999 年因消瘦乏力，查 FBG 19mmol/L，诊断为 2 型糖尿病。病初服药，后因血糖控制不佳开始注射胰岛素。近 2 年频繁出现严重恶心呕吐，发作时不能进食任何食物，亦不能饮水，仅靠静脉高营养维持。体重由 63kg 下降至 41kg，伴大便秘结，最长时数周一行，非泻药不下。曾求诊于多家权威医院，用多种胃肠动力药，均未获效。刻下症见：大骨枯槁，大肉陷下，弯腰弓背，面色暗淡无光，颧高颊削，频繁恶心呕吐，呕吐咖啡色胃液。平素便秘，数日不解，甚则非开塞露不能，畏寒肢冷。胃脘痞满不适，振水声常持续整晚。由家人背入诊室，患者表情痛苦，无力言语，只能由家人代诉。

[西医诊断] 糖尿病合并重度胃轻瘫。

[中医诊断] 消渴，呕吐，便秘。

[辨证] 脾肾阳衰，升降失司。

[治法] 温阳健脾，降逆止呕。

[处方] 附子理中汤、半夏泻心汤合旋覆代赭汤。

淡附片 30g（先煎 4h），干姜 15g，云苓 120g，炒白术 30g，红参 15g，代赭石 15g，旋覆花 15g（包煎），黄连 30g，清半夏 30g，炙甘草 15g，生大黄 15g（单包），肉苁蓉 30g。

二诊：患者服药 2 剂后，呕吐逐渐减轻，可以少量进食，有大便且通畅。1 个月后复诊，其间仅有一次轻微呕吐，为注射胰岛素引起的低血糖反应，停胰岛素后未再呕吐。FBG 6mmol/L 左右。原方加减继服。

三诊：患者未再呕吐，无恶心，血糖正常，体重增至 48kg，精神饱满，面色红润，活动自如，前后判若两人。服药期间检查肝肾功能，各项指标均未见异常。

后患者多次复诊，病情均较前有明显改善，最后一诊，患者体重已增至55kg，无明显不适症状，故可停用中药，改以胰岛素控制血糖为主。

[按语]该患者消渴日久，病情较重，脾胃运化功能损伤殆尽，脾不升清，胃不降浊，以致两年来反复呕吐，进食困难，身体日渐羸瘦，后天水谷精微来源匮乏，先天之精不得充养，遂至脾肾亏虚，一派阳气衰败之象。故以旋覆代赭汤、附子理中汤、半夏泻心汤三方合用，共奏温肾健脾、降逆止呕之功。

"伤寒发汗、若吐、若下，解后，心下痞硬，噫气不除者，旋覆代赭汤主之。""呕而肠鸣，心下痞者，半夏泻心汤主之。"附子理中汤出自《太平惠民和剂局方》，三方合一，旋覆花、代赭石共为君药，重镇降逆止呕；淡附片、干姜合为臣药，温脾、胃、肾三者之阳；佐以云茯苓、白术、黄连、生大黄、肉苁蓉，健脾和胃、温润通便；由于患者畏寒肢冷，恶心呕吐，故半夏、附子同用，清半夏降逆止呕，淡附片温阳散寒，用至30g，先煎4小时，减毒存用，反药组方，各行其道，反畏相激，拮抗结合，相得益彰，达到峻下猛力的作用，故服药2剂后，呕吐即止。全方补中有泄，降中有升，寒温并用。此外，在服法上，患者呕吐，长期无法正常进食，故嘱其早、中、晚少量频服，使药物逐步吸收。

【病案三】

[现病史]董某，女，26岁，2011年3月28日初诊。主诉：发现血糖升高8年，呕吐持续4个月。现病史：患者于2003年因口渴于当地医院就诊，FBG 16mmol/L，诊断为"糖尿病"，予注射胰岛素、口服盐酸二甲双胍治疗，血糖控制不佳。近4个月出现呕吐，反复发作不愈。初诊刻下症见：恶心呕吐反酸，全身乏力低热，四肢酸痛，后背疼痛伴汗出，纳少，眠差，小便可，大便溏，舌体胖，苔白腻，脉沉细略滑。

[西医诊断]糖尿病性胃轻瘫。

[中医诊断]消渴，呕吐，泄泻。

[辨证]痰阻气逆，水热互结。

[治法]降逆化痰，散水清热，和胃止泻。

[处方]旋覆代赭汤合生姜泻心汤加减。

附子60g（先煎8h），代赭石30g，旋覆花30g（包煎），藿香梗9g，紫苏梗9g，黄连3g，生姜30g。

二诊（2011年4月6日）：患者诉服上药7剂后恶心微减轻，但呕吐症状同前，其余无明显变化。

上方去附子，加半夏30g，茯苓60g，红参30g，吴茱萸15g，炙甘草15g，石斛30g，生姜加到45g。

三诊（2011年4月20日）：14剂后无呕吐，仍轻微恶心反酸，乏力减轻，四肢、背部疼痛减轻，纳少眠差，大便溏。

予方生姜30g，黄连3g，黄芩9g，红参15g，半夏15g，炙甘草15g，茯苓90g，伏龙肝 120g，怀山药 30g，诃子肉 30g。

四诊：后患者复诊，自诉反酸、呕吐、泄泻已基本消失，饮食复常。

[按语]患者消渴日久，脾胃运化失司，升降不调，以致 4 个月来反复呕吐，痰湿内阻而水谷不化，故见大便溏泄。旋覆代赭汤、生姜泻心汤两方合用，共奏降逆化痰、散水清热、和胃止泻之功。《伤寒杂病论》"伤寒发汗、若吐、若下，解后，心下痞硬，噫气不除者，旋覆代赭汤主之。"旋覆花苦辛性温，下气化痰，降逆止呕，代赭石甘寒质重，降逆下气，两药相合共奏重镇降逆之功效；紫苏梗宣肺祛湿，黄连泻心胃之火以止呕，兼具降糖之功，一药多用，两药合之，辛开苦降，如提壶揭盖，肺胃通畅而呕吐自止；附子温阳散水；生姜温胃止呕，诸药配伍以化痰降逆，和胃止呕。二诊时，加半夏、茯苓与生姜配伍以小半夏汤之化痰祛湿止呕；加吴茱萸散寒开郁，下气止呕。三诊时，仍轻微恶心，大便溏，予生姜泻心汤加减。方中生姜与半夏相配，降逆化饮和胃；黄芩、黄连苦寒，清泻降糖；生姜、半夏与黄芩、黄连为伍，辛开苦降，开泄寒热结滞，除上腹胀满；怀山药、炙甘草、茯苓健脾益胃，以复中焦升降。水气化，升降复，故呕吐便溏等症悉除而病愈。

2.3 重用附子治疗双侧肾上腺皮质腺瘤 [1]

[现病史]患者，女，46 岁。2012 年 11 月 10 日初诊。主因乏力，四肢酸懒，形寒肢冷，烦躁嗜睡，睡眠质量差就诊。患者既往头痛伴眠差 10 年，加重并血压增高 2 年。近半年渐出现满月脸、向心性肥胖体征，皮肤紫纹增多，精力充沛、体力超于常人，性格外向，食欲亢进，睡眠少、每晚仅睡 1 小时。2012 年 7 月 25 日行血皮质醇监测：皮质醇（4p.m.）20.8μg/L（参考值：0～10μg/L）；肾脏磁共振检查示：双侧肾上腺占位，右侧病灶大小 2.3cm×1.5cm，左侧病灶大小 2.2cm×1.8cm；遂于 2012 年 8 月 12 日行腹腔镜左侧肾上腺肿瘤切除术。术后 9 天，患者出现精神萎靡不振，怕冷，四肢乏力，少气懒言，稍活动即觉疲劳，嗜睡，不愿与人交流等现象。2012 年 10 月 19 日行激素检查，皮质醇（4p.m.）3.67μg/L（参考值：0～10μg/L）。后遵嘱服用醋酸泼尼松 5mg，隔日 1 次，患者四肢乏力略缓解。1 周前因未按时服药，四肢乏力、易疲劳症状明显加重。患者就诊时精神差，颜面与肢体水肿，四肢乏力，肢冷懒言，嗜睡，情绪易激动，纳食少，大便可，夜尿较多，体重较术前下降约 2kg。皮质醇监测示：皮质醇（4p.m.）132nmol/L（参考值：69～345nmol/L），皮质醇（8a.m.）129nmol/L（参考值：138～690nmol/L）；促甲状腺激素（TSH）4.89mIU/L（参考值：0.27～4.2mIU/L），促肾上腺皮质激素（ACTH）7.21pg/ml（参考值：7.2～63.6pg/ml）。头部磁共振检查：垂体未见异常，左侧额叶散在缺血灶。患者舌体胖大，边有齿痕，舌淡，脉沉。

[西医诊断]双侧肾上腺皮质腺瘤；左侧肾上腺瘤切除术后。

1 逄冰，陈欣燕，周毅德，等.从病案出发小议"命门"之物质基础 [J]. 中医药导报，2017，23（5）：71-73.

[中医诊断] 虚劳病。

[辨证] 肾阳不足，命门火衰证。

[治法] 温肾扶阳，活血利湿。

[处方] 二仙汤合参附汤合龟鹿二仙胶加减。

黑附子60g（先煎8h），仙茅30g，淫羊藿30g，生晒参9g，益母草30g，泽兰30g，泽泻30g，莪术30g，三七15g，鹿茸片6g（单炖），龟甲胶15g（烊化兑入）。25剂，水煎服，1日1剂，分早、中、晚3次服用。

二诊：2012年12月4日，患者服上方25剂，自觉乏力、四肢酸懒、形寒肢冷等症状较前明显缓解，面部水肿较前改善；自感睡眠差，精神烦躁不安，大便偏干。舌质暗红，舌体胖大，苔薄黄腻，舌底脉络稍瘀，脉沉，稍细数。复查皮质醇示：皮质醇（4p.m.）158nmol/L（参考值：69~345nmol/L），皮质醇（8a.m.）140nmol/L（参考值：138~690nmol/L），TSH：3.68mIU/L（参考值：0.27~4.2mIU/L），ACTH：22.63pg/ml（参考值：7.2~63.6pg/ml），复查肾上腺MRI示：左侧病灶已切除，右侧肾上腺病灶最大截面1.9cm×1.0cm，较之前变小。继以温补肾阳为主，佐以滋阴润燥，清热安神治疗。

处方：仙茅25g，益母草25g，莪术25g，鹿茸片5g，加肉苁蓉30g，吴茱萸15g，黄连15g，夜交藤30g，知母30g，余药不变。

三诊：2012年12月23日，服上方20剂，自觉睡眠差、精神烦躁不安等症状较前明显改善，面部水肿较前减轻，大便可，治法仍以温补肾阳与滋阴养血安神为主，目前患者服药随访中。

[按语] 患者在肾上腺皮质腺瘤切除术前后症状对比明显。术前，由于腺瘤导致的肾上腺皮质激素分泌过量，出现以亢奋、欣快、失眠、躁动为主的症状，属于命门火亢的表现；由于经历手术切除左侧肾上腺瘤之创伤，肾上腺皮质激素分泌不足，患者命门火衰的表现突出，临床症状以乏力、水肿、嗜睡、胆小为特点。手术前后形成的"命门火亢"与"命门火衰"之"冰火两重天"的鲜明对比，很可能与肾上腺本身及其分泌激素水平密切相关，即中医所指的"命门"与现代医学的"肾上腺"很可能为同一部位。

患者首诊时有四肢乏力、肢冷、懒言、嗜睡、浮肿貌等命门火衰的表现，故以仙茅、淫羊藿、黑附子、生晒参、鹿茸片等，大补元气，温肾助阳。研究表明，以仙茅与淫羊藿为主药的二仙汤可提高肾阳虚大鼠促肾上腺皮质激素的含量。处方中加入益母草、泽兰、泽泻以活血利湿，三七、莪术散瘀消肿定痛（术后）。二诊时患者四肢乏力、酸懒、形寒肢冷症状较前改善，皮质醇水平恢复正常，并且右侧肾上腺瘤较前缩小，患者新增失眠、烦躁不安、大便干结症状，故对原方药味进行调整，加入肉苁蓉、吴茱萸，继续以温补肾阳为主，并加黄连、夜交藤、知母，以滋阴润燥，清热安神。三诊时患者命门火衰症状较前明显改善，继以温补肾阳与滋阴养血安神治则为主，调理阴阳，以巩固疗效。

2.4 重用附子治疗未分化结缔组织病 [1]

[现病史] 患者，女，30 岁。双肘、膝关节冷痛数年，受凉加重，肌肉酸楚，伴恶寒怕风，乏力自汗，稍活动后加重，面白体瘦。补体 C3 68.1g/L，补体 C4 11.0g/L。诊见：舌淡，边有齿痕，苔薄白，脉虚数。

[西医诊断] 未分化结缔组织病。

[中医诊断] 痿证。

[辨证] 营卫不和，阳气不足。

[治法] 调和营卫，补益阳气。

[处方] 桂枝加附子汤加味。

黑顺片 30g（先煎 2h），桂枝 30g，白芍 30g，炙甘草 15g，葛根 60g，黄芪 60g，鸡血藤 30g，当归 15g，防风 12g，生姜 3 片，大枣 3 枚。3 个月，水煎服，日 1 剂，分早、中、晚 3 次服用。

[疗效] 此方加减服用 3 个月，关节疼痛、自汗恶风等症状基本缓解。

[按语] 本案为肢体经络为患，属于髓系病范畴，患者就诊时症见肘膝关节冷痛，受凉加重，恶寒怕风等，病性属虚。由于患者发病数年，久病入络，故治疗以祛邪除痹，调和营卫，补益阳气为法，方选桂枝加附子汤加味治疗。方中附子补火助阳止痛，温补经络；桂枝通阳散邪，白芍缓急止痛，二者合用调和营卫；葛根解肌发表，不仅缓解肌肉不适，也可温通阳气；黄芪大补经络之气；鸡血藤温经通络，为经络要药。全方以温阳通络、疏散外邪为要，治经络之痿，效如桴鼓。

2.5 重用附子治疗老年厥证 [2]

[现病史] 患者，男，95 岁，2013 年 12 月 20 日初诊。反复昏倒半月，再发一天。患者半月前无明显诱因突发昏倒，伴四肢冰冷、神志不清、无口吐白沫、无四肢抽搐、无恶寒发热等。入院急查头颅 CT 示：交通性脑积水；腔隙性脑梗死；脑萎缩。心电图、脑电图正常。入院经积极抢救治疗后渐渐苏醒。此次再发晕倒，症状同前。既往有肾功能不全、贫血（血红蛋白 63g/L）病史。因患者在外地，家属打电话求诊。

[西医诊断] 晕厥待查；交通性脑积水；腔隙性脑梗死；脑萎缩。

[中医诊断] 厥证。

[辨证] 元阳虚脱，水瘀互阻。

[治法] 急当益气温阳固脱兼利水行瘀。

[处方] 仝氏仙附阳光汤加减。

1 王涵，吴学敏，顾成娟，等. 诸颤瘫痿，腰脊难挺，皆属于髓——仝小林髓系病病机探讨及干预 [J]. 吉林中医药，2018，38（3）：273.

2 沈仕伟，宋珏娴. 诸呆迟弱，四道虚损，皆属于老：仝小林教授对衰老的中医病机探讨及干预策略 [J]. 吉林中医药，2017，37（12）：1198-1199.

制附子 30g（先煎），生晒参 30g，肉桂 15g（后下），淫羊藿 15g，仙茅 30g，枸杞子 15g，熟地黄 30g，丹参 15g，生大黄 6g，水蛭粉 3g（分冲），泽泻 15g，茯苓 15g，金樱子 15g，芡实 15g，3 剂。每日 1 剂，煎好分 4 次服完。

二诊：3 日后家属电话复诊，诉患者服完 3 剂，效果显著，要求巩固。

予上方减生晒参 15g，仙茅 15g，去芡实，加山茱萸 15g，16 剂。

三诊：1 年后电话随访，患者家属诉服此方后近 1 年来患者病情稳定，生活基本可以自理，未再突发晕倒。

[按语]患者乃元阳虚脱，急当益气固脱救逆，故予仝氏仙附阳光汤加减治疗。此方药专力宏，方中附子，如同阳光，驱散阴霾；人参，如同能量，大补元气；淫羊藿，如同太阳，壮命门之火。故患者服后效如桴鼓，神清元复。二诊时生晒参、仙茅减量，去芡实，加山茱萸，以加强固脱作用。患者通过一年的药物调理，元气渐充，阳气来复，生活逐渐可以自理。

2.6 重用附子治疗顽固性少火不足型糖尿病

[现病史]徐某，女，36 岁。2012 年 7 月 31 日初诊。主诉：血糖升高 10 年。现病史：患者 10 年前因多食、多饮、多尿，至当地医院查血糖升高，FBG 22mmol/L，尿中酮体，诊为 2 型糖尿病。胰岛素治疗半个月后，血糖反升高。遂于当地中医院服中药治疗 1 个月，血糖控制仍不佳，FBG 20mmol/L 左右。自服消渴丸 10 粒日 2 次，服用 3 年，后改为格列本脲 5mg、苯乙双胍 2 粒日 2 次，服用 2 年，血糖控制仍不理想，FBG 16～20mmol/L，2hPG 20mmol/L 以上。现服二甲双胍 0.25g 日 2 次，三七降糖胶囊 7 粒日 3 次，血糖仍控制不佳。刻下症：全身乏力，喜太息，口干，饮水多，自发病至今体重下降 2.5kg，视物模糊，双眼飞蚊症，小便多，夜尿 3～4 次，小便泡沫多，大便 2～3 日 1 行，排便难，大便偏干，噩梦多，醒后疲惫。舌淡，舌干，苔白，脉沉细弦，尺部弱。身高 163cm，体重 52.5kg，BMI=19.76kg/m^2。查：HbA1c 15.1%，自测 FBG 18mmol/L，随机血糖 27.9mmol/L。

[西医诊断]糖尿病。

[中医诊断]消渴。

[辨证]少火虚衰，化源不足。

[治法]温肾益气，清热滋阴。

[处方]八味肾气丸加减。

黑顺片 30g（先煎 2h），肉桂 15g，山萸肉 30g，怀山药 30g，葛根 30g，西洋参 9g，黄芪 45g，干姜 15g，黄连 15g，知母 45g，生大黄 6g，肉苁蓉 45g。嘱停用所有口服降糖药。

二诊（2012 年 8 月 28 日）：服药 28 剂，乏力好转 70%～80%，口干减轻 50%，多饮缓解，大便干减轻，睡眠好转，已无噩梦，喜太息减轻，视物模糊减轻，已无飞蚊症。刻下症见：视物模糊，小便多，夜尿 3～4 次，大便 1～2 日 1 行。2012 年 8 月 24 日查 FBG

19.76mmol/L。尿微量白蛋白 7.4mg/L，HbA1c 12.1%。

处方：初诊方加天花粉 45g。患者自开始服用中药起，即停用所有口服降糖药。

三诊（2012 年 9 月 25 日）：视物模糊改善，口干多饮消失。双下肢水肿，下午重，矢气频，味极臭，小便多，夜尿减少至 2～3 次，大便正常。舌淡苔白，尺肤潮，脉细弦，尺部弱。2012 年 9 月 21 日查：FBG 16.6mmol/L，HbA1c 9.6%。

调整处方：初诊方黄芪改为生黄芪 45g，加泽泻 30g，去生大黄。

四诊（2012 年 10 月 30 日）：服药 1 月，醒后疲劳感明显减轻，双小腿水肿较前消退 90%，矢气减少。夜尿 0～1 次，左足发凉。大便 1 日 1 行。舌暗淡，苔稍白腻，脉沉细弦。2012 年 10 月 23 日查：ALT 37U/L；AST 17U/L；Cr 44μmol/L；CHO 6.2mmol/L；TG 2.07mmol/L；LDL 3.79mmol/L。HbA1c 10.3%。眼底检查：眼底血管轻微渗出；眼部检查有轻微白内障。

处方：三诊方去掉泽泻，并加消渴丸 10 粒日 3 次。

五诊（2012 年 12 月 12 日）：双小腿无水肿，体力较前明显恢复。2012 年 12 月 10 日查：ALT 30U/L，AST 20U/L，Cr 53μmol/L，CHO 5.7mmol/L，TG 1.67mmol/L，LDL 3.19mmol/L，FBG 12.4mmol/L，2hPG 14.3mmol/L，HbA1c 8.6%。

[按语] 患者就诊前已用各种方药，血糖仍居高不下，若再用清热泻火类法恐仍难以收效。其舌脉见舌淡、苔白、脉沉细尺弱等虚寒不足之象，且病程已久，因此诸般似火热症状实为下焦少火不足，化源无力所致。故治疗以肾气丸为主方，重用附子温补少火，佐以肉桂助附子，令少火生气，以资化源。山萸肉滋补肾阴，阴生则阳长，怀山药、黄芪补脾肾之气，西洋参益气养阴，葛根升发阳气兼顾降糖。《素问·阴阳应象大论》云"壮火散气，少火生气"，气之生发、气化全赖肾中所藏少火之滋生。少火衰微，气之生成不足，气化、推动作用减弱，致水谷津液不能正常运化滋养，因而见口渴、小便多、消瘦、乏力等症，且血糖居高不降。少火本已虚弱，再用清热类药，必使少火愈加虚衰，血糖不降反升。故重用附子增强肾气之生发、推动作用，取知母、黄连降糖之用而非苦寒清热之性，配干姜以佐制其苦寒。患者大便偏干，是阳气不足，推动无力，津液不化，大肠失润所致，故以肉苁蓉、生大黄通便。二诊，在停用所有口服降糖药情况下患者血糖下降，口干、多饮缓解，知药已对证。因此按此思路守方不变，并加天花粉滋阴生津，缓解视物模糊。三诊，出现下肢水肿，是血水不利，故加泽泻活血利水，将蜜黄芪改为生黄芪补气兼顾利水，大便已正常，故去通脐之生大黄，但见矢气频频，臭味极大，是长期排便不畅形成的肠中秽腐向外排出之表现，故仍用肉苁蓉温润通便，给腐浊以出路。至四诊，患者血糖水平较初诊时显著下降，且水肿基本消退，夜尿多、矢气频等症状明显缓解。至此，单纯中药治疗过程已结束，开始以西药为主，中药辅助治疗。本案特点在于虽表现诸般消渴症状，却非阴虚火热所为，常规清火滋阴之治必然徒劳无益，唯温补少火，微微生气，方能药中病鹄。除以肾气丸温补少火，对症治疗外，同时针对血糖偏高，又合用干姜黄芩黄连人参汤（人参易为西洋参），只取其降糖之用而去其寒凉之性，是对病治疗，因此，本案为病证结合之治。

临床中有一部分糖尿病患者，即使降糖药的种类和剂量不断增加，血糖仍难以控制，属难治性糖尿病。除有干扰血糖控制的因素如失眠、便秘、溃疡、情绪波动等，机体对胰岛素的敏感性严重不足是致血糖难以控制的重要原因。对于这类情况，在排除干扰降糖因素后，有时应用中药治疗可增加机体对胰岛素的敏感性，在一定程度上能够降低血糖，但难以实现单纯中药独立控制血糖作用，当治疗达到疗程时，仍需以降糖西药为主，中药对症治疗，辅助降糖。

2.7 重用附子治疗糖尿病肾病并发水肿

[现病史] 吴某，男，22 岁，2008 年 11 月 19 日初诊（代诉）。全身水肿 2 年，加重 1 个月，血糖升高 13 年。患者 13 年前因出现昏迷送至医院抢救，诊为糖尿病酮症酸中毒，1 型糖尿病。出院后应用胰岛素治疗，血糖控制不佳。2 年前无明显诱因出现全身水肿，头面及下肢尤重。当地医院诊断为"糖尿病肾病，Ⅴ期"。输液及口服利尿药治疗效果不佳。1 个月前因感冒致水肿加重，现全身重度水肿，头面眼睑及下肢肿甚，行走困难，终日卧床。无尿，每日小便量不足 200ml。怕冷明显，覆三层厚被仍无法缓解。腰酸乏力，腹胀，饭后尤甚。视物模糊，记忆力差。大便偏稀。血压偏高（150/90 ~ 100mmHg），现用卡托普利 75mg、氢氯噻嗪 20mg、硝苯地平 20mg 每日 2 次。

[西医诊断] 糖尿病肾病Ⅴ期，高血压。

[中医诊断] 消渴肾病，水肿，关格。

[辨证] 阳虚水泛，肾络瘀损。

[治法] 温阳利水，活血通络。

[处方] 真武汤合大黄附子汤、抵当汤加减。

附子 60g（先煎 4h），云苓 120g，红参 30g（单煎），泽泻 60g，蝉蜕 6g，紫苏叶 9g，杏仁 9g，芡实 30g，怀山药 30g，酒大黄 15g（单包），水蛭粉 3g（分冲），生姜 3 片。

二诊（2008 年 11 月 26 日代诉）：仅服药 7 剂，全身水肿减轻约 50%，已能离床进行轻微日常活动。自觉身轻，较前有力。仍怕冷明显，尿少，但排尿较前畅快。面部及下肢相对肿甚。胃胀，怕凉。时有心悸，活动后加重。大便稀。血压 150/100mmHg 左右。

上方中附子增至 120g，云苓增至 500g，加红曲 15g。

三诊（2008 年 12 月 10 日）：其间因感冒停药，仅服药 9 剂。全身水肿较初诊减轻 70% 左右，基本可自由活动，故来就诊。尿量较前明显增多，乏力好转明显。周身怕冷缓解，胃胀胃凉减轻。现已停用氢氯噻嗪，卡托普利减至 50mg，每日 2 次。大便成形，已基本正常。舌淡苔薄白，脉弦细。当日血压 145/95mmHg。

二诊方附子减至 60g，红参减至 15g，去蝉蜕、紫苏叶，加怀牛膝 30g，地龙 30g。

后患者几次复诊，病情一直较稳定。

[按语] 脾肾阳衰，温运无力，水湿不化，泛滥周身，致全身水肿。寒湿缘因中下二焦阳衰而生，故下肢肿甚，因眼睑属脾，故双睑肿甚；加之感冒受风，风水相搏，以致头

面水肿。此例水肿病情复杂，本为脾肾阳衰所致阴水，温阳利水足矣，因风邪侵袭，与水相搏，导致风水泛溢，阳水与阴水错杂为患，因此治疗既应注重温阳利水，同时兼以宣肺利水。然病重势急，命悬一线，常规用药恐于事无补，故以超大剂量60g附子、30g红参急救衰微之阳气，培补元阳；120g茯苓功专利水渗湿健脾，60g泽泻活血利水以降压；因肺为水之上源，加之风邪袭表，故以蝉蜕、紫苏叶、杏仁祛风宣肺，提壶揭盖助消肿，蝉蜕、紫苏叶也是临床治疗蛋白尿的经验药对；芡实、怀山药益肾涩精，减少精微渗漏，此属"塞因塞治"之法；酒大黄、水蛭粉为抵当汤之意，合附子排毒泄浊，逐瘀通络，以保护肾脏。二诊收效明显，病势扭转，因而一鼓作气，将附子增至120g，茯苓增至500g，重在温阳利水，并加红曲降低血脂；三诊，水肿明显消退，并渐露温暖之象，故去蝉蜕、紫苏叶，将附子、红参减量，加怀牛膝、地龙引火下行，活血通络增加降压之力。因小便通利，水湿分利有道，故此诊大便已正常，此即"利小便所以实大便"。阳气衰微，水毒内闭，遍及周身，此时治疗重在扭转病势。立法处方无误，但用药若墨守成规，恐杯水车薪，药不及病，故收功关键在于突破常规药量，以超大剂量附子、云苓、红参等专于温阳利水，冀量大功著以扭转病势，犹用劲兵，专走一路。

2.8 重用附子治疗糖尿病肾病

[现病史] 蔡某，女，44岁，糖尿病20年，既往患有糖尿病肾病、脑血栓、高血压病、痛风。就诊时见：胸闷喘憋，心慌气短，不能平卧，眠差，不易入睡，双下肢水肿、疼痛，腹胀，双目失明，大便干排便困难，小便量少，舌淡有齿痕，苔水滑，舌下络脉瘀滞，脉结代、沉略滑。曾进行强心、利尿、扩血管等西医常规治疗，诸症无缓解，血压135/80mmHg。实验室检查：FBG 5.3mmol/L，2hPG 6.7mmol/L，TG 2.51mmol/L，CHO 6.86mmol/L，尿常规：Pro（+++）。B超示：左心室舒张功能降低，二尖瓣轻度反流。

[西医诊断] 糖尿病肾病。

[中医诊断] 消渴肾病。

[辨证] 肾阳衰微，水气内停，经脉痹阻。

[治法] 温肾健脾化气，通阳利水除痹。

[处方] 真武汤加减。

附片30g（先煎4h），干姜30g，茯苓150g，炒白术60g，川桂枝30g，肉苁蓉60g，酒大黄15g（包煎），丹参30g。急煎1剂，嘱分4次服用。

二诊：次日气短明显好转，遂予原方再进14剂，每日1剂，分2次服。

三诊：已能平卧，胸闷喘憋减轻50%，症见：全身乏力，双下肢肿，腹胀，振水声明显，食欲不振，舌淡苔腻，舌下瘀滞，脉沉细数。血压140/90mmHg。

治法同上，方药化裁：上方附子增至60g，加入葶苈子30g，怀山药60g，芡实30g，水蛭6g（分冲）。患者遵医嘱服上方14剂效显。

[按语] 仲景在太阳病篇用真武汤治疗太阳病误汗，转入少阴，乃为救误而设；少阴

篇的真武汤则用治肾阳虚衰，水气不化；阳衰而不用四逆，缘于阳虚夹水。本案患者久病体衰，肾气不足，命门火衰，气不化水，故呈阳虚水泛之证，若不细审，妄用清滋寒凉则谬之千里，诚如《医门法律》言："凡治消渴病，用寒凉太过，乃至水盛火湮。犹不知返，渐成肿满不救，医之罪也。"以真武汤化裁温肾壮阳益气，气化则水行，水行则肿消。方用大辛大热之附子温肾助阳，化气布津，干姜协附子温肾化气，茯苓、白术健脾运湿，另有附子配桂枝，桂枝辛、甘、温，温通经脉，通阳化气，能化阴寒，四肢有寒疾，非此不能达，附子配之，取桂枝附子汤之意。

3   肉桂

肉桂，辛甘大热，气味纯阳，善走肝肾血分，大补命门之火，引火归原，既能温补脾肾阳气，益火消阴，又能温通血脉而散寒止痛，还可用于湿疹、阴疽等病，用于温补命门少火时可重用。现代药理学研究表明，肉桂具有抗菌、抗氧化、抗炎、抗癌、降血糖等药理活性。

我用肉桂治疗阴阳两虚证，常用肉桂 6～30g，偏于肾阳虚者加重肉桂 15～30g。肉桂用于降糖剂量须至 15g 以上方能收效，若用于交通心肾则 1g 足以收效。配伍山茱萸用于治疗糖尿病"损"的阶段，兼顾降糖，用量 6～15g。肉桂配伍山茱萸、黄芩可交通心肾、除烦安眠，常用量 15g。配伍黄连治疗睡眠障碍，肉桂用量 1～6g，肉桂和黄连比例多为 1∶5，二者均有降糖之效；肉桂 6g 配黄连 30g 多用于糖尿病血糖升高伴见失眠等症。

重用肉桂治疗糖尿病肾病水肿

[现病史] 郭某，男，73 岁。2008 年 9 月 3 日初诊。因糖尿病 17 年，糖尿病肾病 2 年就诊。患者 17 年前偶因尿试纸发现尿糖（++++），然一直未予治疗，亦未监测血糖，仅检测尿糖，一般（+++）～（++++）。2000 年开始服用二甲双胍 0.25～0.5g 每日 3 次，尿糖控制不佳。2006 年开始使用胰岛素诺和灵 30R，早 20IU，晚 18IU。同时服阿卡波糖 50mg 每日 2 次，血糖控制一般。刻下症见：双下肢及双手水肿已 2 个月，按之凹陷难起。手足麻木，小便时有泡沫，夜尿 4 次，手掌红热，舌暗红，苔薄白，舌底瘀滞，出现小血管瘤，脉沉弦硬略数。既往史：高血压史 10 年，服硝苯地平缓释片 10mg 每日 1 次，血压控制于 130～150/90mmHg。2008 年 8 月 20 日查 FBG 10.3mmol/L，尿常规：尿蛋白 5mg/dl，尿糖 1 000mg/dl，红细胞 25/μl。

[西医诊断] 糖尿病，高血压。

[中医诊断] 水肿，消渴络病，尿浊。

[辨证] 肾气虚损，血瘀水停。

[治法]温补肾气，活血利水。

[处方]金匮肾气丸合抵当汤加减。

肉桂 30g，山萸肉 30g，熟地黄 15g，酒大黄 3g，水蛭粉 3g（分冲），金樱子 30g，泽兰 30g，泽泻 30g，茺蔚子 30g，天麻 15g，怀牛膝 30g，黄连 30g，知母 30g。

[疗效]患者服药 14 剂，双下肢水肿减轻约 50%，双手肿胀减轻 60%，手麻减轻 40%，夜尿减至 1 次。近期 FBG 7mmol/L，2hPG 9～10mmol/L。

[按语]患者年高病久，肾脏损伤，络脉瘀损，肾阳虚不能温化水湿，水湿泛滥，则下肢及双手水肿，开阖失司则夜尿多，精微漏泄则小便泡沫；血瘀水停，脉道不利则血压偏高；肾阴亏虚，肝失涵养，肝火偏旺，则手掌红热。本案重用肉桂温补命门少火，山萸肉滋补肝肾之阴，二者一补肾阳、一补肾阴，均能兼顾降糖，常用于糖尿病后期阴阳两虚证。

4 大黄

大黄，苦寒。归脾、胃、大肠、肝、心包经。《神农本草经》谓其能"推陈致新"，可去除脏腑之陈垢，故不仅用于大便秘结之腑实证，浊邪内留之尿毒症也常用之。即使体弱者亦可酌量使用，是以通为补。

用大黄要中病即止，以知为度，即《内经》所谓"衰其大半而止"，根据 1 天内大便的次数调整大黄的用量。另外，我们一般都使大黄同煎，去其峻下之烈性，取其荡涤积垢之用。大黄味苦寒，1～5g 致泻作用；3～6g 止泻；9～15g 泻下。小剂量引经，中剂量泄热泻浊，大剂量急下通腑。治疗肝炎，随用药量增加而各项指标复常时间缩短，大黄 30g 可作为常规剂量。用大黄治疗急性肠梗阻，荡涤瘀滞，使瘀毒从下而出，给邪毒出路，一般剂量在 30～60g，分 4～8 次分服，以大便通为度，中病即止。多次分服，是保证峻药大剂量有效又安全的方法。但需注意大黄针对的是不完全性肠梗阻，若为完全性肠梗阻则不可用。

4.1 重用大黄治疗糖尿病合并慢性肾衰竭

【病案一】

[现病史]张某，女性，53 岁。2008 年 7 月 28 日初诊。因 2 型糖尿病 21 年，合并糖尿病肾病 6 年余就诊。刻下症见：乏力甚，口干，不欲饮食，小便少，大便干结，腰沉，双下肢不肿，舌红，苔黄厚干，脉细弦数。现注射诺和灵 30R 早 18IU，晚 8IU。辅助检查，生化：FBG 7.69mmol/L，Cr 248.4μmol/L，BUN 11.4mmol/L；血常规：HGB 95g/L；尿常规：PRO（+++）。

[西医诊断]2 型糖尿病，糖尿病肾病，慢性肾功能不全失代偿期。

[中医诊断] 消渴肾病，虚劳。

[辨证] 肾络瘀损，浊毒内蕴。

[治法] 疏通肾络，排泄浊毒。

[处方] 大黄附子汤加减。

生大黄 30g，附子 9g，茺蔚子 30g，泽兰 30g，泽泻 30g，滑石 30g，丹参 30g，鸡血藤 30g，荷叶 15g。

二诊（2008年10月8日）：服上方为主汤药2个月余，诸症舌脉大致同前。Cr 159.4μmol/L，BUN 9.1mmol/L。考虑患者肾功能有所好转，守原方治疗。

三诊（2009年7月22日）：患者服上方为主随证加减汤药9个月余，患者诉食可，二便略不通畅，口干不明显，仍乏力，腰酸。舌红、苔黄白相间，厚腻。辅助检查，肾功能：Cr 138.5μmol/L，BUN 9.3mmol/L；血常规：HGB 105g/L。长期随诊，病情稳定。

[按语] 患者为糖尿病肾病Ⅳ期，已进入肾功能不全失代偿期。基本病机为久病后肾阳虚损，肾络瘀阻，开阖不利，生湿生浊，久则蓄积成毒。肾气虚惫则见乏力，湿浊泛溢，故见纳呆、便秘之清阳不升、浊阴不降症状。大黄附子汤为《金匮要略》方剂，原治中阳不足，寒结成实之腹痛，因其切合阳虚并有实邪停滞之病机，故以之为治疗糖尿病肾病的主方。本案重用大黄其意不在通下热结，而在排泄浊毒，使邪有出路，以尽快减轻浊毒对肾络的损伤。《药品正义》云："大黄气味重浊，直降下行，走而不守，有斩关夺门之力，故号将军。"药理学研究表明，大黄能有效减轻氮质血症，可用于慢性肾衰竭的治疗。

【病案二】

[现病史] 苏某，63岁，女，2009年7月1日初诊。主诉：水肿反复发作4年余。患者于1994年诊断为"2型糖尿病，高血压，冠心病"。2004年发现尿中泡沫增多，入院诊断为"糖尿病肾病"。2004年开始注射胰岛素降糖，服缬沙坦降压、减少尿蛋白，服阿司匹林防治冠心病。刻下症见：眼睑及下肢水肿，活动后加重，腰酸痛，乏力气短，膝以下怕冷；视物模糊；偶有心悸，胸闷；大便偏干，2日1行；夜尿2~4次，泡沫多。身高167cm，体重82kg。舌淡红，苔微腻，舌底瘀滞，脉虚数。检查：HbA1c 6.5%，24小时尿蛋白 4.73g/24h。肾功能：Cr 178μmol/L，BUN 16.4 mmol/L，UA 562μmol/L。血脂：TG 2.27mmol/L，TC 6.63mmol/L，HDL 0.74 mmol/L，LDL 3.96mmol/L。总蛋白 73g/L，白蛋白 41g/L，球蛋白 32g/L。

[西医诊断] 慢性肾衰竭，2型糖尿病，高血压，冠心病，高脂血症。

[中医诊断] 水肿，脾瘅，风眩，胸痹。

[辨证] 气阴两虚，浊毒内蕴。

[治法] 益气养阴，通腑泄浊。

[处方] 大黄附子汤合当归补血汤、防己茯苓汤加减。

酒大黄 20g（单包），附子 30g（先煎4h），黄芪 60g，丹参 30g，防己 15g，威灵仙 30g，茯苓 120g。水煎服，每日1剂。嘱患者视大便情况调整酒大黄用量，大便超过2次或水样泻时，则酒大黄减为 10g。

二诊（2009 年 8 月 26 日）：患者服上方 2 月，下肢水肿消失，腰及下肢怕冷好转，小便正常，大便每日 2 次，偏稀。仍全身乏力。检查：24 小时尿蛋白 2.21g/24h。肾功能：Cr 135μmol/L，BUN 15.52mmol/L，UA 410μmol/L。 血 脂：TG 2.07mmol/L，TC 7.11mmol/L。患者水肿及高尿酸血症得以控制，故去茯苓、防己、威灵仙。患者自行调整至酒大黄10g，则大便每日 2 次，无腹泻等不适症状，故改酒大黄为 10g。加重黄芪至 90g，以收涩蛋白，加红曲 6g 调脂。

处方：酒大黄 10g，附子 30g（先煎 4h），黄芪 90g，丹参 30g，红曲 6g。水煎服，每日 1 剂。

三诊（2009 年 10 月 21 日）：患者乏力减轻，偶有心慌，小便泡沫多，大便干。查肾功能：Cr 100μmol/L，BUN 11.7mmol/L，UA 395μmol/L，24 小时尿蛋白 1.98g/24h。

仍以上方为基础方，加水蛭粉（分冲）3g 活血通络，修复肾络，金樱子、芡实各30g，补肾而收敛蛋白，塞因塞用。

四诊（2010 年 6 月 23 日）：患者坚持服药近 1 年，生活质量得以提高，无明显不适主诉。检查 24 小时尿蛋白 1.49g/24h。肾功能：Cr 135μmol/L，BUN 12.1mmol/L。检查结果显示，肾功能损伤没有进一步恶化。患者在门诊坚持治疗 1 年，尿蛋白量逐渐降低，由4.73g/24h 至 1.49g/24h，Cr 由 178mmol/L 降低至 135mmol/L，BUN 由 16.4 mmol/L 降低至 12.1mmol/L，UA 降为正常。从指标分析，其病情得到控制，且有下降趋势。

［按语］患者以大量蛋白尿、肾功能损伤为主症，属于肾阳亏虚、浊毒内壅，为所有肾病的晚期表现。治疗当补肾固摄、温阳泄浊。予大黄附子汤，大黄泻下又通络；附子温用以散浊毒；未用细辛，因患者肾病晚期，合并心脏病变，细辛易引起心律失常。固摄蛋白治法常用益气固卫，收涩蛋白用黄芪，黄芪剂量当以大剂量，因水浊之甚，需重剂才能起沉疴，既能补气，又能利尿消肿；活血又补气用丹参。丹参和黄芪有当归补血汤之意，气血同治，活血化瘀，气血同补，既可以固摄蛋白，又能补血以防治肾性贫血。抵当汤仍可以用于此期，因瘀血之变存在于糖尿病肾病的全过程中，故予活血化瘀通络之法，通络以修复络损，络损得以控制或修复则蛋白尿得以减少。水陆二仙丹，益肾滋阴，收敛固摄，塞因塞用。芡实生长在水中，而金樱子则长于山上，一在水而一在陆。方中芡实甘涩，能固肾涩精；金樱子酸涩，能固精缩尿。两药配伍，能使肾气得补，精关自固。患者初诊伴高尿酸血症，故用防己茯苓汤，健脾利水散邪。患者伴血脂高，用红曲调脂。

4.2 重用大黄治疗甘露醇诱发急性肾衰竭 [1]

［现病史］患者，男，58 岁。1996 年 9 月 19 日入院。主因左侧肢体活动不利 1 个月，

1 仝小林，张志远，陈观定 . 桃仁承气汤治愈甘露醇诱发急性肾功能衰竭 1 例 [J]. 中西医结合实用临床急救，1997，4（9）：432.

加重3天入院。9月21日颅脑CT示：右侧小脑、右额顶叶、右放射冠、基底节广泛梗死灶。患者出现嗜睡，双瞳孔不等大，对光反射迟钝。予静脉滴注甘露醇。9月27日，将甘露醇用量加大到250g，每6小时1次。自10月3日开始出现肾衰竭，患者嗜睡，面赤，头部汗多，口臭，尿黄，大便2～3日1次，便干，舌红暗紫，苔黄，舌下络脉迂曲，脉弦滑。10月4日停用甘露醇（共用1 300g），改静脉注射呋塞米脱水、利尿。

[西医诊断] 急性肾衰竭。

[中医诊断] 水毒证。

[辨证] 膀胱蓄血。

[治法] 破血下瘀。

[处方] 桃核承气汤加味。

生大黄30g，玄明粉15g（冲服），桃仁18g，厚朴18g，枳实18g，川桂枝18g。水煎300ml，高位保留灌肠，每日1次。

[疗效] 次日（肾衰竭发生第3日）患者血肌酐、血尿素氮均开始下降；至第6日（肾衰竭发生第7日）血肌酐、血尿素氮均恢复至正常水平。患者意识清楚，身热、汗多消失，二便正常；舌仍较红，苔略黄腻，脉弦滑，双瞳孔等大，对光反射灵敏。

[按语] 本例患者在应用甘露醇总量1 300g后出现急性肾衰竭。应用甘露醇之前肾功能正常，红细胞比容正常，因而可以排除肾脏自身病变及利尿引起的血容量不足导致的肾前性肾衰竭，而是静脉滴注甘露醇所致。根据患者表现辨证为膀胱蓄血，治当破血下瘀，泄下焦血分之热，故用桃核承气汤。方中重用生大黄是治疗的关键之一，其能泻热通腑，凉血解毒，逐瘀通经，正如《本经》谓"下瘀血，血闭，寒热，破癥瘕积聚"，其常规用量为3～12g，但因患者病情较急，如不尽快破血下瘀，给瘀血以出路，恐瘀血留滞，造成永久损害。故重用30g以速下瘀血。生大黄的运用应有是证即可用是药，关键在于把握"度"，中病即止。经治疗患者尿量始终未少于2 300ml/24h，未出现水肿和电解质紊乱。肾衰竭发生的第7日，各项指标均恢复正常，症状亦明显好转，出院。

4.3 重用大黄治疗1型糖尿病合并不完全性肠梗阻[1]

[现病史] 张某，男，47岁。2008年3月27日初诊。因糖尿病19年，不完全性肠梗阻9个月就诊。1989年患者因口干多饮至医院查血糖（++++），尿酮体（++++），后完善相关检查，确诊为"1型糖尿病"，胰岛素治疗，血糖控制尚可。2007年6月，患者食羊肉后淋雨涉水，第2日发生呕吐，腹胀，伴胃肠绞痛，大便4日未行，至当地医院急诊查腹部CT诊断为"不完全性肠梗阻"，随即住院治疗，治疗效果不佳，现仍时有发作。刻下症见：腹胀如鼓，时时绞痛，畏寒肢凉喜温，呃逆时作，伴呕吐食物残渣，饮少纳差，

---

1 周强，赵锡艳，逄冰，等.仝小林教授治疗不完全性肠梗阻经验举隅 [J]. 中国中医急症，2012，21（11）：1750，1807.

水入即吐，自汗盗汗。大便 5~6 日 1 行，便干量少而黑，矢气多，腹部可见明显肠形，水入肠中则辘辘有声。纳差，口苦，服麻仁润肠丸、番泻叶后偶可排出羊粪状便。舌暗，苔白厚，舌下络滞，脉沉略数。3 月 22 日查 CT 示肠管扩张。

[西医诊断] 1 型糖尿病合并不完全性肠梗阻。

[中医诊断] 消渴病合并腹痛。

[辨证] 中焦虚极，阴寒凝滞。

[治法] 通腑止呕，温阳健脾。

[处方] 五苓散合桃核承气汤加减。

酒大黄 15g，厚朴 15g，枳实 15g，茯苓 30g，川桂枝 15g，炒白术 30g，泽泻 30g，桃仁 12g，丁香 9g，郁金 9g。

[疗效]

二诊（2008 年 4 月 4 日）：服上药 7 剂。腹胀肠鸣明显减轻约 70%，腹部绞痛好转，肠形基本消失，矢气较多，大便 1~2 日 1 行，质不干，成形。纳眠可。

予大建中汤合桃核承气汤化裁：生大黄 30g，厚朴 30g，川椒 30g，干姜 15g，党参 30g，桃仁 15g，川桂枝 15g，丁香 9g，郁金 15g。

三诊（2008 年 5 月 6 日）：患者因饮食不适致病情反复，腹胀甚，叩之嘭然，时时呃逆，肠鸣亢进，6 次 /min，可见明显肠形，大便时干时稀，3~4 日 1 行，排出困难，需加服泻药，排便后腹胀、呃逆等好转。舌暗，半剥苔，脉躁疾。

调整处方为：生大黄 45g，附子 15g，厚朴 30g，枳实 30g，芒硝 15g（另冲），桃仁 15g，生姜 5 片。水煎服。4 次服用，若大便通下则止后服；若服至第 2 剂始有大便，则去芒硝，余药均减为原 1/3 量继续煎服。3 日后复诊。

四诊（2008 年 5 月 8 日）：患者服第一剂药 1/4 量后 2 小时大便通下，泻下水样便 8 次余，腹中肠鸣如雷，无腹痛，后腹泻自止，将余 3/4 药服毕未再服药，待至今日复诊。现无腹胀腹痛，肠形消失。腹软，矢气多，无臭味，仍腹中肠鸣，呃逆，恶冷水，纳食尚可。

调整处方为：酒大黄 9g（单包），厚朴 15g，桃仁 9g，公丁香 6g，郁金 9g。制水丸，9g，1 日 3 次。

患者服药 45 天，呃逆减轻，肠鸣减少，大便通畅，无需泻药可自行排便，日 5~6 次，大便略稀，肠梗阻症状未再发作。

[按语] 本案初诊以"痛、吐、胀、闭"为主症，腹痛呕吐，畏寒肢凉，为中焦虚寒证，因中焦虚寒，脾运失司，胃纳无常，而发呕吐，呃逆，水逆，纳差，表现出"盛候"，实为"至虚"之象。其糖尿病已久，并发肠梗阻，以肠腑不通为要。急则治标，大黄乃荡涤之将军，走而不守，通腑破瘀，故予桃核承气汤通腑，行气活血之法，合五苓散健脾止呕化饮，达到导下及防瘀助运之双重作用。二诊，病虽缓，仍呕吐，考虑五苓散虽能健脾，但无散寒之功，故改用大建中汤，治疗中焦虚寒之腹痛尤佳，切合病证。"腹痛畏寒，呕吐"，为大建中汤的主症，仲景用于"心胸中大寒痛，呕不能饮食，腹中寒"温

中补虚，降逆止痛，主中阳虚衰，阴寒内盛。方中以酒大黄、厚朴通闭除胀，川椒、川桂枝散寒止痛，下气除痹，干姜、丁香温中止呕，党参补虚救本。桃核承气汤原为治疗小便通利之下焦蓄血证，现用于肠梗阻，因酒大黄既可通便，又可活血防滞，改辛燥之芒硝为厚朴，行气消满，下气除胀；桃仁能润肠通腑，又活血以助肠道血运；桂枝温通心脉而散寒。三诊，病情加重，并见脉躁疾、频呃逆等阴竭阳极，胃气将衰之危象，属"阳明三急下"之证，此时当急下存阴，通腑泄实，以挽救危亡，因而一鼓作气，以大剂量生大黄、枳实、厚朴等力推病势，急下存阴。单用大剂苦寒破气之品有败胃亡阳之弊，故加 15g 附子挽救衰微之阳气。同时一剂药分多次服用，既能防止患者因胃气衰微不能耐药，又始终令血药浓度保持高峰状态。患者仅服 1/4 剂即大便通下，同时腹中肠鸣如雷，说明滞气已通，气机开始复常。服药获效，故立即更改处方。值得注意，四诊后方中同用公丁香、广郁金，本属中药"十九畏"中相畏两药，但余多年临证体悟，丁香行气温中，降逆止呕；郁金行气开郁散结，又能入血分而活血助行血。二者既是一对气药，行气以通腑，二药同用实为治疗不完全性肠梗阻之良药，可长期服用，临床每获佳效。

4.4 重用大黄治疗糖尿病肾病终末期

[现病史] 宗某，男，55 岁，2008 年 4 月 10 日初诊。血糖升高 10 年，慢性肾衰竭 5 个月。1997 年患者因多饮、多尿、视物模糊于当地医院检查 FBG 10.7mmol/L，2hPG 18mmol/L，诊为 2 型糖尿病。口服二甲双胍、格列吡嗪、消渴丸等，血糖控制不佳。2005 年发现血压升高，当时血压 170/100mmHg，自服复方利血平、氨苯蝶啶、酒石酸美托洛尔，血压控制不稳，波动于 180～140/110～80mmHg。2007 年 6 月出现间断性双下肢水肿，久坐为重。10 月查尿常规示尿蛋白（+++），2007 年 11 月查 24h 尿蛋白定量 4.99g/24h，血肌酐 3.12mg/dl，血红蛋白 106g/L，尿沉渣红细胞 540/μl，遂诊为糖尿病肾衰竭。现症见：眼睑及下肢水肿，面色萎黄，腰酸，夜尿 2～3 次，视物模糊，迎风流泪，盗汗，手足麻木，皮肤瘙痒，大便质黏，眠可。2008 年 3 月 12 日查 24h 尿蛋白定量 2.32g/24h，尿 NAG 酶 34.8μmol/L，尿浓缩功能 463mOsm/kg。生化检查：BUN 28.13mmol/L，Cr 382.8μmol/L，FBG 6.56mmol/L。UA 436μmol/L，TG 7.91mmol/L，CHO 6.32mmol/L，HbA1c 7.1%。血红蛋白 100g/L。现口服硝苯地平控释片 30mg 每天 2 次，缬沙坦 160mg 每天 2 次，普萘洛尔 5mg 每天 1 次，单硝酸异山梨酯 40mg 每天 2 次，阿卡波糖 50mg 每天 3 次，呋塞米 20mg 每天 2 次。舌暗红，苔薄黄腻，脉沉弦略滑数。

[西医诊断] 糖尿病肾病，肾衰竭，高血压，高脂血症。

[中医诊断] 消渴肾病，水肿，视瞻昏渺。

[辨证] 浊毒潴留，湿热内蕴。

[治法] 通腑泄浊，祛风除湿止痒。

[处方] 大黄附子汤加减。

生大黄 15g，淡附片 15g（先煎 1h），生黄芪 30g，云苓 120g，苦参 15g，土茯苓 60g，荆芥 9g，防风 9g，怀牛膝 30g，地龙 30g，黄连 30g，干姜 6g。

二诊（2008年5月12日）：患者服药30剂，眼睑及双下肢水肿消失，自诉皮肤瘙痒已基本消失，夜尿减少，每晚1次（原2～3次每晚），仍盗汗，迎风流泪，左手食指及双足跟麻木，腰痛，乏力，头痛，血压偏高，160/90mmHg左右，大便略稀，1日2～3行（未减大黄）。当日血压160/90mmHg（未服药）。2008年5月8日，当地医院查BUN 21.5mmol/L，Cr 367μmol/L，FBG 7.2mmol/L，UA 470μmol/L，TG 4.05mmol/L，CHO 4.49mmol/L，LDL 1.3mmol/L，HbA1c 5.8%。舌胖，苔黄白相间微腻，脉沉细弦略数。

上方加生薏苡仁、茺蔚子、天麻、钩藤各30g，蝉蜕9g，茯苓与土茯苓均减为30g，去防风。

三诊（2008年6月18日）：患者服药34剂，自诉乏力、盗汗消失，手足麻木好转50%，迎风流泪好转30%，腰痛好转30%。头痛未见好转。夜间泛恶，面色萎黄，血红蛋白10.3g/L。现未服降糖西药，注射胰岛素诺和灵30R：早19IU，晚10IU。服硝苯地平控释片30mg每天2次，酒石酸美托洛尔25mg每天2次，右旋糖酐铁25mg每天3次。舌淡胖大，苔腐腻，脉濡缓。此诊时，已出现浊毒犯胃，故改用小半夏汤合大黄附子汤加减。

生大黄15g，清半夏15g，生姜15g，淡附片15g（先煎1h），茯苓60g，土茯苓30g，蝉蜕9g，荆芥9g，熟地30g，砂仁6g。

令加药浴泡洗方：生麻黄30g，川桂枝30g，葛根30g，透骨草30g，川芎30g。嘱每周药浴1次，边饮水边洗浴，汗出则止。

四诊（2008年7月21日）：生化检查示：BUN 13.6mmol/L，Cr 233μmol/L，FBG 5.9mmol/L，TG 3.23mmol/L，CHO 4.3mmol/L，HbA1c 5.1%。腰痛、头痛等症状减轻，血压控制较前稳定，但仍较高。上方中加泽兰、泽泻各30g。

五诊（2008年9月22日）：诸症好转，病情稳定，9月20日查BUN 8.3mmol/L，Cr 142μmol/L，FBG 6.62mmol/L，UA 345μmol/L，TG 2.05mmol/L，CHO 3.68mmol/L，LDL 0.91mmol/L，HbA1c 4%。后电话随访，患者病情稳定，未见明显变化。

[按语] 浊毒内蕴，损伤肾脏，开阖失司，开多阖少，水湿泛滥，则致水肿；浊毒蕴于皮肤，则致皮肤瘙痒，反入于血，可见血肌酐、尿素氮等生化指标异常；肾虚腰府失养，则腰酸；病久络脉损伤，血络瘀阻，以致视物模糊，手足麻木；脾肾虚损，脾虚气血生化不足，肾虚精不化血，以致气血亏虚，而见面色萎黄。大便黏，苔薄黄腻，脉沉弦滑数则为湿热蕴内之象。体质虚弱，风邪犯上，则迎风流泪。故重用生大黄排毒通腑，淡附片温阳佐大黄以荡涤瘀滞，同时也防止泻下过度而伤正；苦参、土茯苓清热燥湿解毒，为临床治皮肤瘙痒之佳药；生黄芪补气利水，云苓健脾利水，且大剂量应用一则利水之功著，二则培补后天之本而无腻滞之弊；荆芥、防风御表祛风，提高机体抵抗力，预防感冒；地龙清热平肝利尿，怀牛膝引火下行，活血利水兼具补益之功，二者相合，为降压之常用药；黄连清热燥湿，苦寒降糖，配干姜辛热以护胃。二诊，从患者症状改善及舌脉表现看，湿热浊邪已有解化之势，故可守方。加生薏苡仁30g渗湿化浊；头痛可能因于血压不稳，故加茺蔚子、钩藤、天麻，平肝降压；水肿及皮肤瘙痒已消，故茯苓与土茯苓均减

量；去防风，加蝉蜕，明目祛风。三诊，病机稍有变化，浊毒内蕴基础上，出现上逆犯胃，故增加清化和降之治。以清半夏、生姜降逆和胃，清半夏尤其长于清化湿浊腐腻，再配以砂仁，全方清化、清泄、清利并治，虽加熟地以增滋肾之力，亦无需虑其滋腻壅滞。同时，为促进代谢与循环，加强排泄毒邪之力，加用药浴泡洗方，内外配合而事半功倍。

5　黄连

黄连味苦、性寒，归心、脾、胃、胆、大肠经。苦酸制甜，清热燥湿，泻火解毒，是治疗肥胖 2 型糖尿病的要药。

我们善用黄连降糖，临床用量最大至每日 120g（如糖尿病酮症酸中毒），从而达到迅速降低血糖、改善症状的目的。我们根据患者不同的证型，选用不同的配伍，胃肠实热证多用大黄黄连泻心汤，脾虚胃实证多用干姜黄芩黄连人参汤，胃肠湿热证多用葛根芩连汤等，疗效甚佳。糖尿病早中期，火热明显，黄连用量宜大，一般 30～45g，对于血糖极高或出现酮症者，黄连可用至 60～120g，以快速降糖，直折火势。糖尿病后期，火热不显，黄连一般 15g 左右。由于黄连的剂量较大，为防止苦寒伤胃，常加用辛热药物以佐制苦寒。经过多年的临床摸索总结出苦寒药与辛温药的常用比例，如黄连：干姜为 6：1；同时要根据寒热错杂、升降失司、阴阳失衡矛盾的主次和痰湿化热、郁火和病邪壅闭的轻重，来调整苦寒药与辛温药的药味多少和比例。避免过苦伤胃，过犹不及。

5.1　重用黄连治疗难降性高血糖 [1]

【病案一】

[现病史] 高某，男，48 岁。2007 年 7 月 26 日初诊。因无明显诱因出现消瘦、乏力半月就诊。半月前查血糖升高，确诊为 2 型糖尿病，口服格列吡嗪、格列喹酮、阿卡波糖，空腹血糖波动在 25mmol/L 左右。刻下症见：胸闷，口干口渴，易汗出，周身乏力，食欲不振，脘腹胀满，大便干结，舌暗，边有齿痕，苔黄，脉沉略数。查 FBG 22.5mmol/L。

[西医诊断] 糖尿病。

[中医诊断] 消渴。

[辨证] 痰热伤津。

[治法] 清火化痰。

[处方] 小陷胸汤合白虎汤加减。

黄连 60g，半夏 9g，瓜蒌仁 30g，生石膏 60g，知母 30g，黄芩 60g，天花粉 30g，生

---

1 孙鑫，仝小林. 泻心汤类方在糖尿病治疗中的应用 [J]. 中医杂志，2010，51（2）：114.

山楂 30g，生大黄 6g（单包），干姜 9g。

二诊（2007 年 8 月 2 日）：服上药 7 剂，自停 3 种降糖西药，控制饮食。口渴明显减轻，胃胀及矢气多症状已消除，仍觉周身乏力，食欲较差。FBG 14.6mmol/L，2hPG 12.3mmol/L。

效不更方，上方中黄连加至 90g，干姜加至 12g，知母加至 60g。

1 个月后，患者诸症好转，FBG 6.3mmol/L，2hPG 5.6mmol/L。

[按语] 患者形体丰盛，嗜食肥甘厚味，素有痰湿内蕴，日久化热，则相互胶结，痰热日久可伤津耗气，故见口干、乏力等症。本例血糖偏高，故方中重用黄连 90g，以直折火热，合黄芩、石膏等迅速控制痰热火毒之势，防止其进一步耗伤津气，此处重用黄连有如大承气汤"急下存阴"之意。二诊时，由于患者自行停用西药，恐中药力量单薄致病情反弹，故继续加大黄连用量以清除热毒余孽。

【病案二】

[现病史] 陈某，男，36 岁。2010 年 7 月 9 日初诊。因血糖升高 1 个月就诊。患者 1 个月前因口渴明显查 FBG 20mmol/L，诊断为糖尿病，注射几日胰岛素后因工作较忙未再继续治疗。刻下症见：口干口苦甚，饮水多，乏力明显，汗出多，小便频数。舌红，苔黄，脉滑数。查 FBG 22.1mmol/L，2hPG 34.99mmol/L。

[西医诊断] 糖尿病。

[中医诊断] 消渴。

[辨证] 火毒炽盛，耗伤气阴。

[治法] 清火益气滋阴。

[处方] 干姜黄连黄芩人参汤加减。

黄连 90g，干姜 20g，黄芩 30g，西洋参 9g，知母 60g，桑叶 30g，怀山药 30g，山萸肉 30g。

二诊（2010 年 7 月 13 日）：患者服药 4 剂，口渴、乏力等症状明显减轻，查 FBG 15mmol/L，2hPG 21mmol/L。

调整处方为：黄连 90g，生石膏 60g，知母 60g，天花粉 60g，西洋参 9g，山萸肉 30g，葛根 30g，怀山药 30g，桑叶 30g，酒大黄 3g，生姜 5 片。

患者继续服药 10 剂，口渴、口苦、乏力、汗多等症状缓解约 80%，查 FBG 6～7mmol/L，2hPG 9～11mmol/L。故调整处方为：黄连 30g，黄芩 30g，知母 30g，天花粉 30g，葛根 30g，生姜 5 片，继续调治血糖。

[按语] 患者初诊一派火毒炽烈、耗伤气阴之象，并有愈演愈烈之势，故亟需迅速控制火势，打破火毒为病的恶性循环。此时常规用药恐杯水车薪，必以大剂量苦寒清火之品直折火毒，方能控制火势，故主以 90g 黄连功专泻火解毒，直压火势，并以 20g 干姜顾护中阳，防止苦寒伤胃，同时配合知母、桑叶、怀山药等大量滋阴清热益气之药，以迅速补救耗伤之气阴，防止其因火势鸱张而枯竭，配合黄连为标本兼治。二诊已明显收效，火势得到控制，因而一鼓作气，继续以 90g 黄连清除毒火余孽，至三诊时火毒已完全控制，故

中病即减，改黄连为30g调治。

【病案三】

[现病史]李某，男，30岁，2008年12月29日初诊。发现血糖升高半年。患者半年前因多食、多饮、多尿发现血糖升高，时测FBG 14.3mmol/L，当时未服药。2008年10月因血糖持续偏高开始注射优泌林30R早16IU，晚18IU，现胰岛素用量早18IU，晚20IU，血糖仍偏高，FBG 15～20mmol/L，2hPG 20～28mmol/L。近几日2hPG超过30mmol/L，血糖仪测不出。刻下症见：头脑昏沉，精神差，困倦乏力，记忆力减退，血糖偏高时神志昏糊，心烦易怒，性情急躁，烦躁时伴烘热阵作，耳鸣，左下肢时有抽搐，腰酸腰痛。眠差，入睡难，饮食控制差，口渴多饮，多尿，夜尿频，平均1小时起夜1次，伴尿急、尿痛，尿中带血，有泡沫。大便干燥，日1次。2008年12月22日查尿常规：尿蛋白（+），尿糖（+++），尿白细胞（++）；尿沉渣：RBC 1/μl，WBC 44.6/μl；FBG（静脉）20.4mmol/L。2008年12月28日FBG 15.8mmol/L，2hPG 28mmol/L。曾饮酒，已戒，既往前列腺炎病史1年。否认家族史。舌红，苔黄干，脉数疾。身高168cm，体重75kg，BMI=26.6kg/m²。

[西医诊断]糖尿病。

[中医诊断]脾瘅。

[辨证]火毒内炽，耗气伤津。

[治法]泻火解毒，益气生津。

[处方]黄连120g，黄芩60g，生姜50g，知母45g，葛根30g，天花粉30g，石斛30g，酒大黄6g。2剂，嘱1剂分6次服用（三餐前后），2日后复诊。

二诊（2008年12月31日）：服药1剂半，口干口渴明显减轻（原每日饮15瓶以上矿泉水，现只需饮4瓶），大便不干，日行6～7次，口中异味，其余症状无明显改善，舌苔厚腐。2008年12月29日查胰岛功能：胰岛素（INS）：0h 59pmol/L，1h 63.1pmol/L，2h 59.3pmol/L，C-肽（C-P）：0h 0.45nmol/L，1h 0.45nmol/L，2h 0.42nmol/L；空腹血糖（FBG）：0h 21.24mmol/L，1h 21.69mmol/L，2h 31.70mmol/L（检测当日未注射胰岛素）。12月31日FBG 15.1mmol/L，2hPG 28.2mmol/L（未注射胰岛素）。

上方去石斛、酒大黄，加苍术30g，佩兰15g。继服5剂。

三诊（2009年1月5日）：患者服药5剂，头晕昏沉基本消失，困倦乏力缓解约70%，口中异味减轻，尿频、尿急、尿痛明显减轻，现夜尿3～4次，尿中仍少量带血，大便不成形，日3次。2009年1月3日FBG 12.1mmol/L，1月4日FBG 12.3mmol/L，2hPG 18.2mmol/L，1月5日FBG 10.6mmol/L。

调整处方为：黄连45g，黄芩30g，知母45g，葛根30g，天花粉30g，石斛30g，苍术30g，车前草30g，生姜15g。嘱可服用30剂。

四诊（2009年2月2日）：患者服药28剂，尿急、尿痛、尿中带血消失，夜尿2～3次，乏力、烦躁、烘热等症大减，血糖较前下降，FBG 9～11mmol/L，2hPG 12～14mmol/L。以上方加减继服，患者血糖逐渐下降，多次随诊，病情平稳。

[按语] 肥胖患者,素多膏浊,蓄积日久,化热生火,愈演愈烈,终成火毒。火毒上攻则头脑昏沉不清;中灼胃津则口渴多饮;下追膀胱,直逼津液则尿频、尿急、尿痛,灼伤胞络则尿中带血;扰乱心神则烦躁易怒;伤阴耗气则困倦乏力、大便干燥。患者初诊表现一派火毒炽烈之象,犹如枯木遇火,急需迅速控制火势,打破火毒为病的恶性循环。此时常规用药恐杯水车薪,必以大剂量苦寒清火之品直折火毒,方能控制火势,故主以120g黄连合以60g黄芩功专泻火解毒,直压火势,并以50g生姜顾护中阳防止苦寒伤胃,配合葛根生津止渴,石斛、知母、天花粉养阴益气,顾及火毒耗伤气阴之势。一剂药分6次服用,既能防止药量过大导致胃不受纳,同时可始终保持血药峰浓度。二诊,患者仅服药1剂半,未注射胰岛素时血糖水平与胰岛素治疗时相当,表明已初获成效,因而一鼓作气,继续以120g黄连合60g黄芩苦寒直折火势,因表现舌苔厚腐,为体内湿浊之象,故加苍术、佩兰清化湿浊,去石斛防止滋腻。三诊,不仅症状改善,血糖较前明显下降,此时熊熊火势已完全控制,若继用大剂量苦寒之品则有矫枉过正之弊,邪火余孽,以常规苦寒清热之法治之足矣。

5.2 重用黄连治疗糖尿病合并高脂血症

[现病史] 张某,女,55岁,2008年4月27日初诊,血糖升高1个月余。患者于2008年4月8日至北京医院进行常规体检,查FBG 12.3mmol/L,诊为2型糖尿病,遂来求诊。现症见:口干,不欲饮,大便干,2~3日1行,余无不适。2008年4月8日生化检查示γ-GT 101U/L,FBG 12.3mmol/L,TG 6.92mmol/L,CHO 6.7mmol/L。身高163cm,体重70kg,BMI=26.34kg/m^2。舌红,苔黄干,舌底瘀,脉弦细。

[西医诊断] 糖尿病,高脂血症。

[中医诊断] 脾瘅。

[辨证] 痰热伤津证。

[治法] 清化痰热,生津益阴。

[处方] 小陷胸汤加减。

黄连45g,瓜蒌仁30g,知母60g,葛根30g,天花粉30g,生山楂30g,红曲9g,决明子30g,生大黄3g,水蛭9g,生姜3片。

二诊(2008年5月27日):患者服药21剂复诊,自诉口干减轻80%,大便已正常,1日1行。

三诊:服药10剂后,血糖明显下降,4月25日FBG 6.4mmol/L,4月26日2hPG 7.4mmol/L。5月15日于北京医院查血生化:γ-GT 70U/L,FBG 6.8mmol/L,TG 1.72mmol/L,CHO 4.03mmol/L。自5月19日停服中药,未服任何药物,5月23日FBG 6.4mmol/L,5月24日FBG 6.0mmol/L,2hPG 6.9mmol/L,5月26日FBG 5.7mmol/L。1月内体重下降4kg。

[按语] 患者形体肥胖,素有膏脂痰浊堆积壅滞,久则化热伤津,故痰热、浊热、膏热等蕴积为本,热伤阴津为标。然痰热不除,热源不清则伤津更甚,津液亏伤则口干难

耐，故应标本同治，清化痰热兼以生津。患者以痰热为主，当以小陷胸汤为基本方，黄连用量较大，是因热势较盛，量小恐杯水车薪，无济于事，故重用黄连苦寒泻热，苦寒制甜；瓜蒌仁清化痰热；知母、天花粉、葛根生津益阴；决明子泻热明目，为减肥常用之品，生大黄、水蛭活血通络，同时生大黄兼以通腑消导；生山楂、红曲消膏降脂解浊，生姜护胃，防苦寒伤中，诸药并用，肥、糖、脂并调。

5.3 重用黄连治疗糖尿病酮症

[现病史]高某，男，48 岁，2007 年 8 月初诊，发现血糖升高 1 个月余。患者 2007 年 7 月 16 日因口渴、消瘦、乏力至医院检查发现尿酮 150mg/dl，即刻 FBG 24.4mmol/L，诊断为 2 型糖尿病，糖尿病酮症。遂转急诊输液治疗，治疗结束血糖 8.4mmol/L，尿酮体（－）。此后患者反复发作 2 次糖尿病酮症，FBG 波动于 22～26mmol/L，每次均以胰岛素治疗，酮体转阴后停用。当时患者体重 70kg，BMI=27kg/m²。1 周前患者开始口服降糖西药，具体药物不详。仅服药 3 天，因效果不佳，患者自行停药。就诊时，症见口干渴甚，极欲饮水，易汗出，小便频多，乏力，消瘦明显，20 日内体重下降 10kg。胸闷，胃胀，视物模糊，矢气多，大便干燥。舌质暗，苔少，舌下静脉增粗，脉沉略数。当日 FBG 20mmol/L，尿常规示：酮体 50mg/dl。患者否认糖尿病家族史。

[西医诊断]糖尿病酮症。

[中医诊断]消渴。

[辨证]三焦火毒，热灼津伤。

[治法]苦寒直折，泻火涤痰滋阴。

[处方]三黄汤合白虎汤、小陷胸汤加减。

黄连 90g，黄芩 60g，生大黄 6g，生石膏 60g，知母 60g，天花粉 30g，清半夏 9g，瓜蒌仁 30g，生山楂 30g，干姜 12g。

二诊：患者服药 21 剂，自诉口渴减轻 90%，胸闷、胃胀及矢气多消失，大便已正常。复诊前曾查两次尿常规，均示酮体阴性，当日血糖 FBG 6.3mmol/L，2hPG 5.6mmol/L。

调整处方：知母 30g，生石膏 30g，葛根 30g，天花粉 30g，黄连 30g，干姜 6g，生大黄 3g，水蛭粉 9g。

三诊：上方加减服用 2 个月后，血糖平稳，FBG 6.3mmol/L 左右，2hPG 6.6mmol/L 左右，查 HbA1c 6.2%。故可改以丸剂缓慢调理。

调整处方：黄连 6g，干姜 1g，黄芩 4g，西洋参 3g，知母 5g，天花粉 4g，生大黄 1g，水蛭粉 3g。制水丸，9g 每天 3 次，服用 3 个月。

[按语]患者发病时形体肥胖，素有嗜食辛辣史，其本为痰湿痰热体质。痰热郁久化火，火热炽盛，以致发病。火热极盛，燔灼津液，津液亏极，故见口渴甚，极欲饮水，大便干燥；火热蒸迫津液外泄，因而易汗出；火热耗气，气虚则乏力；代谢亢进，入不敷出，机体失养，以致消瘦明显；痰热互结于胸中，则胸闷、胃胀，气机紊乱，则矢气多；火热直逼津液下趋膀胱，故见尿多；水谷精微不能正常转化利用，堆积于血中以致血糖异

常升高，代谢亢进，消耗膏浊，其分解之物下流，随尿液排出则见尿中酮体。总之，痰热、火热为病之本源，清火涤痰方是澄源之治。

初以三黄汤合白虎汤加减苦寒直折，黄连、黄芩、生大黄，合为三黄汤，三药均为苦寒之品，擅于清泄火热，为苦寒直折之治，尤其黄连，苦寒降糖之功著，作为君药统领全方，用量之大达 90g，冀其量宏力专，一者大剂苦寒，直击其本，二者苦能制甜，苦以降糖，针对 FBG 20mmol/L，直需以峻猛之力攻之；黄芩用量 60g，亦远远超出常规，合黄连增强苦寒清泄之力；生大黄既能泻火，还可通便。《医方考》有言："味之苦者，皆能降火，黄芩味苦而质枯，黄连味苦而气燥，大黄苦寒而味厚。质枯则上浮，故能泻火于膈，气燥则就火，故能泻火于心。味厚则喜降，故能荡邪攻实。"石膏、知母乃白虎汤之意，清热生津，且大剂石膏其清热之功甚，大剂知母缘于津液亏极，求其滋阴生津功速力专；从肥胖发展到糖尿病阶段，化热是关键环节。水火势不两立，热愈盛阴愈伤。体内代谢亢进譬如架锅烧水，火势过旺时水变成大量蒸汽挥发得无影无踪，火势却丝毫未减，反而越燃越旺。此即患者体重锐减的原因，是名副其实的"消渴"，因消而瘦，因消而渴。火热初盛而阴未伤，如锅中之水尚未耗损，口不渴时，三黄汤主之；火热炽盛而口渴，犹如热盛日久，锅中之水已蒸发殆尽，则白虎汤主之。继以干姜黄连黄芩人参汤加减清热益气养阴调理；由最初以超大剂量苦寒之品峻急猛攻，直消火势，渐至以小量苦寒滋阴缓慢微调；初用汤剂，去大病也，后以丸剂，舒缓而治之。治疗全程体现了霸道与柔道的理念，即病重势急，应重拳出击，直压病势。

因此，三黄汤与白虎汤的关键区别在于津伤甚否。黄连、清半夏、瓜蒌仁，合之为小陷胸汤，清热涤痰；生山楂，合芩、连苦酸制甜，同时消膏降浊；天花粉，协知母滋阴生津。值得注意，此方虽以苦寒直折为旨，大剂苦寒直清火热，却加干姜一味，一者配芩、连、清半夏，辛开苦降，畅达气机；更重要的是，其性辛热可防大剂苦寒伤胃，纵使芩、连用量极大，亦无需虑其败胃之虞。因此患者仅服药 21 剂，诸症明显改善，尿酮体转阴，血糖亦恢复正常。

6　柴胡

柴胡味苦，专主邪热，叶天士有"柴胡劫肝阴"一说，影响颇大，现临床用量多在 6～12g。但究其清热之用却有别于其他苦寒泄热之品，用柴胡退热需明晓发热之机，只有在确切的辨证基础上，在"木郁达之"的治疗原则指导下临证遣药才可尽得其用。柴胡退热之用，归于其"达肝"之功，"木达则火自平"，无论是外感或内伤发热，随症配伍后皆可用之。

我们在临证中应用柴胡，陷下者用 3～9g 举陷，气郁者用 9～15g 开郁，如遇发热患者，上述剂量难以奏效，一般用量在 30g 左右，如遇高热不退（39～40℃），用量则可至

50g，并同用大枣、生姜，抑制其苦寒疏泄太过的副作用，可保无虞。而作为升提或引经药时，用量可最小，疏肝解郁时用量稍大。

6.1 重用柴胡治疗左肝叶切除术后发热 [1]

[现病史] 孙某，男性，63岁。因左肝叶切除术后低热2个月就诊。患者1995年B超发现左肝内结石，遂于7月初行左肝叶切除术。术后引流不畅，有较多积脓，经多次排脓，仍有少量脓汁无法抽出。患者术后低热2个月余，体温晨起正常，下午升至37.5℃左右，伴轻度畏寒，晚六时左右汗出热退。刻下症见：低热，乏力，小便微黄，大便偏稀，舌淡红，苔白厚腻微黄，脉沉弦略滑数。既往因胆石症于1994年底行胆囊切除术。

[西医诊断] 左肝叶切除术后。

[中医诊断] 内伤发热。

[辨证] 胆腑郁热，少阳枢机不利。

[治法] 和解少阳。

[处方] 大柴胡汤加减。

北柴胡30g，炒子芩18g，清半夏6g，枳实15g，赤芍15g，大叶金钱草30g，蒲公英30g，鲜荷叶30g，生姜3片，大枣5枚。

上方1剂，体温复常，5剂服完，体温一直未再升高。因舌苔仍厚，上方加佩兰叶9g，淡竹叶6g，减柴胡、黄芩用量，继用5剂，舌苔亦退。复查B超积脓消失。

[按语] 肝胆疾患，多属柴胡汤证。本例发热乃术后引流不畅感染所致，热虽不高，但午后发热，微恶风寒，傍晚汗出而解。特征类似柴胡证"必蒸蒸而振，却发热汗出而解"之发热。方中重用柴胡30g为君，意在取其退热疏解之功。柴胡用量不同，则各有攻专，小剂量长于升散，一般剂量用以疏肝，大剂量则重在清热。

6.2 重用柴胡治疗胆石症合并慢性胆囊炎急性发作

[现病史] 狄某，男，56岁。2005年6月7日初诊。因右上腹疼痛反复发作11年，发作并伴高热、呕吐、黄疸1天，门诊以"胆石症合并慢性胆囊炎急性发作"收入院。入院前1天，因进食油腻后出现右上腹剧烈疼痛，向右肩背部放射，往来寒热，体温39.5℃。刻下症见：往来寒热，体温39.7℃，恶心呕吐，口干口苦不欲饮，巩膜及全身皮肤黄染，小便黄赤，大便两日未行，唇红干裂，舌红苔黄，脉滑数。B超示：胆囊多发结石，慢性胆囊炎。

[西医诊断] 胆石症合并慢性胆囊炎急性发作。

[中医诊断] 黄疸。

[辨证] 胆腑郁热，结石盘踞。

---

1 仝小林，张志远，华传金，等. 大柴胡汤治疗肝胆系疑难重症的临床体会 [J]. 实用中医内科杂志，1998，12（1）：1.

[治法] 清热排石。

[处方] 大柴胡汤加减。

北柴胡 50g，炒子芩 24g，姜半夏 15g，杭白芍 30g，枳实 18g，川大黄 6g（后下），大叶金钱草 30g，海金沙 30g，鸡内金 12g，广郁金 12g，茵陈 60g，飞滑石 30g（包煎），生甘草 6g，生姜 20g，大枣 5 枚。

急煎 1 剂顿服，次晨体温 37.8℃，大便两次，腹痛大减，继进 1 剂，体温复常，后以原方加减调理 2 周，黄疸退净后，行胆囊切除术。

[按语] 患者以"腹痛"，伴有高热、呕吐、黄疸为主症，为结石盘踞，胆道受阻，胆汁外溢，胆热波及胃腑所致，辨证当属肝胆湿热，阳明燥结。《伤寒论》云："伤寒十余日，热结在里，复往来寒热者，与大柴胡汤。"本例具有典型的大柴胡汤证：寒热往来、呕吐腹痛、便结。仲景在原方中重用柴胡至八两，乃柴胡是少阳经解表之要药，苏颂云："张仲景治伤寒，有大、小柴胡及柴胡加龙骨、柴胡加芒硝等汤，故后人治寒热，此为最要之药。"独其能入半表半里之地，清退邪热，若不重用，难以见效，故以50g柴胡专清郁热，量宏而力专，2 剂即已收功。应用大柴胡汤时，用药剂量和药味应根据症状灵活加减。剂量上，热甚重用柴胡、黄芩；呕甚重用姜半夏；痛甚重用白芍；结甚重用枳实、大黄。在药味上，据黄疸、结石、湿热等不同情况分别伍用茵陈、四金化石丸、六一散等。中医之少阳病虽然与西医学之肝胆系疾病不能等同，但西医学诊为肝胆系疾病者，无疑为大柴胡汤的应用提供了重要线索。

6.3 重用柴胡治疗胆囊切除术后发热 [1]

[现病史] 付某，男，34 岁。因右上腹疼痛反复发作伴低热、自汗、盗汗、乏力半年余，以"胆囊息肉合并慢性胆囊炎"收入院。系统检查，排除结核、肝炎及免疫系统疾病，而行胆囊切除术。术后 1 周，伤口恢复良好，腹痛消失，刻下症见：低热，体温在 37.0 ~ 37.5℃，潮热不恶风寒，自汗，盗汗，衣裳湿透，形体消瘦，面色黄中隐红，口苦，食欲不振，脘腹微胀，小溲微黄，便干，舌红苔薄黄腻，脉弦滑数。

[西医诊断] 胆囊切除术后。

[中医诊断] 内伤发热。

[辨证] 胆腑郁热。

[治法] 清少阳热。

[处方] 大柴胡汤加减。

北柴胡 30g，炒子芩 18g，清半夏 6g，枳实 15g，赤芍 9g，川大黄 3g，桂枝 12g，白芍 9g，细生地 18g，生姜 3 片，大枣 5 枚。

上方仅 1 剂，体温正常，自汗、盗汗亦减轻，继服 5 剂，体温一直正常。

1 仝小林，张志远，华传金，等 . 大柴胡汤治疗肝胆系疑难重症的临床体会 [J]. 实用中医内科杂志，1998，12（1）：1.

[按语]胆囊疾患属少阳经病，六腑以通为用，故以大柴胡汤清郁热，通腑气。方中重用柴胡30g为君，清解少阳经热，现代药理研究表明，柴胡有良好的解热、抗炎、利胆、保肝等作用，故常用于肝胆系统炎症性疾病。

6.4 重用柴胡治疗化脓性扁桃体炎

[现病史]吴某，女，38岁。2005年8月30日初诊。因急性化脓性扁桃体炎高热5天，最高体温39.8℃就诊。曾在中日友好医院急诊留观，头痛，汗出，面红，口渴，恶心，无身痛及关节酸痛，扁桃体稍大，仍有小脓点，血常规正常，青霉素治疗无效。刻下症见：头痛，汗出，面红，口渴，恶心，扁桃体稍大，舌淡红，苔薄黄，脉沉数。

[西医诊断]化脓性扁桃体炎。

[中医诊断]乳蛾。

[辨证]热毒内蕴。

[治法]清热解毒利咽。

[处方]大柴胡汤加减。

柴胡50g，川大黄6g，枳实15g，黄芩15g，白芍15g，清半夏9g，生石膏30g，生地30g，滑石30g，生甘草6g，金银花30g，马勃15g，山豆根9g，竹叶6g。

下午1时服药，2h后热退，体温降至正常，继服1剂，疾病告愈。

[按语]急性化脓性扁桃体炎属于中医"乳蛾"范畴，乃火毒炽盛所致。本病热毒嚣张，病势较急，如不迅速退热，恐热扰神明，出现昏迷、谵语之危重变证，故治疗首务，当速清火毒，防止传变。方以大柴胡汤清热通下，使热从下行，并配以清热解毒之品，故一剂后邪热大减。方中柴胡，上行能解少阳火毒，《滇南本草》言其"退六经邪热往来"，本案重用之，故药能胜病，2剂收效。

6.5 重用柴胡治疗癌症术后发热 [1]

[现病史]刘某，男，70岁，胆总管癌（胆肠吻合术后1年），肝占位，肝动脉栓塞化疗术后1月。刻下症见：高热畏寒，体温39℃，周身瘙痒，无腹痛、恶心呕吐等症，纳眠尚可，汗多，大便干，日1行，小便偏黄，夜尿4~5次/晚；舌质红，舌底瘀，苔厚腻，脉沉弱偏数。辅助检查（2014年2月16日）：血常规：WBC 25.38×10^9/L，NEUT% 91.51%，RBC 3.41×10^{12}/L，HGB 112g/L，HCT 31.3%；（2013年11月29日）生化：ALT 114U/L，AST 229U/L，γ-GT 310U/L，ALP 121IU/L，LDH 68.3U/L，总胆汁酸22.8μmol/L，前白蛋白146mg/L，TC 4.76mmol/L，TG 0.68mmol/L，HDL 2.09mmol/L，LDL 2.27mmol/L，BUN 2.6mmol/L，Cr 585μmol/L。上腹部CT：腹部肝癌转移；胆囊切

---

1 武胜萍，刘洪兴，全小林 . 从"木郁达之"论柴胡退热——全小林应用柴胡经验总结 [J]. 辽宁中医杂志，2015，42（4）：715-716.

除术后引发胆管积气；腹腔积液。

[西医诊断]胆肠吻合术后；肝动脉栓塞化疗术后。

[中医诊断]内伤发热。

[辨证]胆腑郁热，少阳枢机不利。

[治法]疏利肝胆，和解少阳。

[处方]大柴胡汤加减。

柴胡 30g，黄芩 30g，清半夏 15g，茵陈 30g（先煎 1h），生大黄 6g，莪术 30g，三七 30g，西洋参 6g，生甘草 15g，生姜 3 片，大枣 3 枚。

二诊：患者服上方 13 剂后，发热已十去七八，现下唯每日傍晚 17:00—19:00 畏凉低热，体温 37℃，皮肤仍瘙痒，尿色偏黄，夜尿 5 次。辅助检查（2014 年 3 月 5 日）：生化：Cr 44μmol/L，ALT 75IU/L，AST 40IU/L，HDL 1.86mmol/L，ALP 167IU/L，GGT 512 IU/L，TBIL 4.8μmol/L，淀粉酶 82 U/L；血常规：HCT 36.8%，MCV 96.8fl，MCH 31.8pg，PLT 316.0×10^9/L，单核细胞比 9.3%；腹部 CT：腹腔积液减少。体温基本复常，减柴胡、黄芩用量，酌加五味子 15g 以保肝降酶，患者面色隐红，戌时低热，皮肤作痒皆视为血分余热，加赤芍 45g 以凉血散热，继服 30 剂以巩固疗效。

三诊：患者继服 20 剂后随诊，诉服药期间发热 1 次，纳不佳，眠欠安，稍觉乏力，舌苔厚腐腻，柴胡继加 10g，清半夏加至 30g，1 剂服后便觉诸症即得缓解，后继续服药，发热无犯，舌苔亦退，精神转安。

[按语]大柴胡汤，是治疗肝胆脾胰等消化系统疾病的效方。患者原患胆总管癌，就诊时肝占位，胆肠吻合术后 1 年，久病必虚，外感之因常难以觉察，但表证却形诸于外，提醒我们治疗时万不可被恶寒发热之表象所惑，应直捣巢穴，大量用柴胡退热。《普济本事方》即有应用柴胡散退热的经典记载：治邪入经络，体瘦肌热，推陈致新；解利伤寒、时疾，中暍伏暑，柴胡散：柴胡四两（洗，去苗），甘草一两（炙）。柴胡辛散为君，甘草甘缓佐之，经络伏邪只能和解。外感不单纯指外感表证的恶寒发热，此处凡内伤因素之外所致的发热均可归于外感发热，其多由实邪作祟，而实邪亦不拘于六淫。

柴胡退热之用，归于其"达肝"之功，"木达则火自平"，无论是外感或内伤发热，随症配伍后皆可用之。我们在多年业医从教的实践中深谙"伏邪"致病的隐匿性，认为其慢性疾病急性发作见恶寒发热者，可按伏气温病论治，专病专方常被首选，如：慢性泌尿系感染急性发作之八正散，慢性胆囊炎、胰腺炎急性发作用大柴胡汤，慢性扁桃体炎急性发作用凉膈散，慢性支气管炎急性发作用大青龙汤。

6.6 重用柴胡治疗不定时发热 [1]

[现病史] 郭某，男，58岁，因"不定时发热1年"于2012年5月14日初诊。患者述1年前出现不明原因高热，体温最高达39℃，就诊于当地医院，血常规、尿常规、便常规、胸片等检查，均无明显异常。此后反复不定时发热，每次发热持续2~3日，每月发热3~4次，发热前常出现浑身酸痛，怕冷，热退后常头晕、纳差、失眠，无其他伴随症状。就诊于北京多家三甲医院查感染性指标、肿瘤标志物、风湿免疫指标等，均无异常。患者无手术史、无输血史、无传染病及疫病疫地接触史。既往有胆结石、胆囊炎、胃溃疡病史，否认特殊疾病家族遗传史。患者初诊时略头晕、纳差、失眠，每日睡3~4小时，大便正常，小便次数多，舌细颤，苔厚腻黄白相间，脉沉细弦滑。

[西医诊断] 发热待查。

[中医诊断] 热证。

[辨证] 湿热伏阻少阳，兼有气虚。

[治法] 和解少阳，扶正祛邪。

[处方] 小柴胡汤加减。

柴胡50g，黄芩30g，清半夏30g，生姜5大片，青蒿30g，知母30g，佩兰12g，苍术9g，生薏苡仁30g，西洋参9g，竹叶15g，生甘草15g。14剂，水煎服，分早、中、晚、睡前4次服。

二诊：服药14剂后，头晕较前好转，食欲好转，服药期间仅有1次手指酸痛（以前手指酸痛往往为发热前兆症状），但未发热，仍略有头晕、纳差、失眠（入睡困难），舌细颤黄厚腐腻苔，脉滑数。方药：上方加夜交藤30g，14剂，2日服1剂。

三诊：患者服药后再次就诊时头晕好转，睡眠好转，自5月份就诊服药至今未出现发热。患者仍略感头晕，休息10min后好转，纳食、睡眠可，小便频，略黄，夜间排尿1次。舌细颤苔黄厚腻，脉沉弦偏滑数。方药：2012年5月14日方减竹叶，加滑石30g（包煎），14剂，2日服1剂。

2013年2月电话随访该患者，患者自服药至今从未出现高热，现无特殊不适，纳食、睡眠可，大便调。

[按语] 患者既往肝胆宿疾日久，邪伏少阳，外邪引动，少阳经气不利，相火郁而为热，又因少阳病，邪在半表半里之间，未有定处，往来无常，故可见不定时发热；肝胆宿疾，肝病久失疏泄，木郁土壅，脾失运化，运化失权，则可见纳差；运化失司则湿邪中阻，脾失散精，清阳不升，故可见头晕、失眠等症；湿邪中阻、湿热互结，则可见舌苔厚腻黄白相间。

综合辨为湿热伏阻少阳，治宜和解少阳、扶正祛邪，选用小柴胡汤加减治疗。重用

1 周守红，周强，李欣.仝小林教授从"伏气温病"辨治原因不明发热病案解析[J].吉林中医药，2013，33（10）：1064-1065.

50g柴胡和解少阳，直中少阳胆经，直定震源。柴胡、黄芩、青蒿配伍清解少阳经腑之邪热，又能疏利肝胆气机；半夏、生姜和胃降逆，并通过其辛散作用，兼助柴胡透达少阳之邪；西洋参、甘草益胃气、和营卫，扶正以助祛邪，祛邪为主兼顾正气，患者表现为高热，故加入清热生津之知母、竹叶，舌苔厚腻黄白相间，湿热之象较重，故加入化湿之佩兰、燥湿之苍术、祛湿之生薏苡仁。诸药共伍，则少阳经、腑同治，又旁顾胃，使气郁得达，火郁得发，则枢机自利。患者二诊时未出现高热，而失眠较重，故加入养心安神之夜交藤。患者3诊时小便频、略黄，故加入滑石，与甘草配伍取其清热利湿之功。

小柴胡汤出自汉代张仲景的《伤寒论》，后世医家对此方应用较多。临床有巧用该方加减治疗儿童反复呼吸道感染，哮喘，柯萨奇腺病毒Ⅲ、Ⅶ型感染后长期低热的报道。《时方妙用》说："方中柴胡一味，少用四钱，多用八钱。其剂量以大于人参、甘草一倍以上为宜"。该患者重在少阳伏邪，属于慢性炎症疾病的急性发作，应从"伏气温病"论治。伏气温病是古代医家在长期医疗实践中总结出的理论，现代医学的许多疑难杂症，如流行性脑脊髓膜炎、系统性红斑狼疮、败血症、急性风湿热等都与伏气温病有密切关系。伏气温病，病虽发于里，却有发于营血和发于脏腑之不同，因此要首先确定病源。邪从里出，如同地震的震源，震波可波及上下前后左右，凡属伏气温病，必先定震源是在上在下，在营在血，抑或在脏在腑。该类疾病的治疗原则是：清里热、定震源、除伏邪、顾虚实。

7　石膏

石膏味甘、辛，气大寒。归肺、胃经。《景岳全书》："气味俱薄，体重能沉，气轻能升，阴中有阳。"虽为大凉，用于热之内，则能解热，而不畏其凉；阴中有阳，热去则阴液可复，此之用其"补液"之功。

我们认为真懂石膏者，断不会以为其为大寒而畏之。用石膏关键是把握"度"。我们一般用30～120g，最多可用至400g（上午200g，下午200g，一日两剂），且不用先煎。治疗流行性出血热、SARS等急进性高热疾病时，生麻黄常用15～30g，石膏30～120g，分4～6次服。治疗病毒性、中枢性及不明原因引起的疑难性高热时，重用生石膏60～120g，最多可用至300g；糖尿病及糖尿病酮症酸中毒见大热、大渴者，石膏用量宜120～500g，方能治疗急危重症，治疗过程中配合大量饮水，增强解热之功。大剂量使用时选择少量频服的办法，一是为了保证其用药安全性，二是为了保持较高血药浓度，但用药注意：大剂量主要针对急危重症，一日可分4～8次服，中病即减，可按原剂量的1/2～1/4递减。

7.1 重用生石膏治疗 SARS

[现病史] 尚某，男，35 岁。以 SARS 入院。因接触 SARS 病人于 2003 年 5 月 4 日出现发热，体温最高 39.6℃，伴干咳、胸闷、气促、活动加重，胸片示右下肺炎症，确诊 SARS，5 月 11 日转入中日友好医院。入中日友好医院前已用过多种抗生素，包括甲磺酸左氧氟沙星、阿奇霉素、亚胺培南西司他丁钠、利巴韦林，并用了甲泼尼龙琥珀酸钠 120mg 每日 2 次。入院时患者病情较重，予无创呼吸机 BIPAP，血氧饱和度 95%～90%，胸片示双肺中下野片状模糊影，诊为重症 SARS。因患者激素用量较大，诱发糖尿病，患者喘憋重，不能脱离呼吸机，口干舌燥，汗出，手足心发热。

[西医诊断] SARS。

[中医诊断] 肺毒疫。

[辨证] 邪热壅肺，瘀毒蕴肺。

[治法] 清热宣肺，解毒活血。

[处方] 清瘟败毒饮加味。

生石膏 60g，芦根 60g，黄芩 15g，生地黄 30g，水牛角 60g（先煎），生大黄 6g，赤芍 30g，红花 10g。并给予营养支持治疗。

药后患者病情趋于好转，5 月 21 日可脱离呼吸机，改为面罩吸氧，甲泼尼龙也减至 80mg 每日 2 次。胸片示双肺炎症亦有吸收。到 6 月 1 日抗生素已停用，激素减至泼尼松 20mg 每日 2 次，转入普通病房。患者进入恢复期，偶有心悸，舌质淡红苔白厚腻，仍需面罩吸氧。

予黄芪 30g，太子参 15g，茯苓 15g，炒白术 10g，远志 10g，麦冬 30g，生地黄 15g，紫石英 30g（先煎），五味子 10g，丹参 15g。治疗后明显好转，数日后出院。

[按语] 本案为非典型性肺炎，重用石膏、芦根两清气营。张锡纯谓："盖石膏生用以治外感实热，断无伤人之理，且放胆用之，亦断无不退热之理。"用生石膏时，有是证即可用是药，关键在于把握"度"，中病即止。本案中生石膏 60g 配伍芦根 60g，两清气营，清肺解毒。

7.2 重用生石膏、生地黄治疗中枢性高热 [1]

[现病史] 王某，男，61 岁。主因"头晕 1 天，昏迷 12 小时"而收入神经内科住院。入院后第 4 天颅脑 MRI 示：双侧小脑大面积梗死，双侧丘脑及桥脑梗死，脑白质病，脑萎缩。给予脱水、降颅压、抗凝及对症治疗，患者仍处于浅昏迷状态，发病 10 天后出现发热，体温在 38～39.5℃ 之间波动。发病第 23 天颅脑 CT 示：双侧基底节区、放射冠区脑梗死，左侧枕部、左小脑脑出血并溃入第四脑室。发病第 26 天患者体温 39.3℃，查血常规未见异常；尿常规示：蛋白（+），红细胞 1～3 个 /HP，白细胞 20～30 个 /HP。患者

---

1 谭宏文 . 仝小林治疗疑难性高热经验 [J]. 中医杂志，2008，49（3）：212.

为多发性脑梗死，日前又出现梗死后出血，故考虑为中枢性发热，给予药物降温及物理降温，效果均不理想。午后及夜间患者体温39.5℃，意识不清，大声呼之能应，面红赤，大便数日未行，舌干红，苔黄厚腻，脉滑数。查体：压眶反射存在，双瞳孔不等大，右侧直径约3mm，左侧直径约2.5mm，四肢肌张力低，肌力0级，双侧巴宾斯基征（+）。

[西医诊断] 多发性脑梗死继发脑出血，中枢性高热。

[中医诊断] 中风。

[辨证] 闭证。

[治法] 清热醒神开窍。

[处方] 犀角地黄汤合安宫牛黄丸。

犀角地黄汤加减：生石膏60g，生地黄60g，水牛角60g（先煎），羚羊角粉1g（分冲），牡丹皮30g，赤芍30g，生大黄9g，金银花30g，败酱草30g，野菊花30g，紫花地丁30g。2剂水煎服，每剂煎至300ml，于当日晚8时、凌晨1时、次日早7时分别服用150ml。

安宫牛黄丸1丸，日2次（当日下午5时、次日上午8时各1次），温开水化开后胃管注入。

[疗效] 次日早8时体温降至38℃，大便3次，下午4时服用150ml，晚8时体温为37.1℃，连续观察2日体温均正常。

[按语] 本案为多发性脑梗死引起的中枢性发热，重用生石膏、生地黄、水牛角两清气营。高热时体内积热太多，散发不出，生石膏在此处用之以清泄郁热、打开玄府，内热清，玄府开，自然汗出而热解。亦可仿效张锡纯生石膏配阿司匹林之意，加服百服宁等解热镇痛药辅之。在气营两燔，热毒转重时，生石膏可配大剂量生地黄30～60g，甚或120g，两清气营，气分阶段即可配伍用之，以防伤阴。气分热很重时亦可用三石汤（滑石、生石膏、寒水石）以清泄内热。

7.3 重用生石膏治疗上呼吸道感染

[现病史] 患者，女，15岁，外感1天面诊。精神疲倦，恶寒发热，测体温38.6℃，无汗，周身酸痛，咽部红肿疼痛，无咳嗽，恶心欲呕。舌红，苔白，脉浮紧数。

[西医诊断] 上呼吸道感染。

[中医诊断] 感冒。

[辨证] 三表同病。

[治法] 三表同治。

[处方] 麻黄汤合三表汤加减。

石膏30g（先煎），生麻黄6g，杏仁15g，羌活15g，金银花30g，连翘30g，野菊花30g，生姜、马勃各15g，锦灯笼15g，藿香9g，荆芥15g（后下），生姜3片。

[疗效] 每剂分4次服，2剂痊愈。

[按语] 患者感邪而病，病从皮肤而受，咽部红肿疼痛，病邪入侵呼吸道黏膜，甚则

恶心欲呕，邪入消化道黏膜，三表同病。重用石膏临床中合病多见，但是致病途径仍需明确，可指导辨证论治。麻黄、石膏等解表，金银花、连翘等疏风利咽喉，佐以藿香正气散除胃肠之邪，三表同治，故2剂而愈，明显缩短感冒自然病程。

7.4 重用生石膏治疗2型糖尿病酮症酸中毒 [1]

[现病史] 夏某，女性，54岁。2008年10月13日初诊。2004年10月，因昏迷急诊入院，检查发现尿酮（+++），随机血糖22mmol/L，完善检查确诊为"2型糖尿病""糖尿病酮症酸中毒"，并予系统治疗。患者出院后用药不规律，反复发作2次，每次均以胰岛素及补液治疗，酮体阴性后作罢。患者2周来因农忙未规律服用降糖药，近5日来发生呕吐求诊。刻下症：口干饮冷，日饮5L，呕吐时作，乏力消瘦，近1个月体重下降6kg。头昏沉，饮水后即刻见汗如珠滚，尿频，夜尿2次，大便正常量偏少。纳食少，嗜睡。面色苍白，舌质暗红，少苔，舌下静脉增粗，脉沉略数。患者未用胰岛素治疗。当日FBG 15.6mmol/L；尿常规示：酮体（++），尿糖（+++），尿蛋白（+）。

[西医诊断] 2型糖尿病，糖尿病酮症酸中毒。

[中医诊断] 消渴。

[辨证] 阳明胃火亢盛，热盛伤阴。

[治法] 清热补阴。

[处方] 白虎汤加减。

生石膏120g，知母60g，炙甘草15g，粳米30g，天花粉30g，黄连30g，生姜5大片。

二诊（2008年10月20日）：患者在治疗过程中未用任何降糖西药。自诉服药2剂后，口渴减轻，尿常规示：酮体（+），尿蛋白（-），尿糖（+）。服药至6剂，尿常规示：酮体（-），尿蛋白（-），尿糖（+）；血糖FBG 8.9mmol/L，2hPG 12.3mmol/L。

处方：生石膏减量至60g，知母至30g；加西洋参9g益气养阴以调护。加格列齐特缓释片60 mg/d，进一步控制血糖。

三诊：服上方28剂后病情平稳，改为散剂，每次27g，每日2次，煮散10 min，汤渣同服。

[按语] 患者以"呕吐、渴饮"为主症就诊，喜冷饮。阳明胃火亢盛，蒸灼津液，液被火炼而亏，则思源以灭火，索冷以去热；胃火妄动则呕吐，壮火食气则疲乏嗜睡，火热下趋膀胱见夜尿多，又尿中酮体为水谷运化失常形成之膏浊。故选用生石膏120g，寒以胜火，辛以散热，2剂药后即感口渴明显减轻，酮体由（++）变为（+）。考究其源，为热盛伤阴之证，盖其热为主、火为先，阴伤津少为其果。

该患者为"郁、热、虚、损"之典型热阶段，虽无身大热、脉洪大，白虎汤之四大症

---

1 周强，赵锡艳，彭智平，等.仝小林教授运用白虎汤治疗糖尿病酮症酸中毒验案[J].中国中医急症，2012，21（12）：1929.

未悉具，但其"口渴喜冷"已能概全，为热盛伤津之证。予清热生津之法，此热不在阳明腑，又无有形实邪内扰，故不宜承气类以通腑；又较大黄黄连泻心之热更急、稍表，在气分而未深入脏腑，且伤阴而不宜以苦寒直折为主；更不能滋阴以救火，盖火大而劲猛，杯水焉能救车薪。病急，根在釜底之薪，故立抽薪之法，是澄源之治，辅以添水灭火。仲景以白虎冠名，因此方有迅猛之势，可泻火邪；又因其为寒凉重剂，用时当步步小心，切不可恣意妄为。该患者火热横行，非白虎不能灭其焰。《神农本草经》原谓石膏微寒，其寒凉之力远逊于黄连、黄柏等药，而其退热之功效则远过于诸药。臣以知母60g，用意有四：知母性寒，入阳明胃经助石膏以清热；又热淫于内，佐以苦甘，知母味苦，苦能泻火于中；知母品润，有生津之能；又入肾而清热，胃火既盛，势必烁干肾水，水尽而火势焰天，故用知母以防传变之理。用甘草、粳米、生姜调和于中宫，健脾生津；且能土中泻火，作甘稼穑。生姜缓其寒，甘草平其苦，三药又同时护其胃，庶大寒之品无伤损脾胃之虑也。煮汤入胃，输脾归肺，水精四布，五津并行，大烦大渴可除矣。又加天花粉清热生津止渴。黄连苦以降糖，寒可去热，又合生姜辛开苦降，调理胃气、止呕佳品。我们认为，今人或疑石膏比为白虎，虑其为大寒之品，明是杀人之物，或是小剂、甚或以他药代之而摒弃不用，然仲景白虎汤中石膏用至一斤、知母六两，古今折算，古之一两为今之15.625g，剂量之大，可谓可畏。石膏之猛，确有杀人之威，然其生人之益亦功不可没。火热重者，非多用石膏不可，有此证候，用此治法，吾恐轻用无功矣。石膏之功过，总在看症之分明，不在石膏之多寡。若辨证有误，多用固杀人；若辨证正确，多用亦未尝不救人。

7.5 重用生石膏治疗糖尿病

[现病史] 陈某，男，29岁，2007年2月28日初诊，发现血糖升高4个月。患者自2006年11月出现口干多饮，体重下降，2个月内由原95kg降至80kg，遂于2007年1月赴友谊医院检查，FBG15.67mmol/L，尿酮体（++），尿糖（+++），诊为糖尿病。当时即予胰岛素治疗，输液末酮体（+-）（0.5mmol/L），餐后血糖28mmol/L。自治疗结束至今未服任何西药，亦未注射胰岛素。现症见：口干，喜饮凉开水，易饥饿，每日进食主食约500g。喜饮甜味饮料，体重持续下降，乏力，易汗出，时有心烦易怒，尿多，夜尿2～3次，时有视物模糊。面色红赤，舌胖大苔薄黄，脉沉细。2007年2月22日，查FBG 15.67mmol/L，2hPG 28mmol/L，胰岛抗体三项阴性。2月24日，FBG 12.3mmol/L，2月26日 FBG 13.8mmol/L。2月27日 查 HbA1c 15.6%，TG 4.1mmol/L，CHO 5.9mmol/L，LDL 1.9mmol/L。身高172cm，体重75kg，BMI=25.35kg/m^2。

[西医诊断] 糖尿病，高脂血症。

[中医诊断] 脾瘅。

[辨证] 肺胃热盛。

[治法] 清热泻火。

[处方] 白虎汤加减。

生石膏 60g，知母 30g，浮小麦 30g，生甘草 6g，黄连 30g，黄芩 30g，生大黄 3g，乌梅 15g，桑叶 30g，干姜 9g。

二诊（2007 年 3 月 22 日）：患者服药 21 剂，口干口渴减轻 70%，夜尿消失，乏力汗出减轻 60%，易饥饿症状减轻 40%。2007 年 3 月 19 日，FBG 8.5mmol/L，2hPG 10.1mmol/L；3 月 20 日，FBG 8.1mmol/L，2hPG 11.9mmol/L；FBG 8.3mmol/L，2hPG 9.1mmol/L。

上方中加赤芍 30g，生地黄 30g，天花粉 30g。

三诊（2007 年 4 月 5 日）：患者服上方 7 剂，口干进一步减轻，已不欲饮水，余症进一步好转。2007 年 3 月 29 日查 HbA1c 12.2%，2007 年 4 月 2 日，FBG 7mmol/L，2hPG 8.9mmol/L，4 月 3 日，FBG 7.8mmol/L，2hPG 8.8mmol/L；4 月 4 日，FBG 7.7mmol/L，2hPG 9.6mmol/L；4 月 5 日，FBG 7.1mmol/L，2hPG 9.6mmol/L。

调整处方为：丹皮 30g，赤芍 30g，生石膏 30g，知母 30g，黄连 30g，黄芩 30g，干姜 9g，桑叶 30g，天花粉 30g，石榴皮 15g。

四诊（2007 年 4 月 29 日）：服上药 23 剂，口干症状基本消失，乏力、饥饿等症明显减轻。2007 年 4 月 26 日查 HbA1c 9.4%，FBG 6.7mmol/L，2hPG 10.5mmol/L；4 月 27 日 FBG 7mmol/L，2hPG 9.6mmol/L；4 月 28 日 FBG 7.1mmol/L，2hPG 9.0mmol/L；4 月 29 日 FBG 6.7mmol/L，2hPG 8.2mmol/L。

[按语]该肥胖患者，素有膏脂痰浊等蓄积化热，持续不治，则热极为火，肺经火热，消灼津液，见口渴喜冷饮，胃火中烧，则消谷善饥；火热炽盛，逼迫津液直趋膀胱，以致多尿，代谢亢进，则体重下降；火热易伤津耗气，故见乏力汗出。故用白虎汤加减，方中重用石膏，甘寒，寒胜热，甘入脾，为土中生金之体，具金能生水之用，急泄肺胃之火；知母气寒主降，苦以泻火；黄连清胃火，黄芩泻肺热，四药合用功专，清泄肺胃火热；桑叶甘寒润肺，生大黄通腑活血，乌梅酸敛气阴，酸以制甜，干姜护胃。此案虽表现病程较短，但患病时日恐不止 4 个月，故本以痰热、浊热、膏热等内蕴蓄积为主要矛盾，因持续不治，热极为火，转以肺胃火盛为主要病机，故应清泄肺胃火热。二诊，症状改善明显，但血糖仍较高，火势偏盛，恐已波及血分，故加赤芍、生地黄清热凉血，加天花粉滋阴。三诊，血糖等指标进一步改善，因而一鼓作气，继续以清热泻火凉血为主治，以凉血之力更胜之丹皮易生地，酸涩敛阴之力更强之石榴皮代乌梅，故四诊时收效甚佳。

8　土茯苓

土茯苓，味甘淡性平。归肝、胃经。主解毒，除湿，通利关节。《本草正义》言"土茯苓，利湿去热，能入络，搜剔湿热之蕴毒……专治杨梅毒疮，深入百络，关节疼痛，甚至腐烂，又毒火上行，咽喉痛溃，一切恶症。"

我们用土茯苓利湿去热，搜剔湿热之蕴毒，重用土茯苓至 120g，乃取其善于清解热毒、渗湿、活络之功，严重者可用至 240g。

8.1 重用土茯苓治疗糖尿病皮肤病

[现病史] 潘某，男，62 岁。2008 年 5 月 14 日初诊。因发现血糖升高 6 年，伴双胫前皮肤瘙痒 1 个月就诊。患者于 2003 年因"饥饿感明显"入院，查 FBG 4.3mmol/L，2hPG 13mmol/L，尿糖（＋），诊断为 2 型糖尿病。口服阿卡波糖片至今，血糖控制可。后无明显诱因出现皮肤湿疹，反复难愈。1 个月前患者皮肤湿疹加重，遂前来就诊。刻下症见：腰及双胫前湿疹，患处瘙痒、皮色红、皮温高、皮损变厚、上有少量黄色黏稠渗液及脱落皮屑。晨起口臭口苦，不欲饮水，耳鸣自汗，双足麻木，纳可，眠差易醒、醒后难以入睡，二便调，舌暗红，舌底瘀，脉弦。身高 177cm，体重 74kg，BMI=23.6kg/m^2。

[西医诊断] 糖尿病皮肤瘙痒。

[中医诊断] 消渴，湿疹。

[辨证] 肝胆湿热。

[治法] 清肝利湿。

[处方] 自拟方。

土茯苓 60g，龙胆草 15g，苦参 15g，黄柏 15g，乌梢蛇 30g，滑石 30g（包煎），白鲜皮 30g。

2 周后患者复诊，患者口臭口苦消失，偶有耳鸣、自汗、肢麻。其湿疹症状改善亦较为明显，患处瘙痒、皮温、皮损厚度均减，皮色变浅，渗液色较前清。仍诉眠差，且便溏。

改上方苦参为 30g，去滑石，加鸡血藤 30g，生姜 3 片，14 剂内服。后患者病情好转，未再复诊。

[按语] 患者证属肝胆湿热，尚有肝阳上亢的证候，故予龙胆草、苦参、黄柏清肝胆湿热，佐以乌梢蛇以搜风通络，减轻患者耳鸣自汗症状，予滑石内服大开水道使清热利湿更强。并重用土茯苓清热解毒，止皮肤瘙痒，是治疗皮肤病之常用药。复诊亦与上相仿，少去苦寒之药，略加活血通络、健脾和胃之品，稍事休养，疾病乃愈。

8.2 重用土茯苓治疗糖尿病皮肤疖肿

[现病史] 李某，男，60 岁。2008 年 3 月 13 日初诊。因发现血糖升高 10 年，头部疖肿、双下肢皮疹 1 个月余就诊。患者 1998 年体检发现血糖升高，具体数值不详，先后服用阿卡波糖、瑞格列奈、二甲双胍，血糖控制在 FBG 7 ~ 9mmol/L，2hPG 9 ~ 11mmol/L。刻下症见：头部疖肿，红肿疼痛，双下肢红色皮疹，瘙痒难忍，急躁易怒，晨起咽中有痰，口干，入睡难，夜尿 2 ~ 3 次，大便干结成球状，2 ~ 3 日 1 行，舌暗，苔黄干略厚，脉沉。身高 175cm，体重 63kg，BMI=20.6kg/m^2。

[西医诊断] 糖尿病合并疖肿。

[中医诊断] 消渴，疖肿。

[辨证] 湿热伤阴。

[治法] 燥湿解毒，滋阴清热。

[处方] 土茯苓、苦参药对合增液汤加减。

土茯苓 60g，苦参 30g，白鲜皮 30g，败酱草 30g，麦冬 90g，玄参 30g，生地黄 60g，生大黄 20g（单包），玄明粉 5g（分冲），黄连 30g，干姜 15g，知母 45g，天花粉 30g。

二诊（2008 年 4 月 13 日）：服上方 30 剂。疖肿消退 40% 左右。头部疖肿溃破，疼痛甚，下肢皮疹瘙痒减轻 50%，皮疹色暗，皮肤疼痛。大便改善，现 1 ~ 2 日 1 行，偏干，入睡难，每晚能睡 7 ~ 8 小时，口干，口黏，视物昏花，小便不畅，舌暗，苔黏腻，脉沉细。今日 FBG 8mmol/L。

上方加琥珀粉 3g（分冲），滑石 30g（包煎），莲子心 9g，生姜 5 片。治疗 1 个月，疖肿痊愈。

[按语] 患者病程日久，热邪内盛而致此病，故重用土茯苓、苦参、败酱草清热解毒，白鲜皮祛风止痒，因邪热伤津致大便干结难行，故以增液汤滋阴增液，方中重用玄参，苦咸而凉，滋阴润燥。生地黄甘苦而寒，清热养阴，壮水生津，以增玄参滋阴润燥之力；用甘寒之麦冬，滋养肺胃阴津，几药合用，养阴增液，以补药之体为泻药之用。又加玄明粉、大黄清热通便以釜底抽薪；同时以黄连、干姜、苦参辛开苦降，天花粉、知母清热生津降血糖。二诊疖肿溃破疼痛，且出现口黏、苔腻的表现，说明热毒较盛，湿热内阻，故在原方基础上加莲子心清心火，滑石清热利水导湿热下行，琥珀粉利水活血以除湿止痛，继而服药 1 个月，疖肿痊愈。

8.3 重用土茯苓治疗坏死性淋巴结炎 [1]

【病案一】

[现病史] 患者，男，12 岁。因反复长期发热伴颈部肿物 7 年就诊。患儿自 5 岁起反复 3 次出现长期发热、颈部肿物伴疼痛，每次均反复高热 2 个多月不退，曾静脉滴注大量各类抗生素，遍服中西药，效果不甚明显，曾 2 次住院治疗，全面筛查免疫系统疾病、血液系统疾病，并做过骨髓穿刺，均未发现明显异常。两次活检病理报告为组织细胞性坏死性淋巴结炎。最后服用激素治疗才退热。本次为第 4 次发病，发病前患儿曾头痛、咳嗽，2 天后开始发热，随之右侧颈部出现 1 个蚕豆大小肿物并伴有剧烈疼痛，体温波动在 38 ~ 39℃ 之间。输头孢曲松钠 1 周，又口服头孢菌素等约 2 周，化验血常规示 WBC 5×10^9/L。肿物未见缩小，但质地变硬，发热仍持续在 38℃ 以上。因不愿再服用激素治疗遂来就诊。刻下症见：患儿形体消瘦，体温 38.7℃，面色淡白，唇色红，右侧颈部可见一淋巴结蚕豆样大，疼痛拒按，质地硬，食欲差，大便困难，舌色红绛，苔黄厚微腻。

---

1 赵昱，陈良，王霞. 仝小林治疗反复发作性坏死性淋巴结炎临床经验 [J]. 中国社区医师，2005，21（17）：30.

[西医诊断] 坏死性淋巴结炎。

[中医诊断] 瘰疬。

[辨证] 热毒痰互结。

[治法] 清热解毒化痰。

[处方] 土茯苓 30g，蝉蜕 10g，僵蚕 10g，全蝎 5g，蜈蚣 2 条，败酱草 20g，野菊花 20g，生石膏 30g，芦根 30g，赤芍 20g，丹皮 15g，生大黄 3g，三棱 3g，莪术 3g。

二诊：服上药 5 天。体温略有下降，在 37～38℃ 之间，食欲仍差，伴恶心。

处方：上方加漏芦 1g，路路通 15g，制乳香、没药各 3g。

三诊：患儿 3 天前体温降至正常水平，现体温 36.2℃，恶心消失，舌红苔厚，颈部淋巴结疼痛减轻。

处方：一诊方去蝉蜕、僵蚕、野菊花、生石膏、芦根、赤芍、丹皮。三棱、莪术加至 5g，另加炮甲珠 10g，黑、白牵牛子各 3g，厚朴 3g，桃仁 5g，黄连 3g，生姜 3 片。

四诊：右颈部肿大的淋巴结消失，已无疼痛，舌红苔黄，食欲略有好转，但食量小，大便顺畅。

以升阳益胃汤加减，处方：党参 10g，黄芪 15g，云苓 20g，炒白术 10g，陈皮 10g，清半夏 5g，黄连 5g，青黛 10g（包煎），连翘 10g，酒大黄 2g，荆芥 5g，生姜 3 片。

服上方 14 剂后，诸症消失，至今未发。

[按语] 本病属中医学"温毒""痰核瘰疬""痰毒"范畴，病因病机的特点为热、毒、痰。本案患儿初诊时热毒炽盛，病在气营，为气营两燔之候，表现为唇色深红，舌色红绛。药用蝉蜕、僵蚕、大黄，取意为升降散去片姜黄，向上升散热邪，向下导泄热邪，使热邪有出路，故退热作用较好。土茯苓、败酱草、野菊花三药均具有解毒的作用，重用之以迅速清热解毒，求其功著。

【病案二】

[现病史] 高某，女，26 岁。主因颈部淋巴结肿大伴疼痛 2 个月前来就诊。患者 2 个月前无明显诱因出现颈部淋巴结肿大，伴疼痛，无发热，未行治疗自行消退。1 个月前又出现颈部淋巴结肿大，发热，可达 39℃ 以上。于世纪坛医院确诊为"坏死性淋巴结炎"。给予抗感染治疗后热退。刻下症见：低热 37.5℃，全身疼痛，乏力，右侧颈部淋巴结肿大，伴压痛，眠可，二便调。舌淡红，细颤，苔白干，脉数。B 超示：左侧淋巴结可见，右侧颈部多发增大淋巴结。

[西医诊断] 坏死性淋巴结炎。

[中医诊断] 瘰疬。

[辨证] 热毒内蕴。

[治法] 清热解毒，消肿散结。

[处方] 土茯苓 120g，败酱草 30g，酒大黄 6g，野菊花 30g，玄参 30g，浙贝母 15g，猫爪草 30g，王不留行 30g，醋香附 9g，郁金 15g。

二诊：服上方 7 剂。全身疼痛、颈部淋巴结肿大症状减轻，咽干，早晨 6—9 点，晚上5—8点偶出现低热，发热时眼痛，关节痛，热退后颈部淋巴结肿痛。

处方：上方加青黛9g（包煎），桔梗12g，甘草15g。

三诊：服上方7剂。发热消失，淋巴结明显减小，无疼痛，口鼻咽干明显减轻。

处方：予初诊方加青黛9g（包煎），苦参30g，生牡蛎30g（先煎），白鲜皮30g，生姜5片，雄黄3g，浙贝母加至30g。

后患者复诊病情好转，诸症消失，继予汤药调理后未再复诊。

[按语] 本例发热、颈部淋巴结肿大为热毒壅滞而致，重用土茯苓、败酱草、玄参清热解毒，佐以理气散结。重用土茯苓至120g，乃取其善于清解热毒、渗湿、活络之功，除此之外，其尚归于少阳肝胆经，假少阳枢纽之功，从表透散热邪，里清外透，以增强诸药清热解毒之力。现代研究表明，土茯苓可通过影响T淋巴细胞释放淋巴因子的炎症过程而选择性地抑制细胞免疫反应，临床上广泛用于治疗肿瘤、肝炎、胆囊炎、神经性皮炎、外感高热、急性咽炎、瘿瘤等。

8.4 重用土茯苓治疗长期疱疹

[现病史] 袁某，女，53岁。2008年10月13日初诊。因足部皮肤疱疹10年，加重2月余就诊。患者于1998年无明显诱因出现足部皮肤疱疹，久治不愈，遂感染低热，低热后发臀部皮肤疖肿，查FBG 23mmol/L，诊断为2型糖尿病。间断服用阿卡波糖、格列喹酮等药物治疗，血糖控制效果一般，其间皮肤疱疹反复发作。2008年8月以来疱疹发作加重，遂前来就诊。刻下症见：双足皮肤散在多发疱疹，左足跟部、左足大趾严重。患处无疼痛、微痒、皮色红、渗液少、色黄，余处皮肤干燥开裂。手足麻木，双目视物不清，纳差，眠可，二便调。舌胖大，有齿痕，苔黄腻水滑，舌底瘀，脉弦略滑数。身高159cm，体重66kg，BMI=26.1kg/m^2。

[西医诊断] 疱疹，糖尿病。

[中医诊断] 热疮，消渴。

[辨证] 湿毒下注。

[治法] 清热燥湿解毒。

[处方] 土茯苓120g，苦参30g，黄柏30g，小白花蛇4条，白鲜皮30g。煎汤内服。另：玄明粉30g，白矾粉30g，滑石粉30g，外用。

二诊（2008年10月27日）：服上方14剂。患处皮肤明显变薄，瘙痒减轻，皲裂减少。手足麻木，视物不清，大便微溏。舌胖大有齿痕，苔稍腻，舌底瘀，脉弦略滑数。

上方加黄芪10g，桂枝20g，鸡血藤15g内服；玄明粉30g，白矾粉30g，滑石粉30g仍外用。

三诊（2008年11月11日）：内外合治14剂后，患者病情明显好转，足部疱疹基本消失，患处皮肤已干燥结痂，余处皲裂消失。后复诊，皮肤疱疹未再反复。

[按语] 此案患者足部热疮病程绵长，湿热郁久而化毒下注，毒泛侵络，加之外邪时扰，两相夹攻，使此病迁延不愈。欲治其外，必肃其里。清在里之湿毒首当其冲。方中重

用土茯苓，其善入肝胃二经，能除湿、解毒、通利关节，为清热除湿解毒之要药。历代医药著述对土茯苓治疗外科疾患及解毒叙议详尽，颇多阐发，列方甚众。《本草纲目》推崇其"治拘挛骨痛，恶疮痈肿，解汞粉、银朱毒"。值得一提的是，对上述土茯苓主治之功，需以大剂投用方能直撤湿热火毒、散结消肿而获卓效。该药量大效更显，而达斩关夺隘之能。常用至 30～60g，甚至可达 120g。对于此案"久病入络"之湿热蕴毒，遣大剂土茯苓以领军之力携诸药直入血分清化湿毒，又假其入络之能搜剔扫荡深藏入微之余孽，肃清内里。里清外和，再配合外用玄明粉、白矾粉、滑石粉化在外之湿、收涩疮口，共奏奇功。

8.5　重用土茯苓治疗痛风 [1]

[现病史]魏某，男，54 岁，2016 年 1 月 18 日初诊。主诉：反复多关节肿痛 15 年余，加重 12 日。现病史：患者于 2001 年无明显诱因出现足踝关节肿痛，就诊于当地医院，查见血尿酸升高，诊断为痛风。后症状反复发作，初起 1 年发作 2～3 次，近年来频率增加，每年发作 5～6 次，严重时可见关节积液。发作时服用秋水仙碱、苯溴马隆等治疗，可缓解症状。本次痛风为 2016 年 1 月 6 日起发作，累及踝关节、膝关节为多，关节红肿疼痛，有积液，抽取积液 2 次，合计 80ml。至今疼痛难忍，不能行走；纳眠可，二便调；身高 170.8cm，体重 81kg，体质量指数 27.77kg/m^2；血压 120/90mmHg。个人史：吸烟 10 支 /d，饮酒 4～8 两 /d。现用药：洛索洛芬 60mg，2 次 /d；氨酚羟考酮片 330mg，2 次 /d。辅助检查（2015 年 10 月 14 日）：UA 653μmol/L（参考范围：202.3～416.5μmol/L），CRP 6.68mg/L（参考范围：0～5 mg/L），抗 O 61.2 IU/ml（参考范围：0～200 IU/ml），RF 7.7IU/ml（参考范围：0～14 IU/ml）。2015 年 12 月 5 日膝关节超声：左侧膝关节髌上囊积液。

[西医诊断]痛风。

[中医诊断]痹证。

[辨证]风湿热痹。

[治法]清热利湿，疏风止痛。

[处方]当归拈痛汤加减。

土茯苓 30g，当归 9g，羌活 9g，防风 6g，天麻 6g，猪苓 30g，泽泻 30g，茵陈 15g，黄芩 9g，葛根 15g，苦参 9g，生白术 15g，炙甘草 15g，威灵仙 30g，秦皮 15g，秦艽 15g，萆薢 15g，黄芪 30g，生姜 9g，大枣 9g。28 剂，水煎服，日 1 剂，早晚分服。嘱低嘌呤饮食。

二诊（2016 年 2 月 29 日）：服上方 28 剂，自觉左膝关节疼痛缓解，本月疼痛发作 2 次，程度有所减轻，本月未抽积液；左膝仍肿大，不能弯曲；面红，纳眠可。大便偏干，

1 王青，张少强，田佳星 . 仝小林教授辨治痛风经验 [J]. 吉林中医药，2017，37（11）：1097.

日 1 行，小便调，夜尿 1 次；舌胖大有齿痕，苔厚干黄，脉沉弦硬数。现用药：非布司他。辅助检查（2016 年 1 月 19 日）：UA 546μmol/L（参考范围：210～416μmol/L），CRP 8.79mg/L（参考范围：0～3 mg/L）。2016 年 2 月 22 日查 UA 489.8μmol/L（参考范围：134～428μmol/L）。

处方：初诊方加络石藤 15g，忍冬藤 15g，鸡血藤 15g，海风藤 15g。28 剂，水煎服，日 1 剂，分早晚 2 次服。嘱低嘌呤饮食。长期疗效有待进一步观察。

[按语] 患者痛风病史较长，耗伤正气，加之平素嗜烟酒，致湿热内生，流注经络关节，气血运行不畅，痹阻不通，发为痛风。诸症合参，辨为湿热痹阻之证，舌脉亦与其证相符，以当归拈痛汤加减投之，其中威灵仙、秦皮为治疗高尿酸血症、痛风等病的常用药对。现代药理研究亦表明，威灵仙、秦皮具有抑制尿酸合成以及促进尿酸排泄的作用。患者初诊服药后痛风发作次数减少，程度减轻，未抽取关节积液，相关炎症指标已回转，血尿酸水平降低，未出现不良反应。二诊时患者仍有左膝肿大、不能弯曲症状，考虑患者病程较长，久病入络，故在原方基础上加用藤类药物络石藤、忍冬藤、鸡血藤、海风藤，加强通经活络、活血止痛的功效。

当归拈痛汤为金元医家张元素所创制，清代张石顽称此方为"治湿热疼痛之圣方"。全方由羌活、茵陈、猪苓、泽泻、防风、当归、升麻、葛根、苍术、白术、苦参、人参、黄芩、知母、炙甘草等药物组成。其中羌活苦辛温，茵陈苦微寒，两药用量最重，共为君药。羌活走上走表，擅祛风湿疗关节疼痛，茵陈走下走里，擅清热利湿，两药相合，寒热并用，表里共调，上下共疗；又"治湿不利小便，非其治也"，方以猪苓、泽泻淡渗利湿，导湿从小便而去；并配合清热燥湿之黄芩、苦参，使湿去热孤，热清湿解，解除湿热胶结之势。诸药合用，共为臣药。升麻、葛根、防风散风解表的同时又可助羌活发散肌表之风湿，引脾胃清阳之气上升；苍术、白术健脾燥湿；人参、当归益气养血、扶正祛邪，使邪去而正不伤，当归兼能活血止痛；知母清热润燥，防方中苦燥伤阴。以上共为佐药。甘草调和诸药，并配合参、术等药健脾益气，担方中使药。诸药合用，共奏祛湿清热、疏风止痛之功。

9 夏枯草

夏枯草，味苦、辛，性寒，归肝、胆经。长于三四月，花开六七月，夏至即枯，故得此名。夏枯草禀纯阳之气而生，得阴气即枯，以宣通泄化见长，丹溪谓其必有"温和之气"，故能消释坚凝，疏通壅滞。因其禀阳气而性善行，故尤善宣泄肝胆木火之郁滞，畅利气血之运行，而善利凝痰结气。

夏枯草生于阳始枯于阳至，其性虽寒犹温，故能补厥阴肝血；目为肝脉所系，肝开窍于目，我们临证善重剂巧用夏枯草治疗目突，疗效卓著。夏枯草是降压和散结之要药，肝火或肝阳上亢型高血压皆可用之。我们用的剂量为 30～60g，视血压高的程度而定，常配天麻、钩藤、菊花。治甲状腺结节、乳腺增生，常配莪术、三七、浙贝母、牡蛎。若甲状腺功能指标很高，可用至 120g，随证施量。《本经》谓其治"瘰疬……散瘿结气"。

9.1　重用夏枯草治疗突眼病[1]

[现病史]欧阳某，女，35 岁。初诊日期：2014 年 1 月 28 日。患者左眼突出 5 个月余。5 个月前患者出现左眼突出伴胀痛，于同仁医院行眼科专科检查，未见异常，甲状腺功能检测未见异常，患者发病至今未服用药物。刻诊：左眼突伴胀痛，自觉颈部发胀不适；经常性头晕、头涨，偶有心悸、气短、怕冷；纳可；睡眠差、易醒，醒后不易入睡；大便不干、日 2 次，小便黄、夜尿 1 次；月经量少、色暗红，有血块，白带量多色黄；舌红苔偏腻、舌底络脉迂曲，脉沉细数。

[西医诊断]突眼。

[中医诊断]虚劳。

[辨证]气滞血瘀，痰结于眼。

[治法]行气解郁，化痰散结。

[处方]夏枯草 60g，枯矾 6g，王不留行 30g（包煎），广郁金 9g，川桂枝 15g，当归 15g，三七粉 3g（分冲），生姜 5 片，大枣 3 枚。

二诊（2014 年 3 月 4 日）：左眼突、胀痛及颈部发胀不适好转，头晕、睡眠改善；经量增加、颜色转红，痛经缓解；左侧肩背部发酸；脾气急躁，乳房胀痛；舌红苔薄黄腻，舌底络脉迂曲，脉沉弦。现口服甲钴胺片（每次 0.5mg，每日 3 次）。辨证：少阳气郁，痰结于眼；治法：疏解少阳，化痰散结。

处方：夏枯草 60g，枯矾 9g，柴胡 9g，黄芩 30g，五倍子 9g，清半夏 9g，当归 9g，山茱萸 9g，生姜 3 片。

三诊（2014 年 4 月 22 日）：晨起左眼浮肿、胀痛明显，小腹坠痛，怕冷，乏力；经前痤疮，前额明显；乳房胀痛左侧明显，经色暗红，少量血块；舌红苔白厚，舌底络脉瘀滞，脉数略弦。在上方基础上，酌加益气温阳活络之品。嘱其复查甲状腺功能、甲状腺功能抗体、肝功能。证属气虚血瘀、痰结于眼。

故上方枯矾减为 6g，加黄芪 30g，川桂枝 15g，鸡血藤 30g，益母草 30g。

四诊（2014 年 6 月 17 日）：左眼突症状明显缓解，晨起左眼浮肿伴胀痛缓解，晨起双手发胀，痛经、经量可，有血块；小腹坠痛症状消失，怕冷，纳可，眠欠安，精神稍差；大便偏干，1～2 日 1 行，小便稍黄。复查甲状腺功能、肝功能均正常。盆腔 B 超显示：子宫内膜回声不均，右卵巢囊肿（27mm×25mm×23mm）。舌暗红苔薄黄腻，舌底络脉迂曲，脉沉数、偏弦。患者怕冷、痛经等阳虚症状明显，本方增加温阳之品。

1 何莉莎，叶茹，逄冰，等．仝小林运用夏枯草枯矾治疗突眼验案 1 则 [J]. 上海中医药杂志，2015，49（10）：32-33.

上方减桂枝，加肉桂 15g、附子 15g（先煎 1h），以加强温阳之功，当归用量增至 15g，以活血调经。

[按语]《中药学》载夏枯草善"治疗目珠夜痛"，为眼科疾病常用药物之一。本方中夏枯草剂量用至 60g，取其清肝明目、消肿散结之功。枯矾为白矾煅制之品，白矾性寒味酸涩，有毒，入肺脾胃大肠经，功善消痰燥湿，而煅枯入药后其燥湿化痰之力尤甚。方中夏枯草与枯矾剂量比为 10∶1，此亦为我们临床治疗眼突的中药剂量策略。患者症见月经量少色暗有血块，为下焦瘀血之征。方中王不留行性平、味苦，入肝胃经，可行血通经、消肿敛疮；配合夏枯草、枯矾达到清肝消痰散结之目的；广郁金疏肝；川桂枝活络；三七与当归同用，共奏活血化瘀调经之功；生姜、大枣强健中焦，使大剂量味寒之夏枯草、枯矾无伤胃劫脾之虑。

二诊症见左侧肩部不适、头晕、脉沉弦等少阳枢机不利表现，故加用柴胡、黄芩和解少阳枢机。患者痛经缓解，仍有怕冷，故易桂枝为山茱萸以加强温通作用。并将枯矾剂量上调至 9g，加清半夏以加强化痰功效。三诊出现左肩背不适、经前乳胀、经行血块、怕冷等气虚瘀滞之证。在上方基础上，酌加益气温阳活络之品。四诊患者仍有怕冷、痛经，故加用大辛大热之附子、肉桂以温经止痛。

现代研究显示，夏枯草对多种原因导致的突眼均有明显的临床疗效。白矾为矿物明矾石经加工提炼而成的结晶，其化学成分为碱性硫酸铝钾。白矾加热融化并煅至枯干后即为枯矾。白矾，功善消痰、燥湿、止泻、止血、解毒、杀虫；煅制为枯矾后，其收敛、化痰功效尤著。《医林纂要》载枯矾"生用解毒，煅用生肌却水"。《神农本草经》言其"主寒热泄痢，白沃，阴蚀恶疮，目痛，坚骨齿"。《濒湖集简方》有"枯矾频擦眉心"治赤目风肿之载。在整个治疗过程中，以夏枯草和枯矾为对药贯穿全程，两者合用具有清热解毒、化痰散结功效。并根据具体情况随症加减，最终使眼球突出症状明显缓解。

9.2 重用夏枯草治疗甲状腺功能亢进症 [1]

[现病史] 患者，男，39 岁。近 2 个月来体重减 5kg，查甲状腺功能：游离三碘甲状腺原氨酸（FT_3）11.33pmol/L（参考范围：1.71～3.71pmol/L），游离甲状腺素（FT_4）3.06pmol/L（参考范围：0.7～1.48pmol/L），促甲状腺激素（TSH）0.005mIU/L（参考范围：0.35～4.94mIU/L）。甲状腺 B 超示：甲状腺弥漫性改变。症见易饥，手颤，眠差，大便 1 日 4 次，舌红苔黄腻，脉细弦数。

[西医诊断] 甲状腺功能亢进症。

[中医诊断] 瘿病。

[辨证] 肝郁脾虚。

[治法] 疏肝解郁，健脾安神。

1 仝小林. 维新医集 [M]. 上海：上海科学技术出版社，2015：99.

[处方]消瘰丸加减。

夏枯草120g，玄参30g，浙贝母15g，生牡蛎30g（先煎30min），王不留行30g，枯矾6g，五倍子9g，三七6g，黄连15g，黄芩15g，黄柏15g，煅龙骨30g（先煎30min），煅牡蛎30g（先煎30min），炒酸枣仁45g，生姜3片。

[疗效]加减治疗3个月后，体重增加6.5kg，复查甲状腺功能：TSH＜0.03mIU/L，FT_3 5.33pmol/L，FT_4 2.39pmol/L。继服3个月，体重增6kg，乏力、易饥缓解，心悸、失眠明显改善，甲状腺功能恢复正常，肝肾功能及血常规未见异常。

[按语]甲状腺疾病的发病与情志密切相关，因此多从肝论治，以疏肝理气、散郁开结为要，应重用夏枯草，防止气郁化火，火热伤阴。夏枯草为清肝散结第一圣药，对甲亢合并甲状腺肿大、甲状腺结节及淋巴结节肿大属肝胆郁火者，最为适宜。赞曰："少阳火郁夏枯草，清肝散结肿毒妙。"患者近期内体重下降较明显，就诊时易饥，手颤，眠差，大便1日4次，为肝郁脾虚之象，故用消瘰丸治疗，同时加以酸枣仁养心安神，共奏行气调血、滋阴除痰之功。

10　黄芪

黄芪甘温，入肺脾经。补气而走经络益营，医黄汗血痹之证，疗皮水风湿，历节肿痛，虚劳里急，善达皮腠，专通肌表，具有健脾补中、升阳举陷、益卫固表、利尿消肿、托毒生肌等功效。

我们临床善用黄芪治疗糖尿病汗证、糖尿病肾病、糖尿病胃轻瘫、糖尿病周围神经病变、糖尿病并发脑卒中及低血糖反应等。汗证当取其益气固表，肾病宜取其利尿消肿，胃轻瘫宜用其升阳益胃，低血糖反应可用其益气建中，血痹痛证则宜取其益气通痹，而中风者可取其通补经络之功。黄芪治疗痿证时，常用100～120g，最大用至500g，大补脾胃之元气，使气旺以促血行，祛瘀通络而不伤正。用时可佐陈皮以防壅滞。现代研究证明，黄芪具有升白细胞、增强机体免疫力等作用，特别是能补中益气，增加骨骼肌的收缩力。大剂量黄芪补虚通络的同时，常加入水蛭、全蝎等虫类药物，尚可加用鸡血藤、雷公藤等藤类药物以加强祛瘀通络之效。

10.1　重用黄芪治疗胃下垂

[现病史]白某，女，56岁。2009年2月25日初诊。因反复胃脘疼痛30年就诊。30年前因消瘦（体重由54kg减至42kg）至医院就诊，诊断为"胃下垂"，6年后查胃镜提示浅表性胃炎，至今曾服用多种中西药治疗，效果不佳。刻下症见：胃脘及腹部发胀疼痛，遇冷及食凉后加重，时恶心；食少，饥饿时心悸，周身畏寒，乏力，易上火，牙龈肿痛，腰部酸痛，眠差多梦。小便频，大便日1行，不成形，食油腻或遇冷后腹泻。苔白略干，

舌底瘀，脉沉偏弱。

[西医诊断] 胃下垂，浅表性胃炎。

[中医诊断] 胃痛。

[辨证] 脾胃虚寒，中气不足。

[治法] 补中益气，温养脾胃。

[处方] 补中益气汤加减。

黄芪 145g，红参 9g，枳实 15g，炒白术 30g，附子 15g（先煎 1h），生姜 30g。

二诊（2009 年 3 月 4 日）：服上方 7 剂。恶心、腹痛减轻 30%，仍有腹痛纳少，畏寒，气短乏力，腰酸，小便频，大便不成形，苔厚，脉细弦略数。患者药后主症好转，辨证治疗思路正确。仍畏寒气短明显。

上方增附子至 30g 以除陈寒，增红参以补益气血。苔厚有湿，加茯苓 30g 健脾利湿。

至 2009 年 6 月 17 日八诊时，累计服以补中益气汤为主方剂百余剂。其间随证调方，现腹痛畏寒已除，牙龈肿痛亦不见反复，小便调，大便略软，苔黄厚，舌底瘀，脉沉细弦略数。

仍以补中益气汤为主，以全其功：黄芪 90g，枳实 15g，炒白术 30g，红参 9g，升麻 6g，柴胡 6g，黄连 3g，生姜 18g。

[按语] 胃痛之病，医者多以理气和胃之法治之，以胃为腑，宜通降，若见胃胀、牙龈肿痛之症，更易辨为实热证以清胃导滞之法治之。然患者患此病已 30 余年，且以"胃下垂"起病，现症见畏寒，遇凉病重，其虚其寒可见一斑，而胃胀一症，气虚不行，亦能有此表现。牙龈肿痛，为李东垣所谓"阴火"是也，太阴有寒，迫阳明之气上行，故致经气不利而肿。本以补中益气为主，用大剂量黄芪，提振脾胃之气，脾胃气旺，故气行得畅，胀痛自除，又以附子逐其陈寒，加强除痛之力，亦可引阳明之火下行，故使虚阳不亢。病久缓图，故使服药时间长久，以断其根。

10.2 重用黄芪治疗颅咽管瘤术后继发尿崩症

[现病史] 黄某，女，48 岁。2009 年 5 月 20 日初诊。因口干多饮多尿半年就诊。半年前于当地医院行颅咽管瘤手术，术后出现口渴多饮多尿症状，诊断为"颅咽管瘤术后继发尿崩症，继发性腺垂体功能不全"。刻下症见：口干咽燥，渴喜冷饮，不能自禁，每日总饮水量 11 000ml（白天 6 000ml，夜间 5 000ml），尿量多，夜间因口渴、夜尿无法入睡，白天乏力困倦。右手指麻木，手心发热，左侧肢体浮肿。纳可，大便正常。舌暗苔根黄，脉沉弱偏数。既往脂肪肝、高脂血症、右侧腕管综合征病史。

[西医诊断] 颅咽管瘤术后继发尿崩症，继发性腺垂体功能不全。

[中医诊断] 消渴。

[辨证] 中焦气虚，下焦燥热，血脉失养。

[治法] 益气固摄，除热通脉。

[处方] 补中益气汤合水陆二仙丹加减。

黄芪 90g，枳实 15g，炒白术 30g，金樱子 30g，芡实 30g，知母 30g，黄柏 30g，鸡血藤 30g。

二诊（2009 年 6 月 3 日）：服上方 14 剂。总饮水量减少，每日饮水总量 9 000ml（白天 5 000ml，夜间 4 000ml）。仍口干喜冷饮，尿量多，仍有乏力困倦。右手麻木减轻 50%，右手心已不热，下肢可见凹陷性水肿，脉沉细弱略数。患者口渴多饮明显减轻，为辨证施药准确之征。

仍守原法，考虑患者水肿仍较明显，将黄芪量增至 120g，加强其固摄利水之功，同时加入云苓 120g，更增健脾利水之力，鸡血藤加量一倍，更通养血脉。

三诊（2009 年 6 月 17 日）：服上方 14 剂。饮水量进一步减少，每日饮水总量 6 500ml（白天 4 500ml，夜间 2 000ml），口渴多饮可自控，尿量较前减少 2/3，右手麻木发胀，双腿肌肉酸痛，下肢仍有水肿。苔厚黏腻，脉偏弱略数。患者口渴多饮平稳缓解，药已中病。

仍守原方治之，虑茯苓量较大，减至 60g，以图缓效。

[按语] 患者主因口渴多饮多尿就诊，为水液代谢失调而致，究其病因，为中焦气虚为主，水液入胃而脾气不能使其上输于肺，化为精气，灌溉周身。中焦气虚，水液失于固摄，直奔下焦而走。补中益气汤为大补中气之方，尤以黄芪为君，使中气上举，水液得以上行布散，故患者口渴多饮得以改善。中气健则水液输布代谢正常，脾能制水，而水不妄自下行，故尿量减少。并合水陆二仙丹增加固摄之力，知柏清下焦之燥热，防止下焦燥热迫水下行。患者水液停于皮下，故见周身浮肿，黄芪此时又可行其发汗利水之效，与大剂量茯苓配合，发散、渗利皮下之水。鸡血藤养血通脉，改善患者上肢麻木症状。

10.3 重用黄芪治疗重症肌无力 [1]

【病案一】

[现病史] 宿某，男，43 岁。2008 年 2 月 18 日初诊。患者 1 个月前无明显诱因出现左眼睑下垂，经北大医院检查，诊断为"胸腺瘤伴重症肌无力"。2008 年 1 月 25 日行胸腺瘤摘除术。术后予泼尼松 40mg 每日 1 次，症状未控制。刻下症见：左眼睑下垂，抬举无力，周身乏力，下肢尤甚，劳累后出现气短，口干甚，恶风多汗，纳差便溏，3～4 次 /d，眠差，舌淡，苔白稍厚，脉沉，略滑数。

[西医诊断] 胸腺瘤伴重症肌无力。

[中医诊断] 痿证。

[辨证] 脾胃气虚，络脉阻滞。

[治法] 益气固表，温经通络。

[处方] 黄芪桂枝五物汤加减。

---

1 孙鑫，仝小林 . 仝小林教授应用大剂量黄芪治疗痿证经验 [J]. 四川中医，2009，27（5）：10-11.

黄芪 120g，川桂枝 30g，白芍 30g，鸡血藤 30g，炒白术 15g，防风 9g，知母 30g，生地黄 30g。

二诊（2008 年 3 月 17 日）：服上方 30 剂。患者周身乏力明显好转，恶风、多汗较前减轻，现头汗较多，左眼睑下垂，口干欲饮，心烦易怒，遇寒热不适则腹痛如绞，便溏，2～3 次/d，眠差，舌红，苔白腻，脉弦滑数。

处方：黄芪 120g，白术 15g，枳实 30g，云苓 60g，知母 30g，黄柏 30g，生地黄 30g。嘱泼尼松减为 35mg 每天 1 次。

三诊（2008 年 5 月 5 日）：服上方 30 剂。患者左眼睑下垂的症状基本消失，周身乏力明显改善，唯双下肢仍感无力，双侧髋部肌肉麻木，头部及上身多汗，大便成形，纳眠可。舌胖大，有齿痕，舌质红，苔白腻，舌下静脉瘀曲，脉沉略弦滑数。

处方：二诊方加水蛭粉 15g（分冲），鸡血藤 30g，当归 15g，浮小麦 60g。

四诊（2008 年 6 月 30 日）：服上方 30 剂。患者左眼睑下垂及周身乏力症状已消失，双下肢麻木，夜间水肿，四肢频发抽搐，双髋关节刺痛，时有麻木感，口角流涎，口咸，口渴，易汗出，睡眠一般，大便时不成形。舌前少苔，后部苔厚偏干，舌下脉络瘀曲，脉象滑数。

处方：黄芪 120g，知母 60g，黄柏 30g，生地黄 30g，黄连 30g，天花粉 30g，水蛭粉 15g（分冲），以固疗效。30 剂治愈，随访至 2008 年 12 月，患者一切正常。

[按语] 该患者为重症肌无力眼肌型，上睑属脾，脾虚气陷则升举无力，故眼睑下垂。清代《银海指南》提出"宗气不足则眼皮纵宽"。方中重用黄芪，大补脾肺之气，则内可补虚通络，外可益气固表。加大黄芪用量以温补升提，体现了李东垣"重脾胃，贵元气，主升发"的思想，应用时药量大且随证变通，故药简力宏，收效甚捷。

（1）黄芪须多服久服方能见效：《伤寒》不用黄芪，《金匮》罕见四逆，可见黄芪是内伤杂病的用药。岳美中先生经验，"黄芪之于神经系统疾患之瘫痪麻木消削肌肉等确有效，且大症必须从数钱至数两，为一日量，持久服之，其效乃效"。黄芪以 10～30g 为常用范围，大剂量可达 120g 甚至更多。大便秘结者少用或慎用。多汗而发热、咽喉红痛者，不宜使用。

（2）张仲景用黄芪有一个剂量段：黄芪大量治疗水气、黄汗、浮肿（五两），中量治疗风痹、身体不仁（三两），小量治疗虚劳不足（一两半）。现代应用可以根据张仲景的用药经验适当变化。如用于治疗浮肿，量可达 60～100g，治疗半身不遂，骨质增生疼痛等，可用 30～60g；用于上消化道溃疡，可用 15～30g。

【病案二】

[现病史] 邓某，女，50 岁。2010 年 7 月 14 日初诊。主诉：左侧面部肌肉萎缩塌陷 1 年。2009 年 5 月患者左侧面部出现肌肉萎缩，就诊发现空腹血糖升高，FBG 7.6mmol/L，诊为糖尿病，但未服降糖药物。发病 1 年余，面部肌肉萎缩逐渐加重，左侧面部肌肉已完全塌陷，仅用维生素治疗，无效果。刻下症：左侧面部肌肉塌陷，双侧锁骨下肌肉疼痛，极度疲乏困倦，终日欲卧床，无法干农活。腰腿酸痛不适，不能长时间站立。大便稀

溏，1日3～4行，自幼如此，排便时有肛门脱出，需以手按回。小便可。舌苔薄白，舌边齿痕，脉沉偏弦滑硬数，尺部弱。2010年4月27日查：FBG 6.72mmol/L。既往：腰椎间盘突出症1年。高血压7年。现用药：卡托普利1片每天1次，维生素 B_{12} 片每天3次，维生素 B_1 片每天3次，维生素 E_2 片每天3次。

[西医诊断]糖尿病，肌肉萎缩。

[中医诊断]痿病。

[辨证]脾肾不足，中气下陷。

[治法]健脾益肾，益气升提。

[处方]补中益气汤加减。

黄芪60g，枳实30g，炒白术30g，升麻6g，柴胡9g，党参15g，炒杜仲45g，鸡血藤30g，淫羊藿30g，骨碎补30g。

二诊（2010年8月11日）：锁骨下肌肉疼痛明显减轻，腰腿疼痛缓解，站立时间较前增加。现左足心发热，仍大便稀溏，尺脉弱。

处方：初诊方黄芪改为90g，加独活30g，去淫羊藿。

三诊（2010年10月13日）：服药2个月，足心热消失，双侧锁骨下肌肉疼痛消失，腰酸痛明显缓解。矢气频，大便稀溏，五更泄，食凉则胃胀。面部肌肉塌陷无明显变化，右下肢仍有疼痛。

调整处方：黄芪90g，枳实30g，炒白术30g，柴胡9g，升麻6g，鸡血藤30g，补骨脂30g，肉豆蔻30g，当归15g。

四诊（2010年11月10日）：五更泄痊愈，胃胀消失，体力较前明显增加，倦怠欲卧症状减轻70%，已能做日常家务活。左侧塌陷面部有隐隐发热感。血压140/90mmHg。

处方：三诊方去补骨脂、肉豆蔻，黄芪改为120g。

五诊（2010年12月15日）：服药35剂，脱肛症状已消失。体力增强，乏力困倦症状明显缓解，已能干少量农活。左侧塌陷面部有发热感，伴隐隐刺痛。

处方：四诊方加熟地黄60g，紫河车30g。

六诊（2011年1月26日）：左侧塌陷面部微热，伴隐痛。大便已成形，1日2～3行。体力较前增加，每日可劳作6～8小时。

调整处方：黄芪60g，枳实15g，炒白术30g，升麻6g，柴胡6g，当归15g，炒杜仲30g，鸡血藤30g。

七诊（2011年5月17日）：左侧面部下颌处已有肌肉鼓起，原萎缩处皮肤干硬皱缩如树皮，现干硬皱缩状态略有缓解。

处方：六诊方黄芪改为45g，加山萸肉15g。

八诊（2011年7月19日）：左侧面部皮肤较前光润。

调整处方：黄芪12g，枳实6g，炒白术6g，三七3g。360剂，制成水丸，9g一天3次，服用1年。

九诊（2012年8月7日）：左侧面部生出约30%肌肉，体力基本恢复，每日正常干农活。血压 120/80mmHg，FBG 6.7mmol/L，2hPG 7.5mmol/L。患者希望停用卡托普利。

调整处方：黄芪1 080g，枳实1 080g，炒白术1 080g，天麻1 080g，钩藤1 080g，地龙1 080g，葛根3 600g，1剂，制水丸，9g一天3次，继续服用1年。

[按语]患者自幼脾虚，又长年从事繁重农务，大劳伤气，以致脾气大亏，中气下陷，脏腑、肌肤、经络失于荣养，而见肌肉塌陷，便溏、脱肛、倦怠等症；后天不足，先天失养，脾虚及肾，肾精虚损，故见腰腿酸痛等症。因此治疗应补脾益肾，升阳举陷，方用补中益气汤，唯以重剂黄芪方能大补中气，升阳举陷，使气血生而肌肉长，为方之君药，其能"补元阳，充腠理，治劳伤，长肌肉"（《本草正》）。黄芪、枳实、炒白术为补中益气浓缩方，黄芪、白术补脾气使升举有力，枳实行气而更增托举之力，二者一升一降，犹如打拳时先收拳再出击可屏足气力而令出击之力倍增，故我们称此三味为小补中，为该方之核心药。再加升麻、柴胡升提气机，党参补益脾气；杜仲、骨碎补、淫羊藿补肾阳强筋骨；肌肉塌陷，塌陷部肌肤经络必然失于气血荣养，故加鸡血藤养血活血通络。二诊时，脾虚气陷症状未有改善，但患者未见不适，故将黄芪增加至90g更增补中之力；因有足心热症状，是中气下陷，阴火上冲，湿浊流于肾间，故加独活走肾经，逐湿痹，通行气血而导热下行使热除。三诊时足心热即消失，故去独活。因出现五更泄，故在补中益气汤基础上加补骨脂、肉豆蔻温肾涩肠止泻，《本草经疏》言：补骨脂，能暖水脏；阴中生阳，壮火益土之要药也。其主五劳七伤，盖缘劳伤之病，多起于脾肾两虚，以其能暖水脏、补火以生土，则肾中真阳之气得补而上升，则能腐熟水谷、蒸糟粕而化精微。脾气散精上归于肺，以荣养乎五脏，故主五脏之劳。另加当归养血润肠。四诊，五更泄痊愈，去补骨脂、肉豆蔻。此诊患者塌陷面部出现隐隐热感，是经络始通，气血渐行之象，提示药已起效，顽疾始化，是病情好转之征象，故此诊将黄芪用量增至120g，一鼓作气，扭转病势；五诊时，继续上诊治疗，并加熟地黄、紫河车滋阴养血填精，助气血之生长。六诊，体力明显恢复，大便已正常，面部症状持续好转，病已去之大半，无需再以重剂截断扭转，故此诊调整处方用量，将黄芪用量减半。仍以补中益气汤为主方加杜仲、当归、鸡血藤补肾养血通络。至七诊，左下颌已有肌肉鼓起，治疗终有明显起色，然生气血、长肌肉非朝夕之事，尤其枯肌、死肌之再生实非易事，必然需长期调治，方能缓慢收功；此诊将黄芪继续减量至45g，并加山萸肉补肝肾、益精血，再继续调理1月后可改制水丸长期服用。八诊，以小补中汤加三七养血活血通络配制水丸，按照每日服27g水丸总量计算，黄芪每日服量为12g。一年后，塌陷面部已长出30%肌肉，血压、血糖情况稳定，体力正常，故继续减少黄芪用量，其每日服量减为3g。因患者血压情况稳定，有停西药要求，故处方中加天麻、钩藤、地龙平肝清肝，活血通络降压，同时方中加葛根兼顾控制血糖。

10.4 重用黄芪治疗肾上腺脑白质营养不良 [1]

[现病史] 安某，男，11 岁。2008 年 3 月 10 日初诊。因下肢痿软乏力 5 个月就诊。患者于 2007 年 11 月摔跤后出现双下肢无力，呈进行性加重，以致行走困难。于 2008 年初至宣武医院住院治疗，诊断为"肾上腺脑白质营养不良"，出院时病情未有明显缓解，遂来我处就诊。刻下症见：下肢痿软乏力，双足疼痛，行走活动受限，自幼智力发育迟缓，近 1 年来曾出现两次抽搐，发作时牙关紧咬，口吐白沫，瞬间即止，而后玩耍如常，舌质红，苔微黄略腻，脉弦滑数。

[西医诊断] 肾上腺脑白质营养不良。

[中医诊断] 痿证。

[辨证] 湿热下注，络脉瘀阻。

[治法] 清热燥湿，健脾通络。

[处方] 四妙丸加减。

黄芪 90g，生薏苡仁 60g，黄柏 15g，苍术 15g，怀牛膝 30g，云苓 30g，鸡血藤 30g，首乌藤 30g，全蝎 6g，僵蚕 9g。

二诊（2008年3月20日）：服上药 10 剂。患者自觉双下肢较前有力，行动也较灵活，仍有双足疼痛，舌红，苔白微腻，脉滑数。上方将黄芪改为 120g，生薏苡仁改为 90g，全蝎 9g。

三诊（2008年8月4日）：连续服药 3 个月余。双足已不疼痛，下肢仍有乏力，但比以前灵活，小腿肌肉略有萎缩，纳食不香，舌淡红，苔黄白相间，微腻，舌下络脉瘀滞，脉沉细弦。患者湿热之邪已基本化解，但病起日久，已由脾及肾，由气及血，辨证为脾肾两虚，故拟脾肾双补、气血同调之法。

处方：黄芪 120g，当归 30g，鹿角胶 15g，牛胫骨 1 根，生薏苡仁 30g，怀牛膝 30g，全蝎 6g，白芍 30g。30 剂后疾病基本治愈。

[按语] 本案患者以下肢痿软无力为主症，属"痿证"范畴，病性属虚实夹杂，少年发病，多责之于先天不足，加之小儿脏腑娇弱，易外感六淫，感邪之际则有实证表现。其舌红苔微黄腻，脉弦滑数，故将病机概括为正气不足，湿热成痿，治宜补气通络，清热化湿。方中使用大剂量黄芪以补中气，使脑髓生化有源而调其本，黄柏、苍术、牛膝、茯苓、薏苡仁清热利湿而治其标，藤、虫类药行经通络。诸药合用，治湿热成痿取得了显著的疗效。

痿证的临床治疗，应抓住脾胃虚损、元气不足这一病理环节。因络脉具有环流经气，渗灌血气，互化津血，贯通营卫等功能，气血阴阳是络脉发挥其功能的物质基础，络中气血充盈且输布渗灌正常，则五脏六腑与四肢百骸皆得其养，若脾胃气虚，经气化生乏源，势必造成络脉失于充养，因虚而滞；络脉虚滞，则肌肉筋骨失却气血的温煦和濡润，日见

1 孙鑫，仝小林.仝小林教授应用大剂量黄芪治疗痿证经验 [J].四川中医，2009，127（5）：11-12.

疲乏无力之象，如《素问·太阴阳明论》所载："四肢皆禀气于胃，而不得至经，必因于脾，乃得禀也。今脾病不能为胃行其津液，四肢不得禀水谷气，气日以衰，脉道不利，筋骨肌肉皆无气以生，故不用焉。"同时，"致虚之处，便是留邪之所"，内邪滋生，痰浊、瘀血阻络，加重络脉的虚滞。可见，虚为本，滞为标，虚是因，而滞是果，"虚""滞"两个病机过程又互为因果，贯穿始终。故治以益气通络法为主，常用黄芪桂枝五物汤为主补益络脉气血，主要针对"络虚"的环节，起到"濡络"的作用，若元气虚甚，则遵补中益气汤之义，增加其补益升提之力。

痿证的用药特点：黄芪常用 100～120g，大补脾胃之元气，使气旺以促血行，祛瘀通络而不伤正。现代研究证明，黄芪具有升白细胞、增强机体免疫力等作用，特别是能补中益气，增加骨骼肌的收缩力。临床观察以黄芪注射液作为抗胆碱酯酶药物辅助用药，患者眼睑下垂，四肢无力和咀嚼无力症状治疗前后有显著改善。大剂量黄芪补虚通络的同时，常加入水蛭、全蝎等虫类药物，也可加用鸡血藤、雷公藤等藤类药物以加强祛瘀通络之效。当然，中医讲求审机辨证，若一味追求药多量大，反致贻害无穷。讲求黄芪补气的同时，或清热祛湿、或祛瘀、或补肾，随证加减，方效如桴鼓。

10.5 重用黄芪治疗消瘦症

[现病史] 黄某，男，26 岁。2008 年 11 月 26 日初诊。因持续体重下降 3 年就诊。患者于 2005 年无明显诱因出现每月体重减轻 3kg，体重不断减轻。刻下症见：消瘦，餐后心下按之硬痛，不欲饮水，喜热饮，时有嗳气，餐后胃中有振水声，自觉降结肠中有气，下坠感。时有午觉时身热，怕冷，汗少，左侧易发牙龈肿胀，纳少，不欲食，眠可。小便不利，大便稀溏，日 1 次，舌淡，苔少，脉细。

[西医诊断] 消瘦原因待查。

[中医诊断] 消瘦。

[辨证] 中气下陷。

[治法] 补益中气。

[处方] 补中益气汤加减。

黄芪 60g，枳实 30g，炒白术 30g，羌活 9g，防风 9g，黄连 6g，茯苓 60g，清半夏 9g，生姜 5 大片。

二诊（2008 年 12 月 31 日）：服上药 18 剂。食欲明显改善，体重增加 2.5kg，肠中有气感消失，饭后腹中振水声减少，服药后排尿有力。守上方治疗。

[按语] 本案乃长期中气不足所致消瘦，继而出现中气下陷之证。重用黄芪、枳实及白术，此三味为补中益气汤精简方。补中益气汤的创制体现了李东垣"重脾胃，贵元气，主升发"的学术思想。东垣视脾胃为元气之本，认为"饮食自倍，则脾胃之气既伤，而元气亦不能充，而诸病之所由生也"；视脾胃为升降枢纽，"盖胃为水谷之海，饮食入胃，而精气先输脾归肺，上行春夏之令，以滋养周身，乃清气为天者也；升已而下输膀胱，行秋冬之令，为传化糟粕，转味而出，乃浊阴为地者也"，故脾胃既伤，元气不足，变生诸

病，升降出入失常。大剂量黄芪升提温通，配以枳实破滞下行，使气机先降后升，一降一升，升降有序，补气而不壅滞，降气而不伤正，合白术补益中焦脾胃之气，使中焦得固，气机恢复正常运行，则诸症可痊。

10.6 重用黄芪治疗糖尿病周围神经病变

【病案一】

[现病史] 吕某，男，56 岁。2008 年 3 月 18 日初诊。主因双下肢麻木，血糖升高 11 年就诊。1997 年患者因"口渴、多饮、乏力"于当地医院查 FBG 13.6mmol/L，尿糖（++++），诊断为 2 型糖尿病。口服二甲双胍、格列吡嗪片等药物，血糖控制不理想。自 2000 年开始消瘦，至今体重已下降 10kg。2008 年 1 月 18 日，查四肢血管超声、肌电图及眼底，结果示：糖尿病周围神经病变，双眼视网膜病变Ⅲ期，双侧黄斑囊性水肿，视网膜散在微血管瘤和斑点状出血遮蔽。目前使用赖脯胰岛素注射液 25R 早 6IU，晚 5IU，二甲双胍 0.5g 每日 1 次（午）。刻下症见：四肢麻木甚，对疼痛刺激反应迟缓，双下肢浮肿，按之凹陷不起，畏寒、发凉，双眼视物模糊，下肢及面部皮肤色素沉着，周身肌肤甲错，皮肤磕痕明显，大便 2 日 1 行，排便艰难，色黑质硬，舌淡红，舌下络脉增粗迂曲，脉弦细。既往椎基底动脉供血不足 10 年。2008 年 3 月 14 日，FBG 13.8mmol/L，2hPG 12.3mmol/L。

[西医诊断] 糖尿病周围神经病变，糖尿病视网膜病变。

[中医诊断] 消渴，痹证，视瞻昏渺。

[辨证] 寒凝血痹，络脉瘀阻。

[治法] 散寒养血通络。

[处方] 黄芪桂枝五物汤合乌头汤加减。

黄芪 90g，川桂枝 30g，白芍 30g，制川、草乌各 15g（先煎 2h），鸡血藤 45g，三七粉 3g（分冲），血竭粉 3g（分冲），生大黄 9g（单包）。

二诊（2008 年 4 月 21 日）：服药 34 剂。诸症减轻，尤其四肢麻木改善显著，约减轻 40%，双眼视物较前明显清晰，下肢浮肿约减轻 50%，畏寒发凉缓解，面色亦较前清朗。现大便仍干，周身瘙痒明显。舌胖大，有齿痕，苔腻，舌底瘀。脉弦硬数。4 月 16 日查 FBG 10.91mmol/L，Cr 52μmol/L，BUN 7.06mmol/L。近期 FBG 9～10mmol/L。

上方加白鲜皮 30g，生薏苡仁 60g，苦参 15g，生姜 3 大片。

三诊（2008 年 5 月 26 日）：服上方 35 剂。四肢麻木进一步减轻，双眼视物模糊明显好转，下肢浮肿消退明显，按之仅轻微凹陷。皮肤仍瘙痒，难以忍耐，大便干燥呈球状，排便困难。小腹部时觉冷，下肢仍畏寒发凉。5 月 24 日查 FBG 8.2mmol/L。

首方加肉苁蓉 60g，锁阳 30g，制川、草乌改为各 30g。并加用外洗方：白鲜皮 30g，地肤子 30g，苦参 30g，黄柏 30g。

四诊（2008 年 7 月 2 日）：服药 35 剂。小腹冷减轻，四肢麻木减轻，视物模糊继续改善，下肢浮肿消失，周身瘙痒缓解，已能忍受，大便仍干。6 月 16 日，尿微量白蛋白

54.3mg/L，HbA1c 7.5%，FBG 8.2mmol/L，2hPG 8.9mmol/L。

首方去血竭、三七，加水蛭粉 15g，当归 30g，生姜 5 大片，制川、草乌改为各 30g，生大黄增至 15g。外洗方不变。

五诊（2008 年 8 月 4 日）：服药 30 剂。诸症继续好转。现手足仅轻微麻木，面色较初诊时明显清朗，皮肤磕痕减少明显，周身瘙痒基本缓解，大便已不干。8 月 2 日查 HbA1c 7.0%，FBG 7.4mmol/L，2hPG 8.2mmol/L，尿微量白蛋白 25.2mg/L。

[按语] 气血两亏，寒凝经络，血滞为瘀，阻于络脉，络脉失养则见四肢麻木，肌肤失荣则见皮肤磕痕，色素沉着；血不利则为水，血瘀水停，水泛为肿，故见下肢浮肿；眼络损伤，加之曾经出血，离经之血留而为瘀，致血瘀络伤，故视物模糊；血虚肠燥，失于润泽则大便干。故治疗应以散寒养血、活血通络为治，方用乌头汤合黄芪桂枝五物汤加减。全方黄芪用量 90g，其意有三：一则有形之血生于无形之气，90g 黄芪大补脾肺之气，以资化源，使气旺血生；二则制川、草乌散寒通经之力胜，其性较峻，用于体虚之人，恐有愈伤正气之弊，故以大量黄芪益气扶正，去其性而取其用；三则三七、血竭得黄芪，止血化瘀之功著，生大黄以黄芪为体，尽显通腑之功而无伤正之虞。

此例治疗中黄芪用量达 90g，与人参重在补脏腑之气不同，黄芪重在补经络之气。故王清任救治中风后遗症，以四两黄芪为主药。临证中，治偏枯、痿废、血痹，黄芪用量宜大，我们最大用量为每日 500g。

【病案二】

[现病史] 郑某，男，50 岁，2008 年 10 月 8 日初诊，血糖升高 6 年。患者 6 年前因口干消瘦明显，查血糖升高，FBG 9mmol/L，2hPG 14mmol/L。曾服二甲双胍，因消瘦明显而停服。现用阿卡波糖 25mg 每天 3 次，血糖控制尚可。现症见：双下肢疼痛难忍，呈游走性，酸困乏力，伴麻木发凉，冰冷冒风感，夏日三伏季节包裹两条厚裤仍无法缓解，天气稍凉则冷痛加重，常因冷痛难耐彻夜不眠。夜尿频，每晚 3~4 次，因眠差，近 4 个月消瘦明显，体重下降 15kg，自觉记忆力减退明显。舌淡暗，苔白腻，脉弦。2008 年 5 月 20 日查肌电图提示：周围神经损害（轴索损害）。血管造影无异常。查 HbA1c 7.4%，口服葡萄糖耐量试验：0h 10.2mmol/L，0.5h 10.9mmol/L，1h 12mmol/L，2h 11.5mmol/L。颈椎轻度增生。大便不成形，纳食可。近期 FBG 8.7mmol/L，2hPG 9.2mmol/L。

[西医诊断] 糖尿病周围神经病变。

[中医诊断] 消渴络病，痹证。

[辨证] 寒凝血瘀，经络瘀阻。

[治法] 温经散寒，养血通络。

[处方] 乌头汤合黄芪桂枝五物汤加减。

黄芪 90g，制川、草乌各 30g（先煎 4h），川桂枝 30g，白芍 30g，鸡血藤 30g，葛根 30g，生大黄 3g（单包），水蛭粉 3g，生姜 3 片。

二诊（2008 年 12 月 3 日）：服药 40 余剂，双下肢发凉、怕冷已基本消失，夜间已无需厚被覆盖。仅下肢疼痛剧烈时觉腿凉难忍。下肢疼痛缓解，原每日疼痛无休止，现隔日疼痛，痛剧时服卡马西平 0.4g 可缓解（原服卡马西平无效），天气变化时疼痛加重。2008年 12 月 1 日，下肢血管造影未见异常。舌红，舌底瘀，脉偏数略弦。

上方制川、草乌增至各 60g（先煎 8h），大黄增至 6g，加制乳没各 9g，黄连 30g。嘱复诊前查肝肾功能。

三诊（2008 年 12 月 17 日）：服药 14 剂，下肢疼痛程度缓解明显，约 70%，疼痛持续时间缩短，现仅 3～5 日 1 次。双腿酸困程度及范围缩小，自觉下肢较前有力。2008 年 12 月 15 日查血生化：ALT 15U/L，AST 22U/L，BUN 5.3mmol/L，Cr 77μmol/L。尿微量白蛋白 12.1μg/min。

上方黄芪增至 150g，葛根增至 90g。

四诊：继服 1 个月，下肢疼痛基本消失，仅偶有疼痛，持续时间及程度较前明显减轻。

[按语] 此案亦是"寒入骨髓"之典例，寒入经络，血因寒凝，不通则痛，以致肢体发凉，疼痛剧烈。故以制川、草乌温经通络散寒，黄芪、桂枝、白芍等养血活血通络，葛根舒筋活络，治颈椎病之常用药，生大黄、水蛭粉疏通肾络，生姜缓解川、草乌之毒性。二诊时，肢体发凉基本消失，唯疼痛缓解不显，可见寒伏之深，血瘀之痼，再视患者服制川、草乌各 30g 未见任何不适，因而一鼓作气，将制川、草乌增至各 60g，并加制乳没增强活血祛瘀止痛之力，加黄连、生大黄反佐辛热剧烈之品。三诊时收效明显，亦未见毒性反应，故可将黄芪增至 150g 加强扶正之力，葛根用至 90g 更助舒筋活络。虽用毒峻之药，却有扶正之品佐制，其峻猛之性得以驯服而功得以用，因而可长期服用。此二则病案均属"寒入骨髓"，制川、草乌用至各 60g 方收效明显，并辅以乳、没等辛烈走窜之品。然两案未出现任何不良反应，可见对于制川、草乌，制马钱子等毒剧药，临床应用可远远超出常规剂量。类似"寒入骨髓"者，制川、草乌的应用是关键，由于体质差异，可先以 30g 试药，视患者耐受情况决定是否增量。应用时除注意煎煮方法外，还应注重配伍黄芪，尤其对于久病或年老体虚者，黄芪用量可从 60g 起始，防辛烈之品耗伤正气。

【病案三】

[现病史] 患者，女，56 岁，2010 年 1 月 18 日初诊。2 型糖尿病 18 年，糖尿病周围神经病变 4 年，现口服甲钴胺片以营养神经。诊见：口干渴，多饮，周身皮肤干燥，四肢端及足跟皮肤干裂，右下肢冰凉，双大腿外侧肌肉针刺样疼痛，腹部冷痛，时有头痛，纳眠可，二便调。舌淡红，苔薄白，脉细。

[西医诊断] 糖尿病周围神经病变。

[中医诊断] 凉燥。

[辨证] 寒凝血瘀。

[治法] 益气温阳，活血化瘀。

[处方] 黄芪 60g，炙川乌 30g，白芍 60g，炙甘草 15g，鸡血藤 30g，何首乌藤 30g，制没药 6g。

[疗效] 上方加减服用半年，患者皮肤干燥消失，右下肢冰凉消失，双大腿外侧针刺

样疼痛减轻，腹部冷痛减轻。后坚持服药3年，未再发。

[按语] 寒气凝滞于经脉，阻碍血行而成瘀，血不养脉故见肢体疼痛冰凉；寒气耗伤阳气，水液不得阳气温化，皮肤不得阴液滋养，故见周身皮肤干燥。患者无津亏之症，却有干燥之象，中医证属津亏凉燥，故重用黄芪通阳宣痹，以益气温阳、活血化瘀为法。鸡血藤、首乌藤2种藤类药入方活血通络，炙甘草甘温益气，调和诸药；患者腹部冷痛，故用炙川乌与白芍配伍以温阳散寒，缓急止痛；又因患者痛甚，故佐以制没药以温通活血止痛。全方无一养阴之药，却温阳以化水，使津液输布以濡养腠理，燥症皆除。

10.7 重用黄芪治疗肾小管功能减退

[现病史] 何某，男，55岁。2008年9月22日初诊。因血糖升高8年就诊。患者8年前因口渴、多食于医院检查，FBG 9mmol/L，2hPG 17mmol/L，诊为2型糖尿病。当时服用渴乐宁，后改用金芪降糖片，血糖控制一般。2007年12月开始饮食控制，FBG 7mmol/L，2h PG 8.5～11mmol/L，现用金芪降糖片早2.52g，中、晚各4.23g。刻下症见：尿频，1～2h 1次，尿量多，每次100～250ml，夜尿多于5次，每次550～600ml（自11点开始），尿中泡沫，24h尿量2 400ml，舌淡胖，舌底络瘀，脉沉弱。既往隐匿性肾炎15年。2008年8月25日，查Cr 71μmol/L，24h尿蛋白定量250mg/24h。血压125/90mmHg。

[西医诊断] 糖尿病肾小管功能减退，隐匿性肾炎。

[中医诊断] 消渴，淋证。

[辨证] 肾虚络瘀，肾精不固。

[治法] 益气缩泉，疏通肾络。

[处方] 水陆二仙丹合抵当汤加减。

黄芪60g，芡实30g，金樱子30g，山茱萸30g，五味子9g，五倍子6g，生大黄3g，水蛭粉3g（分冲）。

二诊（2008年10月13日）：服上药17剂。服药前，2008年9月25日查24h尿量，昼间（7:00—19:00）共5次，总量1 090ml，夜间（19:00—7:00）共5次，总量1 465ml。全天总量2 555ml。服药后，2008年10月12日查24h尿量，昼间（7:00—19:00）共5次，总量790ml，夜间（19:00—7:00）共4次，总量770ml。全天总量1 560ml。效不更方，守方继服。

三诊（2008年11月3日）：服上药21剂。近期血糖控制较好，FBG 5～6mmol/L，2hPG 5～6mmol/L，现用金芪降糖片2.52g每日3次。2008年10月10日，尿渗透压328mOsm/（kg·H_2O）；10月16日，尿渗透压506mOsm/（kg·H_2O），尿比重1.018；10月29日，尿渗透压610mOsm/（kg·H_2O）。10月21日查HbA1c4.9%，生化：Cr 60μmol/L，UA 194μmol/L，BUN 6.31mmol/L。当日血压130/75mmHg。11月3日，尿比重1.022，尿隐血10/μl。

首方加熟地黄30g，白果15g，黄芪增至120g。

四诊（2008年12月8日）：服上药30剂。夜尿明显减少，每晚少于3次。2008年

12月6日，昼间共4次，总量620ml，夜间3次，总量560ml，全天总量1 180ml。24h尿蛋白定量80mg/24h，尿常规检查阴性。近期血糖较稳定，FBG 4.8mmol/L，2hPG 7mmol/L。

上方加女贞子30g，守方服用。

后患者复诊，尿量已基本正常。

[按语] 肾病日久，肾络已伤，肾脏亏损，患糖尿病后，络脉病变累及于肾，加重肾损络伤。肾气亏损，肾络损伤，主水失职，开阖失司，只开不阖，则尿频、尿多，精微泄漏则见尿中泡沫。治疗首务当缩泉涩精，防止精微流失进一步损伤肾络。芡实、金樱子益肾缩尿，秘涩精气；山茱萸酸涩收敛，固精益肾；黄芪益气健脾，水谷生化有源则精微得以补充，是治疗蛋白尿之经验药。仅服药17剂，尿量显著减少，故守方继服。三诊时尿频、尿多等标急之症既已缓解，则可兼顾治本，因而一鼓作气，黄芪增至120g，求健脾益气，补益精微之量大力专。

10.8 重用黄芪治疗糖尿病神经源性膀胱

[现病史] 项某，女，20岁。2008年3月20日初诊。因发现血糖升高6年，排尿困难3年就诊。6年前患者出现典型"三多一少"症状，查FBG 21mmol/L，在当地医院诊断为1型糖尿病，开始皮下注射胰岛素。现胰岛素用量为诺和灵30R早14IU，晚14IU，FBG控制在5～6mmol/L。近3年患者逐渐出现小便困难，腰痛，四肢麻木、疼痛，查肌电图示神经性损害，传导速度下降，膀胱B超示残余尿60ml，诊断"糖尿病神经源性膀胱，周围神经病变"，现口服呋喃硫胺、卡马西平、甲钴胺片、胰激肽原酶肠溶片等药治疗，症状无明显改善。刻下症见：排尿困难，腰痛，四肢麻木、疼痛，大便4～5日1行，排便无力，时有头晕，乏力，眠差。月经4个月未至。舌暗淡，苔厚，舌下络滞，脉沉细弦数。身高160cm，体重40kg，BMI=15.63kg/m^2。

[西医诊断] 糖尿病神经源性膀胱，周围神经病变。

[中医诊断] 消渴，癃闭。

[辨证] 气虚血瘀。

[治法] 益气养血通络，活血化瘀利尿。

[处方] 黄芪桂枝五物汤合抵当汤加减。

黄芪120g，桂枝45g，白芍45g，鸡血藤30g，琥珀粉3g（分冲），三七粉3g（分冲），熟大黄6g（单包），水蛭粉5g（分冲）。

二诊（2008年3月27日）：服上药7剂。小便困难改善，但仍不正常，大便2～3日1行。上方水蛭粉增至30g，加橘核、荔枝核各9g。

服药1个月后，患者小便情况已基本恢复正常，B超示残余尿量6ml。

[按语] 该患者病程较长，形成了久病必虚，久病多瘀，久病入络的病理变化。故出现乏力，舌质紫暗，舌下络滞，肢体麻木刺痛等虚损、瘀血征象。气虚则水停，血液运行不畅，膀胱气化不利，出现小便困难等症状。该患者气虚症状明显，予大剂量黄芪补益中

气，并以桂枝温通阳气，琥珀粉、鸡血藤、水蛭粉、三七粉活血化瘀，大黄通腑气，消散下焦瘀血，橘核、荔枝核疏膀胱郁气。中气充足，则脾能正常制水，水液代谢正常而小便正常化源。

10.9 重用黄芪治疗糖尿病伴剧烈胃痛

[现病史] 刘某，女，21岁。2008年3月10日初诊。因频繁剧烈胃痛5年，血糖升高13年就诊。1995年患者因多饮、多尿、乏力至当地医院检查，FBG 22mmol/L，尿糖1 000mg/dl，尿酮150mg/dl，胰岛抗体阳性，诊为1型糖尿病，遂住院治疗，酮体转阴后数日出院。现用诺和灵30R：早14IU，午10IU，晚12IU。血糖控制尚可。自2003年4月无明显诱因频繁出现胃脘剧烈疼痛，痛如刀绞，因无法忍受剧痛，每次胃痛发作均以刀划刺前臂，家人无法阻拦，待胃痛缓解方能停止自残，疼痛常持续一两天。曾四方求医，收效甚微。就诊时，正值胃痛发作，表情痛苦难言，几欲撞墙，被旁人拦下。面色惨白，双手冰冷，断续诉出胃脘怕冷，畏食冷饮。舌瘦小淡白，苔少而薄，脉虚沉细。形体偏瘦。

[西医诊断] 糖尿病胃轻瘫。

[中医诊断] 消渴，胃痛。

[辨证] 中阳大虚，胃络失养。

[治法] 温健中阳，养血通络。

[处方] 黄芪建中汤加减。

黄芪60g，川桂枝45g，白芍30g，炙甘草15g，鸡血藤30g，当归15g，生姜5片。

二诊（2008年3月17日）：初诊毕，家人即煎一剂，患者仅服半剂，疼痛缓解近大半，待整剂服完，疼痛若失。连续服药7剂，自觉胃脘已有微微暖意，原每周至少发作两次胃痛，现已连续一周未发作。其面色较前红润，言语流利自如，双手冰冷改善。脉象较前稍有力。自诉曾多次于胃痛发作时检测血糖，血糖偏低，多为2.3~3.2mmol/L，胃痛发作前常有心悸、汗出甚之先兆。

于上方中加炒白术30g，枳实15g。

三诊（2008年4月30日）：服上药1个月余。其间始终未发生剧烈胃痛，仅轻微两次胃脘隐痛，尚可忍受。胃脘部冰冷感减轻50%，手冰冷减轻50%~60%。加减继服2个月。

以上方加减治疗2个月后，患者胃痛症状基本消失。后随访，患者诉胃痛未再发作。

[按语] 中阳大虚，胃失温养，不荣则痛，故见胃痛剧烈；不温四末，则见双手冰冷，阳虚血亏则面色惨白。舌小淡白，脉虚沉细均是中焦虚寒之象。黄芪建中汤温中补虚，主治"虚劳里急，诸不足"，方取小建中汤温建中脏之功，加黄芪温中益气，《汤液本草》称其"柔脾胃，是中州之药"，《本草衍义》则言"因多补益之功，药中呼为羊肉"，故可急建中阳。二诊，药已获效，可守方继服，然此时方知患者易发低血糖，胃痛每与血糖偏低相关，而频发低血糖多因中气大虚，气陷于下，无力升举精微所致，故加枳实、炒白术

合黄芪为补中益气汤之浓缩方，补益中焦，升提中气。继服药1个月，而收桴鼓之效。

10.10　重用黄芪治疗糖尿病合并面神经麻痹

[现病史]李某，女，72岁。2007年10月11日初诊。因面部麻木就诊。2006年6月患者因"双下肢酸麻、视物不清"在北大医院确诊为2型糖尿病近1年余，一直服用阿卡波糖25mg每日3次。刻下症见：面色晦暗，口唇、眼周黧黑，面部麻木、右耳侧皮肤发凉，右眼睑下垂。双下肢乏力酸麻，视物不清，纳少，眠可，二便可。舌暗，苔黄厚腐，脉沉细略数。既往脑梗死病史3年，无后遗症。有巨大胎儿史。今日FBG 6.2mmol/L。

[西医诊断]糖尿病，面神经麻痹。

[中医诊断]消渴，口㖞。

[辨证]气血亏损，痰瘀阻络。

[治法]补气生血，滋肾行瘀化痰。

[处方]当归补血汤合六味地黄丸加减。

黄芪60g，当归15g，桑寄生30g，川芎12g，熟地黄30g，山萸肉15g，怀牛膝15g，鸡血藤30g，清半夏15g，云苓30g。

二诊（2007年10月25日）：患者诉用上药第3天后面部麻木发凉症状好转，共服药14剂。现左侧面部稍麻木连及齿龈，头涨紧，双下肢仍乏力酸麻，尿中有异味。舌暗，苔黄厚腐，舌下脉络瘀滞，脉沉细略数。当日FBG 6.2mmol/L。

方用当归补血汤合二妙丸加减：黄芪15g，当归30g，苍术30g，黄柏30g，苦瓜30g，苦参9g，鸡血藤30g，首乌藤30g。

三诊（2007年11月8日）：服上药14剂。面部麻木消失，左侧头涨，时痛。右腿酸麻较前好转。当日FBG 6.7mmol/L。

[按语]机体年老体弱，正气不足，肌表不固，腠理疏松，风邪乘虚而入，客于面部阳明经络，风邪中络使气血运行异常，脉络失养，而发生面部麻木、双下肢乏力酸麻。又复有痰饮，或饮酒嗜辛，偏嗜厚味，痰浊内生，或气郁痰扰，痰动生风；或偶遇风寒，风袭痰动，风痰互结，流窜经络，上扰面部，阳明络脉壅滞不利，即现面部麻木发凉，舌苔厚腐。病久迁延不愈，或失治误治，导致瘀血壅塞脉络，气血循行不畅，以致阳明血瘀，筋脉挛急，而有面色晦暗，口唇、眼周黧黑，舌暗等症状表现。处方重用黄芪味甘补气，用量4倍于当归，即所谓"有形之血不能速生，无形之气所当急固"之理；又有形之血生于无形之气，故用黄芪大补脾肺之气，以资化源，使气旺血生。配以少量当归养血和营，则浮阳秘敛，阳生阴长，气旺血生。

10.11　重用黄芪治疗预激综合征

[现病史]刘某，女，54岁。2008年1月28日初诊。因心悸4个月就诊。患者于2007年11月无明显诱因出现虚脱，心悸，乏力，汗多，西医诊断为：预激综合征，干燥综合征。开始口服药物泼尼松，并予参附注射液静脉滴注，自觉症状无明显缓解。刻下症

见：心悸，乏力，多汗，双下肢颤抖，畏寒，喜热饮，气短，足踝内侧浮肿，大便稀溏，1 日 7～8 行，纳少，眠差，舌暗，苔黄腻，舌底红。

[西医诊断] 预激综合征，干燥综合征。

[中医诊断] 心悸，腹泻。

[辨证] 脾肾阳虚，水湿内盛。

[治法] 温补脾肾，散寒除湿，固涩止泻。

[处方] 附子理中丸合四神丸加减。

黄芪 150g，红参 30g（另煎），淡附片 30g（先煎 2h），炒白术 15g，枳实 30g，诃子肉 30g，山萸肉 30g，灶心土 100g（包煎），煅龙牡各 30g（先煎）。

二诊（2008 年 2 月 4 日）：服上方 7 剂。心悸较前好转，自述仍腹泻，大便 1 日 10 余次，大汗淋漓，乏力，不能言语，下肢无力，眠差。

上方加干姜 30g、炙甘草 15g，去枳实，煅龙牡、山萸肉、淡附片各改为 60g。

三诊（2008 年 2 月 19 日）：服上方 14 剂。大便已成形，1 日 4～5 行，有饥饿感，纳少，二诊方去煅龙牡、山萸肉、灶心土，加桂枝 30g。

四诊（2008 年 3 月 20 日）：服上方 30 剂。仍腹泻，虚脱，出汗，怕凉。

予上方加麻黄根 30g，罂粟壳 10g，五味子 15g，五倍子 9g。

患者服上方 14 剂后复诊，大便已成形。

[按语] 此患者属于中医"心悸""腹泻"的范畴。此案脾肾阳虚，水湿不化，水湿泛滥，上凌于心，则见心悸；肾阳虚衰，不能温养脾胃，运化失常，水谷不化，则见腹泻。治当温阳益气，化气利水，故方选附子理中丸温阳益气，化气利水以治本；四神丸温肾健脾，固涩止泻以治标。方中重用黄芪，甘温入脾、肺经，为补气益阳之要药，温而不燥，补而不腻。临床用量一般多在 30g 以下，今用黄芪 150g，以鼓舞清阳，振动中气，畅通气机，通利小便；配温通、培补命门之附子，"温补即可以化气"，气化自能利水，则减轻心脏负荷，改善心功能。黄芪能利水消肿，可增加尿量以排泄体内多余的废液，故体现"利小便实大便"之治法。有言黄芪大补，能助火伤阳，有壅邪内闭之虞。但在临床观察看，只要配合得当，黄芪扶正不留邪，补气无壅闭，利水不伤阴。患者服上方 14 剂后复诊，心悸较前好转，仍腹泻，大汗出，大汗淋漓，乏力，不能言语，辨为肺脾肾俱虚，故上方加干姜辛温大热而升散，甘草甘温可补中益气，二者合用，辛甘化阳，温中焦以暖上焦，并取其培土生金之意，肺脾之阳可补；淡附片增量为 60g，温阳固本，培补命门，则可温养脾胃，运化水谷；煅龙骨、煅牡蛎、山萸肉增量为 60g，加强固涩止泻之功。

10.12 重用黄芪治疗脊髓脱髓鞘病变 [1]

[现病史] 陈某，女，55 岁。右侧肢体麻木胀痛 7 年、肌萎缩 4 年来诊。患者 7 年前无明显诱因出现"感冒"症状，无发热，后突然出现右手麻木，右下肢无力、不能向前迈步等症状，并进行性加重。2014 年由深圳市人民医院诊断为颈髓脱髓鞘改变，用药治疗后仍逐渐加重。诊见：右手麻木无力，右腿无力，无法自行抬腿、行走，右臀部、右下肢肌肉萎缩，右大腿外侧肌肉发硬，右侧肢体按压疼痛，左臂外侧近半年开始有麻木，腰痛腰酸，颈背酸痛、如背石块，气短乏力，口干口渴，右手发凉，无恶风，纳眠可，大便时有不成形，1 日 1~2 行，小便频迫，轻微尿失禁，无夜尿。查肌力：右腕背屈肌力 4+级，右手骨间肌力 3+级，右上肢 3+级，右下肢 1级，左侧肌力 5级。肌电图：右侧尺神经肘以下轻度损害，右 C8~T1 神经根支配肌轻度神经源性损害，中枢端传导功能受限，直立倾斜试验（+）。舌红，底瘀，脉沉弱。

[西医诊断] 脊髓脱髓鞘病变。

[中医诊断] 髓痿。

[辨证] 髓海空虚，风寒湿邪入髓。

[治法] 调气活血，益精填髓。

[处方] 葛根汤加减。

生黄芪 120g，葛根 30g，桂枝 9g，生麻黄 6g，白芍 15g，炙甘草 15g，当归 15g，鸡血藤 15g，炒杜仲 15g，独活 15g，羌活 9g，鹿角霜 9g，生姜 15g，大枣 9g。

二诊：服上方 2 个月来诊。服药期间汗出明显，以头身为著，活动后、饭后、服药后尤甚，右手麻木稍改善，仍口干不欲饮水，气短，腰酸明显，不能久坐，周身乏力。舌根苔黄厚、底瘀，脉沉细弦偏弱，尺肤汗。

予上方加骨碎补 15g，补骨脂 15g，仙茅 15g，淫羊藿 15g。另取牛棒骨煮汤，去油，日服 1 碗，取鹿茸片 3g 蒸服，每日 1 次。

三诊：服上方 2 个月后来诊，腰酸不能久坐较前改善 50%，可短时间自主站立，自觉右侧肢体肌力增加，但仍感僵硬，屈髋屈膝不能，右手麻木减轻 70%，握力可，汗出减少，尿失禁明显缓解，仍略乏力。后背发作性过电感，2~3 次每日，10~20min 缓解。

予上方加制川乌 30g，制乳香、没药各 6g，茯苓 30g，盐黄柏 9g，山茱萸 15g。每日 1 次，分 4 次服完。后守法守方加减，长期治疗，诸症均有明显缓解。

[按语] 患者病位在颈髓，为风寒湿邪入髓致病。受凉感冒后突然起病，主要责之外邪侵袭，然邪之所凑，其气必虚，素体髓海空虚亦是导致髓痿的重要因素。风寒湿邪郁闭、浊气停滞于内、髓系壅塞不通，故治疗上一方面祛除外邪，恢复髓的功能，另一方面亦要调气活血，益精填髓，充实髓海。方中使用大剂量黄芪补髓海之气，为治疗肌无力的

1 王涵，吴学敏，顾成娟，等.诸颓瘫痿，腰脊难挺，皆属于髓——仝小林髓系病病机探讨及干预[J].吉林中医药，2018，38（3）：273.

要药，此处用以鼓动中阳，益气振颓，与鹿茸片、牛脊髓同用，合全氏益髓起颓汤之意。背部督脉总一身之阳，风寒湿邪侵袭，项背最先受之，故见腰酸背冷；寒主凝滞收引，故见肌肉僵硬、肢端发凉；背部膀胱经受寒，故见小便失禁；寒邪直中中焦，阳气被遏，故见大便溏泻，以上诸症均为葛根汤的证治。除祛邪外，患者1诊服药后诉汗出明显，此时之汗乃药力祛邪外出所致，为药汗，随着病邪的外出，患者症状减轻，汗出也随之减少，此时的重点由祛邪开始向补虚转变。故在之后就诊时加入骨碎补、补骨脂及仙茅、淫羊藿等，并嘱患者以牛骨熬汤、鹿茸蒸片服用，均为益精填髓、扶阳起痿之品。本病病位较深，病程长，故需徐徐图之，方有奇效。

10.13 重用黄芪治疗2型糖尿病合并慢性萎缩性胃炎 [1]

[现病史] 王某，女，75岁，2016年4月25日初诊。2型糖尿病7年，慢性萎缩性胃炎10余年。现注射诺和灵30R：早18IU，晚16IU。诊见：口干口渴，多饮，双脚脚掌疼痛，双膝关节疼痛，双手时有疼痛伴震颤，右眼失明，纳差，进流食，胃怕凉；眠差，服用地西泮可睡4小时/晚；大便调，小便混浊有泡沫，夜尿1次；舌淡稍胖，有齿痕，苔薄腻，舌底络脉瘀闭，脉弦硬偏数。辅助检查：HbA1c 7.6%；FBG 9.79mmol/L，TG 2.5mmol/L，CHO 5.74mmol/L，LDL 3.45mmol/L，Cr 67μmol/L，ALT 16U/L，AST 17U/L。眼底检查：双眼白内障，右眼底待查，左眼底视网膜动脉硬化。

[西医诊断] 2型糖尿病，糖尿病视网膜病变，慢性萎缩性胃炎。

[中医诊断] 凉燥。

[辨证] 寒邪凝滞，血脉瘀阻。

[治法] 益气温阳，活血化瘀。

[处方] 黄芪桂枝五物汤加减。

黄芪24g，桂枝9g，鸡血藤15g，淫羊藿9g，枸杞子9g，党参9g，枳壳9g，炒白术9g，黄连6g，生姜15g，大枣9g。

二诊（2016年6月27日）：上方服用2个月，患者双脚掌疼痛稍减轻，双膝关节疼痛稍减轻，双手震颤次数减少，口干口渴仍有；舌苔淡黄腐腻，舌底络脉瘀，脉弦硬略涩。查HbA1c 7.5%，FBG 7.36mmol/L，TG 2.7mmol/L，CHO 4.81mmol/L，LDL 2.82mmol/L，HDL 0.97mmol/L，Cr 48μmol/L，ALT 10U/L，AST 14U/L。肌电图：未见明显异常。

方药以上方加减：淫羊藿加至15g，加知母15g，赤芍15g，水煎服，服用2个月。

三诊（2016年8月29日）：双脚掌疼痛减轻50%，双膝关节疼痛减轻50%，双手震颤消失，口干减轻，睡眠改善，停用地西泮可睡4~5h/晚，二便调。舌暗，苔厚，舌

1 刘彦汶，赵学敏，王青，等.诸屑肤燥，窍干肢凉，皆属于燥——仝小林教授对燥证病机的探讨及干预[J].吉林中医药，2018，38（9）：1010-1013.

底络脉瘀。查 HbA1c 7.5%，FBG 7.08mmol/L，TG 3.06mmol/L，CHO 4.24mmol/L，LDL 1.35mmol/L，HDL 0.8mmol/L。

方药以上方加减：加女贞子 15g，蔓荆子 15g，菟丝子 15g，生地黄 15g，水煎服，服用 2 个月。

四诊（2016 年 11 月 1 日）：双足疼痛消失，双膝关节疼痛消失，口干好转，不多饮；舌暗胖，舌底络脉瘀。查 HbA1c 7.4%，FBG 5.77mmol/L。以上方加减，继续就诊于门诊，未见上述症状反复。

[按语] 寒性凝滞，主收引，一方面阻碍血行，凝滞成瘀，血脉失养故见肢体疼痛，肌肉拘急而震颤；另一方面耗伤阳气，水液不得阳气温化，津液不能上输，故见口干口渴。患者冰伏热少，阳气不足，干燥之象明显。中医证属津充凉燥，当以补肾温阳、活血化瘀为法。方中用黄芪通阳宣痹，鸡血藤活血通络，淫羊藿、枸杞子滋益精血、温补肝肾，党参、白术健脾益气，枳壳理气宽中，配伍党参健脾行气；大枣味甘，生姜味辛，"辛甘发散为阳"，生姜亦可"通经而开痹也"；其中黄连为降糖靶药。二诊时患者症状虽有好转，但效果不明显，故加大淫羊藿用量以增温阳以化水之效，加用赤芍以增活血通络止痛之效。患者血糖控制不佳，加用降糖靶药知母以配伍黄连降糖。三诊时患者诸症状均有明显缓解。患者为老年女性，加用女贞子、菟丝子以补益肝肾，加用蔓荆子以缓解肢体震颤拘急，其后诸症消失，未有反复。上诸药合用，可蒸发阳气，活血通络，化冰润燥，最终燥病可除。

10.14 重用黄芪治疗 2 型糖尿病周围神经病变合并雷诺病 [1]

[现病史] 李某，男，40 岁，2008 年 5 月 12 日初诊。2 型糖尿病 13 年。现用药：胰岛素泵、口服糖微康。症见：乏力，口干，两目干涩，畏寒肢冷，四肢肌肉偶有轻微跳动，双手手指雷诺现象，双手麻木，周身皮肤瘙痒，偶有头晕、头痛，心烦易怒，易受惊吓，纳眠可，二便调，舌暗，苔薄黄，脉沉细。查 FBG 10.56mmol/L，HbA1c 8.4%。

[西医诊断] 糖尿病周围神经病变，雷诺病。

[中医诊断] 凉燥。

[辨证] 阳虚寒凝。

[治法] 温阳散寒，活血化瘀。

[处方] 黄芪桂枝五物汤加减。

炙黄芪 45g，桂枝 30g，鸡血藤 30g，白芍 30g，当归 15g，蜈蚣 2 条，何首乌藤 30g，黄连 30g，干姜 9g。

二诊（2008 年 6 月 25 日）：服用上方 1 月余后复诊，患者雷诺现象好转 50%，四肢

---

1 王涵，吴学敏，顾成娟，等.诸颤瘫痪，腰脊难挺，皆属于髓——仝小林髓系病病机探讨及干预 [J].吉林中医药，2018，38（3）：273.

肌肉跳动感消失，皮肤瘙痒好转 90%，乏力好转 30%，心烦易怒好转 30%，畏寒肢冷减轻，舌质暗，舌苔白，脉沉弱。辅助检查 FBG 6.4mmol/L，2hPG 7.9mmol/L。

上方加炙川乌 15g（先煎 1h），炙甘草 15g，淫羊藿 30g。

三诊：上方加减服用半年，患者手指雷诺现象消失，畏寒肢冷消失。后继续于门诊治疗 6 年，症状未再发。

[按语] 雷诺病多由于血管神经功能紊乱而出现肢体皮肤苍白、紫青和潮红等症状，现代医学认为发病可能与寒冷刺激、情志、内分泌紊乱等因素相关。西医临床上使用扩血管药物治疗有一定的疗效。但患者患 2 型糖尿病日久，有害代谢产物堆积，损伤络脉，使血液运行不畅，而成血瘀，血脉瘀阻则见肢端发绀；四肢为诸阳之末，失阳则寒，一方面瘀血阻碍气机，气机不畅，阳气无法到达四末；另一方面寒气耗伤阳气，更加减少到达四末的阳气，四末失于阳气温煦，阳虚寒凝则四末逆冷；阳虚化气不利，无力蒸腾津液上达故见口干、眼干、头痛，阳虚寒凝经脉，皮肤失于濡养故见皮肤瘙痒、手麻、肌肉跳动。故我们以黄芪桂枝五物汤加减治疗，重用黄芪温阳化气行血，化瘀通脉，疗效显著。

10.15 重用黄芪治疗糖尿病合并腰部畸胎瘤术后二便失禁 [1]

[现病史] 吕某，男，45 岁。2012 年 7 月 10 日初诊。以二便失禁 12 年，加重 2 个月为主诉就诊。12 年前发现畸胎瘤，于腰椎 1~3 节行切除术，手术除净。术后半年出现偶有小便自流，大便稀、稍咳即出，患者未注意。近 2 个月频频出现大、小便不自知，致患者不敢出门。刻下症：二便失禁，大便稀溏，小便黄，全身乏力，胃胀。舌苔黄厚腻，舌底瘀，脉沉，尺弱。既往：糖尿病 8 年，高血压 6 年。现用药：苯磺酸左氨氯地平片 2.5mg 每天 1 次，糖微康胶囊 4 粒每天 3 次。家族史：父亲高血压。辅助检查：2012 年 6 月 20 日查 FBG 6.3mmol/L。血压 130/90mmHg。

[西医诊断] 畸胎瘤术后，糖尿病，高血压。

[中医诊断] 消渴，虚劳。

[辨证] 脾肾亏虚。

[治法] 健脾益气，温阳益肾。

[处方] 仝氏芪茱军蛭汤合水陆二仙丹加减。

黄芪 60g，黑顺片 30g（先煎 2h），川桂枝 15g，鹿角霜 15g，山萸肉 15g，芡实 30g，金樱子 30g，枳实 15g，炒白术 15g，滑石 30g，生甘草 15g，黄连 9g。

二诊（2012 年 7 月 31 日）：二便失禁略好转，二便频次较前减少。2012 年 7 月 27 日查 FBG 4.4mmol/L。已停用降压、降糖西药。血压 140/90mmHg。

处方：初诊方加鸡血藤 30g，首乌藤 30g，生姜 5 片。

三诊（2012 年 8 月 21 日）：大便稀好转，有时可成形，仍小便失禁。血压 130/100mmHg。

---

1 仝小林. 维新医集 [M]. 上海：上海科学技术出版社，2015：48.

舌稍胖，苔薄，脉细弦弱。

处方：二诊方去滑石、生甘草、黄连。加炒杜仲30g，川续断30g，三七15g。

四诊（2012年10月16日）：腰部拘紧，久坐后两腿发凉，下肢无力，走路沉重。2012年10月13日查FBG 7.0mmol/L。血压135/110mmHg。

处方：三诊方黄芪改为120g，山萸肉增至30g。

五诊（2013年1月8日）：双下肢无力感减轻60%，自觉有热感。出现双下肢疼痛，不敢行走。大便较干，排便时有感觉，可控制。小便时已有知觉，仅夜间偶有遗尿，胃胀。2013年1月3日查：HbA1c 7.2%，FBG 5.1mmol/L，BUN 3.73mmol/L，Cr 55μmol/L，AST 22U/L，ALT 30U/L。舌红，苔黄厚腻，脉沉弱略数。

处方：①三七3g，血竭0.5g，制乳香1.5g，制没药1.5g，生麻黄3g，制马钱子0.3g。打粉冲服。②炙黄芪60g，枳实15g，炒白术15g，山萸肉15g，金樱子15g，白果15g。

六诊（2013年1月15日）：小便失禁，夜间遗尿改善80%，大便正常。双下肢疼痛消失，下肢无力感消失，体力较前恢复。已能正常外出活动。停用粉剂，继续服汤药。

[按语] 本案为经络寒，脏腑热，术后一身之气大亏，不能固摄二便，致二便失禁、乏力、便溏。舌苔黄厚腻是脾虚不能运化，积滞化热，属脏腑内热。治疗可补经络与清脏腑并治，二者并行不悖。初诊重用黄芪补气固摄；肿瘤属大寒大积之病，手术之后必然耗损元阳，且肾主二便，故重用黑顺片培补元阳，并以血肉有情之品鹿角霜补肾填精，温补督脉，同时配合山萸肉补肾益阴，从而阴、阳、精、血并治；加金樱子、芡实固肾缩泉，合黑顺片等标本兼治。脾虚胃滞，精微不运，故加枳实、炒白术、黄连理气消滞，兼清积热。小便黄是下焦有热，故以滑石、生甘草清利下焦，同时利小便以实大便。二诊，加首乌藤、鸡血藤增加活血通络作用。三诊，加杜仲、续断，补肾强筋骨，兼顾降压，加三七活血生新。四诊，下肢无力、发凉等下肢经络虚症状突出，故将黄芪增至120g补气而通经络，并将山萸肉增至30g增加补肾收敛功用。至五诊，下肢无力减轻，并现热感，是经络通达之象，二便已有知觉，是亏损得补，且大便偏干，是为热象，故此诊调整处方，将黄芪减至60g，同时去大温大热之鹿角霜、黑顺片。并以金樱子、白果、山萸肉等温和之品补肾收敛，合枳术汤理气消胀。另以三七、血竭、乳香、没药、生麻黄、马钱子研粉冲服，一则活血化瘀通络，针对肢体刺痛，一则马钱子粉能够兴奋、刺激神经，擅治瘫、痿类疾患，对于本案二便失禁也有辅助治疗作用。

11　茯苓

茯苓性平和，味甘淡，归心、肺、脾、肾经。甘则能补，乃淡渗平和之品。可利小便，伐肾邪，宁心神。用于小便不利，水肿胀满，痰饮眩悸，食少便溏，心神不安，健忘失眠，遗精淋浊等症。《本经》："主胸胁逆气，忧恚惊邪恐悸，心下结痛，寒热烦满，咳逆，口焦舌干，利小便。"

　　笔者使用茯苓最小剂量 30g，30～60g 以淡渗利湿，水肿明显者可加至 240g，若作渗利顽水之用，最多可用至 500g。

11.1 重用茯苓治疗难治性心衰

　　[现病史] 蔡某，女，44 岁。2008 年 3 月 3 日初诊。因胸闷、气短就诊。刻下症见：胸闷喘憋，心慌气短，不能平卧，眠差，不易入睡，双下肢浮肿、疼痛，腹部振水声明显，双目失明，大便干，排便困难，小便量少。曾进行强心、利尿、扩血管等西医常规治疗，诸症无缓解，舌淡有齿痕，苔水滑，舌下络脉瘀滞，脉结代、沉略滑。既往糖尿病、糖尿病肾病、脑血栓、高血压病、痛风 20 年。血压 135/80mmHg。查：FBG 5.3mmol/L，2hPG 6.7mmol/L，TG 2.51mmol/L，CHO 6.86mmol/L；尿蛋白（+++）；B 超示：左室松弛功能降低，二尖瓣轻度反流。

　　[西医诊断] 心力衰竭。

　　[中医诊断] 心悸。

　　[辨证] 肾阳衰微，水湿泛滥。

　　[治法] 温肾利水。

　　[处方] 真武汤加减。

　　茯苓 150g，附片 30g（先煎 2h），干姜 30g，炒白术 60g，川桂枝 30g，肉苁蓉 60g，酒大黄 15g（单包），丹参 30g。急煎 1 剂，嘱分 4 次服用。

　　二诊：胸闷、气短明显好转，遂予原方继服，日 1 剂，分 2 次服。

　　三诊：服上方 14 剂，已能平卧，胸闷、喘憋减轻约 50%，腹胀、振水声消失，全身乏力，双下肢肿，食欲不振，舌淡苔腻，舌下瘀滞，脉沉细数。血压 140/90mmHg。

　　上方附子增至 60g，加入葶苈子 30g，怀山药 60g，芡实 30g，水蛭粉 6g（分冲）。

　　患者遵医嘱服用 14 剂效显，病情转入佳境。

　　[按语] 患者呈现一派心肾阳衰、水湿泛滥之象，病情危急，须于一两剂间扭转病势，力挽狂澜。方中重用茯苓 150g，急以治标，以求迅速利水之效，其为药食同源之品，可放心应用。同时以大剂量附子回阳救逆，挽救心肾欲衰之阳气，兼顾治本，故一剂后危急已解，继续服用。虽病入坦途，但双下肢水肿明显，仍胸闷、喘憋，脉显阴象，故三诊附子加量至 60g，益阳光以消阴翳，加葶苈子以利水平喘消肿，二药合用以达"金水相生"之效。

11.2 重用茯苓治疗糖尿病胃轻瘫 [1]

　　[现病史] 周某，男，43 岁。2006 年 12 月 20 日初诊。因发现血糖升高 5 年余，呕吐

1　仝小林. 维新医集 [M]. 上海：上海科学技术出版社，2015：86.

半年就诊。患者于 2003 年发现空腹血糖升高，当地医院诊断为糖尿病，间断口服药物治疗，平日未规律用药，未监测血糖。半年前无明显诱因出现呕吐，反复发作不愈。半年内体重下降 15kg。刻下症见：呕吐，食入或饮水即吐，伴恶心、反酸，无腹胀，乏力、口苦甚，纳少，舌底红，苔腐，脉弦。

[西医诊断] 糖尿病胃轻瘫。

[中医诊断] 消渴，呕吐。

[辨证] 中焦壅滞，寒热错杂。

[治法] 辛开苦降，和中降逆。

[处方] 小半夏加茯苓汤合苏叶黄连汤加减。

茯苓 60g，清半夏 30g，干姜 15g，黄连 30g，紫苏叶 15g，炒白术 30g，枳实 12g，酒大黄 3g。

[疗效] 服上方 2 剂后，已基本止吐，服 5 剂后呕吐已完全停止，无恶心、反酸，略有腹胀，纳眠可。体重较服药前增加 1.5kg。后多次复诊，患者未发生呕吐，门诊治疗以控制血糖为主。

[按语] 痰饮停胃，升降逆乱，以致呕吐、恶心、食入即吐。本案痰饮较重，故用大剂量茯苓以荡涤痰饮，痰饮蠲除则呕吐止。

11.3　重用茯苓治疗顽固高血压

[现病史] 高某，女，49 岁。2008 年 6 月 30 日初诊。因头晕，间断水肿 10 余年就诊。患者 12 年前因视物模糊查眼底出血，血糖升高，FBG 13.3mmol/L。现用诺和灵 30R 早 20IU，晚 20IU，血糖控制一般。血压控制差，一般 160～200/110～120mmHg。刻下症见：双下肢水肿，按之凹陷不起，头晕，头痛、耳鸣，右胁下疼痛、麻木，易疲乏，夜尿次数 2～3 次，大便正常，舌暗，苔厚，舌底瘀，脉弦细数。既往史：高血压病史 13 年，服苯磺酸氨氯地平 5mg 每日 3 次，缬沙坦胶囊 80mg 每日 1 次，尼群地平片 10mg 每日 1 次。当日血压 170/110mmHg。

[西医诊断] 高血压，糖尿病。

[中医诊断] 眩晕，水肿，消渴。

[辨证] 肝阳上亢，血瘀水停。

[治法] 平肝息风，活血利水。

[处方] 天麻钩藤饮合茯苓加减。

茯苓 120g，天麻 15g，钩藤 30g（后下），怀牛膝 30g，地龙 30g，茺蔚子 30g，泽兰 30g，泽泻 30g，生黄芪 30g，生大黄 3g，水蛭粉 9g（分冲），三七 9g，黄芩 30g。

[疗效] 服上方 50 剂，水肿减轻 70%，耳鸣减轻，乏力甚，二便调，饮食正常，舌暗，苔白，舌底滞，脉弦硬细数虚。当日血压 150/90mmHg。

[按语] 水饮内停，则血行不利，脉络瘀阻不畅，可引起血压升高，此也符合现代医学关于水钠潴留、细胞外液容量增加、排钠障碍是高血压病的重要发病机制这一学术观

点。本案血压偏高，并有明显水肿，病情较重，急需利水降压，故以大剂量茯苓速收利水之功，随水饮消退，血压亦有所下降。

11.4 重用茯苓治疗多囊卵巢综合征

[现病史]徐某，女，34岁。2007年2月4日初诊。因月经不调15年就诊。患者15岁以后出现闭经，间断口服黄体酮维持月经周期。2003年月经量突然增多3倍，并有大量血块，最大者似鸡蛋大小，患者未予重视。2007年初上症再次发作，经血量大且淋漓不止，终行清宫术方止血，之后规律口服避孕药以维持月经周期。B超诊断为多囊卵巢综合征。刻下症见：乏力，困倦，气短，余无明显不适，舌淡，苔薄白，脉细弱。2006年12月查胰岛功能：INS 0h 341.4pmol/L，1h 1 246.9pmol/L，2h 2 050.1pmol/L；C肽（C-P）0h 1.02nmol/L，1h 2nmol/L，2h 3.69nmol/L。身高160cm，体重68kg，BMI=26.6kg/m^2。

[西医诊断]多囊卵巢综合征。

[中医诊断]癥积。

[辨证]痰瘀阻滞，癥瘕结聚。

[治法]活血祛瘀消癥。

[处方]桂枝茯苓丸加减。

茯苓90g，川桂枝15g，桃仁12g，白芍30g，莪术30g，鸡血藤30g，丹参30g，黄连30g，黄芩30g，干姜6g，生山楂30g，红曲15g。

[疗效]患者服药90剂，气短消失，乏力、困倦减轻90%。血糖控制理想，空腹血糖5~6mmol/L，餐后2小时血糖6~7mmol/L。复诊前胰岛功能检查：INS 0h 86.5pmol/L，1h 194.3pmol/L，2h 629.2pmol/L；C-P 0h 0.85nmol/L，1h 1.2nmol/L，3h 1.67nmol/L。胰岛素抵抗明显减轻。

[按语]患者自幼闭经，曾有两次崩漏病史，可知其体内瘀血深痼，积成癥瘕；其形体肥胖，素有痰湿内蕴，加之瘀血内阻，津液代谢障碍，则加重痰湿，影响脾之运化，故痰、瘀为致病之本。本案重用茯苓，一方面求其健脾化痰利湿之力大功专，另一方面引领诸药抵于癥痼而攻之，使瘀结去而新血无伤。

11.5 重用茯苓治疗肠易激综合征

[现病史]杨某，男，25岁。2008年5月5日初诊。因腹泻半月就诊。患者近半个月出现肠鸣腹泻，日行三四次，进食生冷或刺激性食物后腹泻加重，胃中振水声明显，脘腹痞闷不舒，怕凉，面色淡白，舌质暗红，苔白，脉沉弦尺弱。

[西医诊断]腹泻待查，肠易激综合征。

[中医诊断]泄泻。

[辨证]胃阳虚弱，水饮内停。

[治法]温中利水。

[处方]生姜泻心汤合茯苓加减。

茯苓 60g，生姜 5 片，半夏 15g，黄连 15g，黄芩 30g，诃子 15g，炙甘草 15g。

[疗效] 服药 20 余剂后，腹泻肠鸣及胃中振水声消失，唯进食生冷或刺激性食物后偶有发作。

[按语]"水走肠间，沥沥有声，谓之痰饮。"痰饮停留于胃肠，故见肠鸣、腹泻、胃脘振水声。重用茯苓，一则量宏力专，荡除痰饮；二则利小便以实大便，分消饮邪。另胃脘振水声乃应用茯苓指征，一般须用至 60g 以上。

11.6　重用茯苓治疗糜烂性胃炎

[现病史] 李某，女，69 岁。2008 年 3 月 27 日初诊。因胃脘胀痛 1 年余就诊。刻下症见：胃脘胀痛，自觉有气从胃脘部上冲至咽喉，痞塞难忍，呕吐阵作，呕吐发作时始吐白沫，继而呕吐食物及清水，吐后觉舒，胃脘怕凉，喜热饮，胃脘有灼热感，但服冷水后更觉不适，时有反酸、呃逆、肠鸣，乏力，大便正常，眠差，入睡困难，寐不实，舌苔厚腻，舌底瘀，脉偏弦数小滑，尺肤潮。胃镜检查示：慢性浅表性胃炎，反流性食管炎，隆起型糜烂性胃炎。

[西医诊断] 反流性食管炎，慢性浅表性胃炎，隆起型糜烂性胃炎。

[中医诊断] 胃痛，呕吐。

[辨证] 中焦寒热错杂，气机逆乱。

[治法] 辛开苦降，降逆止呕。

[处方] 小半夏加茯苓汤合左金丸、枳术丸加减。

茯苓 90g，半夏 30g，干姜 15g，黄连 30g，吴茱萸 6g，红参 6g（另煎），枳实 15g，炒白术 30g。

二诊（2010 年 5 月 27 日）：服上方 60 剂后，自述呕吐消失，呃逆、反酸较前好转，仍胃胀痛，纳差，喜热饮，胃脘不适发作于饮凉食后，眠差，易醒多梦，二便调。此时辨证属中焦虚寒，胃失温养。

调整处方为：附子理中丸合枳术汤加减。茯苓 120g，干姜 15g，附子 15g（先煎1h），红参 9g（另煎），枳实 15g，炒白术 30g。

三诊（2010 年 7 月 14 日）：服上方 14 剂后，自述胃脘痛、反酸消失，服药 3 剂后出现腹泻，腹泻发作频次每日 5～6 次，最多每日 10 次，便前腹痛，双下肢浮肿，眠差，不易入睡，寐不实，舌淡，苔白腻，舌底瘀，脉细涩略数。

上方中去枳实、炒白术，加诃子肉 30g，伏龙肝 120g（先煎），茯苓改为 200g。

后患者复诊，自述大便已成形，2 次每日，下肢浮肿、睡眠较前好转，纳可。

[按语] 此案核心病机为脾胃虚弱，不能运化水湿，中焦水饮停留，气机逆乱，可见气冲咽喉，呕吐白涎、食物及清水，故方中重用茯苓健脾和胃利水，水饮去则可恢复中焦气机。重用茯苓可体现"审因论治"之思路，此案核心病因为水湿壅滞于中焦，茯苓为渗湿消水之要药，邪气去则正气安，故患者服上方后，胃脘痛、反酸均消失，纳可。二诊病情好转，故一鼓作气，增大茯苓用量。三诊因腹泻较重，伴下肢浮肿，故重用茯苓 200g，

健脾利水，同时分消水湿，利小便以实大便。

11.7 重用茯苓治疗糖尿病肾病 [1]

[现病史] 患者，女，53岁，糖尿病10年，糖尿病肾病4年余，既往高血压、高脂血症病史。目前诺和灵30R早26IU、晚22IU，甘精胰岛素睡前8IU，硝苯地平控释片30mg日1次治疗。患者以水肿2个月为主诉就诊，刻下症见：双下肢凹陷性水肿，全身乏力，口干渴，视物模糊，纳眠可，夜尿频数，大便正常。舌暗红，底瘀，苔黄腻，脉沉弦。辅助检查：24h尿蛋白定量3.17g，血肌酐（Cr）71μmol/L，血尿素氮（BUN）7.53mmol/L，血尿酸（UA）279μmol/L，总胆固醇（CHO）4.62mmol/L，甘油三酯（TG）4.10mmol/L，高密度脂蛋白（HDL）1.30mmol/L，低密度脂蛋白（LDL）1.60mmol/L，糖化血红蛋白（HbA1c）7.9%，血压（BP）140/80mmHg。

[西医诊断] 糖尿病肾病。

[中医诊断] 消渴肾损。

[辨证] 肾络受损，气阴两虚。

[治法] 益气生津，通络保肾。

[处方] 茯苓45g，生黄芪45g，丹参30g，酒大黄9g，水蛭粉3g（分冲），泽泻15g，黄连15g，红曲9g，生姜9g。

[疗效] 该患者经过近一年的加减辨证治疗，水肿明显缓解，辅助检查：24h尿蛋白定量0.61g，Cr 81μmol/L，BUN 7.34mmol/L，UA 296μmol/L，CHO 3.35mmol/L，TG 1.36mmol/L，HDL 1.40mmol/L，LDL 1.60mmol/L，HbA1c 7.1%，BP 120/80mmHg。

[按语] 患者久病，耗气伤血，致脏腑虚衰，络脉阻滞，故全身乏力，视物模糊；肾气亏虚，无以封藏，故漏下大量蛋白尿；肾虚无以气化，水液停聚，故肢体水肿；气虚无力行血，故舌暗红底瘀。因此治疗用大量茯苓淡渗利湿，利水泻饮而燥土以尽速改善水肿。处方中黄芪益气升阳举陷而固摄蛋白；丹参疏通血脉，修复肾络；水蛭善破积血，化肾络瘀血，此三味既针对病因所设又针对蛋白尿而伍；泽泻善走水腑而利水迅速以助茯苓；针对高血糖，黄连降糖效用明显而稳定，但考虑患者脏腑已虚，故只用15g以加强降血糖，改善高糖环境，保护肾单位，并伍以生姜，去黄连苦寒之性而取降糖之用；针对血脂高，予确有疗效之红曲化浊降脂；大黄是针对预后而用，因其能推陈致新，荡涤肠胃，抑制肾脏高代谢，保护肾功能。糖尿病肾病的临床结局是发展为终末期肾脏病，因此治疗时，时刻关注肾功能，使用药物，尽可能截断病情发展，延缓糖尿病肾病进程。

---

1 陈弘东.21例临床蛋白尿期糖尿病肾脏病的回顾性分析及仝小林教授"态靶因果"思想浅析 [D]. 北京：中国中医科学院，2016.

11.8 重用茯苓治疗更年期水肿 [1]

[现病史] 患者，女，48 岁。下肢中度凹陷性水肿、眼睑水肿半年余。夜尿 2 次，烘热盗汗，心烦易怒，舌质红边有齿痕，舌尖芒刺色红，脉弦。

[西医诊断] 更年期综合征。

[中医诊断] 脏躁合并水肿。

[辨证] 血水不利，阴虚火旺。

[治法] 疏肝祛湿，益气活血。

[处方] 当归芍药散加减。

茯苓 60g，当归 30g，白芍 30g，生白术 30g，泽泻 30g，川芎 15g，丹皮 15g，生黄芪 30g，制首乌 15g。

[疗效] 14 剂水肿消退，盗汗消失。因仍有烘热、汗出、心烦等症，易当归六黄汤后消失。

[按语] 患者呈现一派肝郁气滞、血水不利、阴虚燥热之象，故用当归芍药散血水同治，既活血化瘀，又利水消肿，患者下肢凹陷性水肿及眼睑水肿较明显，故方中重用茯苓 60g，急以治标，以求迅速利水之效，又加以丹皮清心凉血，改善心烦易怒等更年期症状，黄芪、制首乌合用益气滋肾水，兼顾治本，故 14 剂后水肿已解，盗汗消失，继续服用，病入坦途。

11.9 重用茯苓治疗肝硬化腹水 [2]

[现病史] 王某，男，77 岁，主因"肝硬化 2 年，腹水 1 月"于 2012 年 4 月 23 日就诊。患者 1 年前因上消化道出血于医院诊断为肝硬化代偿期，2 型呼吸衰竭，肺间质纤维化伴感染，冠心病，心脏瓣膜病，高血压病 3 级，糖尿病，门静脉血栓形成。给予抗生素，加大吸氧浓度，止血，抑酸，降门脉高压，对症治疗。刻下症：腹水，双下肢轻度水肿，腹泻每日 10 余次已 10 余年，恶心，憋气，头晕心慌，精神尚可，纳差，眠差、憋醒，小便可。现用药：甘精胰岛素。既往高血压 10 年，糖尿病 10 余年，间断用药控制不佳。体质量 65kg，身高 190cm，BMI=18kg/m^2。舌苔腻，水滑，舌紫暗，舌下络脉瘀滞，脉弦大。

[西医诊断] 肝硬化腹水，肝源性糖尿病，肺间质纤维化，2 型呼吸衰竭。

[中医诊断] 水肿。

[辨证] 水湿内停，气化不利。

[治法] 清肝利水，健脾益气。

[处方] 茯苓 120g，泽泻 60g，清半夏 15g，三七 15g（分冲），桃仁 15g，虎杖 15g，

1 仝小林 . 维新医集 [M]. 上海：上海科学技术出版社，2015：65.

2 王翼天，邱莎，逄冰 . 诸脏纤化久病久痛皆属于络——仝小林教授从络论治脏器纤维化 [J]. 吉林中医药，2018，38（5）：520-523.

陈皮 15g，生黄芪 45g，莪术 30g，马鞭草 30g，党参 15g，炒白术 15g。

二诊（2012 年 6 月 19 日）：服上方 35 剂，腹水明显缓解，几乎全部消除，双下肢水肿稍减轻，腹泻加重，憋气好转，仍心慌，睡眠好转，大便稀溏，日 8 次，腰痛，双下肢乏力明显，蹲下后不能站起，鼻出血，咳嗽多痰，痰中带有血丝，纳眠可，小便可。舌苔腻减轻，水滑，舌紫暗，舌下络脉瘀滞，脉大。血压 160/85mmHg，FBG 7.6mmol/L，水肿好转。减轻利水力度，针对其长期水样便，加大补脾胃之阳的力度。

处方：茯苓 60g，泽泻 30g，焦山楂、神曲、麦芽各 10g，党参 15g，三七 15g，生黄芪 45g，桃仁 15g，马鞭草 30g，清半夏 15g，灶心黄土 60g，莪术 30g，虎杖 15g，陈皮 15g。

三诊（2012 年 9 月 4 日）：服上方 35 剂，腹水减轻，基本消除，乏力，鼻出血减轻，腰痛，不能坐，气喘明显，肺纤维化，大便稀，最多日 20 次，平均日 5 次，纳少。舌苔薄润，舌紫暗，舌下络脉瘀滞，脉虚。查 RBC 3.58×10^{12}/L，HDL 1.03mmol/L，BUN 7.04mmol/L，Cr 72μmol/L，UA 588μmol/L，LDH 300U/L，ALT 28U/L，AST 36U/L，GLO 35g/L，DBIL 16.1μmol/L，TBIL 39.9μmol/L，LDL 1.37mmol/L，尿蛋白（++），TG 1.13mmol/L，FBG 5.1mmol/L，PLT 39×10^{9}/L，HGB 112g/L。邪气渐退，正虚显露，当以补脾肾为主。

处方：茯苓 30g，泽泻 30g，熟地黄 30g，当归 15g，炒杜仲 45g，清半夏 15g，炒白术 15g，虎杖 15g，生黄芪 45g，桃仁 15g，莪术 30g，三七 15g，马鞭草 30g，党参 15g，陈皮 15g。

四诊（2012 年 11 月 6 日）：服上方 28 剂，腹水消失，气喘、腰痛减轻，水样便，每日 3～5 次，纳可，生活基本可以自理，眠尚可，多梦，喜饮。舌苔薄润，舌紫，脉稍有力。检查 BUN 5.95mmol/L，HDL 1.01mmol/L，GGT 542U/L，AST 31U/L，ALT 21U/L，GLO 31g/L，ALB 35g/L，LDL 1.46mmol/L，UA 482μmol/L，FBG 5.8mmol/L，CHO 2.89mmol/L，LDL 295U/L，TG 1.14mmol/L，Cr 77μmol/L。患者生活质量改善，方以四君子加减，徐徐补之。

处方：茯苓 45g，泽泻 15g，党参 20g，炒白术 15g，炙甘草 15g，伏龙肝 120g，诃子 30g，茵陈 30g，生大黄 0.5g，炒杜仲 30g。

[按语] 患者已至纤维化失代偿期，肝、肺损伤严重，功能衰竭，并发腹水、心脏病等。初诊时水湿泛滥，舌水滑、脉弦大，腹水严重。急则治标，以行气利水为主，茯苓用至 120g，泽泻 60g，兼清肝活络。复诊后身体大好，水湿已除八成，其长期腹泻，示肝肾不足，脾胃阳虚。渐渐调整补药比重，加强补益之力。后期邪气进一步消退，病机渐成正虚为主，改以补肝肾、益脾胃为主，缓缓图之。

11.10　重用茯苓治疗肝癌晚期大量腹水 [1]

[现病史]患者，男，60岁。1年前诊为肝癌晚期。3个月前出现大量腹水伴双下肢高度水肿，用利尿剂效果不佳。刻下：肝区胀痛，腹大如鼓，查移动性浊音阳性，面色晦暗，大便不成形。苔黄腻，脉弦滑数。查甲胎蛋白473μg/L。

[西医诊断]肝癌晚期腹水。

[中医诊断]水肿，癥瘕。

[辨证]肝癥络闭，血阻水停，正气不足。

[治法]化瘀消癥，通腑活血，益气利水。

[处方]茯苓120g，商陆15g，莪术60g，三七30g，茵陈45g，赤芍30g，丹参30g，酒大黄6g，泽兰30g，泽泻30g，生黄芪45g。

[疗效]服半月后，移动性浊音消失。此方加减继服2个月，腹水及双下肢水肿消失。复查甲胎蛋白降至186μg/L。

[按语]此案核心病机为肝癥络闭，血阻水停。久病必虚，正气不足则不能运化水湿，中焦水饮停留，可见肝区胀痛，腹大如鼓。因为水湿壅滞于中焦，而茯苓为渗湿消水之要药，故方中重用茯苓健脾和胃利水，水饮去则可恢复中焦气机；且用商陆、莪术、三七等破血逐瘀。泽兰、泽泻佐茯苓祛水利湿，诸药并用，化瘀消癥，通腑活血。同时，用黄芪45g益气扶正，邪气去则正气安，正气安则愈，故患者服上方半个月后，移动性浊音消失。继服2个月后，病情好转，腹水及双下肢水肿消失。

治顽固性水肿常加提壶之药，在阳明腑实加升提之药，在中气下陷加下沉之药，在经络壅塞加通腑之药，在脏腑壅塞加活络之药。其意全在以药引子开壅，打破僵局。

12　猪苓

猪苓甘淡平，入心、脾、胃、肺、肾、膀胱经，利水渗湿，善"利水道"（《神农本草经》），且"专入膀胱利水"（《雷公炮制药性解》），与茯苓相较，利水之力更强，而无补益之功。治小便不利，水肿、泄泻、淋浊，带下。

对临床患者水肿甚时，可用至120g，以利水渗湿，消除浮肿。

12.1　重用猪苓治疗水肿 [2]

[现病史]杨某，女，56岁，2009年8月24日初诊。主诉：全身浮肿乏力1月。患

1　仝小林.维新医集[M].上海：上海科学技术出版社，2015：65.

2　仝小林.维新医集[M].上海：上海科学技术出版社，2015：89.

者患糖尿病 15 年，高血压病 10 余年，并发肾病 5 年，行透析治疗 4 年余，并于 2008 年 12 月行肾一侧移植术，术后服用泼尼松及多种免疫抑制剂，术后并发高度水肿，服用大剂量呋塞米后水肿稍减，全身无力致生活不能自理。刻下症见：全身浮肿，全身乏力不能下地活动，怕凉、畏风，亦恶热，心烦闷，四肢痛、凉、麻木，皮肤瘙痒，眠差，纳呆腹胀，腹部触之有硬结，大便 3～4 日 1 行，便干难下；小便量少，夜尿 1～2 次。舌红无苔而干，脉沉细。身高 165cm，体重 106kg。血压 130/100mmHg。既往史：糖尿病 15 年，糖尿病肾病 5 年，高血压病 10 余年，肾移植术后 9 个月。现用胰岛素 200IU/d：生物合成人胰岛素注射液早、中、晚各 50IU，睡前服精蛋白生物合成人胰岛素注射液 50IU；口服呋塞米早 40mg，晚 20mg；泼尼松 5mg 早 1 次；环孢素 A 早 150mg，晚 100mg；西罗莫司每次 1.5mg，每日 3 次；吗替麦考酚酯每次 1 000mg，每日 2 次。今日查血糖：FBG 16.0mmol/L，2hPG 16.0mmol/L，Cr 35mg/dL。

[西医诊断] 肾移植术后少尿，胰岛素抵抗。

[中医诊断] 水肿。

[辨证] 阴虚水热互结。

[治法] 滋阴清热，利水消肿。

[处方] 猪苓汤合大黄黄连泻心汤加减。

猪苓 120g，茯苓 120g，泽泻 30g，滑石 30g（包煎），阿胶 15g（烊化），酒大黄 15g，黄连 30g，生黄芪 45g，生牡蛎 120g（先煎 30min），知母 30g，生姜 3 片。

二诊（2009 年 9 月 2 日）：患者服上方 8 剂后诸症好转，水肿减轻大半，体重减轻 6kg，乏力减轻，现可站立行走十来步。近日血糖控制改善，自减胰岛素量至 150IU，今日自测 FBG 8.2mmol/L，2hPG 13.0mmol/L。腹胀仍作，大便仍干，4 日 1 行，四肢仍痛。患者病情改善，水去大半，阴液仍亏，治以养阴增液通腑法为主。

处方：玄参 30g，生地黄 60g，肉苁蓉 30g，当归 30g，芍药 30g，鸡血藤 30g，水蛭粉 3g（分冲），火麻仁 30g，酒大黄 30g（单包），黄连 30g，生姜 3 片。

三诊（2009 年 9 月 9 日）：患者诸症好转，现仅服呋塞米 30mg 而无水肿发生，精神可，眠安，血糖控制平稳，胰岛素用量仍可试减，最大痛楚仍为腹胀、大便干结难下。

处方：9 月 2 日方中加玄明粉 15g（冲服），厚朴 30g，枳实 15g，加葶苈子 30g，去鸡血藤、水蛭粉。嘱患者视大便情况而斟酌酒大黄、玄明粉的用量。患者服用 20 剂而未减量，大便 1 日 1～2 行，后继续服用 20 余剂，逐渐减量玄明粉至 5g，酒大黄至 15g，大便仍正常。随访 3 个月，减胰岛素量至 67IU，血糖控制平稳，无水肿发生。

[按语] 患者病情复杂且重，考虑疾病的特点，长期服用激素和免疫抑制剂致肥胖且机体功能减退，术后肾脏功能恢复不足，水液潴留致高度水肿、血压升高，同时因用激素而致类固醇性糖尿病，水肿肥胖夹杂致胰岛素抵抗的产生。患者长期运用利尿剂，水利而伤阴，且激素类亦易伤阴耗液；又肾气不足，蒸腾水液化气之力亏；水液内停，阻滞气机，又水湿黏而趋下，致全身乏力。机体阴不散而致阳气难复，故畏寒；阳气不达四末则四肢痛凉。水液久停，聚而化热故亦时有恶热，且阴伤而虚热内灼，并见心烦眠差之症。

此乃寒热互见非属寒热互结之证也。水犯肌肤故肤痒,阴亏见大便干、难下、舌红无苔而干。辨证为阴虚水热互结,选用猪苓汤。仲景运用猪苓汤治疗少阴病下利伤阴之证,但该患者却与之相反,非但无下利之症、且大便秘结难下,盖伤阴已成,究其病因各异,而殊途同归也。又湿郁则为热,热蒸更为湿,淡能渗湿,寒能胜热。茯苓甘淡,既可健脾,又可渗脾肺之湿。猪苓甘淡,泽泻寒,渗肾与膀胱之湿。滑石甘淡而寒,体重降火,气轻解肌,通行上下表里之湿。四药使水道通利,则热邪从小便下降,而三焦俱清矣。

12.2 重用猪苓治疗难治性心衰

[现病史] 王某,女,50岁。2008年4月10日初诊。因全身浮肿,胸闷气短1天就诊。患者曾因双下肢乏力,水肿,腰痛,晨起时尤重,偶心悸、胸闷、恶心、视物模糊、双目干涩就诊,服用中药28剂,诸症好转。2008年4月10日因劳累出现全身浮肿,尿少,胸闷气短,睡眠差,夜间难以平卧,腰腿痛甚,行动不便,舌质红干,舌苔薄黄且少,脉小数,尺部弱。患者原先出现类似症状时曾在当地军区总院进行强心、利尿、扩血管等西医常规治疗无效,故强烈拒绝住院治疗,仅求门诊诊治。既往糖尿病、糖尿病肾病、糖尿病性心肌病、高血压病、脂肪肝20年。刻下症见:全身高度浮肿,轻按即深凹不起,极度痛苦虚弱病容,贫血貌,神清,时有烦躁,四肢冰冷,呼吸短促,喘憋不能平卧。心率110次/min,呼吸22次/min,两肺底可闻及湿啰音,心尖部可闻及舒张期奔马律。实验室检查:FBG 9.2mmol/L,2hPG 15mmol/L,TG 2.67mmol/L,CHO 8.20mmol/L,LDL 5.50mmol/L,Cr 131.5μmol/L,BUN 9.32mmol/L,UA 370.4μmol/L。尿常规示:尿糖阳性(+++),尿蛋白阳性(+++),尿酮体(-),尿常规隐血(+-),12h尿白蛋白12.88mmol/L。舌红干瘦小,苔薄黄且少,脉小数,尺部弱。既往糖尿病、糖尿病肾病、糖尿病性心肌病、高血压病、脂肪肝20年。

[西医诊断] 糖尿病性心肌病急性发作,心力衰竭,糖尿病肾病。

[中医诊断] 消渴并病,脱证,关格。

[辨证] 阴虚水热互结,浊毒凌心犯肺,阳衰欲脱。

[治法] 滋阴利水,排毒泄浊,回阳救逆。

[处方] 猪苓汤合大黄附子汤加减。

猪苓120g,茯苓120g,滑石30g(包煎),生甘草15g,阿胶珠15g,川桂枝30g,生大黄9g,附片15g(先煎4h)。急煎1剂,取汁150ml,嘱频频进服。

二诊:患者下午服药半剂,2h后,精神明显好转,但仍不能平卧。嘱其将所余的半剂中药服完,当晚水肿明显减轻,小便频数,次日胸闷好转,患者心率86次/min,呼吸20次/min,肺底湿性啰音减少,心衰得以纠正,遂予原方再进4剂,日1剂,分2次服。

三诊(2008年4月14日):水肿消失,夜尿频减轻,睡眠可,但四肢乏力,偶有口干、心慌,右足凉痛,舌质暗红,苔白,脉沉弦数,血压160/90mmHg。

上方茯苓、猪苓减至60g,附片减至9g,加入红参9g(单煎兑入),生黄芪30g,患者遵医嘱服上方 14 剂效显，病情平稳。

[按语] 虽全身浮肿，却见舌红干瘦小，苔薄黄而少，脉小数，可知此水肿乃阴虚水热互结所致，故应滋阴清热利水以消肿。浊毒内闭，上犯心肺，则见呼吸短促，喘憋不能平卧等；阳气衰极，有欲脱之势，则可见肢冷烦躁。因此应兼以排毒泄浊，回阳救逆。猪苓汤滋阴而不助水，利水而不伤阴，二苓各用 120g，是因病势危急，救人须在顷刻之间，唯量大力专或可速收奇效。生大黄、附子排泄浊毒，川桂枝合附子温阳救逆。三诊，水肿消失，故茯苓、猪苓减量，已见口干，附子减量，加红参大补元气，生芪益气利水。故继服药 14 剂，诸症消除。

12.3　重用猪苓治疗甲亢性心脏病

[现病史] 王某，女，44 岁。2008 年 9 月 10 日初诊。因心慌、背痛 2 年，加重 1 个月就诊。患者 1997 年无明显诱因出现腿疼、浑身颤抖，至本地医院检查，诊断为"甲状腺功能亢进"。1999 年行甲状腺切除术，术后口服甲巯咪唑治疗，至 2003 年基本痊愈。2006 年患者出现心慌、背痛，全身浮肿，不能进食，至医院检查诊为"房颤"，口服药物治疗具体不详。2008 年 4 月甲亢复发，2008 年 7 月诊断为"甲亢性心脏病"。1 个月前，患者频发心慌、背痛，全身浮肿，口服药物治疗未见疗效，遂前来就诊。刻下症见：心慌、背痛，午后明显，气短乏力，下肢浮肿较严重，偶有心烦身热，纳呆，睡眠不实，每天睡 5 小时，大便日 2 次，有时偏干、有时量少，小便量少，舌细颤，脉偏细弦数。查体见：心率 107 次 /min，血压 130/80mmHg。心电图：异位心律，快速心房颤动，S-T 段改变。心脏彩超：左房扩大，主动脉硬化，肺动脉瓣、二尖瓣、三尖瓣反流，左室收缩功能正常。

[西医诊断] 甲亢性心脏病，心房颤动。

[中医诊断] 心悸。

[辨证] 阴虚水热互结。

[治法] 养阴清热，淡渗利湿。

[处方] 猪苓汤加减。

猪苓 120g，茯苓 120g，滑石 30g（包煎），生甘草 15g，太子参 30g，山萸肉 30g，枳实 12g，玄参 30g，黄芩 30g，水蛭粉 3g（分冲）。

[疗效] 服药 28 剂，胸闷、气短、背痛等症状消失，基本痊愈。

[按语] 该患者由甲亢引起的心脏病加重，水饮内停为标，阴虚内热为本。以大剂猪苓、茯苓淡渗利湿，取急则治标之意。同时配合养阴，使祛邪不伤正。水肿消则背痛、胸闷、睡眠不实等症状明显减轻。现代药理研究示：猪苓、茯苓对大鼠的利尿作用较西药缓和，且作用持久，较为安全，同时，猪苓、茯苓对电解质的影响相对较小，较适用于高剂量长疗程应用。

12.4 重用猪苓治疗高血压 [1]

[现病史] 患者，女，62岁。既往有高血压病史25年，服西药血压控制在150/90mmHg左右，2型糖尿病病史10年，糖尿病肾病、血脂异常20年，脂肪肝、冠心病25年。刻下症：全身高度水肿，嗜睡，乏力，气喘，胸闷，便秘，夜尿4次。

[西医诊断] 高血压，糖尿病肾病，水肿。

[中医诊断] 水肿，喘证。

[辨证] 水停瘀阻，心肾亏虚。

[治法] 利水活血，温补心肾。

[处方] 猪苓120g，云茯苓120g，白芍30g，葶苈子30g（包煎），黑附片30g（先煎），丹参30g，红参15g，酒大黄15g（单包），水蛭粉6g（分冲），红曲12g，生姜5片。

[疗效] 服7剂肿大消，云茯苓增至240g。服28剂后水肿近消，诸症大减，测血压120/60mmHg。

[按语] 中医药治疗高血压，应以除因降压为治本，辨证降压为治态，对症降压为治标。常用猪苓、茯苓利水降压。患者全身高度水肿，用大剂量猪苓、茯苓120g利水降压，二药性情平和，茯苓兼能健脾运脾，故可大量应用而无虑其害。黑附片逐阴扶阳，丹参活血凉血，与红参相配通经活血同时大补元气，酒大黄、水蛭粉破瘀通络，红曲降脂健脾，活血化瘀。白芍、葶苈子为降压之引，有提壶之意。

12.5 重用猪苓治疗糖尿病周围神经病变

[现病史] 张某，女，71岁，2007年3月17日初诊，血糖升高11年，手足麻木伴踏棉感1年。患者11年前体检时发现血糖升高，诊为2型糖尿病，一直口服阿卡波糖50mg每天3次，血糖控制较好。1年前出现双下肢水肿、手足麻木、行走有踏棉感，曾于其他医院治疗症状无改善。症见：双下肢水肿明显，手足麻木、怕冷，行走有踏棉感，偶有腰膝疼痛，双眼视物模糊，乏力、口干口渴，舌红，苔少，脉弦略滑，重按无力。当日FBG 6.2mmol/L，2hPG 6.9mmol/L。2007年2月10日查肌电图：双侧胫腓神经感觉神经传导速度减慢，符合周围神经病变表现。

[西医诊断] 糖尿病周围神经病变。

[中医诊断] 消渴络病，水肿，痹证。

[辨证] 阴虚水热互结。

[治法] 利水清热养阴。

[处方] 猪苓汤加减。

猪苓60g，茯苓60g，滑石30g（包煎），泽泻30g，生黄芪30g，生大黄3g，水蛭6g，鸡血藤30g，川桂枝30g。

---

1 仝小林. 维新医集 [M]. 上海：上海科学技术出版社，2015：27.

二诊（2007年3月26日）：服药7剂，自诉手足麻木怕冷及踏棉感减轻。

上方将生黄芪调整为60g，加用骨碎补30g、肉苁蓉30g。

三诊（2007年4月2日）：继服药7剂。患者手足麻木明显减轻约60%，踏棉感及双下肢水肿消失，乏力改善，但仍时有腰膝疼痛。

二诊方去猪苓、云苓、滑石，黄芪减至30g，余药不变。

四诊（2007年4月16日）：服上药14剂，手足麻木怕冷、行走踏棉感及腰膝疼痛完全消失。

[按语] 患者年事已高，患病多年，久病必虚，气血阴阳不足，阴津不足不能濡养，加之气血运行不利，瘀血由生，阻滞脉络，故手足麻木疼痛，足如踏棉，脉弦略滑，重按无力。阴血不足，不能上注于目，目失所养，故双眼视物模糊。气虚则水液运行亦失常，肾气虚则气化无权，体内津液输布排泄失司，水湿下注，则下肢水肿。肾在体为骨，腰为肾之府，肾脏虚损，故见腰膝疼痛。阴液不足，久则生热，更耗伤津液，故口干口渴，舌红少苔。故辨证属阴虚且水热互结，因此治疗用猪苓汤加减以利水清热养阴。方中猪苓甘淡，入膀胱、肾经，淡渗利水；云苓健脾和胃，渗湿利水，桂枝味辛热，以辛散水气外泄，是以汗润而解也，同时兼以温通经络；生黄芪归肺、脾经，补气升阳，利水退肿；水蛭归肝经，可破血逐瘀；鸡血藤则行血补血，舒筋活络；大黄气味重浊，直降下行，清下焦热。全方利水渗湿与清热养阴并用，利水而不伤阴，使水湿去而阴津复，邪热清。二诊初见成效，因而一鼓作气，生黄芪加量至60g，增强益气健脾利水之力，加骨碎补、肉苁蓉温阳益肾。三诊患者水湿已去，故去猪苓、云苓、滑石等淡渗利水之品。继服药14剂，至四诊，症状已完全消失。猪苓、茯苓各用至60g，以期量大力专，利水渗湿功著，若水肿较明显，二者还可用至各120g，功专利水。曾治一心衰高度水肿病案，一日内茯苓用量达500g，服药1剂水肿即消80%，病入坦途。二药性味平和，茯苓兼能健脾运脾，故可大量应用而无虑其害。

13　泽泻

泽泻气寒，禀水之气；味甘无毒，禀土之味。入膀胱、肾、三焦、小肠四经。能行在下之水随泽气而上升，复使在上之水随气通调而下泻，有清润肺气、通调水道、下输膀胱之功。可治小便不利，水肿胀满，呕吐，泻痢，痰饮，脚气，淋病，尿血等症。《本经》："主风寒湿痹，乳难，消水，养五脏，益气力，肥健。"《药性论》："主肾虚精自出，治五淋，利膀胱热，直通水道。"

我们常用泽泻配伍云苓，用以健脾利湿，认为用泽泻30g以下以利水渗湿为主，30～60g有清头止眩之效。

重用泽泻治疗梅尼埃病

[现病史] 朱某，女，63 岁。2008 年 7 月 7 日初诊。因头晕反复发作 7 年，加重 2 年，血糖升高 6 年就诊。2000 年患者因口干至医院查 FBG 9.44mmol/L，诊断为 2 型糖尿病，现用瑞格列奈早 2.5mg，午 1mg，晚 2mg。血糖控制不佳。2001 年诊断为梅尼埃病。刻下症见：头晕甚，视物旋转，如坐车船，闭目则加重，恶心，呃逆，噩梦多，视物不清，手足麻木，纳呆，眠差，小便量少，色黄赤，大便可，舌红胖大，苔黄腻，脉弦滑数，上鱼际脉搏动明显。既往史：椎底动脉供血不足 3 年。

[西医诊断] 梅尼埃病，椎底动脉供血不足，糖尿病。

[中医诊断] 眩晕，消渴。

[辨证] 痰热内扰，筋脉不舒。

[治法] 清热化痰，舒筋通络。

[处方] 黄连温胆汤加减。

泽泻 60g，云苓 60g，黄连 45g，枳实 15g，竹茹 20g，清半夏 15g，葛根 30g，松节 30g，生姜 5 大片。

二诊（2008 年 7 月 21 日）：服上方 14 剂。头晕减轻 80% 左右，视物旋转已 1 周未发作，噩梦多好转约 70%，恶心减轻约 50%，时有左上肢麻木，右上肢手指指尖疼痛，双目视物模糊，头晕、耳鸣、头皮发木，时有心悸气短，口干、口渴，多饮，周身乏力，小便量较前明显增多，大便稍干，日行 1 次，纳差，不欲饮食。当日 FBG 8.1mmol/L，昨日 2hPG 14.3mmol/L。上方加黄芩 30g，知母 30g。

三诊（2008 年 8 月 26 日）：服药 30 余剂。头晕已基本痊愈，自上诊至今头晕始终未作。余症皆明显好转。近 1 周 FBG 6.7 ~ 7.5mmol/L，2hPG 9 ~ 10mmol/L。

[按语] 痰热内扰，上蒙清窍，加之脑部筋脉痉挛不舒，髓海失养，致眩晕甚，如坐车船。呕恶、噩梦多、纳呆及手足麻木等均是痰热内扰、经络不畅之象。故以清化痰热为主，兼以舒筋活络。本方以黄连温胆汤清化痰热的同时，重用泽泻利水渗湿，蠲除痰饮。泽泻乃治眩晕良药，《金匮要略》中但用一味泽泻名曰泽泻汤治眩晕，现代药理学研究也表明，泽泻对于梅尼埃病有较好疗效。故三诊时头晕已基本痊愈，余症皆好转。

14　薏苡仁

薏苡仁味甘淡，性凉，入脾、胃、肺经。主筋急拘挛不可屈伸，久风湿痹，下气。薏苡作穗结实于插禾之前，而采撷必于获稻之后，冲冒湿热以成其体，饱吸秋肃以练其质。惟其久而成就，是以专治积渐而致之病。且薏苡仁健脾，使脾、肺、肾之气得畅，清热利湿，除风湿，利小便，益肺排脓，健脾胃，强筋骨。

我们重用薏苡仁尤擅消除因痰湿结聚所致疣状物，60g 以上大剂量方可显效，用

120～500g 薏苡仁治疗肿瘤、巨大脂肪瘤、平常疣等增生性疾病疗效显著。

14.1 重用薏苡仁治疗儿童型多关节型类风湿关节炎

[现病史] 肖某，男，15 岁。2000 年 1 月 19 日初诊。因发热半年就诊。半年前患者因受凉后出现双手指及左膝关节红、肿、热、痛，不能行走，就诊于当地医院，给予青霉素 800 万单位，地塞米松 5mg 静脉滴注 1 次后，关节疼痛缓解，查抗"O"、类风湿因子、C3 及免疫球蛋白等正常，未确诊，给予口服阿司匹林 2.7g/d，4 周后，双下肢远侧端出现"出血点"，将阿司匹林减为 0.6g/d，3 周。5 个月前受凉后出现发热，体温 39.6℃，咳嗽，先为干咳，1 周后咳黄色黏稠痰，量中等，约 20ml/d，伴胸痛，吸气及扩胸运动时加重，无放射痛，伴全身多关节红、肿、热、痛，伴恶心呕吐，非喷射状，为胃内容物，无寒战、呼吸困难及口唇指甲发绀。给予头孢噻肟钠 2g 每日 2 次静脉滴注及地塞米松 5mg 静脉滴注，以后激素逐渐减量。用药半月后，关节疼痛、胸痛好转，咳嗽咳痰减轻，体温高峰下降，但未完全正常。停用抗炎药，次日出现痰中带鲜红血丝，无大咯血，上述自觉症状加重，体温 38.6℃。第二日转入白求恩医科大学二院呼吸科时体温 40℃，胸部 CT 示风湿肺，反复 5 次膝关节腔穿刺液查 1 次类风湿因子阳性。先后给予爱罗苏、注射用替卡西林钠克拉维酸钾、洛美沙星、甲硝唑及琥乙红霉素抗炎，并联用抗结核（INH、RFP、EmB、PLA），上述自觉症状无好转。4 个月前经当地会诊排除风湿性疾病，停用阿司匹林，10 天后再次请三院会诊确诊为"儿童型多关节型类风湿关节炎"，并转入三院。查白细胞抗原 -B13（HLA-B13）和白细胞抗原 -B40（HLA-B40）阳性，血抗核抗体（ANA）1 640（余自身免疫指标阴性），双侧膝关节腔穿刺液检查类风湿因子阳性，胸片示右肺尖斑片影，考虑结核，骶髂关节正位片示类风湿关节炎及隐性脊柱裂（第 1、2 骶椎），但骶髂关节 CT 片正常。给予柳氮磺胺嘧啶 1 500mg/d，萘丁美酮 3 片口服，其间上述症状反复加重，加用甲氨蝶呤两次共 7.5mg，并服用中药。2 个半月前上述症状好转而出院，病程中反复 3 次出现双下肢"出血点"，不痒，不突出皮肤表面，反复发热，白细胞下降时中性粒细胞百分比降低，淋巴细胞百分比增高。2 天前发现尿中泡沫增多，尿检 2 次尿蛋白 1g/L，尿糖 5.5mmol/L，无颜面及双下肢水肿，无尿量减少及夜尿增多，无发热腰痛及尿频尿急尿痛，为明确诊断入院，病后精神食欲欠佳，二便正常。2000 年 1 月 14 日请全院会诊，会诊意见如下：①感染存在，病毒感染可能性大，细菌感染不能除外。②免疫缺陷存在：原发病不清，与感染的因果关系不清。③肾脏存在小管间质损害，但病因不清，目前不是主要疾病。④血液系统：粒细胞缺乏肯定。传染性单核细胞增多症不能除外，1 周后复查病毒抗体。⑤呼吸道：支气管扩张肯定存在。治疗上给予大剂量丙种球蛋白 400mg/kg 提高免疫力。联合抗生素及抗病毒，重组人粒细胞刺激因子注射液升白细胞，激素应用不肯定。2000 年 1 月 19 日来我处诊治，刻下症见：面色黄少华，唇淡，虽高热数天，体温 39～41℃，但口不甚渴，全身困倦乏力，食欲不振，纳呆，小便微黄，舌质淡红，苔白微厚腻，脉濡数。

[西医诊断] 儿童型多关节型类风湿关节炎。

[中医诊断]湿温。

[辨证]湿热内蕴（湿重于热）。

[治法]清热利湿。

[处方]三仁汤加减。

生薏苡仁 60g，杏仁 9g，白蔻仁 9g，厚朴 9g，清半夏 9g，通草 15g，滑石 30g（包煎），生甘草 6g，车前草 30g，败酱草 30g，陈皮 9g，砂仁 6g，干姜 6g，茯苓 30g，炒白术 30g。3 剂，水煎服。

[疗效]1 剂，体温 37.5℃；3 剂，热退。

[按语]患者虽高热数天，体温 39～41℃，但口不甚渴，全身困倦乏力，食欲不振，纳呆，小便微黄，舌质淡红，苔白微厚腻，脉濡数。舌苔腻是湿浊证的重要指征，病邪为湿浊，内可损害五脏六腑，外可浸淫四肢百骸，病位弥散，上中下三焦俱病，表里内外俱病，故非化湿涤浊不能使气机调达、经脉通畅。故药用三仁汤化湿清热、通利三焦，加车前草、败酱草以增清热利湿之力，陈皮、砂仁、干姜、茯苓、炒白术健脾益气以增健运水湿、传导之功。其中薏苡仁甘淡微寒，入肺脾肾经，渗湿、健脾是其两大功能。利水渗湿以治小便不利，除湿利痹以治湿滞痹痛，且能健脾止泻，又有排脓消痈之效，性属和平，渗而不峻，补而不腻。乃清补淡渗之品，唯药力和缓，且质地较重，故用量须倍于他药。

14.2 重用薏苡仁治疗关节炎 [1]

[现病史]患者，男，44 岁。主诉：双下肢肌肉关节剧痛 1 年余。刻下症：双下肢肌肉关节剧痛，凉冷加重，双脚麻木，腰酸，眠差，夜尿多，每晚 4～6 次。舌紫暗，苔白腻，脉沉。既往史：糖尿病 16 年，高血压病 10 余年。

[西医诊断]糖尿病，关节炎。

[中医诊断]痹证。

[辨证]寒湿下注。

[治法]温阳散寒，除湿止痛。

[处方]乌头桂枝汤加减。

生薏苡仁 60g，制川乌、制草乌各 9g（先煎 2h），生麻黄 9g，桂枝 9g，白芍 15g，当归 15g，鸡血藤 30g，络石藤 30g，夜交藤 15g，五加皮 9g，牛膝 9g。

二诊：7 剂后，痛大减，加减服用 20 剂，疼痛基本消失。

三诊：后改水丸服半年，疼、麻木、凉等症状消失。

[按语]本例患者痹痛因于寒湿，故以乌头桂枝汤温阳散寒、通络止痛为主方，其中

1 王青，杨映映，刘彦汶，等．诸寒湿郁，久治不愈，皆属于瘀——仝小林教授对寒湿郁久致瘀病机探讨[J].吉林中医药，2018，38（4）：398-401.

川乌、草乌需先煎2小时以上；白芍缓急止痛；加麻黄、桂枝使寒从腠理而出；重用生薏苡仁使湿从下出；寒湿日久成瘀，用当归、鸡血藤、络石藤、夜交藤以活血通络止痛；牛膝以补肾。全方共奏散寒除湿、通络止痛、温阳补肾之功。

14.3 重用薏苡仁治疗湿热脱发

[现病史]李某，男，34岁。2008年8月10日初诊。因额顶部脱发2年就诊。患者自述2年前开始脱发，后逐渐加剧，迄今额顶部头发脱落殆尽，虽经多方诊治，疗效不显著，遂来我处诊治。刻下症见：前额两侧及头顶部头发稀疏而细，头发枯槁无光，头皮油腻黏着，鳞屑较多，面色少华，二便调，舌偏红，少苔有裂纹，脉沉细涩。

[西医诊断]脂溢性脱发。

[中医诊断]脱发。

[辨证]血虚热盛，湿热内蕴。

[治法]养血凉血，清利湿热。

[处方]四物汤加减。

生薏苡仁60g，赤芍30g，牡丹皮30g，制首乌30g，当归30g，川芎15g，白芷15g，茯苓30g。

二诊（2008年9月9日）：服上方1个月，未脱之发已有光泽，脱发部位见稀疏之茸发再生，脱屑稍减轻，患者甚悦。处方：上方加入苍术9g，黄柏15g，知母15g，生姜3大片。

三诊（2008年10月12日）：服上方1个月。患者舌质偏暗，苔白腻。处方：二诊方加入土茯苓30g，苍术加为30g，当归减为15g，加大清热利湿力度。

加减服用3个月，现已痊愈。

[按语]本案生薏苡仁量用达60g，其一因头皮局部多脂，为湿热上蒸颠顶，蕴于肌肤，致头皮油腻黏着，此患者饮食不节，过食肥甘厚味，进而损伤脾胃，脾胃运化失职，水谷内停为湿，日久湿郁化热，湿热相搏，上蒸颠顶，侵蚀发根。故用大剂量生薏苡仁淡渗利湿，微寒清热，以达清利湿热的目的。

14.4 重用薏苡仁治疗糖尿病伴颜面黄色瘤

[现病史]程某，男，45岁。2007年9月17日初诊。因患皮肤黄色瘤3年，血糖升高3年就诊。患者于2004年无明显诱因出现左眼外侧眼睑点状深黄色斑块，隆起高于正常皮肤，形状不规则，表面光滑，诊为黄色瘤，未予治疗。3年来，皮肤病变范围在颜面不断扩散增大，同时伴血糖升高，FBG 6.7～7.7mmol/L，2hPG 8～9mmol/L。刻下症见：双眼睑四周及口唇四周皮肤大面积多发增生样黄斑状改变，高于正常皮肤，不规则形状，表面光滑，伴皮肤瘙痒，黄斑按之发硬，视力模糊，双脚底麻木发凉，口干口苦，纳食正常，夜寐多梦，二便自调，舌质红暗，苔薄白，舌下静脉增粗，脉沉细数。身高174cm，体重79kg，BMI=26kg/m^2。双下肢动脉彩超示：双下肢动脉硬化。血脂未见异常。

[西医诊断] 黄色瘤，糖尿病。

[中医诊断] 痰核，消渴。

[辨证] 痰瘀阻络，脾虚胃热。

[治法] 化瘀消痰，健脾清胃。

[处方] 四君子汤加减。

生薏苡仁 60g，莪术 20g，茯苓 120g，党参 30g，黄芪 20g，黄芩 30g，黄连 30g，干姜 15g，苦参 15g，苦丁茶 9g，生大黄 3g。

二诊（2007 年 10 月 11 日）：服药 24 剂。诸症改善不明显。

处方：上方中黄芪增至 45g，生薏苡仁增至 120g，莪术增至 30g，去党参，加全蝎 9g，僵蚕 9g。

三诊（2007 年 11 月 8 日）：服药 28 剂。面部黄色瘤皮损减轻约 50%，皮肤由粗硬逐渐变平变软，瘙痒症状消失，皮损颜色由黄色变为浅黄，血糖较前下降，FBG 6.2 ~ 7.3mmol/L，2hPG 7.5 ~ 8.5mmol/L。疗效显著。

续前方加减，以收全功，处方：生薏苡仁 120g，莪术 30g，生黄芪 30g，党参 30g，骨碎补 30g，肉苁蓉 30g，鸡血藤 30g，首乌藤 30g，潼、白蒺藜各 20g，谷精草 30g，密蒙花 15g，蝉蜕 6g，僵蚕 6g，制川、草乌各 15g（先煎 4h），川桂枝 30g。

患者服上方 60 余剂，黄色瘤皮损减轻约 90%，皮损颜色进一步变浅，若不细察，与正常几无差异，血糖控制较好，FBG 5.6 ~ 6.3mmol/L，2hPG 6.9 ~ 7.7mmol/L，1 周前 HbA1c 6.3%。

[按语] 黄色瘤又称黄瘤，是一种少见的脂类代谢性疾病，病程大多进展缓慢，一般不能消退。本例患者，病程 3 年，病情发展较快，黄瘤弥漫于颜面，实属少见，且伴随 FBG 受损及动脉粥样硬化改变，不便手术、激光等治疗，西医无特殊疗法。

患者病情初发于眼睑，是生于眼睑皮内外的柱状硬结，病属"脾生痰核"，此病名首见于《原机启微》，责其病机，多因先天禀赋不足，或过食肥甘，伤及中焦脾胃，脾虚则水湿运化不利，日久生痰，痰湿混结，郁久化火，病久则成瘀，为郁、热、痰、瘀凝结而为病。此案获效的关键转机在于二诊时对部分药物及剂量的调整。重用薏苡仁和茯苓利湿化痰，消除因痰湿结聚所致疣状物，大剂量可显效；酌配莪术化瘀散结，破血消积，三者合而治标，为治瘤、疣之经验药对。全蝎、僵蚕活血祛痰，走窜通络，长于疏通经络之死血、顽痰。以党参、黄芪、干姜健脾温阳，益气健脾，是以治本。芩、连、苦参、苦丁茶、生大黄苦寒清热燥湿。全方药简力宏，标本兼顾，故服药仅 2 个月而取效神速，后期调整方药，以顾及动脉硬化之症，可谓防患于未然，深谋远虑，服药 60 余剂，几获全效。

14.5 重用薏苡仁治疗胃癌术后胃脘痛[1]

[现病史] 宋某，男，60岁。2009年4月初诊。主诉：胃癌术后半年余，化疗5次。患者2008年8月发现并确诊胃癌，8月21日切除2/3胃，术后开始化疗，每隔21日化疗1次，共化疗5次，因不良反应过于剧烈而停止化疗。刻下症见：饮食稍有不适则胃痛，刀口处有硬结；胃脘处痞满疼痛，饮食正常，二便调；舌红，苔厚腐，底瘀，脉小滑数。血压120/90～130/90mmHg。

[西医诊断] 胃癌术后。

[中医诊断] 胃脘痛。

[辨证] 脾虚胃热。

[治法] 益气健脾，清热燥湿解毒。

[处方] 生薏苡仁120g，黄连15g，酒大黄6g（单包），炒白术30g，干蟾皮9g，蒲公英30g，白及15g，生姜3片。水煎服，14剂，每日1剂。

二诊：患者服药后诸症改善，胃痛次数减少，痞满减轻，乏力较前好转，端坐时刀口处疼痛，纳可，二便调，夜尿2次，舌苔厚腐，舌底瘀闭，脉细数。血压115/75mmHg。

处方：守方加减。加三七30g，刺猬皮15g。水煎服，28剂，每日1剂。

三诊：服上方28剂，胃痛大减70%，痞满基本消失，乏力好转，刀口硬结减小50%，瘢痕减轻；纳眠可，二便调；舌红，脉沉。

处方：生薏苡仁120g，黄连30g，酒大黄6g（单包），干蟾皮9g，莪术30g，三七30g，刺猬皮30g，生姜5大片。水煎服，14剂，每日1剂。服上方3个月，舌苔变薄，手术刀口愈合良好，体力恢复，纳眠可。

[按语] 患者以"胃癌术后胃脘疼痛"为主诉，伴痞满，其舌红、苔厚腐，脉小滑数，皆属中焦有热，火热邪气痞结于中焦，使胃气壅滞而致。一诊及二诊时，针对患者中焦胃热的病机，治以清热除痞为主，配以清热解毒，以大黄黄连泻心汤为主方。大黄黄连泻心汤是《伤寒论》中治疗热痞的方剂，柯琴在《伤寒附翼·太阳方总论》中记载："云泻心者，泻其实耳。"指出大黄黄连泻心汤所清之热，大抵为实。方中大黄苦寒以泻里，黄连苦燥以开虚格之气，病证可除。薏苡仁健脾益气、行气燥湿，现代药理学证实，其还具有良好的抗癌细胞增殖作用，我们常用大剂量薏苡仁治疗肿瘤、巨大脂肪瘤、平常疣等增生性疾病，常用量为120～500g。三诊时，患者热象已除大半，痞满症状基本不见，胃痛缓解70%，再结合西医胃癌的疾病特点，以清热解毒、抗癌散结为主。中医药体外抗癌活性筛选中提示，清热解毒药抗癌活性最强，在一定程度上能控制肿瘤发展。因此，清热解毒为癌症抗转移治疗的重要方法。用蒲公英、干蟾皮、刺猬皮等药物清热解毒，消肿散结，又配以莪术及三七以破积消坚，活血止痛；《本草衍义补遗》言："蒲公英化热毒，消恶肿结核。"干蟾皮既可以走气分以化湿行水，又可以走血分以活血化瘀，药理学表明其有

1 仝小林．维新医集[M]．上海：上海科学技术出版社，2015：59.

明显的抗癌作用；刺猬皮是传统动物药材之一，具有行气和胃、化瘀止痛之效，其蛋白质量高，还可以保护胃黏膜。同时肿瘤治疗过程中扶正亦是常法，方中三七、薏苡仁健脾扶正。三诊后，治疗逐见成效，可继服上方。

15　葛根

葛根，味甘辛，性凉，归脾胃、肺经。《神农本草经》载："主消渴，身大热，呕吐，诸痹，起阴气，解诸毒。"既可舒缓骨骼之肌，又可松弛脉络之肌。其温可扩管，散可解肌；发表解肌可治（感冒）酸痛，舒缓肌肉可治肩凝；扩张脉络，可降血压、通心脑。《本草崇原》言："葛根延引藤蔓，则主经脉，甘辛粉白，则入阳明，皮黑花红，则合太阳，故葛根为宣达阳明中土之气，而外合太阳经脉之药也。"

葛根常用剂量 9~15g，我们擅用葛根舒利经气、升发脾胃清阳之性治疗头痛、斜颈、消渴、下利等多种疾病，尤其在治疗颈项强直时宜大剂量使用，常用至 60g，往往收到良好的疗效。葛根功用良多，临床中应根据患者实际情况，辨证论治，配以不同药物、不同剂量，方可收功。

15.1　重用葛根治疗脑鸣 [1]

[现病史] 曲某，女，53 岁。2009 年 5 月 27 日初诊。因脑鸣 1 个月就诊。患者 1 个月前车祸后出现脑内嗡嗡作响如蝉鸣，后头部疼痛，曾查头颅 CT 未见明显异常。刻下症见：脑鸣如蝉，持续不休，伴后头部阵发性头痛，颈部肌肉疼痛，时胸闷气短，阵发性烘热汗出，全身乏力，失眠，每晚仅睡 2~3 小时，二便调，舌红，苔黄腻，脉沉弦略数。既往史：高血压 1 年余，未系统诊治。

[西医诊断] 脑鸣原因待查，高血压病。

[中医诊断] 头痛。

[辨证] 经脉不利，瘀血阻窍。

[治法] 疏通经脉，活血通窍。

[处方] 葛根 60g，松节 30g，三七 15g，血竭粉 5g（分冲），酒大黄 3g，桃仁 9g，炒酸枣仁 45g，川芎 30g。

二诊（2009 年 6 月 24 日）：服上方 14 剂。脑鸣减轻 50%，头痛未作，但时有头昏沉，舌红，苔黄腻，脉沉弦略数。

处方：葛根 120g，黄连 15g，枳实 15g，竹茹 15g，炒酸枣仁 30g，川芎 30g，桃仁

1　仝小林.维新医集 [M].上海：上海科学技术出版社，2015：17.

9g，三七9g。

服上方14剂后，脑鸣减轻80%，头痛未作，睡眠好转90%，偶有睡中醒来，醒后易入睡。

[按语] 本例以后头部及颈部肌肉疼痛症状为主，属太阳经症状，可知其脑鸣主要为经脉不通、经气不利、瘀血阻窍所致。故重葛根，舒筋解肌，输利经气，配松节以通络止痛。《伤寒论》葛根汤原文葛根用四两以收疏通经脉之效，本案再佐以活血化瘀之品，令经脉通畅，经气上达，脑窍血运正常，则脑鸣、头痛可愈。

15.2 重用葛根治疗剧烈头痛

[现病史] 陈某，女，58岁。2007年3月11日初诊。因发作性头痛2年余就诊。刻下症见：动则颠顶剧烈跳痛，夜间睡眠不宁，偶有头晕，右侧上肢麻木，纳可，二便正常，无耳聋、耳鸣，舌淡嫩，少苔，微有齿痕，脉沉弦。既往糖尿病史2年，高血压病史6年，口服西药控制，一直服硝苯地平缓释片，血压、血糖控制良好。

[西医诊断] 头痛原因待查，高血压，糖尿病。

[中医诊断] 头痛，眩晕，消渴。

[辨证] 清阳不升，瘀血阻络。

[治法] 升阳活血，通络止痛。

[处方] 葛根60g，松节15g，片姜黄12g，地龙30g，怀牛膝30g，鸡血藤30g，黄连30g，干姜9g。

二诊（2007年6月10日）：服上药3个月，头颠顶剧烈跳痛缓解大半，右上肢已不麻，但入睡较困难，梦多，常有烘热汗出。

继以知柏地黄丸合交泰丸加减，处方：葛根30g，黄柏30g，知母30g，黄连30g，肉桂5g，天花粉30g，炒酸枣仁30g，五味子12g。

加减服用2个月，疼痛完全停止，半年后随访，诉头痛未再发。

[按语] 本案头痛剧烈，属实证，经脉不畅，经气不利是导致头痛的根本原因，所谓"不通则痛"。故重用葛根疏解经脉，输利经气，濡润筋急。据现代药理研究报道，葛根具有镇静和扩张脑血管作用，能解除血管痉挛，还有一定的降压作用。多年临床经验表明，葛根对各种顽固性头痛均有较显著的疗效，且无毒副作用。

15.3 重用葛根治疗痉挛性斜颈 [1]

【病案一】

[现病史] 孙某，女，51岁。2008年5月22日初诊。因斜颈2年余就诊。患者2年前因受风出现颈部向右偏斜伴抽搐，口服坤宝丸效果不显，因担心手术风险大、费用高，

---

1 吴义春，仝小林. 仝小林治疗痉挛性斜颈1例 [J]. 中医杂志，2009，50（11）：1045-1046.

拒绝手术，遂来我院就诊。刻下症见：颈部向右偏斜，伴抽搐，颈肩疼痛，腰部不适，烘热眠差，盗汗，汗出量不多，舌暗苔白，脉略弦滑。血压120/80mmHg。

[西医诊断]痉挛性斜颈。

[中医诊断]痉证。

[辨证]邪闭太阳。

[治法]解肌发表，解痉通络。

[处方]葛根汤加减。

葛根60g，生麻黄9g，川桂枝30g，白芍90g，炙甘草15g，全蝎9g。

二诊（2008年6月2日）：服上方10剂后，斜颈、颈痛、肩痛、腰痛等症状明显减轻，烘热消失，头震颤减轻，睡眠改善，汗出不多，饮食尚可，双下肢酸软乏力，左手麻木，周身皮肤瘙痒，二便调，舌暗、边有齿痕、苔白腻，脉象弦略滑数。

处方：上方加荷叶30g，西河柳15g，威灵仙15g。

电话追访，二诊方服30剂，斜颈消失。

[按语]痉挛性斜颈是一种以原发性颈部肌肉不能随意收缩而引起的头颈部扭转和转动障碍为主要表现的一种疾病。到目前为止，西医学对痉挛性斜颈尚无根治性的治疗措施。痉挛性斜颈属于中医"痉证"范畴。本例痉挛性斜颈表现与《伤寒论》所论"刚痉"极为相似，因风寒束表，卫气闭塞，太阳经气不利，津行不畅，筋脉失养，导致肌肉呈阵发性痉挛强直发作，用葛根汤恰中病机。柯琴曰："葛根味甘气凉，能起阴气而生津液，滋筋脉而舒其牵引。"现代药理研究表明，葛根有扩张血管，改善外周微循环，镇痛止痉作用；而芍药对平滑肌和横纹肌痉挛均有镇痛作用。故本案中葛根用至60g，升阳明之津上润太阳之筋；白芍用至90g，与15g炙甘草合成芍药甘草汤，酸甘化阴，缓急止痛。葛根、芍药舒筋解肌缓急，故痉挛之筋脉得以舒解。

【病案二】

[现病史]宗某，女，55岁，2009年12月9日初诊。患者斜颈5年。5年前出现头向左侧歪斜，项后至枕部酸痛，不能后仰，头颈诸多活动受限。1年前感觉头部不稳，似没有支撑。半年前又开始出现右手胀，左手麻。此期间多处医治，未见明显疗效。刻下症见：项后僵硬、酸痛，劳累后加重。右手胀，左手麻。胸闷，视物模糊。纳可，入睡困难，眠浅，多梦易醒，大便3日1次，偏干，小便调。舌苔厚腻，底瘀，脉沉弦略滑数。

[西医诊断]痉挛性斜颈。

[中医诊断]痉病。

[辨证]邪闭太阳。

[治法]解肌发表，解痉通络。

[处方]葛根120g，桂枝15g，白芍60g，炙甘草15g，松节30g，羌活15g，姜黄30g，当归30g，全蝎9g。水煎服，日1剂，分早晚2次服。

二诊：服上方28剂后，项后僵硬、酸痛明显减轻，手麻胀亦大减。大便已不干，每日1次，睡眠未见改善，舌根部苔厚，底瘀滞，脉沉弦。

上方改当归为15g，加五味子30g、炒酸枣仁45g继服。

三诊：后在此基础上稍做加减，头部已能正过来，其余诸症消失。1年后因他病来诊，此病未再发。

[按语]患者以"斜颈"为主诉，伴有痉挛、颈部疼痛、腰痛、烘热汗出，诊断为痉挛性斜颈，属于中医"痉病"范畴。《素问·至真要大论》言："诸暴强直，皆属于风。"而斜颈又以项僵为主要表现，故风邪乃斜颈的重要致病因素，而风又为百病之长，易兼夹其他诸邪，如夹寒夹湿等，风邪兼夹他邪合而为病亦成为斜颈的重要始发因素。因风寒之邪束于肌表，卫气闭塞，太阳经气不利，津液运行不畅，正邪抗争，筋脉失养，导致肌肉呈阵发性痉挛强直发作。此患者项僵劳累后加重，伴眠浅易醒等体虚的表现，且由患者症状可知外感六淫中未见兼夹他邪，以舌脉可知患者夹有痰瘀。右手胀、左手麻乃由于颈部压迫，气血周流不畅所致。综合以上诸症，可知患者总的病机为体虚之人感受风邪，兼夹痰瘀。此病机正与桂枝加葛根汤证相符，故选以此方为底方。

在桂枝加葛根汤的基础方中，葛根需用大剂量，至少30g。葛根长于解肌散邪，生津舒筋，既可舒缓骨骼之肌，又可松弛脉络之肌。其温可扩管，散可解肌；温通之圣药。《神农本草经》言其"主诸痹，起阴气"，《本草经疏》谓葛根"发散而升，风药之性也，故主诸痹"。现代药理研究表明，葛根具有解痉镇痛、改善周围循环、扩张血管的作用。且在治疗颈部疾患中，葛根与松节同用作为一组对药，《名医别录》言松节"主百节久风，风虚"，《本草通玄》谓其"搜风舒筋"，现代药理研究表明，松节亦具有一定的镇痛、抗炎作用。此二药合用疗效确切，乃我们多年来总结出的临床经验。又重用白芍60g，合炙甘草，为芍药甘草汤，柔痉缓痉，调和气血。此外，配以羌活、姜黄祛风除湿通经，当归、全蝎养血活血、祛风通络。二诊时患者症状得到明显改善，药已对症，效不更方，故在原方基础上稍做加减，考虑到患者睡眠较差，以大剂量酸枣仁与五味子养阴安神。我们临床常用大剂量酸枣仁安神，为对症药物，失眠虚实病机均可运用。

15.4 重用葛根治疗2型糖尿病

[现病史]易某，男，74岁，2010年3月17日初诊。主诉：间断乏力、口干渴、体重减轻3个月。患者3个月前无明显诱因出现间断乏力、口干渴、体重减轻，2010年3月16日至医院检查，FBG 14.3mmol/L。刻下症：乏力、口干渴、多饮、多尿，消瘦，急躁易怒，寐不实，偶有头晕，纳可，大便偏干，日1次。舌暗红，舌苔腐，舌底瘀闭，脉沉。既往：高血压10余年，未用降压药；高脂血症、房颤、慢性前列腺炎。身高172cm，体重75kg，BMI=25.35kg/m^2。未用降糖药。辅助检查：2010年3月16日查FBG 14.3mmol/L，2hPG 21.1mmol/L，HbA1c 14%；尿糖55mmol/L。

[西医诊断]糖尿病。

[中医诊断]消渴。

[辨证]气阴两虚。

[治法]益气养阴。

[处方]干姜黄连黄芩人参汤加减。

葛根30g，干姜15g，黄连30g，黄芩30g，西洋参6g，肉桂15g，山萸肉15g，酒大黄6g，怀山药30g，五味子30g。

二诊（2010年3月24日）：服药7剂，口干好转30%，仍乏力，多尿，偶有头晕，纳可，眠差，醒后不能再睡。大便干，每天需用开塞露，排下后大便偏黏，苔黄腻，脉沉弦。2010年3月22日查尿糖（+++）；FBG 15.1mmol/L，2hPG 22.1mmol/L，LDL 4.36mmol/L，HbA1c 13.8%。BP 145/90mmHg。

处方：葛根120g，黄芩45g，黄连45g，炙甘草30g，干姜7.5g，酒大黄9g，水蛭粉3g。

三诊（2010年4月7日）：精神好转，时有胸闷不适，仍有口干，纳眠可，视物模糊，体重无明显变化。苔白，舌底瘀，脉结代。FBG 7.4mmol/L，2hPG 14mmol/L，尿糖（−），BP 140/85mmHg。

3月24日二诊方加生牡蛎60g（先煎），石斛60g，三七6g，西洋参6g。

四诊（2010年5月5日）：服上方1个月。胸闷、视物模糊好转，眠差易醒，白天疲乏易困，夜尿减少，每晚1次，大便1天2次。舌红，苔薄白，脉弦硬。2010年5月4日查FBG 6.3mmol/L，2hPG 14.4mmol/L，HbA1c 9.8%。未用降糖西药。

处方：3月24日二诊方加西洋参9g，生牡蛎120g（先煎）。

五诊（2010年6月9日）：服药1个月，口干好转，胸闷好转，纳眠可，二便调，夜尿1次。双目仍干涩。舌红少津，少苔，舌底瘀，脉结代。2010年5月31日查FBG 5.37mmol/L，2hPG 7.97mmol/L，HbA1c 7.6%。

处方：天花粉45g，生牡蛎60g（先煎），黄连30g，知母45g，西洋参9g，三七9g。

六诊（2010年8月4日）：双目干涩好转30%。纳眠可，大便日1次，夜尿1次，小便少。2010年8月3日查FBG 5.3mmol/L，2hPG 9.8mmol/L，HbA1c 6.6%。

处方：天花粉30g，黄连30g，知母30g，西洋参9g，三七9g。制水丸9g，每天3次，服药3个月。

七诊（2010年12月1日）：服水丸4个月，仍有双目干涩，伴视物模糊，右膝疼痛，纳眠可，精神可。2010年11月23日查FBG 5.5mmol/L，2hPG 10.3mmol/L，HbA1c 6.5%。

处方：六诊方天花粉改为45g，知母改为45g，西洋参改为15g，继续制水丸9g，每天3次，服用3个月。此后该患者以水丸为主长期调治，血糖水平维持稳定，自初诊至末次就诊（2012年10月16日），随诊2年半间，患者未曾服用西药。

[按语]患者年龄偏大，初诊时出现口干渴、乏力等症状，辨证为热伤气阴证，以干姜黄连黄芩人参汤为主，益气养阴，兼顾清热；然二诊时患者血糖仍偏高不降，口干多饮、多尿等症状未见明显好转，因此，考虑患者虽年迈，但此时"热"却为疾病当前的主要矛盾，口渴、乏力等皆因热未清所致，病性属实多虚少，治疗当先清除余热，故二诊时结合苔黄腻、便黏等症，改以葛根芩连汤清热泻火祛湿，同时加酒大黄导热下行，年长者，血行易瘀滞，加之热灼血脉，故又加水蛭粉活血通络。三诊时，仍有口干，恐是火热

日久耗津伤阴太过，故加大剂量生牡蛎、石斛滋阴生津，加西洋参益气养阴；因出现胸闷不适，故加三七增强活血通络之功。四诊，症状缓解，血糖下降，继续上诊的治疗。五诊时，血糖水平显著下降，诸症好转，火热作祟之主要矛盾已解决，阴津亏伤转为主要问题，故此诊调整处方，改以瓜蒌牡蛎散加西洋参、知母滋阴生津为主，加黄连兼顾清热。至六诊，病情持续好转，血糖水平已控制达标，火热阴伤之主要问题已解决，故此诊开始改以水丸，以益气滋阴兼顾清热活血为基本治方，长期小剂量调理，以维持稳定。此后，患者虽偶有血糖波动情况，但从总体看，血糖指标稳中有降；血糖偏高时，改丸剂为汤剂短期治疗，而血糖控制达标后，再改为丸剂。两年期间，患者未曾服用西药，病情一直较为稳定，且未出现并发症。

15.5 重用葛根治疗类固醇性糖尿病伴多发性毛囊炎 [1]

[现病史] 王某，男，50岁。主因血糖升高伴全身散在红丘疹1年余，于2012年5月22日在中国中医科学院广安门医院内分泌科门诊就诊。2010年5月，患者无明显诱因于面部、前胸、后背出现皮肤松弛性水疱，破溃后形成广泛糜烂伴细菌感染，于秦皇岛市第二医院皮肤科诊断为"天疱疮"。遂入院治疗，予甲泼尼龙40mg/d静脉滴注，联合口服甲泼尼龙片8mg/d。2010年6月患者病情控制，出院后服用甲泼尼龙片36mg/d，每隔3个月甲泼尼龙片日用量减少3mg。2010年7月，患者体检时发现血糖异常，于秦皇岛市第二医院复查，FBG 8.5mmol/L，2hPG 17mmol/L。遂于内分泌科就诊，建议胰岛素治疗，予门冬胰岛素R早7IU、中7IU，门冬胰岛素30R晚9IU，血糖控制较稳定。同月，患者全身逐渐出现毛囊性红丘疹，部分发展较稳定，部分发展为脓疱，以面部、颈部、前胸、后背为甚，时轻时重，反复难愈。2012年5月就诊于当地医院皮肤科，调整激素疗程，甲泼尼龙片12mg/d与4mg/d交替服用2个月。现患者希望中医治疗减少胰岛素用量，缓解全身症状。就诊时见：患者全身散在毛囊性丘疹，顶端有脓头，数目较多；双眼易流泪，睡眠差，梦多，乏力易疲倦，纳可，小便正常，大便黏腻不爽。舌红，苔腐腻，脉滑。既往史：天疱疮2年余，糖尿病1年余，轻度脂肪肝5年余，过敏性鼻炎20年余。个人史：自诉对刺激性气味过敏；吸烟数年，20支/d。家族史：否认家族中成员患有同类疾病及遗传病、传染性疾病、各种慢性疾病。辅助检查FBG 6.87mmol/L，LDL 2.37mmol/L，HbA1c 6.2%。

[西医诊断] 类固醇性糖尿病，多发性毛囊炎。

[中医诊断] 消渴，肺风，粉刺。

[辨证] 湿热蕴脾。

[治法] 清热利湿，解毒清疮。

[方药] 葛根芩连汤加减。

---

1 仝小林. 维新医集 [M]. 上海：上海科学技术出版社，2015：93.

葛根 45g，黄芩 30g，黄连 30g，金银花 30g，野菊花 30g，竹叶 30g，生大黄 6g，生姜 30g。28 剂，水煎服，每日 1 剂，分 2 次服用。嘱患者监测 FBG、2hPG、HbA1c。

二诊（2012 年 6 月 26 日）：服上方 28 剂后，患者血糖控制平稳，全身散在丘疹红肿渐消，双目易流泪症状消失，自觉疲倦乏力改善。全身散在红丘疹数目较上诊减少，无脓头，眠差、易困，偶尔乏力，纳可，二便正常。舌红，苔黏腻，脉沉滑。实验室检查：FBG 5.16mmol/L，HbA1c 5.5%。

上方加清半夏 30g，苍术 15g，晚蚕沙 15g，28 剂，水煎服，每日 1 剂，分 2 次服用。调整胰岛素用量：门冬胰岛素 R 早 4IU、中 4IU，门冬胰岛素 30R 晚 7IU。甲泼尼龙片用法用量同前。嘱患者每日以生薏苡仁 50g 煮粥食用，继续监测 FBG、2hPG、HbA1c 及血脂。

三诊（2012 年 7 月 31 日）：1 个月后电话随访，患者将草药制成水丸早晚坚持服用，停用胰岛素，FBG、2hPG、HbA1c 及血脂控制在正常范围。

[按语] 患者之前患有天疱疮，乃体内湿热毒邪壅滞所致，后接受糖皮质激素治疗，导致阴阳失衡，出现血糖升高及毛囊炎。根据患者刻下症状，全身散在红丘疹为湿热蕴结皮肤；大便黏腻不爽为湿热之邪下注；舌红，苔腐腻，脉滑。我们辨为湿热蕴脾证，法当清热利湿兼以解毒消疮，以葛根芩连汤加减化裁治疗，最终取得良好的效果。患者虽然继续激素疗程，但已停用胰岛素，血糖控制平稳，皮肤症状改善，达到其治疗期望。方中葛根味甘辛，性凉，于清热之中又能鼓舞脾胃清阳之气上升，而有生津止渴之功。黄芩、黄连，味苦、性寒，为清肺胃湿热的对药，能解血中糖毒。其中，黄芩功能清热燥湿，善清肺胃实热，兼顾肺肾；黄连清热燥湿，早在金元时期即被刘河间誉为"消渴圣药"，并可泻火解毒，用治痈肿疔毒，黄连用量过多易苦寒伤中，耗伤津液，葛根与黄连配伍可制约黄连之燥性。金银花甘寒，可清热解毒，散痈消肿，为治痈要药。野菊花，辛散苦降，其清热泻火，解毒利咽、消肿止痛力胜，亦为外科疗痈的良药。竹叶，味甘性寒，入心经，长于清心泻火，并能清胃生津以止渴。《素问·至真要大论》曰"诸痛痒疮，皆属于心"，本品上能清心火，用治疮疡，下能利小便，给邪以出路，使热毒从小便而解。生大黄苦降，泻下通便，导湿热外出，并能清热解毒泻火，用治热毒疮疡。生姜，味辛性温，能温中散寒，佐制方中诸寒凉之品。诸药合用，共奏清热利湿、解毒消疮之功。二诊患者自述血糖控制良好，全身散在红丘疹渐消，流泪乏力等症状改善，可见初诊辨证准确，治疗方向正确，故继用前方，同时结合患者黏腻舌、沉滑脉，加以化浊之品。所以加清半夏，味辛性温，可燥湿化痰；苍术，味辛苦，性温，苦温燥湿以祛湿浊，辛香健脾以和胃；晚蚕沙，味甘辛，性温，可和胃化湿，并善止痒，以上三者合用以化湿浊。同时嘱患者每日服用薏苡仁粥，薏苡仁药食两用，可健脾渗湿，清热排脓，现代药理研究证明薏苡仁有提高机体免疫力、镇静消炎、降血糖等功效，我们常用其治疗糖尿病并发皮肤病。

15.6 重用葛根治疗泄泻 [1]

[现病史] 梅某，女，62 岁，2008 年 7 月 9 日初诊。主诉：腹泻 2 周。刻下：大便量少质黏，每日 3 次，排便无力，便时有后重及灼热感；饭后呃逆，胃部及胸骨后有烧灼感，无泛酸呕吐；舌暗偏胖苔黄腻，脉沉滑。

[西医诊断] 腹泻。

[中医诊断] 泄泻。

[辨证] 脾胃湿热。

[治法] 健脾祛湿，益气升清。

[处方] 葛根黄芩黄连汤加减。

葛根 30g，黄连 30g，黄芩 45g，炙甘草 15g，紫苏梗 6g，藿香 6g。

二诊（7 月 23 日）：呃逆消失，大便质可，不黏，每日 1 次，后重及灼热感消失，纳眠佳。

[按语] 下利者，中焦湿热，影响脾之运化水谷、转输精微，脾气不能升清则精微下走而为泄。《经》言"清气在下，则生飧泄"，故重用葛根升其清阳止泻，以黄芩、黄连清其湿热。刘河间言"调气则后重自除"，故又以紫苏梗、藿香调其滞气。全方清湿热、升清阳、调滞气，共奏止泻之功。《本草备要》言葛根为"治脾胃虚弱泄泻之圣药"，我们认为葛根味辛，轻扬升发，能鼓舞脾胃清阳之气，故用葛根从而达到生津止渴、升阳止泄之功。

运用葛根发挥升脾胃清气之功可用中剂量：15～30g，其中湿热郁阻者宜加黄芩、黄连、秦皮；寒湿困脾者宜加苍术、白术、茯苓、干姜；脾胃气虚者宜加党参、人参、升麻、白术；寒热错杂、中焦不通者宜加半夏、黄连、干姜、人参。

15.7 重用葛根治疗急性颌面部淋巴结炎 [2]

[现病史] 患者为中国中医科学院广安门医院主任医师仝小林，2015 年 5 月 16 日初诊。发热伴头颈部淋巴结红肿疼痛 2 天。患者 1 个月前曾患"急性腮腺淋巴结炎"，此次因头皮疖抓破后于昨日起开始出现颈部、耳前、耳后、颌下等淋巴结红肿疼痛，患部皮肤潮红肿胀，伴恶寒发热，体温 38℃；无汗，周身酸痛无力，无咽痛，无鼻塞流涕，无咳嗽，无腹痛腹泻，无恶心呕吐。自服中成药防风通圣散 4 袋，至夜 11 点许，周身汗出溱溱。今晨恶寒消失，但仍发热，体温 37.6℃，下午 1 点体温升至 38℃，大便已解，舌质红稍胖微有齿痕，苔薄黄腻，脉浮滑数。

[西医诊断] 急性颌面部淋巴结炎。

[中医诊断] 抱头火丹（伏气温病）。

1 陈弘东，郭敬，周强. 浅谈仝小林运用葛根经验 [J]. 上海中医药杂志，2015，49（6）：12-13.

2 沈仕伟. 仝小林自医案例分享与答疑 [N]. 中国中医药报，2015-10-28（04）.

[辨证] 湿热火毒内伏，新感外邪。

[治法] 清热利湿，泻火解毒兼以透邪。

[处方] 柴葛解肌汤加减。

葛根 45g，柴胡 30g，黄芩 30g，生石膏 30g，芦根 60g，龙胆草 9g，车前草 30g，野菊花 30g，金银花 30g，生甘草 15g。

这是笔者根据病情为自己开出的处方。服汤药半剂 4 小时后，晚 6 点体温降至 36.6℃，头颈部淋巴结红肿疼痛较前减轻。脉由浮滑数转为浮略数。身凉而脉未静，何也？余热尚存，灰中有火，有反弹之势。治疗当乘胜追击，故继服剩余中药（晚 7 点半）清解余热。当晚 8 点左右，体温反弹至 37.3℃，虽反弹，然热之大势已去，体温必将呈螺旋式下降。服第 2 次药后，自觉周身烘热，微微汗出。此为透邪外出之征兆也。何为透邪？发汗即是透邪，脉不静则透邪不止。晚 9 点，体温退至 36.9℃，晚 11 点，体温退至 36.6℃，呈螺旋式下降。

二诊（2015 年 5 月 17 日）：晨 6 点半，体温 36.5℃，从昨晚 11 点至今晨，脉静身凉。现颈部、耳前、耳后、颌下等淋巴结肿痛大为减轻，患部皮肤潮红肿胀明显消退，留有轻微压痛，应当接近恢复期。起病初的发热无汗恶寒期，大约持续了 5 小时。从最初的 38℃ 始口服汤药（下午 2:00、7:30 各服半剂），到晚上 11 点热退后未复升，大约 9 小时。晨 8 点，服前方 1/4 剂。下午 2 点，服 1/8 剂。清余热，以巩固疗效。总共服了 1.375 剂中药。

三诊（2015 年 5 月 18 日）：今查血常规，白细胞 5.12×10^9/L，单核细胞 10.5%，红细胞 5.02×10^{12}/L，血红蛋白 159g/L，血小板 168×10^9/L。EB 病毒抗体：EB 病毒衣壳抗原 IgG 抗体阳性，EB 病毒衣壳抗原 IgM 抗体阴性，EB 病毒核抗原 IgG 抗体阳性，EB 病毒早期抗原 IgM 抗体阴性。头颈部淋巴结 B 超：双颈部及耳前淋巴结增大（右侧大者 1.4cm×0.7cm，左侧大者 0.8cm×0.4cm）。腮腺 B 超：未见明显异常。

而后颈部淋巴结及耳前淋巴结疼痛略有反复，晨起体温 36.5℃，见舌淡红，苔薄黄腻，边有齿痕，脉小滑。考虑热毒未尽，脾虚湿滞。调方予清热散结，透邪解毒，健脾化湿治疗。

方药：柴胡 15g，葛根 30g，升麻 15g，夏枯草 45g，玄参 15g，浙贝母 9g，黄芩 15g，龙胆草 9g，竹叶 15g，马勃 15g，僵蚕 6g，野菊花 30g，生黄芪 15g，清半夏 9g，陈皮 6g，猫爪草 30g，鱼腥草 30g，紫花地丁 30g，生姜 3 片，大枣 3 枚。6 剂。

四诊（2015 年 5 月 19 日）：晨体温正常，自觉颈部、耳前淋巴结疼痛减半，已无明显红肿热感。即日起，1 日服半剂。

五诊（2015 年 5 月 20 日）：复查血常规及 HCRP，白细胞 3.63×10^9/L，单核细胞 9.1%，红细胞 4.92×10^{12}/L，血红蛋白 151g/L，血小板 190×10^9/L，HCRP 13.85mg/L。免疫球蛋白正常。复查头颈部淋巴结 B 超：双颈部及耳前淋巴结较前缩小（右侧大者 1.2cm×0.4cm，左侧大者 0.8cm×0.4cm）。继服上方半剂。

六诊（2015 年 5 月 21 日）：服上方共 2 剂后，刻下：无发热，头颈部淋巴结肿痛完全消失，诸症痊愈。

[按语] 急性颌面部淋巴结炎，此病纯属感染，初诊时已无恶寒但有发热，全无外感风寒，故服用柴葛解肌汤，此方重用葛根舒利经气、发表解肌治红肿胀痛，柴胡、芦根、石膏，合用起发汗解热、透邪外出之用。若真是感受了风寒之邪，风寒束表，荆防羌类宜早用，打开腠理，协力发汗。因为考虑病位在少阳，所以用了柴胡、黄芩、龙胆草、车前草。另外，龙胆草、车前草，也是针对发病前的湿毒。选用野菊花、金银花，因这两味药既可以解毒，又可以透表。芦根，在瘟疫治疗中是要药，清热解毒、利尿透邪，但用量要大，一般在 30g 以上，笔者常用 60～120g，退热效果好。其中，龙胆草未用太重，否则不利透表；用生甘草，重在解毒。方药有势，整方之势，全在药物配伍。

病情一旦得到有效控制，则中病即止或中病即减，改用丸散膏丹善后调理。所谓合理用量在病情，大小巧用总相宜。在此病案中，笔者在体温恢复正常后，药物的服用量便减为 1/4，继而再减为 1/8，即中病即减原则。外感之病，若来势汹汹，大有吞吐之势，其治必当大刀阔斧，此时，作秀最害人。所谓两军相遇勇者胜，所以用药必须狠、准，用量必须足，才能打中疾病之七寸。

16　　生地黄

生地黄味甘，性寒。归心、肝、肾经。主逐血痹，清热凉血，养阴生津。《神农本草经》："主折跌绝筋，伤中，逐血痹，填骨髓，长肌肉，作汤除寒热积聚，除痹。生者优良。"宋朝以后始有生熟之分。生地黄分为鲜生地和干生地，临床常用生地黄即为干生地。

笔者常用黄连配生地黄，治疗脉结代之症，其中生地黄剂量为 30～120g。治疗急性热证时，如气营两燔，热毒转重，生石膏可配大剂量生地黄 30～60g，甚或 120g、200g，两清气营，气分阶段即可配伍用之，以防伤阴。笔者剂量曾用至 800g，患者热退身凉，转危为安。

16.1 重用生地黄治疗尿毒症合并全身性药疹 [1]

[现病史] 张某，男，44 岁。因慢性肾炎、慢性肾功能不全（尿毒症）、尿毒症性心包积液、肾性贫血、肾性高血压入院。给予血液透析及药物治疗，病情改善，准备接受肾移植。1991 年 4 月 28 日因发热、寒战、体温 38℃，咽部充血，扁桃体 Ⅱ 度肿大，尿中白蛋白满视野，给予头孢哌酮钠静脉滴注。2 天后，由胸部开始出现红色稀疏丘疹，渐及上肢及背部，考虑为药疹，先后换用头孢他啶及万古霉素，皮疹愈增。给予氢化可的松、维

---

1 仝小林 . 维新医集 [M]. 上海：上海科学技术出版社，2015：50.

生素 C 及葡萄糖酸钙治疗，药疹及体温均未能控制。5 月 8 日，体温升至 40℃，血常规示：白细胞 $15 \times 10^9/L$，中性粒细胞百分比 80%，未见中毒颗粒，尿检发现大量真菌。遂停用所有西药，改用中药治疗。刻下症见：除头面部外，全身鲜红及深红交杂分布的大片状丘疹，通身大热，无汗，烦躁，时有谵语，口干不欲饮，小便黄少，大便干，舌质淡红、苔厚腻微黄，脉滑小数。因原发病为长期的尿毒潴留，湿浊壅滞下焦，高热十余天，热达 40℃，舌质和舌苔的变化不明显。

[西医诊断] 尿毒症，药物性皮炎。

[中医诊断] 癃闭，药疹。

[辨证] 气营两燔，以营分为重，兼夹下焦湿热。

[治法] 凉血清气，淡渗利湿，解毒止痒。

[处方] 清营汤加减。

生地黄 120g，生石膏 120g（先煎），羚羊角粉 6g（冲服），赤芍 60g，牡丹皮 30g，玄参 30g，紫草 24g，茜草根 30g，重楼 30g，金银花 60g，连翘 60g，白茅根 60g，芦根 60g，淡竹叶 12g，白鲜皮 60g，地肤子 30g。1 剂水煎 3 次，浓缩取汁 300ml，频频饮服。

从下午 1 点开始服药，至夜 10 点左右，患者自诉两耳至面颊胀痛，张口困难。检查发现，两耳根部明显肿胀，耳周及外耳道有较多黄色黏液流出。急请耳鼻喉科会诊，查中耳及内耳完好，黄色黏液系从外耳道渗出。从中医学角度考虑，此为外感的温毒之邪与下焦湿热秽浊之邪上泛，乃向愈之佳兆。遂嘱病人继服所余中药，至夜里 2 点服完。药后周身汗出，热稍退，皮疹明显消退，颜色由深红转暗，已不觉痒。唯黄色黏液大量渗出，由两耳渐及整个颜面。翌日晨，颜面高度肿胀，形如狮面，眼睛几乎睁不开，以手触其颜面皮肤，如面具样板硬。体温 38.6℃。上方又进 1 剂，体温复常，皮疹逐渐消退，颜面肿胀减轻，渗出停止。1 周后，全身大量脱屑，药疹告愈。

[按语] 本案为尿毒症引起药疹、发热，重用生地黄、石膏两清气营。遵吴鞠通之本意，重用生地黄主寒热积聚，逐血痹，取其补而不腻，兼能走络也。病患口干不欲饮，小便黄少，大便干，脉细数，故重用细生地以滋阴不敛邪，以养代清，与温胆汤之以温代清有同工之妙。《本草经疏》：石膏，辛能解肌，甘能缓热，大寒而兼辛甘，则能除大热，故《本经》主中风寒热，热则生风故也。邪火上冲，则心下有逆气及惊喘；阳明之邪热甚，则口干舌焦不能息，邪热结于腹中，则腹中坚痛；邪热不散，则神昏谵语；肌解热散汗出，则诸证自退矣……足阳明主肌肉，手太阴主皮毛，故又为发斑发疹之要品。若用之渺少，则难责其功。《医学衷中参西录》：石膏，凉而能散，有透表解肌之力。外感有实热者，放胆用之，直胜金丹，重用七八两不为过。现代药理研究示石膏内服经胃酸作用，一部分变成可溶性钙盐，至肠吸收入血能增加血清钙离子浓度，可抑制神经应激能（包括体温调节中枢神经），降低骨骼肌的兴奋性，缓解肌肉痉挛，又能降低血管渗透性，故有解毒、镇痉、消炎的作用。只有领会吴鞠通创清营汤原旨，临证之时才能辨病之本，处以重药，扭转乾坤。故该案为气营两燔的辨证施治提供了难得的典型范例，有"石膏阿司匹林汤"之风。

16.2 重用生地黄治疗药物性皮炎

[现病史] 任某，男，50岁。1982年6月11日初诊。因"全身性药物性皮炎、右下肢抓伤感染"收入外科病房。自述发病前因喷洒"666粉"，近4天开始全身起红疹，奇痒，伴心烦，躁动不安，右下肢因瘙痒难忍而抓破。查体：体温37.4℃；球结膜轻度充血；全身皮肤均有散在猩红热样红色小丘疹，高出皮肤，压之不褪色；右小腿外侧有2cm×2cm大小溃疡，周围红肿，有压痛但无波动感，边界尚清楚，部分已结痂。用青、链霉素肌内注射，口服泼尼松，静脉滴注氢化可的松等治疗3天，溃疡基本结痂，但药疹无减轻反而更加密集。遂停西药改用中药。刻下症见：皮肤火热焮红，干燥脱屑，全身密集猩红热样红色小丘疹，奇痒，伴眼干、咽干，口渴喜凉饮，头晕，视物模糊，身热时自觉皮肤颤动，舌红绛，少苔，脉弦滑有力。

[西医诊断] 药物性皮炎。

[中医诊断] 药疹。

[辨证] 风热血燥。

[治法] 养血祛风，凉血清热。

[处方] 生地黄60g，牡丹皮15g，赤芍9g，玄参12g，紫草15g，蝉蜕9g，僵蚕9g，牛蒡子9g，生石膏30g（先煎），知母15g，龙胆草15g。

[疗效] 服上方2剂后，皮疹消退大半，只有背部及下腹部尚未完全消退，口干眼涩仍存。原方去牛蒡子，加沙参12g。又服2剂，皮疹全部消退，皮肤大量脱屑，于6月20日病愈出院。

[按语] 药物性皮炎属中医斑疹范畴。病人皮肤焮红、干燥脱屑、奇痒为风热血燥，眼干、咽干、口渴喜凉饮为肺、胃、肝经有热。方中重用生地黄，配牡丹皮、赤芍、玄参、紫草凉血清热，清血分热毒；蝉蜕、僵蚕、牛蒡子祛风，石膏配知母清肺胃之热，龙胆草泻肝经之火。

16.3 重用生地黄治疗过敏性皮炎

[现病史] 赖某，女，61岁。2007年2月18日初诊。因全身皮疹2月余，伴发热1个月，双下肢水肿15天就诊。患者于2007年1月无明显诱因出现全身皮疹，于协和医院诊断为"过敏性皮炎"，予糠酸莫米松乳膏等药物治疗后加重，后又诊断为"泛发性湿疹"。2月患者无明显诱因出现发热，夜间加重，体温38～38.5℃；当地医院给予葡萄糖酸钙加地塞米松治疗，未见缓解。刻下症见：全身皮疹，重度脱皮，瘙痒甚，头晕，心烦易怒，咳嗽，手抖，身颤，双下肢水肿，纳可，失眠，大便不干，舌干绛，舌体颤，苔黄，脉数。

[辨证] 血分热盛。

[治法] 清热解毒，凉血散瘀。

[处方] 犀角地黄汤加减。

生地黄60g，生石膏60g（先煎），牡丹皮30g，赤芍30g，徐长卿30g，银柴胡30g，五味子 9g，生大黄 3g，黄连 30g，白鲜皮 30g，蛇床子 15g，紫花地丁 30g。

服药 3 剂后患者周身瘙痒明显缓解，体温降至 36.8 ～ 37.7℃，皮疹脱屑较前减轻 70% 左右，手抖身颤减轻，四肢乏力基本消失，睡眠好转。继以青蒿鳖甲汤、知柏地黄汤加减调治 2 个月后，皮疹完全消退，疾病告愈。后随访 6 个月身体状况良好。

[按语] 患者表现一派血分热盛之象，故宜采用清热解毒、凉血散瘀之法。首方犀角地黄汤，乃针对热毒深陷于血分的血分热盛证。方中以生石膏代犀角清心火而解毒，使火平热降，毒解血宁，心火得清，则诸经之火自平；生地黄凉血滋阴生津，既助石膏清热，又可复已失之阴血。生地黄常规用量 10 ～ 30g，本案因患者通体一派热象，故抓住主症，重投 60g，效果尤佳。注：现今犀角已经禁用，临证当以适量对证药代替；但从辨证角度而言，仍用原方名表述。

16.4 重用生地黄治疗糖尿病合并风湿性心脏病 [1]

[现病史] 王某，男，74 岁。2007 年 10 月 25 日初诊。因血糖升高 5 年，伴心悸 4 年余就诊。2002 年体检发现空腹血糖 8.0mmol/L，诊断为 2 型糖尿病，口服二甲双胍、瑞格列奈，血糖控制不理想。发现风湿性心脏病（简称风心病）、二尖瓣狭窄、间断房颤 4 年余，未系统治疗。刻下症见：心悸，胸闷，易汗，眠差，双下肢麻木，舌红少苔，脉结代。既往有高血压病史 4 年，血压波动于 120 ～ 140/90 ～ 100mmHg。FBG 6.1mmol/L，2hPG 9.6mmol/L，UA 556.5μmol/L。

[西医诊断] 糖尿病，风心病。

[中医诊断] 消渴，心悸。

[辨证] 气血阴阳不足，心脉失养。

[治法] 滋阴益气，通阳复脉。

[处方] 炙甘草汤加减。

生地黄 60g，炙甘草 45g，火麻仁 45g，阿胶珠 9g，太子参 30g，桂枝 15g，秦皮 30g，威灵仙 30g，生姜 3 片。

泡足处方：白鲜皮 30g，地肤子 30g，生麻黄 30g，川桂枝 30g，透骨草 30g，艾叶 30g，川芎 30g，制草乌 30g，制川乌 30g。

[疗效] 服药 3 个月余，胸闷心悸症状基本消失，仅偶有发作，查心电图较前有改善。其余不适症状消失。后患者多次复诊，各体征平稳。

[按语] 炙甘草汤重用生地黄（60g）、甘草（45g），以迅速养阴复脉。仲景原方中生地黄用量一斤，一则大补阴血，一则使桂枝雄烈之气变为柔和，生血而不伤血，故《血证论》称其"真补血之第一方"。

---

1 吴义春，刘文科.全小林辨治糖尿病合并心脏病验案举隅 [J].上海中医药杂志，2009，43（8）：5-6.

16.5 重用干地黄治疗帕金森病 [1]

[现病史] 李某，男，76 岁。2007 年 11 月 15 日初诊。因帕金森病 2 年，患 2 型糖尿病 25 年就诊。患者平日口服阿卡波糖 50mg 每日 3 次，格列美脲 2mg 每日 2 次，血糖控制尚可。刻下症见：行走迈步困难，双下肢无力，步态拖拽，步距缩小，全身疼痛，气短，言语不流利，大便 3 日 1 行，时干时黏，临厕努责，夜尿每晚 3 次，眠可。舌质红绛而干，舌上无苔，满布小裂纹，状如牛肉，脉沉细涩。

[西医诊断] 帕金森病。

[中医诊断] 颤证。

[辨证] 精血亏虚，髓海不足。

[治法] 益肾填髓。

[处方] 地黄饮子加减。

干地黄 60g，麦冬 90g，山萸肉 15g，官桂 9g，巴戟天 15g，肉苁蓉 30g，五味子 9g，当归 30g，制首乌 30g，锁阳 30g，怀牛膝 30g，鸡血藤 30g，龟甲胶 9g，阿胶 9g。

二诊（2007 年 12 月 17 日）：服上方仅 1 个月，诸症大减，气短、双下肢无力减轻，行走改善，言语明显转流利，大便正常，临厕努责症状消失，大便 1 日 1 行，舌脉同前。

前方去首乌，减怀牛膝为 15g，干地黄为 30g，加黄芪 30g，首乌藤 30g，骨碎补 30g，桑寄生 30g。

随访至 2008 年 7 月，生活已基本可以自理。

[按语] 帕金森病为缓慢进展的中枢神经系统变性疾病，西药治疗不能根治，仅能延缓疾病进程。本病属中医颤证，多为精血亏损，髓海不足所致。"年过四十而阴气自半"，年长之人，精血大亏，致髓海不充。故治疗应大补精血，益肾填髓。此病案属脑髓痿病，从阴阳双补观点看，选用地黄饮子，从督脉之脑髓痿弱角度考虑，需要加阿胶、龟甲。地黄饮子是重要的填补脑髓之方，笔者擅用其治疗脑萎缩，往往疗效甚好，先汤剂，后水丸，治疗半年至 1 年以上，配合龟鹿二仙汤，效力更佳。干地黄，即生地，有"逐血痹、填骨髓、长肌肉"之功；本案宗《备急千金要方》原意，干地黄用量达 60g 之多以峻补精血。同时重用麦冬达 90g，以益阴精，滋阴血，《本草新编》言"麦门冬……益精强阴，解烦止渴……但世人未知麦冬之妙用，往往少用之，而不能成功为之可惜也，不知麦冬必须多用，力量始大"。另外，方中加用血肉有情之品龟甲胶、阿胶，与生地黄、麦冬合用，走督脉益精填髓，故取效尤速。

1 仝小林.维新医集 [M].上海：上海科学技术出版社，2015：11.

17　熟地黄

熟地黄味甘，微温。归肝、肾经。为补血之药，补血养阴；其色黑，性沉阴重浊，可滋肾水，填精益髓。《本草纲目》："填骨髓，长肌肉，生精血，补五脏内伤不足，通血脉，利耳目，黑须发，男子五劳七伤，女子伤中胞漏，经候不调，胎产百病。"

常用量 10 ~ 30g，笔者认为今人不敢用大剂量熟地黄，恐其性静味厚，滋腻碍胃，碍于阳气的升发，殊不知熟地黄能滋阴养血，大剂量服用，使阴血充足，阳气有所依附，才不至于脱陷。只要对证，即可放胆用之，少则 30g，多则 90g、120g 不等。

重用熟地黄治疗下肢不宁综合征

[现病史] 任某，男，78 岁。因"糖尿病周围神经病变、不宁腿"就诊。患者发现糖尿病 10 余年，1 个月前双下肢腓肠肌至足心在安静时出现烧灼、不适感，夜间尤甚，拍腿、走动后症状缓解，不久再次出现，晚上反复多次，伴头晕，心慌，体重 1 个月内下降 4kg。刻下症见：乏力，腰酸，双下肢抽搐伴烧灼、不适感，左臂至指尖麻木，手指颤抖，手足心热，咳嗽咳痰，痰色白，量多，耳鸣，咽干，眠差多梦，尿频，大便略干，舌红少苔，脉细数。

[西医诊断] 糖尿病周围神经病变，下肢不宁综合征。

[中医诊断] 消渴，血痹。

[辨证] 肝肾不足，络脉瘀滞。

[治法] 滋补肝肾活血。

[处方] 六味地黄丸加减。

熟地黄 120g，山萸肉 30g，丹参 30g，鸡血藤 30g，全蝎 9g，葛根 30g，酒大黄 6g，海浮石 30g。

二诊：服上方 14 剂。双小腿至足心灼热明显减轻。双下肢抽搐减轻，腰腿酸痛减轻，无咳痰，耳鸣减轻，饮食正常，睡眠好转。效不更方。

三诊：服上方 14 剂。双小腿至足心灼热基本消失，双手麻木明显好转。继予汤药调理后，改服水丸控制血糖，定期复诊。

[按语] 本案系肝肾不足所致血脉瘀阻之证。患者年老，肾脏亏损，阴精不足，阴血涩滞，下肢脉络瘀阻，加之肝血不足，血不荣经，筋脉失养而发病。本方重用熟地黄为君，滋阴补肾，填精益髓，配以山萸肉养肝涩精，助熟地黄以充复肾中阴精，又佐以活血通络之品通畅血脉，加强滋补阴血之功。《本草从新》云熟地黄："滋肾水，封填骨髓，利血脉，补益真阴，聪耳明目，黑发乌须。又能补脾阴，止久泻。治劳伤风痹，阴亏发热，干咳痰嗽，气短喘促，胃中空虚觉馁，痘证血虚无脓，病后胫股酸痛，产后脐腹急疼，感证阴亏，无汗便闭，诸种动血，一切肝肾阴亏，虚损百病，为壮水之主药。"此方中重用熟地黄至 120g，取其甘温入肾，重补肝肾，肾水足、肝木养，则肌肉筋脉得用、

气畅血足，"不安"之状自消。

18　山茱萸

山茱萸酸涩，性微温，能收敛止汗，固涩滑脱，具有补益肝肾、收敛固涩的功效，常用于治疗脱证，为防止元气脱散之要药。《药性论》："止月水不定，补肾气，兴阳道，填精髓，疗耳鸣……止老人尿不止。"

《药典》常用剂量5～10g，笔者认为临床遇元气欲脱的急危重症时，一般须60g以上，常与人参、附子搭配。山茱萸可敛肝气而助益肾气，张锡纯有云："山萸肉救脱之力十倍于参也。"笔者将山茱萸视为救脱第一要药，擅长使用大剂量山茱萸固脱，谓之曰："敛气可以固脱，敛神可以回志，敛汗可救气阴，敛尿可治失禁。"在治疗心肾阳衰、水气凌心的脱证时，大剂量山茱萸敛气固脱，配人参、附子可回阳救逆，若病情危重，山茱萸用量可以超过60g，以达到极强的收敛固脱作用，并煎浓汤小促其间，让患者少量多次服用。

18.1　重用山萸肉配伍红参抢救元气欲脱证

[现病史] 患者，女，61岁。1994年9月23日入院。以"2型糖尿病、低钠血症（重度）、巨幼红细胞贫血（重度）、肺部感染"入院。入院时检查：心率114次/min，血压85/60mmHg，呼吸频率24次/min，患者极度痛苦病容，严重贫血貌，意识欠清，时有谵语，烦躁不安，四肢湿冷，呼吸短促，喘憋尚能平卧，两肺底可闻及湿啰音，心尖部可闻及舒张期奔马律，舌红、少苔、脉细。实验室检查：FBG 22.12mmol/L，Na^+ 105.90mmol/L，K^+ 4.10mmol/L，C 193.10mmol/L；肾功能：BUN 13.03mmol/L，Cr 70.72μmol/L，UA 363μmol/L；血常规：WBC $6.4×10^9$/L，RBC $0.92×10^{12}$/L，Hb 38g/L，PLT $53×10^9$/L。心电图示ST-T改变，低电压。入院后即给予对症处理，积极抢救，经降糖、纠正水及电解质失衡、少量输血及强心利尿、抗感染等治疗，血糖降至正常范围，低钠血症得以纠正，但心力衰竭症状未见明显好转，且出现二便失禁（大便夜10余次）。

[西医诊断] 2型糖尿病，低钠血症（重度），巨幼红细胞贫血（重度），肺部感染。

[中医诊断] 脱证。

[辨证] 心肾阳衰，元气欲脱。

[治法] 益气固脱。

[处方] 山萸肉60g，红参30g。急煎1剂，取汁150ml。

[疗效] 患者下午服药半剂，3小时后，精神明显好转，对答流利切题。嘱其将所余的半剂中药服完，当晚大小便失禁消失，次日全天无大便，遂给予山萸肉、红参量减半再进2剂。患者心率86次/min，呼吸频率20次/min，血压105/65mmHg，肺底湿性啰音减少，

心衰得以纠正出院。出院后随访半年，血糖平稳，身体状况良好。

[按语]心肾阳衰，元气虚极，有欲脱之势，故应以益气固脱回阳为首务。山萸肉60g，味酸性温，大能收敛元气，振作精神，固涩滑脱；红参30g，益气回阳，扶危济弱。山萸肉尤其长于救脱，张锡纯曾言："萸肉救脱之功，较参、芪、术更胜，故救脱之药当以萸肉为第一。"其平生以山萸肉力挽急疴、起死回生之验案无数，药虽两味，却量宏力专，其敛气固脱，拯人于危之功，譬如劲兵，专走一路，则足以破垒擒王。

18.2 重用山茱萸治疗肺癌晚期休克[1]

[现病史]患者，男，84岁。肺癌晚期，广泛转移，休克，血压几乎测不到，冷汗淋漓，意识模糊。因对儿女有交代，要回河南老家，不能病故在北京，故开车送回老家。

[西医诊断]肺癌晚期，休克。

[中医诊断]脱证。

[辨证]亡阳证。

[治法]回阳救逆。

[处方]山茱萸120g，红参30g，附子60g。予中药急煎。

沿途，一小口一小口喂，车到石家庄，血压升到90/60mmHg，汗收，意识转清。回老家后1周方去世。

[按语]脱证发作时患者往往有大汗淋漓、意识模糊的症状，这些都是体内真阴、真阳耗散的表现。患者冷汗淋漓，意识模糊，故中医治疗当先固其元，敛其神。山茱萸敛气，张锡纯先生称此药为"救脱之圣药""救脱之力十倍于参芪也"。山茱萸超过60g，酸收作用极强。敛气固脱，敛神回志，敛汗敛尿。重用山茱萸至120g，达到极强的收敛固脱作用，并煎浓汤让患者少量多次服用，沿途一路，汗收，血压恢复正常，山茱萸救脱之力如此。配人参、附子以增强回阳救逆之功。

19 酸枣仁

酸枣仁，甘、酸、平。归心、肝、胆经。始载于《本经》，有养血宁神安五脏之功，乃治失眠之要药，如《药品化义》言："仁主补，皮益心血，其气炒香，化为微温，借香以透心气，得温以助心神。凡志苦伤血，用智损神，致心虚不足，精神失守，惊悸怔忡，恍惚多忘，虚汗烦渴，所当必用。又取香温以温肝、胆，若胆虚血少，心烦不寐，用此使肝、胆血足，则五脏安和，睡卧得宁。"《别录》言"主烦心不得眠"。

---

1 仝小林.维新医集[M].上海：上海科学技术出版社，2015：28.

仲景酸枣仁汤中酸枣仁用量达2L，约为180g，足见其用量之大。但现今用量明显较小，与传统原方差别较大。笔者在临证中治疗失眠时若用量多在30g以上，大剂量应用酸枣仁治疗一些长期顽固性失眠或重症失眠常常能速获奇效，临床用酸枣仁：轻度失眠15～30g，中度失眠30～60g，重度失眠特别是伴有严重焦虑者60～180g，未见有明显不良反应。凡虚劳不得眠者，均可以之治疗，用量多在60～90g之间可取效，重症顽固者，可逐渐加量使用。安眠汤药，可嘱病人晚饭后服一次，睡前再服一次，白天不服。临床效果显著且未见任何毒副反应。

19.1 重用酸枣仁治疗失眠

【病案一】

[现病史] 王某，女，76岁。2009年6月3日初诊。因彻夜难眠数月就诊。刻下症见：彻夜失眠，上半身出汗，下肢凉，时心慌，纳可，夜便频，夜3次，大便可，舌质紫暗，苔厚，舌底瘀，脉弦数。既往史：甲状腺功能减退5年，糖尿病1年。

[西医诊断] 失眠，甲状腺功能减退，糖尿病。

[中医诊断] 不寐，消渴。

[辨证] 心肾不交，心神失养。

[治法] 交通心肾，养心安神。

[处方] 交泰丸合炒酸枣仁加减。

炒酸枣仁120g，黄连30g，肉桂6g，山萸肉30g，五味子15g，煅龙牡各30g（先煎）。

二诊（2009年6月10日）：服上方7剂。每日睡眠3小时左右，仍入睡困难，多梦易醒，上半身汗出减少，畏寒，心悸减轻，小便频略减，大便质稀，日1～2行，舌暗苔薄黄，脉沉细弦。FBG 4～10mmol/L，2hPG 5.7～8.8mmol/L。加强养心安神之力。

处方：上方中炒酸枣仁加至150g。

三诊（2009年6月17日）：服上方至第4剂时睡眠明显改善，每日睡眠4～5小时。近来乏力较明显，余无不适。

[按语] 酸枣仁一药，《本草备要》谓之"甘酸而润，专补肝胆……敛汗，宁心，疗胆虚不眠"，因其补心胆功效卓越，故被用作治疗失眠之主药。酸枣仁用量宜大，《金匮要略》中酸枣仁汤，酸枣仁量用二升，其为药食同源之药，可大剂量应用，凡虚劳不得眠者，均可以之治疗，用量多在60～90g之间可取效，重症顽固者，可逐渐加量使用。如本病案中用量为150g，辅以交泰丸交通心肾之引经作用，失眠治疗效果颇佳。

【病案二】

[现病史] 尹某，男，37岁，木材厂工人。2009年2月11日初诊。因入睡困难15年就诊。患者15年前因工作劳累出现入睡困难，睡眠不实，多梦，曾多处求治未效。刻下症见：入睡困难，每夜睡4～5小时，睡眠不实，多梦易醒，汗多，汗出湿冷，失眠重时自觉面部肌肉抽搐，右腿静息痛，行走缓解，自觉下肢肌肉松弛，纳可，夜尿2次，大便调，舌胖，苔薄黄，舌底瘀，尺肤潮，脉偏沉。既往史：糖尿病半月，服二甲双胍，阿卡

波糖，血糖控制不理想。

[西医诊断]失眠，糖尿病。

[中医诊断]不寐，消渴。

[辨证]心肝血虚，阴阳失调。

[治法]养血安神，调理阴阳。

[处方]酸枣仁汤合芍药甘草汤加减。

炒酸枣仁 90g，知母 15g，白芍 45g，炙甘草 15g，黄芪 30g，煅龙牡各 30g（先煎），肉桂 30g，山萸肉 15g。

二诊（2009 年 2 月 25 日）：服上方 14 剂。眠差无改善，夜间盗汗好转，左下肢疼痛好转，余症同前。

处方：前方去知母、山萸肉，加葛根 45g、附子 15g（先煎 1h），炒酸枣仁加至120g。

服上方 1 个月后，睡眠转好，已能正常入睡，身体状况较前亦有较大改善。

[按语]张仲景《金匮要略·血痹虚劳病脉证并治》云："虚劳虚烦不得眠，酸枣仁汤主之。"患者木材厂工人，因劳累所致气血两虚，血不养心，神魂不安，故不得眠，以大剂酸枣仁汤加减，重用酸枣仁补血养心以安神。

【病案三】

[现病史]娄某，女，58 岁。主诉：失眠 20 余年。现病史：患者 20 多年前出现失眠，逐渐加重，曾服枣仁安神口服液、温胆宁心颗粒等效果不佳，多方求诊无效。刻下症：入睡困难，寐浅易醒，多梦，梦中紧张，睡眠中断，复睡困难，早醒，需服半片地西泮方能再入睡，白天困倦，头昏沉，疲乏困倦。精神紧张，易发脾气，情绪波动大。烘热汗出，口干口渴，盗汗心烦。舌瘦小，少苔，脉弦细。

[西医诊断]失眠。

[中医诊断]不寐。

[辨证]血虚火旺，阴阳失衡。

[治法]疏肝滋阴，调整阴阳。

[处方]酸枣仁汤合当归六黄汤加减。

炒酸枣仁 120g，知母 30g，当归 15g，黄芪 30g，黄连 30g，煅龙骨 30g（先煎30min），煅牡蛎 30g（先煎 30min），石斛 30g。

二诊：患者晚饭前及睡前服用，服药 1 个月，失眠改善约 40%，入睡较前容易，睡眠质量提高，体力明显好转，口渴明显减轻，烘热汗出、心烦盗汗、精神紧张等症均有改善。调整处方：炒酸枣仁 180g，知母 30g，当归 15g，黄连 30g，黄柏 15g，五味子 9g，煅龙骨 60g（先煎 30min），煅牡蛎 60g（先煎 30min），生姜 3 片，晚饭前及睡前服用。

三诊：患者继服药 1 个月，睡眠改善约 80%，入睡较易，睡眠时间可达 6 小时左右，较前安稳，偶有多梦、早醒。烘热盗汗、口干口渴消失，急躁易怒、心烦等症状减轻。

四诊：继续服药 2 个月未见任何不适。

[按语] 此患者虽有明显的火象，但失眠多年，心神势必耗伤，当务之急应安神宁心，稳定情绪，故以大剂量酸枣仁为主，功专养血安神，兼顾清火滋阴，是标本同治之意。

临证应用大剂量酸枣仁治疗一些长期顽固性失眠或重症失眠常常能速获奇效，陈年痼疾竟能在短时间内几收全功。盖顽固性失眠者，神志极度不安，长期消耗，气血已亏，五脏不和，即使有实邪存在，治疗首务亦当迅速安神宁心，而此时一般用药已是杯水车薪，药不胜病，短期内难以收效，恐唯有突破常规剂量，重剂专攻，或可速安心神，力挽沉疴。每遇此类，酸枣仁用量一般120～180g，其量宏力专却无不良反应，堪为治疗失眠之特效药。

【病案四】

[现病史] 赵某，女，23岁，2009年1月12日初诊。主诉：眠差多梦10余年。诉自幼眠差多梦，晨起对梦境记忆清晰，劳累则多梦明显，饭后呃逆阵作，无反酸，时腹胀腹泻。纳食不佳，口淡无味。怕热，多汗。月经延退，时有血块，量少。时心烦易怒，精神不振，注意力不集中。身高160cm，体重67.5kg。面色红赤，舌淡苔白，边有齿痕，脉沉。

[西医诊断] 失眠。

[中医诊断] 不寐。

[辨证] 阴阳失和。

[治法] 清热燥湿止泻，益气滋阴安神。

[处方] 半夏泻心汤加减。

炒酸枣仁60g，半夏30g，黄连9g，黄芩15g，红参6g（单煎兑入），诃子15g，生姜3片。水煎服，每日1剂。

二诊：患者服上方14剂后诸症改善，守方加减，黄连易为15g，黄芩易为30g，盖患者心烦易怒仍作，为厥阴血不足，炒酸枣仁加倍至120g，红参至9g。

三诊：继服28剂后，诸症缓解，体健神佳。

[按语] 患者以"眠差"为主症，兼有劳累则加重，伴腹泻、呃逆、口淡、纳差、舌边齿痕等脾胃虚弱、坤阴不升之象。但兼见面红、时心烦，为阳明胃不降，即乾阳不降之征。然失眠总属阴阳失和，病在阳不交阴也，故重用酸枣仁60g。笔者认为凡虚劳不得眠者，用量多在60～90g之间可取效，重症顽固者，可逐渐加量使用。半夏泻心汤主治寒热错杂之痞证，为小柴胡汤证误行泻下，损伤中阳，少阳邪热乘虚内陷，以致寒热错杂，而成心下痞。该患者具有半夏泻心汤的主症，即腹胀（痞满）、腹泻（下利）或呕吐；又具有寒热虚实错杂的病机。这是从症、证选该方的理由。

针对不寐之主要病机——阴阳盛衰，升降出入失调。半夏固有和胃化痰之功，因其喜生于半阴半阳的环境中，能和胃气而通阴阳，为调和阴阳之品，在此方中即是交通阴阳，使阳入于阴而寐，故半夏重用30g为君。黄连、黄芩性味苦寒，功能清热燥湿，且黄连为入心经而清热安神之佳品，黄芩则可厚肠胃而清热邪。易干姜为生姜，合半夏以辛开，又护胃安中。上四药寒热并用以和阴阳，苦辛同调以畅气机。改人参为红参，温中健脾。改炙甘草为诃子，因诃子之用同于炙甘草，补脾和中、调和诸药而偏于收敛，有收阳入阴之效。改大枣为炒酸枣仁，意在安神之用。酸枣仁有很好的安神作用，其安神在于养血、清热、敛阳，其补厥阴之血，能以阴制阳，血舍魂，血既足，则魂自守，自然能寐。又以炒者入药为佳，不寐之虚实证均可使用，盖剂量是其疗效的关键，笔者在临床中以 60～120g 为常量，甚可用至 200g 以上，且安全无毒。

19.2　重用酸枣仁治疗焦虑症伴失眠

【病案一】

[现病史] 刘某，女，57 岁。2010 年 5 月 28 日初诊。因焦虑伴失眠 28 年，加重 10 个月就诊。患者 28 年前因担心违反计划生育规定出现焦虑、失眠，于当地医院服用中药及间断服用艾司唑仑治疗。10 年前患者焦虑失眠症状加重，终日忧心忡忡，惶恐而不能自已，伴有易汗出，易怒，遂每日睡前服用艾司唑仑治疗，效果一般。4 年前因焦虑失眠症状加重，遂于某院精神科就诊，诊断为"焦虑症"，给予奥沙西泮片 25mg 每日 1 次，盐酸多塞平 25mg 每晚 1 次治疗，服用后出现恶心呕吐，头晕症状，遂停用盐酸多塞平片，改奥沙西泮片为 12.5mg 每晚 1 次，服药期间焦虑失眠症状未见明显改善。3 年前出现下肢深部刺痛、烧灼感，夜间卧床时症状加重，患者踢腿、活动关节或者按摩腿部后减轻，于某院诊断为"下肢不宁综合征"。去年 8 月份以来焦虑失眠症状加重，烦躁、出汗，伴有自杀倾向，开始于某院服用中药加氢溴酸西酞普兰片 20mg 每日 1 次治疗，仍终日焦虑不安，夜难成眠。刻下症见：焦虑，急躁易怒，心烦不寐，甚则彻夜难眠，咽中有异物感，心慌，易汗出，头晕，头痛发紧，如戴帽状，双手指麻木疼痛，双下肢遇冷抽筋，有灼热感，大便次数多，食后即泻，小便调，夜尿 1 次，舌质暗红，苔白厚，舌底瘀，脉弦涩。

[西医诊断] 焦虑症，失眠。

[中医诊断] 郁病，不寐。

[辨证] 心肝血虚，痰热内蕴。

[治法] 养心安神，清化痰热。

[处方] 黄连温胆汤合大剂量酸枣仁加减。

炒酸枣仁 180g，黄连 12g，枳实 30g，竹茹 30g，清半夏 30g，白芍 45g，炙甘草 15g，桃仁 12g，生姜 5 大片。

二诊（2010 年 6 月 21 日）：服上方 21 剂。患者心烦不寐症状较前好转，仍感焦虑不安，咽中异物感减轻，易汗出，头晕，口干，双手指麻木疼痛，双下肢遇冷抽筋，灼热感减轻，偶有疼痛，大便次数多，食后即泻，小便调，夜尿一次，舌质红，苔白厚腐腻，底瘀，脉偏弦。

上方加五味子 30g，清半夏减至 15g。

继服 1 个月后，患者抑郁症状有所缓解，遂将氢溴酸西酞普兰片改为 10mg 每日 1 次，配合中药治疗。

1个月后电话随访，患者失眠情况基本消失，睡眠踏实，晚上能连续睡5个小时左右，精神较前大有好转，其他症状亦好转。

[按语] 本例由于心肝血虚，气郁不解，化生痰热，内扰心神导致焦虑、抑郁、失眠等一系列症状，故以大剂量酸枣仁迅速养血安神，以求尽快缓解焦虑、失眠症状，并以黄连温胆汤清热化痰，从而标本兼治。酸枣仁作为治疗失眠主药，若其用量过小则疗效欠佳，尤其对于重度年久不愈之失眠，更应以大剂量重拳出击，方能速收奇功。

【病案二】

[现病史] 南某，女，62岁。主诉：失眠10余年。现病史：患者10年前患糖尿病后因精神压力过大，出现入睡困难、早醒，并逐渐加重，常需服艾司唑仑片，有时需服用3片地西泮方可入睡3～4小时。刻下症：入睡困难，每晚仅睡1～2小时，醒后难以复睡。常因夜不能寐致心情急躁，痛苦不堪，几欲轻生。汗出多，心悸气短，双目干涩，口干口苦，鼻干，头痛，阴雨天加重，常需服用止痛片，双下肢午后水肿，晨起消失。舌暗，苔少，脉沉细。既往：左肺切除术后2年，颈椎病20年。左心功能低下，ST-T段改变。

[西医诊断] 焦虑症，失眠。

[中医诊断] 不寐。

[辨证] 心肾不交。

[治法] 滋阴镇静安神。

[处方] 酸枣仁汤加减。

炒酸枣仁120g，知母45g，川芎15g，煅龙骨60g，煅牡蛎60g，全蝎6g。

[疗效] 晚饭前及睡前服用，服药7剂，睡眠好转70%，入睡较易，每日可睡5小时，情绪好转，对生活充满信心。

[按语] 患者虽表现为水亏木旺，心肾不交，但已连续多日睡眠时间过少，睡眠质量差，神志极度躁动，故急则治标，以大剂量酸枣仁安神定志宁心为主。加之煅龙骨、煅牡蛎镇静安神，知母泄内火。后世医家在酸枣仁汤的基础上，有诸多发挥，如《济生方》中治疗心脾气虚之心悸失眠的归脾汤，《太平圣惠方》中治疗心虚惊悸失眠的酸枣仁丸，《摄生秘剖》中治疗阴虚阳亢之心悸失眠健忘的天王补心丹等，更进一步明确了酸枣仁养心安神的主要功效。

20　煅龙骨

煅龙骨为敛汗固涩之要药。多汗属于"汗证"，治疗时应当根据具体证型辨证施治。但无论何种多汗均有腠理开、大汗出之症，属津液耗散之象，故应采用"散者收之"的治法。加以固涩敛汗之品。涩味药大多具有收敛、固涩的功效，常用于治疗多汗。

龙骨，味甘、涩、平。《本草从新》云："龙骨……能收敛浮越之正气……止汗、定喘、敛疮，皆涩以止脱之义。"龙骨煅用收敛效果亦佳。笔者擅长用煅龙骨治疗多汗，常配伍煅牡蛎，二者均为质重之品。在临床上可具体根据汗出情况调整用量。汗出较轻时可用煅龙骨、煅牡蛎各 30g 以收敛，中等汗出时则各用 45g，大汗淋漓、病情重、病势急时可增至各 60～120g。汗为心之液，不可过泄，若迁延日久则易耗伤精气，故应标本同治。可以煅龙骨、煅牡蛎为要药，通过改善患者汗多不适症状以治标。汗出有自汗、盗汗之分，根据患者的证候取益气固表敛汗或清热泻火增液之法以调整阴阳平衡，营卫和谐则为治本之道。

重用煅龙骨治疗糖尿病泌汗异常

[现病史] 高某，女，56 岁。2006 年 6 月 23 日初诊。因自汗 4 个月，血糖升高 9 年就诊。患者 9 年前因感冒，查 FBG 16mmol/L，诊为 2 型糖尿病。现胰岛素治疗，诺和灵 30R：早 24IU，晚 22IU。近 4 个月无诱因易汗，汗出较多。刻下症见：易汗出，动则尤甚，汗出湿衣，畏风，易感冒，足背偶有刺痛感，足心灼热，下肢乏力，失眠，二便可，舌暗红，苔薄黄，舌底瘀，脉虚涩。餐后血糖偏高，6 月 21 日查 FBG 5.2mmol/L，2hPG 9mmol/L；6 月 22 日查 FBG 4.4mmol/L，2hPG 12.2mmol/L。

[西医诊断] 糖尿病泌汗异常。

[中医诊断] 消渴，汗证。

[辨证] 气虚表弱，脉络瘀滞，兼有里热。

[治法] 敛汗固表，活血通络，兼清内热。

[处方] 煅牡蛎合玉屏风散加减。

煅龙骨 60g（先煎），煅牡蛎 60g（先煎），黄芪 45g，防风 15g，炒白术 30g，黄连 30g，黄芩 45g，鸡血藤 30g，水蛭粉 15g（分冲），首乌藤 30g，炒酸枣仁 30g。

二诊（2006 年 6 月 30 日）：服上方 7 剂，患者自述仅服至第 3 剂，即明显见效。汗出减轻约 60%。现偶有汗出，量少，畏风明显好转，餐后血糖明显下降，一般 8～10mmol/L。

[按语] 煅龙牡乃收敛汗液之佳品，用于虚证汗出，有立竿见影之效。本案汗出较重，单纯益气固表恐收效较慢，故重用煅龙牡各 60g 以迅速止汗，配合玉屏风散可令其事半功倍。

21　牡蛎

牡蛎，咸微寒。归肝、胆、肾经。主重镇安神，平肝潜阳，软坚散结，收敛固涩。《本草备要》："咸以软坚化痰，消瘰疬结核，老血瘕疝。涩以收脱，治遗精崩带，止嗽敛汗，固大小肠。"

笔者多用其软坚散结，一般用于甲状腺结节等证。常生、煅牡蛎同用，取其软坚散结和清热生津之功。根据甲状腺结节大小、软硬程度，用量各在 30 ~ 120g。

21.1 重用牡蛎治疗甲状腺结节

[现病史] 祁某，女，50 岁。2009 年 6 月 3 日初诊。因甲状腺多发结节就诊。甲状腺功能亢进病史 20 年，经治疗后症状已不明显。既往糖尿病 1 年余，口服药物控制，血糖控制较好。刻下症见：潮热汗出，五心烦热，心烦易怒，睡眠差，入睡难，二便调，食可。舌红干，苔少，脉细弦数。2008 年 8 月 16 日甲状腺 B 超示：甲状腺右叶多发结节。

[西医诊断] 甲状腺多发结节。

[中医诊断] 瘿病。

[辨证] 阴虚内热，痰瘀凝滞。

[治法] 养阴清热，化痰散结。

[处方] 生牡蛎 60g（先煎），煅牡蛎 60g（先煎），生地黄 30g，知母 30g，黄柏 30g，炒酸枣仁 60g，五味子 9g，玄参 30g，浙贝母 15g，当归 30g。

二诊（2009 年 7 月 8 日）：服药 1 个月余，潮热汗出、五心烦热减轻 90%，睡眠已恢复如常，心烦易怒缓解 50%，余无不适，舌红干，脉略数。甲状腺 B 超示：未见异常。考虑患者汗出已不明显，目前应主要巩固治疗瘿病。

原方生牡蛎增量至 120g，去煅牡蛎，酸枣仁减量至 30g。

[按语] 瘿病病机多为气郁化火，导致阴虚内热、痰瘀凝滞而致，治疗以养阴散结为主。牡蛎一药，二诊重用至 120g，咸能软坚，生用养阴，煅用敛汗，配合玄参、浙贝母，养阴软坚散结，是治疗甲状腺结节之常用组合。

21.2 重用牡蛎治疗糖尿病热盛津伤证

[现病史] 孙某，男，56 岁。2009 年 6 月 3 日初诊。因发现血糖升高 4 年就诊。患者患 2 型糖尿病 4 年余，血糖控制差。高血压病史 1 年，服药控制，血压水平一般。刻下症见：口干多饮，多汗，乏力，头痛头晕，大便少，小便可，纳眠可，舌红干少津，苔极少，脉略沉弦数。FBG 10.7mmol/L，2hPG 17.7mmol/L。

[西医诊断] 糖尿病。

[中医诊断] 消渴。

[辨证] 热盛伤阴。

[治法] 养阴清热。

[处方] 瓜蒌牡蛎散加减。

生牡蛎 120g（先煎），天花粉 30g，葛根 120g，知母 30g，黄连 30g，西洋参 6g，煅龙骨 120g（先煎），煅牡蛎 120g（先煎），桑叶 30g，地龙 30g。

二诊（2009 年 6 月 10 日）：服上方 7 剂，口干好转，汗出减少，FBG 7.4mmol/L，2hPG 17mmol/L，舌红干，苔少黄，脉沉。原方加用生地黄 60g。

三诊（2009年7月8日）：服上方28剂，口干好转60%，汗出好转80%，余无不适。FBG 7mmol/L左右，2hPG 10mmol/L左右。

继续服药1个月，血糖基本正常，FBG 6.4mmol/L左右，2hPG 7mmol/L左右。

[按语] 此案属重度燥热伤阴证，故以《金匮要略》瓜蒌牡蛎散治之，其中重用生牡蛎咸寒以滋阴，防止燥极阴竭，转入下消。

22　肉苁蓉

肉苁蓉，甘、咸、温。归肾、大肠经。补肾阳，益精血，润肠道，具有阴阳相济之功效。《本草汇言》说："养命门，滋肾气，补精血之药也……此乃平补之剂，温而不热，补而不峻，暖而不燥，滑而不泄，故有从容之名。"

笔者善用肉苁蓉配伍锁阳，补益肝肾，增强温阳通便之功，适用于阳虚便秘的老年糖尿病患者。在治疗便秘之"冷秘"时，用大黄附子汤配此药对，取"温下"之意，二药均可大剂量使用：锁阳15～30g，肉苁蓉60g。

22.1　重用肉苁蓉治疗长期便秘

[现病史] 刘某，女，55岁。2008年6月12日初诊。因便秘12年，加重6年就诊。患者12年前无明显诱因出现便秘，大便3～4日1行，口服麻仁润肠丸等药物治疗无明显疗效。后未经系统治疗便秘症状逐年加重。6年前因生气导致晕厥，至当地医院检查，血糖为13mmol/L，诊断为2型糖尿病，口服二甲双胍、格列吡嗪控释片、马来酸罗格列酮等药物，血糖控制尚可。此后便秘症状加重，动则大便1周方行1次。刻下症见：大便干结，成球状便，排便困难，已4～5日未行，四肢不温，脚凉尤甚，舌质暗淡，苔微腐，脉沉细无力。既往史：高血压4年，现服硝苯地平，血压控制效果不理想。

[西医诊断] 糖尿病胃肠功能紊乱。

[中医诊断] 消渴，便秘。

[辨证] 阳虚便秘。

[治法] 温阳润肠通便。

[处方] 济川煎加减。

肉苁蓉45g，当归30g，怀牛膝30g，生首乌30g，火麻仁30g，郁李仁30g，锁阳30g，生大黄6g（单包）。

二诊（2008年7月6日）：患者诉服上药后便秘、四肢不温好转，每日1次，不服药则大便3～4日1行。现仍便干，排便困难，舌质暗，苔白腐腻，脉沉弦。

加黄芪30g，改生大黄为10g，并加玄明粉9g（分冲），莱菔子15g。

三诊（2008年7月28日）：患者诉服上药后大便每日1次，已无便秘症状，排便较前顺畅，大便成形，停药则便干，排便不畅，2～3 日 1 行。现饮食可、眠安，未见明显不适，舌胖大，苔腐腻，舌底瘀，脉稍沉。

调整处方：肉苁蓉 60g，黄芪 45g，枳实 15g，炒白术 30g，当归 30g，生首乌 30g，火麻仁 30g，生大黄 10g（单包）。研细末，9g，1 日 3 次，服用 1 个月。随访至 2009 年 1 月，血糖稳定，便秘未发。

[按语]本病为肾阳虚弱，精血不足所致便秘。方中重用肉苁蓉温肾益精，润燥滑肠，补而不滞。《玉楸药解》："肉苁蓉，暖腰膝，健骨肉，滋肾肝精血，润肠胃结燥。凡粪粒坚小，形如羊屎，此土湿木郁，下窍闭塞之故……肉苁蓉滋木清风，养血润燥，善滑大肠，而下结粪，其性从容不迫，未至滋湿败脾，非诸润药可比。"方书称其补精益髓，悦色延年，理男子绝阳不兴，女子绝阴不产，非溢美之词。如果肠燥便秘日久，加锁阳、火麻仁。如便秘仍改善不明显，可加大黄、玄明粉增强泻下通便之功。

22.2 重用肉苁蓉治疗鞭索综合征后顽固性便秘 [1]

[现病史]李某，男，70 岁。2009 年 11 月 30 日初诊。因恶心呕吐 2 个月就诊。2009 年 9 月 30 日患者吃海鲜后出现恶心、呕吐，呕吐物为胃内容物，10 余天后因症状未缓解，按胃溃疡自服西药治疗（具体药物不详）1 周后无效，继服中药 1 周左右，仍食后即吐，遂于 11 月 10 日住院治疗，诊断为"不完全性肠梗阻、十二指肠炎、胃动力障碍、结肠息肉、结肠黑变病"，2 周后未效出院，来我门诊治疗。刻下症见：恶心，饭后及活动后呕吐，朝食暮吐，饭后胃胀，嗜睡，小便调，夜尿 2～3 次，后背凉感重，无食欲，体重半年内减轻 12.5kg，舌红，苔黄厚腻，底瘀，脉弦。因 14 年前"脊髓性休克"需服番泻叶、麻仁润肠丸和外用开塞露通便，平时无便意。既往史：高血压 30 年，糖尿病 7 年，1995 年颈部鞭击伤导致脊髓性休克。

[西医诊断]不完全性肠梗阻，十二指肠炎，胃动力障碍，结肠息肉，结肠黑变病。

[中医诊断]便秘。

[辨证]肾虚肠燥，气机逆乱。

[治法]温肾润肠，降逆通腑。

[处方]济川煎合苏叶黄连汤加减。

肉苁蓉 45g，当归 30g，生地黄 30g，黄连 15g，紫苏叶 9g，紫苏梗 9g，酒大黄 30g，黑牵牛子 8g，白牵牛子 8g，槟榔片 15g。

二诊（2010 年 1 月 28 日）：服上药 2 个月。未再发生恶心、呕吐、腹胀，大便 2 日 1 行，虽仍需服用麻仁润肠丸，但便质软。

调整处方：当归 30g，制首乌 30g，肉苁蓉 60g，锁阳 30g，酒大黄 15g，炒槟榔 30g，黄芪 60g，生地黄 45g。

---

1 仝小林 . 维新医集 [M]. 上海：上海科学技术出版社，2015：33.

服上方 2 个月后大便畅快，停番泻叶和麻仁润肠丸后可保证大便 2～3 日 1 行。

[按语] 鞭索综合征又称鞭击综合征或外伤性颈部综合征。在脊髓损伤稳定以后，肠道功能紊乱的问题，特别是排便功能障碍严重影响患者的生活质量，患者不能产生便意。脊髓损伤后期，因督脉损伤，导致肾阳不足，精血不生，加之患者年事已高，阴阳气血俱不足，故肠道枯竭，温运无力，大便秘结不行。方用大量肉苁蓉合锁阳温阳润肠通便，以迅速温暖肾中衰微之少火。合大剂量当归合制首乌养血活血通便，大剂量生地黄（60g）滋阴润肠通便，增水行舟，从气、血、阴、阳四方面调治共奏通便之效，终使顽固性便秘得以改善。

22.3 重用肉苁蓉治疗老年顽固性便秘

[现病史] 曹某，男，80 岁。2010 年 1 月 4 日初诊。便秘 20 年，血糖升高 12 年。现病史：便秘 20 余年，曾服芦荟胶囊、麻仁润肠丸及各类汤药，便秘未见改善。12 年前发现血糖升高，未系统治疗。2000 年开始服汤药治疗，后改为糖微康、降糖通脉方。曾服用阿卡波糖、格列喹酮，后自行停用。FBG 5.6mmol/L，2hPG 13mmol/L（最高时）。刻下症：排便困难，4～5 天一次，有时 1 周不排便，排便极费力，大便干结呈羊粪球状。腹胀，食少，不欲食，每日两餐，主食量不足 50g。口干多饮，夜尿 3 次。头颤，手颤，腰酸，双下肢满布湿疹。舌暗，苔黄厚腐腻，脉弦略滑。身高 176cm，体重 56.5kg，BMI=18.24kg/m^2。既往史：前列腺切除术后、疝气术后 12 年；类风湿关节炎 50 年；白内障 20 年。现用药：那格列奈 120mg，3 次 /d；糖微康，1 片，3 次 /d；碧生源肠润茶每日 2～3 包。

[西医诊断] 糖尿病胃肠功能紊乱。

[中医诊断] 消瘅，便秘。

[辨证] 气虚腑滞，津枯肠燥。

[治法] 温阳润肠，补气润燥。

[处方] 肉苁蓉 60g，党参 30g，炒白术 30g，火麻仁 45g，清半夏 30g，黄连 30g，生姜 30g，茯苓 60g。

二诊（2010 年 1 月 18 日）：大便干结好转，但仍排便费力，排便后觉虚弱。下肢湿疹已基本退去，纳少，不欲食。2hPG 12～13mmol/L，口干，夜尿 3～5 次。腰酸痛，睡眠可，视物模糊。2009 年 12 月 9 日广安门医院眼底检查示：双眼底糖尿病性视网膜病变；左眼缺血性乳头病变可能性大。苔厚腐腻，舌底瘀，脉偏沉滑。当日血压 140/70mmHg。

处方：黄芪 60g，生白术 60g，肉苁蓉 60g，火麻仁 60g，怀山药 60g。

三诊（2010 年 2 月 22 日）：诉大便干燥较前好转 30%，排便频率较前增加，现能保证 2 天排便 1 次。仍有羊粪球样便，自觉大便结积于肠中，难下行，腹胀不适。腰酸较前好转，1 周前左脚轻度水肿，纳眠可。夜尿 3～4 次。脑鸣，不怕冷，多汗。自测 FBG 6mmol/L，2hPG 10～13mmol/L。血压 140/80mmHg。

处方：二诊方生白术改为 120g，加当归 30g，槟榔片 30g。

四诊（2010年3月22日）：大便干燥较前好转，矢气增多，排气通畅，腹胀减轻50%。大便1~2日1次，但仍排便无力，便如羊粪球样。左脚踝浮肿，腰酸，纳眠可。夜尿4~5次。舌苔黄厚，底瘀，脉偏弱数。血压120/70mmHg。

处方：三诊方加桃仁12g，酒大黄12g（单包）。

五诊（2010年4月19日）：大便质地开始变软，便时排气，但大便费力，排便不连续，排便后疲意，腰酸，左脚踝关节以下水肿稍减，纳眠可，夜尿3~4次，口干，喝水后胃中辘辘水声。用大黄后，未通便。苔黄厚，底瘀闭，脉弦偏涩。

处方：三诊方将酒大黄增加至18g，加厚朴15g。

六诊（2010年6月21日）：大便干好转，但仍排便费力，左踝肿消退。饮水后腹中肠鸣辘辘有声。服药期间，腹泻2次，泻后无不适，夜尿3~4次，小便调，眠可。舌暗底瘀，舌边有瘀斑，苔白厚腐腻，脉偏细弦涩数。自测血糖：FBG 6~7mmol/L，2hPG 10~11mmol/L。

处方：肉苁蓉60g，黄芪45g，生白术60g，锁阳30g，当归30g，制首乌30g，玄参30g，火麻仁30g。

七诊（2010年7月19日）：服药期间，大便已不干燥，软便，成形，排便正常，1日1次，不觉费力；小便调，纳眠可。自测空腹血糖7mmol/L左右，2010年7月12日查HbA1c 5.7%。血压130/60mmHg。

处方：六诊方肉苁蓉改为30g。

八诊（2010年9月20日）：停药1个月，大便保持正常。自测空腹血糖6~7mmol/L，2hPG 10~11mmol/L。改以调控血糖为主。

[按语] 患者本有多年便秘，患糖尿病后又加重便秘。长期应用各种清热泻下药，必耗损阳气，加之患者年事已高，"年过四十而阴气自半"，元气元阳亦自亏，故阳气亏损，推动无力，津血大亏，肠管枯槁是本案之根结所在，治疗应温润而通便。肉苁蓉温肾阳，擅补阳中之阴而温润通便，常用于老年便秘者，因是顽固性便秘，非重剂不能起沉疴，故用量60g。同时合党参、炒白术补气健脾，脾气健运则肠腑蠕动有力。另用火麻仁滋阴润肠通便，从而阴阳并补。因患者下肢湿疹严重，故初诊时用大剂茯苓健脾渗湿。因见舌苔黄厚腐腻，恐是长期腑气不通，浊气上蒸，故加清半夏清化浊腐；便秘影响血糖控制，故初诊时以治疗便秘为主，仅加一味黄连兼顾降糖，并以大剂量生姜配伍防止苦寒伤胃。二诊，便秘缓解不甚，中气虚之象仍著，故改党参为黄芪，并加怀山药增加补益中气之力，以助推动肠腑运动；同时改炒白术为生白术增加通便之力，并增加火麻仁剂量更专于滋阴润肠。三诊，大便仍干燥难下，故又加当归养血润肠通便，同时将生白术增至120g，此诊出现腹胀不适，故加槟榔片合生白术行气消痞，槟榔是肠动力药，四诊已然收效但效果不显，故又加酒大黄给肠腑以缓泻之力，因大黄不在于通便泻下而是给肠腑推动力，故用酒制而非生品，同时加桃仁活血润肠通便，恐便秘顽固是有败血作祟。五诊腑气已通，病已撼动，当顺势而为，一鼓作气，故将酒大黄增量继续给肠腑以推力，同时加厚朴增加行气消胀之力。饮水后胃中辘辘有声是中焦水湿，生白术通便兼能利水，故不再增加其他药

味。六诊治疗收效，肠燥得润，故药量始减，但气血阴阳之填补并非易事，故又加锁阳合肉苁蓉温肾阳，润肠燥，加制首乌合当归养阴血润肠燥，加玄参合火麻仁滋阴液润肠燥。至七诊，大便已正常，故将肉苁蓉减量继续巩固调理，最终顽固性便秘治愈，血糖随之下降，治疗开始改以调控血糖为主。

23　茵陈

茵陈味苦、辛、微寒，归脾、胃、肝、胆经。可清热利湿，利胆退黄，是治疗黄疸之要药。无论阴黄、阳黄均可使用，临床胆红素增高均可用茵陈。

笔者用茵陈宜佐大黄，给黄疸以出路，以大便 1 日 1～2 次为度。且用其治疗无黄疸的高胆红素血症，效佳。肝功能异常，配五味子；胆汁淤滞，配大叶金钱草、海金沙；肝纤维化，配莪术、三七。茵陈用量：轻度黄疸 15g，中度 30g，重度 30～120g。茵陈宜先煎 1 小时，再下他药。

重用茵陈治疗肝硬化腹水 [1]

[现病史] 王某，男，38 岁。因腹胀、高热 20 天，门诊以"发热待查，肝硬化腹水"收入院。3 个月前患者因肝硬化腹水住当地传染病院。住院期间，无明显诱因出现午后低热，根据胸部 X 线片按右下肺炎治疗，先后静脉滴注氨苄西林钠等多种抗生素，复查胸片未见好转。结合临床表现及结核菌素试验阳性，在应用抗生素的基础上加用抗结核药。热度非但不减，20 天前开始由低热转为高热，每日体温最高时可达 39～40℃，医院派专车拉冰，冰镇全身。近 5 天来出现神昏谵语，全身黄疸及腹水加重，不思饮食，消瘦明显，当地医院已下病危通知。为进一步诊治，从外地送入我院。刻下症见：体温 38.4℃，面色黄中隐红，面垢齿燥，伴神昏谵语，全身及目睛发黄，通身大热，口鼻气热，渴不欲饮，可闻及较浓烈之肝臭味，时有谵语，形体消瘦，腹大如鼓，尿少，黄如茶色，苔黄厚腻垢，脉弦细数。

[西医诊断] 肝硬化失代偿期，腹水。

[中医诊断] 臌胀。

[辨证] 湿热内蕴。

[治法] 芳香化湿，淡渗分利，兼清气营。

[处方] 甘露消毒丹加减。

茵陈 60g，广藿香 12g，佩兰 9g，石菖蒲 12g，白蔻仁 6g，飞滑石 30g（包煎），生甘

1　仝小林. 维新医集 [M]. 上海：上海科学技术出版社，2015：42.

草 9g，细木通 6g，炒黄芩 12g，连翘 15g，细生地 30g，丹皮 15g，炒枳壳 6g，川厚朴 6g。

[疗效] 第 1 剂服后，周身汗出溱溱，发黄而黏，精神大见好转，3 剂服完，体温降至正常。为巩固疗效继服 3 剂，体温一直未升。后用中药调理腹水月余，病情好转出院。

[按语] 本案为肝硬化后期引起的并发症肝性腹水，因其久病体虚，内有水毒血瘀，外逢痨虫突袭相欺，病势急峻，热毒攻心，乃生死攸关之时，务必首去湿毒，刻不容缓。故用甘露消毒丹化裁，君药茵陈、滑石、黄芩，而茵陈二倍用量于滑石，正是取其清热利湿退黄，以除肝胆脾胃湿热之用。本病究其根源，乃是肝胆湿热，窥破其因，一物中的，所取之效，立竿见影。茵陈乃三月蒿草，所生之期乃生机蓬勃之时，而其味辛苦，故能发陈致新。茵陈专治黄疸，宜佐栀子。以湿邪水浊为重者，可加渗利之品；以热邪伤阴为主者，再加凉润之品；而中寒不运者，可"入于温经队中而扫荡之"，如茵陈附子汤。

24　水牛角

水牛角为水牛的双角，其性苦、寒，归心、肝经。可清热凉血，解毒定惊。用于温病高热，神昏谵语，发斑发疹，吐血衄血，惊风，癫狂等症。《陆川本草》："凉血，解毒，止衄。治热病昏迷，麻痘斑疹，吐血衄血，血热溺赤。"

笔者常用量 15~60g，宜先煎 3 小时以上。水牛角退热之力较犀牛角药力稍逊，但临床上常常通过增加药量达到与犀牛角同样的药效。常配伍生地、石膏等。

重用水牛角治疗高热

[现病史] 高某，男，74 岁。2007 年 4 月 20 日初诊。因血糖升高 15 年，高热 4 天就诊。患者 15 年前因多食、消瘦于医院检查 FBG 9.8mmol/L，诊为 2 型糖尿病，开始口服二甲双胍、消渴丸等药，自 2002 年开始注射胰岛素。现用诺和灵 30R 早 16IU、晚 14IU，中午格列喹酮 30mg，血糖控制尚可，FBG 6.5~7.6mmol/L，2hPG 7.5~8.9mmol/L。10 天前因感冒出现发热，同时合并泌尿系感染，自服抗生素头孢曲松钠、氧氟沙星、甲硝唑等，体温下降。4 天前又突发高热，体温在 39~40℃ 波动，以午后发热为主，至次日晨起热退，使用 3 种抗生素效果不明显，且面部、周身皮肤可见红色皮疹。刻下症见：面色红赤，体温 39.8℃，神志清，呼吸音粗糙，鼻翼扇动，周身皮肤满布红色皮疹，舌红，苔黄厚腻，脉细数。当日查 X 线片示双肺纹理增粗。镜检红细胞 5~6/HP，便常规可见真菌。FBG 10.2mmol/L。

[西医诊断] 肺部真菌感染，药物性皮炎，2 型糖尿病。

[中医诊断] 喘证，药疹。

[辨证] 营血热盛，气血两燔。

[治法] 清营凉血, 清热解毒。

[处方] 犀角地黄汤加减。

水牛角 60g (先煎), 生地黄 60g, 赤芍 30g, 丹皮 15g, 生石膏 60g, 金银花 30g, 野菊花 30g, 鱼腥草 30g, 竹叶 30g, 车前草 30g。嘱体温降至正常即可停药。

[疗效] 患者于当日下午 4 时服用半剂药 150ml, 次日上午 10 时服用另半剂 150ml, 体温下降, 下午 5 时体温完全降至正常, 后一直未再发热。3 日后查 X 线片、尿常规、便常规均已正常, FBG 7.8mmol/L, 2hPG 9.2mmol/L。

[按语] 外邪自口鼻、肌表及下焦入侵, 伏于体内, 虽热可暂退, 然邪伏不去, 势必复燃, 其热更甚。热入营血, 血因热动, 故见皮肤斑疹, 面色红赤, 尿中潜血。气分热盛, 热毒蕴肺, 则见呼吸音粗糙, 检查见肺纹理改变。叶天士云"入血就恐耗血动血, 直须凉血散血", 故治疗以清热解毒、凉血散瘀为法。水牛角清热凉血解毒, 生地黄凉血滋阴活血, 二者一君一臣, 用量最大, 功专凉血解毒, 直捣巢穴; 赤芍、丹皮清热凉血, 活血散瘀, 可收消淤化斑之功; 金银花、野菊花清热解毒, 生石膏清气分火热, 鱼腥草专入肺经, 擅清解肺之热毒, 竹叶清热利尿, 常用治泌尿系感染, 车前草则是治血尿之经验药。此四味亦有"入营犹可透热转气"之意。此方特点在于量大力专, 故能迅速截断病势, 1 剂即收全效。

25　　地龙

地龙味咸, 性寒, 归肝、脾、膀胱经。具有清热止痉, 通络疗痹, 清肺平喘及利尿通淋的作用。《本草纲目》言其"性寒而下行, 性寒故能解诸热疾, 下行故能利小便, 治足疾而通经络也", 主"伤寒疟疾, 大热狂烦"。

笔者认为地龙能解诸热疾, 上食槁壤, 下饮黄泉, 有钻土之能, 化血之力强, 下行而能利小便、治足疾、通经络。常用至 30g 以上, 走窜通行, 化瘀通络之力更强, 故针对瘀血阻络病机的疾病可重用。

25.1　重用地龙治疗肝源性糖尿病

[现病史] 何某, 男, 44 岁。2009 年 3 月 1 日初诊。因发现血糖升高 1 年就诊。患者 1 年前体检时查血糖升高, 未服用西药治疗, 血糖控制不好。刻下症见: 头晕, 口干苦, 多饮, 时有胸闷气短, 肝区时有胀满不适, 小便色黄, 大便调, 纳眠可, 舌暗, 舌底络脉瘀滞, 苔黄厚腐腻, 脉滑数。既往史: 饮酒 30 年, 每日饮酒 300ml 左右。酒精性肝硬化病史 6 年。AST 91U/L, ALT 67U/L, GGT 137IU/L, LDL 4.17mmol/L, FBG 10.3mmol/L, HbA1c 9.3%。腹部 B 超: 肝实质弥漫性病变, 胆囊壁毛糙, 脾大。身高 175cm, 体重 95kg, BMI=31kg/m²。

[西医诊断] 酒精性肝硬化，肝源性糖尿病。

[中医诊断] 癥瘕，消渴。

[辨证] 瘀血阻络，痰热互结。

[治法] 活血化瘀通络，清化痰热。

[处方] 小陷胸汤合地龙加味。

地龙 30g，藏红花 2g（分冲），赤芍 30g，黄连 45g，清半夏 30g，瓜蒌仁 60g，五味子 30g，生姜 18g。

二诊（2009 年 5 月 25 日）：服上方 2 个月，头晕、口苦减轻，胸闷好转，仍乏力，口干，大便较干，舌暗，苔黄腻，脉略弦滑。AST 69.7U/L，ALT 56.9U/L，HbA1c 7.9%，FBG 7.1mmol/L。考虑患者便干，津液受损较重，原方加入知母 45g，天花粉 30g，同时嘱定期检测肝功能及血糖水平，观察病情变化。

[按语] 此例患者从病史、症状、辅助检查等方面，可明确肝源性糖尿病诊断，经西医治疗效果不佳，求治于中医。观其脉证，中医辨证属瘀血阻络，痰热互结。患者长期嗜酒，酒毒入肝，损及肝络，久则成瘀，瘀血久积化热，阻滞肝气疏达，故见肝区胀满不适，舌暗、舌底脉络瘀滞，此亦为患者病证由来。肝病及脾，脾病则水湿运化不畅，留滞成痰，水谷痰湿日久化热，郁于血中，伤及津液，病发为消渴，见口干多饮，胸闷不适，苔黄腻，脉滑。此为患者疾病之发展过程。治法以活血化瘀通络，清化痰热，方用活血药味加小陷胸汤。

方中活血药物主要针对瘀血阻络病机，其中藏红花入肝，功效活血通经、祛瘀消癥，原为藏药中治疗肝病的重要药物，近年来许多临床经验均验证此说，并有实验报道此药对酒精所致肝损伤有一定的防治作用。赤芍入肝经血分，可凉血散瘀，《本草备要》言其"能泻肝火，散恶血，治腹痛坚积，血痹疝瘕……能行血中之滞。"用治肝病临床疗效确切，而重用赤芍，对于各类肝病治疗效果尤佳。地龙性咸寒，归肝经，性走窜，善于通行经络，患者久病及络，故用虫类药通络化瘀，相关实验亦表明，地龙抗肝纤维化疗效确切。方中活血药仅三味，但得药专力宏之妙，明确使患者肝脏损害得到控制，各项指标有明显下降。小陷胸汤法以辛开苦降，可泄胸中之热、涤痰散结，调理脾胃三焦气机，针对肝病传脾、痰热蕴结而致消渴之病机，患者未用西药控制血糖，依靠汤药，服药 2 个月，血糖及糖化血红蛋白水平均有下降，为疾病好转之兆。此案从肝论治，以瘀血阻络为主要病机，治肝兼顾治脾，治肝同时降糖，药简不繁，疗效彰彰。

25.2 重用地龙治疗脑梗死后遗症

[现病史] 宋某，女，63 岁。2009 年 5 月 6 日初诊。因肢体活动不利 1 年，发现血糖升高 12 年就诊。患者 12 年前因血糖升高确诊为糖尿病，注射诺和灵 30R 早 34IU、晚 26IU，服用二甲双胍、格列美脲等药物控制血糖，血糖水平仍有波动。2008 年因脑梗死遗留左侧肢体活动不利及言语不利至今。刻下症见：左侧肢体活动不利，左上肢水肿，关节疼痛，神清，对答切题，言语不利，畏寒，乏力，汗出，大便干，夜尿 2 次，纳眠

可，余无明显不适，舌暗，苔白腐腻，脉沉弱。既往史：高血压、高脂血症病史。BP 150/80mmHg。FBG 5.8mmol/L，2hPG 7.0mmol/L。

[西医诊断] 脑梗死后遗症，糖尿病。

[中医诊断] 中风（中经络），消渴。

[辨证] 气虚血瘀。

[治法] 益气活血通络。

[处方] 补阳还五汤加减。

地龙 30g，黄芪 120g，当归尾 30g，川芎 30g，生白术 120g，枳实 15g。

二诊（2009 年 5 月 20 日）：服上方 14 剂。左上肢水肿减轻，余症舌脉同前，考虑患者经脉不通，原方中加入葛根 120g，羌活 30g，片姜黄 30g，黄连 30g，生姜 18g。

三诊（2009 年 6 月 24 日）：服上方 30 剂。左上肢仅遗留手指肿胀，言语流利，口齿清，大便转好，畏寒消失，仍有乏力汗出，舌暗，苔厚腻，脉弦涩。BP 130/70mmHg。FBG 8.7mmol/L，2hPG 14.8mmol/L。考虑患者目前以血糖控制不佳为主诉，以治疗消渴为主。

处方：地龙 60g，黄芪 120g，葛根 120g，黄连 30g，酒大黄 9g，赤芍 50g，川芎 30g，生姜 18g。

[按语] 气虚血瘀，阻滞经络，故见半身不遂、言语不利，经络不利，故见左上肢水肿、关节疼痛等症。此案以补阳还五汤为主，治疗患者肢体言语不利症状，黄芪大补元气，旺气血而通经络，使经络通畅而湿、瘀得除，故服药 1 个月余，患者中风中经络之症状均得到明显改善。

26 蜈蚣

蜈蚣，味辛，性温，有毒，归肝经。具有息风止痉，通络止痛，攻毒散结作用。《本草纲目》："小儿惊痫风搐，脐风口噤，丹毒、秃疮、瘰疬、便毒、痔漏、蛇瘕、蛇瘴、蛇伤。"

蜈蚣对于络痹深重之久病者尤善，蜈蚣走窜力胜，擅入络脉，搜邪剔络，通达内外。无血者走气，有血者走血，灵动迅速，擅长搜剔络中瘀浊，使血不凝滞，气可宣通，经络通畅。当痰、瘀、浊、毒等混杂胶结时，笔者常用 4～16 条，以其偏性之毒专攻浊毒余邪，涤顽痰、破瘤结，通行全身经络，常配伍水蛭、地龙等。

26.1 重用蜈蚣治疗肾性高血压

[现病史] 左某，男，22 岁。2009 年 3 月 16 日初诊。主因发现肝肾功能异常、血压升高 1 年就诊。患者 1 年前因双足跖趾关节疼痛至医院检查，查 BP 160/100mmHg，生化：

UA、CHO、TG、LDL 升高，尿常规：PRO（＋＋）、ERY（＋），经肾穿刺后诊断为：慢性肾炎，局灶节段性肾小球硬化症，肾性高血压，痛风，肝硬化。近日查：24h 尿量 3 000ml，24h 尿蛋白 1 800mg，尿微量白蛋白 0.15g/L；尿常规：PRO（＋）；生化：UA 662μmol/L，TP 78.4g/L，ALB 52.4g/L，γ-GT 62U/L，CHO 5.9mmol/L，TG 6.49mmol/L，LDL 3.62mmol/L。现服用：依那普利 5mg 每日 3 次，百令胶囊 1.2g 每日 3 次，复方丹参片 1.24g 每日 3 次，阿魏酸哌嗪片 0.2g 每日 3 次。刻下症见：神疲乏力，动则汗出，时有头晕头涨，足趾疼痛，小便量 3 000ml 左右，小便中大量泡沫，大便偏干，纳眠可，舌紫暗，苔白略干，脉沉滑数。既往体健。BP 150/90mmHg。身高 200cm，体重 130kg，BMI=32.5kg/m^2。

[西医诊断] 肾性高血压，慢性肾炎，痛风，肝硬化。

[中医诊断] 虚劳，癥瘕。

[辨证] 气虚络瘀，精微不固。

[治法] 益气活血通络，固涩精微。

[处方] 水陆二仙丹合抵当汤加减。

蜈蚣 4 条，黄芪 90g，芡实 30g，金樱子 30g，酒大黄 6g（单包），水蛭粉 3g（分冲），三七 9g，桃仁 9g，生山楂 30g，红曲 12g，五味子 30g。

二诊（2009 年 4 月 20 日）：服上方 28 剂。现小便泡沫较前减少，仍神疲乏力，动则汗出，头晕头痛，足趾疼痛较甚，大便偏干，1 日 1 行，纳眠可，血压控制不稳定，波动在 160～200/90～110mmHg 之间，舌紫，有裂纹，苔根厚干，底瘀，脉偏沉滑数。BP 150/90mmHg。考虑目前患者小便泡沫减少，尿蛋白有下降趋势，而血压及尿酸控制仍不佳，故守原法，加强息风除痹之力。

加用蜈蚣 16 条，地龙 30g，怀牛膝 30g，威灵仙 30g。嘱患者早中晚及睡前各服汤药一次。

三诊（2009 年 6 月 17 日）：服上方 56 剂。汗出大减，小便泡沫消失，血压稳定，仍有畏寒，乏力，双下肢水肿，足趾时有交替疼痛。查 UA 591μmol/L，尿常规正常，BP 150/100mmHg，患者病情稳定。

[按语] 气虚络损，精微不固，故见尿中蛋白。使用大剂量蜈蚣以息风通络。蜈蚣，《本草备要》云其能宣，去风，辛温有毒，入厥阴肝经，善走能散。二诊时，患者仍眩晕头痛，足趾疼痛较重，血压不稳，知其瘀滞较重，血行不利，不达末节，故加用蜈蚣至 16 条，而后诸症减轻。虫类药物既可散风平肝，又可搜剔经络之风，还可行利水通经络之效，实为数解之药，于此患者甚是贴切。

26.2 重用蜈蚣治疗癫痫

[现病史] 秦某，男，20 岁。2009 年 1 月 14 日初诊。因癫痫反复发作 11 年，加重 4 年，发现血糖升高 3 年就诊。1998 年 10 月患者因病毒性脑膜炎出现昏迷伴癫痫大发作，当时即予对症治疗，脑膜炎治愈后癫痫未再发作。2005 年 4 月患者无明显诱因再次突发

癫痫大发作，初未服药，后因发作愈加频繁，自 2006 年开始药物治疗，现服用奥卡西平 450mg 每日 2 次，仍无法控制发作。同年患者因腿部疖疮至医院治疗时发现 FBG 8mmol/L，诊断为糖尿病，查各项抗体均（－），间断应用胰岛素 25R 早 18IU、晚 18IU，服二甲双胍缓释片 0.5g 每日 2 次，血糖控制不佳。刻下症见：癫痫反复发作，大发作约半年 1 次，小发作每 2 周一个周期，其间每日发作 2～3 次，持续 2～3 天。小发作时右侧口角及肢体抽搐，持续约 10 秒。面部潮红，平素手足冷，时有上半身皮肤瘙痒，头皮油脂分泌旺盛，偶有口臭，纳眠可，二便调，舌红苔黄略厚，舌底瘀滞，脉动数。身高 180cm，体重 90kg，BMI=27.8kg/m^2。2009 年 1 月 7 日查生化：ALT 120U/L，AST 49U/L；HbA1c 8.2%。1 月 14 日查 FBG 10.8mmol/L，2hPG 14mmol/L；尿常规：FBG 1 000mg/dl。

[西医诊断] 癫痫，糖尿病。

[中医诊断] 痫证，消渴。

[辨证] 风痰阻络，痰热内结。

[治法] 祛风通络，清热涤痰。

[处方] 止痉散加减。

蜈蚣 4 条，全蝎 9g，僵蚕 9g，蝉蜕 9g，地龙 30g，天龙 30g，天麻 15g，天竺黄 15g，石菖蒲 15g，清半夏 30g，黄连 30g，黄柏 30g，龙胆草 15g，酒大黄 6g（单包），三七 9g，生姜 3 片。

二诊（2009 年 2 月 9 日）：服上方 25 剂。癫痫发作频率降低，此次间隔 3 周，持续 2 天，每日仅发作 1 次，且发作时症状减轻，头皮油脂分泌较前减少，自觉上半身瘙痒明显，睡眠好转，多梦减轻，舌红，苔黄微腻，脉小滑数。血糖较前降低，FBG 8mmol/L 左右，2hPG 10mmol/L 左右。

上方加白鲜皮 30g，苦参 30g，竹叶 15g，生姜增至 5 片。

三诊（2009 年 3 月 9 日）：服药 28 剂。癫痫发作减少，1 个月内累计发作 4 次，自诉发作时腿部抽搐感及面部表情改善，发作程度轻，皮肤瘙痒缓解，大便时偏稀，日 1 次，小便调，寐不实，纳可。2009 年 3 月 7 日查 ALT 48U/L，FBG 6.96mmol/L。二诊方去黄柏，加知母 30g，广郁金 15g，生姜改为 15g。

四诊（2009 年 4 月 18 日）：服药 30 余剂。癫痫持续时间缩短，发作时间间隔延长，仅 3 月 27 日和 4 月 8 日发作，累计 4 次，发作时症状较前减轻。现觉白日精神明显好转，头脑清晰，皮肤瘙痒消失，睡眠安，二便调。服药期间曾出现头晕。血糖较前下降，FBG 6mmol/L 左右，2hPG 7.8～9.8mmol/L。2009 年 4 月 10 日查 HbA1c 6.8%。

初诊方蜈蚣加至 12 条，加珍珠母 120g。嘱此诊后可开始减少奥卡西平用量，2 年内可逐渐停用。

后患者定期复诊，其间仅癫痫大发作 1 次，时间及程度均减轻，小发作次数较前减少。患者定期监测肝肾功能，未见异常，奥卡西平已逐渐减量，病情未见反复，血糖控制亦较为平稳。将蜈蚣用量减至 8 条，珍珠母减至 60g 长期服用，嘱定期复诊并复查肝肾功能。

[按语] 素体肥胖，多痰瘀壅滞，疫毒袭脑之后，余毒留而不去，痰、瘀、浊、毒等混杂胶结，随气周流，若阻于脑部经络窍道，神明失用，则可见口角、肢体抽搐，甚则意识不清，口角流涎，全身抽搐等。患糖尿病后，因精微不运，壅积血中，化生膏浊，致血行迟缓，易停留而瘀，加重癫痫发作。膏者，神之油也，膏浊壅盛，则可见皮肤油脂分泌偏多；经络瘀阻，气血循行不畅，肌肤失养则瘙痒不已，阳气不达则手足冰冷。风痰瘀阻是病之根本，故以全蝎、蜈蚣峻猛走窜之品涤顽痰、通瘀闭、破癥结，通行全身经络，并借其偏性之毒专攻疫毒余邪，以毒攻毒；四诊，病情大减，因而一鼓作气，以 12 条蜈蚣峻烈走窜之威力尽搜余邪，癫痫顽疾，日久必伤心神，故以 120g 珍珠母镇心宁神，补益心神，亦防走窜太过致心气散乱，二者一走一守，各得其所。

27　白矾

白矾性寒，味酸涩，归肺、脾、肝、大肠经。具祛痰、燥湿解毒、止血生肌等作用，外用可拔毒祛腐生肌，内服可涌吐祛痰，善治"吐利风热之痰涎"，可化沉积多年之顽痰。《本草纲目》："矾石之用有四：吐利风热之痰涎，取其酸苦涌泄也；治诸血痛、脱肛、阴挺、疮疡，取其酸涩而收也；治痰饮、泄痢、崩带、风眼，取其收而燥湿也；治喉痹、痈疽、中蛊、蛇虫伤螫，取其解毒也。"

《中华人民共和国药典》内服入丸散用量最大为 1.5g。笔者大剂量白矾可用至 30g，专化风痰、顽痰。白矾三两与郁金七两相合，组成白金丸，能豁痰解郁开心窍、调畅气机、通畅情志，主治"忧郁气结，痰涎上壅，癫痫痰多，口吐涎沫，痰涎阻塞包络、心窍所致癫狂证，一切痫病"，是治疗癔病之特效方。

27.1　重用白矾治疗精神分裂症[1]

[现病史] 李某，男，65 岁。主因情志抑郁就诊。患者近年来情绪低落，处事消极，对生活缺乏兴趣，甚至时有轻生念头，影响正常工作。曾在精神科诊断为"精神分裂症"，治疗 2 年余，未见好转。刻下症见：情绪低落、消极、轻生，伴背胀，背部正中及两侧紧痛感不可名状；咳吐黄色黏痰，量多；舌红，苔黄腻，脉滑略数。

[西医诊断] 精神分裂症。

[中医诊断] 郁病。

[辨证] 痰热内蕴。

[治法] 清化痰热，利湿健脾。

---

1 仝小林.维新医集 [M].上海：上海科学技术出版社，2015.

[处方]白金丸合小陷胸汤、苓桂术甘汤。

白矾 30g，郁金 30g，清半夏 30g，黄连 6g，瓜蒌仁 15g，茯苓 120g，川桂枝 30g，生白术 120g，炙甘草 15g，西洋参 6g。

[疗效]服 6 剂后短信告知，情志舒畅，黏痰大减，背胀痛缓解。继服 7 剂，情绪正常，基本稳定，痰多、背胀痛等症消失。后改丸剂 18g/d，服 1 个月以巩固。

[按语]郁病是由于情志抑郁，气机郁滞所引起疾病的总称。《仁斋直指方》云："气结则生痰，痰盛则气愈结。"故治疗痰湿内蕴之郁病，化痰祛湿为主要治则。脾为生痰之源，七情内伤，脾胃运化失常，酿成痰湿，故化痰利湿以健脾为本。方选白金丸合苓桂术甘汤、小陷胸汤化痰解郁。方中重用白矾 30g（《中华人民共和国药典》内服入丸散用量最大为 1.5g），酸苦涌泄，专化顽痰，善治"吐利风热之痰涎"（《本草纲目》），合郁金则豁痰散结，开窍安神，乃《普济方》治癫狂、痫病之良方。以大量茯苓（120g）、白术（120g）健脾利湿，脾运则无生痰之源，还可避免大剂量白矾有损伤脾胃之嫌。另以清半夏 30g、桂枝 30g 加强通阳燥湿化痰之力。诸药合用，针对其痰湿，功大力效，痰去则气顺，气顺则郁结散。

27.2 重用白矾治疗癔病性心绞痛 [1]

[现病史]李某，男，48 岁。因心前区憋闷疼痛就诊。患者无明显诱因出现心前区疼痛憋闷，压榨感，眩晕。急诊查心电图及心肌酶等各检查均为阴性，不足以诊断"心绞痛"，诊为"癔病性心绞痛"。给予吸氧，含服硝酸甘油治疗，诸症缓解不明显。曾服枳实薤白桂枝汤之类中药汤剂无效。遍访多家中西医名院，现心绞痛症状持续，无其他不适。

[西医诊断]癔病性心绞痛。

[中医诊断]癔病。

[辨证]痰热互结。

[治法]清热化痰。

[处方]白金丸合小陷胸汤加减。

白矾 30g，郁金 30g，黄连 30g，瓜蒌仁 30g，清半夏 30g。

[疗效]服药 1 周后心痛缓解，继服 1 周告愈。后随访体健，"心绞痛症状"未再发作。

[按语]"百病多由痰作祟"，癔病表现多样，却无器质性病变，"痰"是致病之本，故癔病多从痰论治。"无痰不作眩"，故可见眩晕，痰浊壅阻心窍，"心主神志"，可致各类神志异常，因而常出现类似心绞痛症状。大剂量白矾（30g）酸苦涌泄，专化风痰、顽痰，合郁金为白金丸，祛痰而开心窍，是治疗癔病之特效方。另以大剂量黄连（30g）、清半夏、瓜蒌仁清胸中痰热，消除痞满，尤其黄连，苦寒入心，合郁金大剂量应用则清心经

---

1 仝小林. 维新医集 [M]. 上海：上海科学技术出版社，2015.

郁热之力倍增。诸药合用，重在化痰清热，专以针对胶结不解之痰与热。

28　莪术

莪术味辛、苦，性温，归肝、脾经。莪术为治癥瘕要药，有行气、活血、破瘀、散结之功，尤益于气滞血瘀型患者。张锡纯言其"治女子瘀血，虽坚如铁石，亦能徐徐消除"。该药可缓消癥块，适用于脏器纤维化中晚期，以补药相佐则久服无弊。

笔者用其治疗肝纤维化用量常在 30～120g，破瘀配三棱，化瘀配三七，长期服用需配黄芪、党参等补气药。现代药理研究显示，莪术可通过抑制细胞凋亡、降低转化生长因子表达等途径延缓纤维化的进展。

28.1　重用莪术治疗青年子宫肌瘤

[现病史] 周某，女，35 岁。2010 年 1 月 25 日初诊。因月经紊乱 3 年余，子宫肌瘤 5 年余就诊。患者 2005 年体检 B 超检查发现子宫肌瘤，共 6 个，最大的 10cm×9cm。2006 年行人工流产术后，月经紊乱，排卵期少量出血，月经 1 个月 2 次或 2 个月 3 次，无痛经，色暗，量少，夹有少量血块。经期 15 天，漏而不止，伴阴道时有疼痛不适，左下肢抽搐，骶髂关节时有不适。刻下症见：前胸后背有皮疹，足踝部有少量青色瘀斑，右足跟痛，腰痛困重，怕冷，大便偏稀不成形，小便正常，纳食可，眠差，梦多，舌暗红，边尖有瘀斑，苔黄干，脉偏数。既往良性乳腺纤维瘤切除术后 17 年。末次月经 2010 年 1 月 3 日至 1 月 18 日。患者曾大量饮酒，现已戒酒，无吸烟史。孕 5 产 0，行 5 次人工流产术。2009 年 11 月 10 日 B 超检查结果：子宫前后壁多发低回声；宫颈多发囊肿；子宫内膜增厚。

[西医诊断] 子宫肌瘤，宫颈多发囊肿。

[中医诊断] 癥积。

[辨证] 瘀血积结，肾虚血热。

[治法] 消癥散结，补肾活血。

[处方] 清经两地汤合莪术加减。

莪术 30g，生地榆 30g，生地黄 15g，生蒲黄 15g，香附 9g，三七 9g，炒杜仲 60g。六味地黄丸，每次 6g，1 日 3 次。

二诊（2010 年 5 月 20 日）：服上方 60 剂。患者诉月经周期基本正常（26 天），经期 4 天，但近两次停经不彻底，偶有小腹牵扯疼痛感，发根、背部有绿豆样大小的大片皮疹，小便调，大便不爽，日 2 次，纳可，梦多，舌红，苔微黄稍干，脉偏沉、略弦数。

初诊方加王不留行 60g，莪术加量至 45g。

三诊（2010 年 6 月 21 日）：服上方 30 剂。患者诉月经已转正常，子宫肌瘤已消失，囊肿亦缩小。服中药时偶觉舌尖发麻，小腹部有牵拉痛，头皮、胸、背部易发皮疹，纳眠可，小便调，大便有排不尽感，舌红，苔微黄。2010 年 6 月 18 日 B 超检查结果：子宫宫颈小囊肿；双侧附件区未见明显异常；甲状腺未见明显异常。

方以香附 12g，三七 15g，莪术 30g，王不留行 30g，炒杜仲 30g，生地黄 30g。做水丸服。

[按语] 子宫肌瘤属中医"癥瘕"范畴，癥积的形成多与气血失调、气滞血瘀有关。本案患者曾行多次人工流产术，离经之血留而不去，聚成癥积。《金匮要略·妇人妊娠病》云："妇人宿有癥病……所以血不止者，其癥不去故也，当下其癥。"故以大剂量莪术破血逐瘀，消癥积，《本草纲目》云："王不留行能走血分，乃阳明冲任之药……"借其下行之力，使其走血分入冲任之性，偕其活血之能，而重用之，配合莪术则瘀血可消而癥积可除。莪术乃治子宫肌瘤之特效药，一般用至 30g 以上可明显收效。

28.2 重用莪术治疗更年期子宫肌瘤

[现病史] 车某，女，52 岁。2010 年 5 月 26 日初诊。因子宫肌瘤 2 年余，晨起眼睑、手掌肿胀半年余就诊。患者 2 年前体检时行 B 超检查发现子宫肌瘤 2.7cm×2.3cm，半年前无明显诱因出现晨起眼睑、手掌肿胀，午后减轻，劳累时加重，下肢发胀、发沉，无浮肿，后又出现咽部不适，咳少量白黏痰。至医院就诊，诊断为"更年期综合征""急性咽炎"。刻下症见：月经紊乱，2 月 1 行，末次月经至 5 月 21 日，量多色暗夹有血块，晨起眼睑、手掌肿胀，时有烘热汗出，心悸心烦，手指尖发麻，咽部疼痛不适，食后胃胀，大便黏，排便不畅，平素怕冷，面少华，舌偏淡，苔微腻，脉细弦。

[西医诊断] 子宫肌瘤，更年期综合征，急性咽炎。

[中医诊断] 癥瘕，月经愆期，咽痛。

[辨证] 瘀阻胞宫，营卫不和。

[治法] 活血消癥，调和营卫。

[处方] 桂枝茯苓丸合莪术加减。

莪术 30g，川桂枝 15g，白芍 30g，茯苓 60g，牡丹皮 15g，桃仁 9g，当归 15g，生牡蛎 30g（先煎），煅牡蛎 30g（先煎）。

二诊（2010 年 7 月 7 日）：服上方 30 剂。服药期间月经未行。咽部疼痛不适感消失，眼睑、手掌肿胀减轻，胃胀好转，烘热汗出好转，仍心悸心烦，大便黏腻，小便有不尽感，指尖时发麻，舌淡，苔腻微黄，脉沉弱略涩。

上方加王不留行 90g，莪术加为 60g。

2010 年 8 月 26 日电话随访，患者告知诸症基本消失，2010 年 8 月 19 日行 B 超检查示子宫肌瘤 1.2cm×1.1cm。

[按语] 患者年届"七七"，正值月事将断未断之际，冲任日益虚衰，气血不和，瘀阻胞络，留为癥瘕，日久失治，络损血溢，月信失期。处以桂枝茯苓丸加减活血消癥以治其本，正如《金匮玉函经二注》云：方中桂枝、桃仁、丹皮、芍药皆能去恶血；茯苓亦利腰

脐间血，即是破血。本方重用茯苓，取其非但利腰脐间血之能，且有淡渗之功，以重剂引他药直入胞宫，为下癥之前导，继则利而行之，助已破之瘀血下行。患者诸症见好，继上方加大莪术用量至 60g，又合入大剂王不留行乘胜追击、荡扫久癥之顽巢；莪术性刚气峻，专攻气中之血，主破积消坚，去积聚癖块；王不留行，顾名思义，"虽有王命，不能留其行"，其气味疏泄，洵尔至极，能使诸血顺流而下，无所留滞，内而隧道，外而经脉，无不入之。二诊后患者服药一月余，诸症遁迹，癥痕已消大半，重剂之功，由此可见一斑。

29　王不留行

王不留行，性平，味苦，入肝、胃经。有活血通经，消肿止痛，利尿通淋，催生下乳的功效。《本草新编》言："王不留行……乃利药也，其性甚急，下行而不上行者也。"

其性通利，走而不守，笔者用至 90 ~ 120g，可活血通经消痈，治疗乳房壅滞不通的疾患。因其善走血分，有"行而不住"之特性，故能通利血脉，通畅管窍。

重用王不留行治疗乳房过度增大

[现病史] 张某，女，14 岁。2010 年 2 月 3 日初诊。因乳房快速增长 4 个月余就诊。患者 2009 年 10 月无明显诱因出现乳房过快增长，于多家知名医院检查，未查出病因，患者为求进一步中医诊疗就诊于我科。刻下症见：智力差，表达能力差，纳眠可，二便调，舌淡，苔白，脉偏沉略数。既往：2009 年 6 月诊断为甲状腺功能亢进，现已愈。乳腺病理诊断：右乳腺形态符合乳腺发育，伴假血管瘤样间质增生（标本碎小，不能代表全貌，不能满足诊断要求）。2009 年 12 月 15 日头部血管造影：垂体 MRI 增强扫描垂体右侧低信号（因患者配合欠佳，伪影较重），T1WI 双侧基底节区小片状高信号。2009 年 12 月 28 日乳腺 B 超示：双侧乳腺未见占位病变，双侧腋下淋巴结肿大。2010 年 1 月 5 日乳腺磁共振检查：双侧乳腺多发病灶伴腋下淋巴结肿大，不除外炎性改变，建议抗炎后短期复查除外其他。

[西医诊断] 乳房增大原因待查，乳腺炎？乳房假血管瘤？

[中医诊断] 乳疬。

[辨证] 肝郁气滞。

[治法] 疏肝解郁，活血通经消肿。

[处方] 王不留行散加减。

王不留行 90g（包煎），枯矾 9g，郁金 15g，炮甲珠 9g，黄柏 30g，知母 30g，生地黄 30g，败酱草 30g。

二诊（2010 年 2 月 24 日）：服上方 21 剂。无明显变化，仍智力差，表达力差，纳可，二便调。舌质红，少苔，脉细弦数。

处方：上方加夏枯草60g，浙贝母30g，去败酱草。

三诊（2010年4月21日）：服上方28剂。觉右侧乳房变软，臀部疬肿减轻，膝关节疼痛偶发，纳可，眠可，二便调，口不干，苔黄腻。

处方：上方王不留行增为120g，枯矾增为30g，五倍子增为30g。

四诊（2010年5月26日）：服上方1个月。双侧乳房变软，周长减少3cm，自觉无不适。

[按语] 本案为肝郁气滞，经络瘀阻引起的乳疬。王不留行，入肝、胃经，具有活血通经、下乳消痈、利尿通淋的功效，主治血瘀经闭，痛经，难产，产后乳汁不下及乳痈肿痛等，与夏枯草、浙贝母配伍能清热消乳痈而散结。此用量90～120g为君药，取其活血通经消痈之功。《本草纲目》："王不留行能走血分，乃阳明冲任之药，俗有'穿山甲，王不留，妇人服了乳长流'之语，可见其性行而不住也。"

30　三七

三七味甘、微苦，性温。归肝、胃经。可散瘀止血、消肿止痛。《本草新编》："三七根，止血之神药也，无论上中下之血，凡有外越者，一味独用亦效，加入补血补气药之中则更神。盖止药得补而无沸腾之患，补药得止而有安静之休也。"

笔者善用三七治疗癥积之病。对于术后形成之瘢痕三七有奇效，根据证候用三七30g以上，增强散血逐瘀之功，常收良效。

大剂量三七治疗术后瘢痕

[现病史] 宋某，男，56岁。2009年4月15日初诊。因手术斑块硬结就诊。刻下症见：手术瘢痕硬结成块，范围波及整个前胸部及大腹部，宽度约12cm，质硬如钢板，饮食稍差，胃脘痞闷，余无明显不适，二便调，睡眠可。既往胃癌切除术后半年余，化疗5次。

[西医诊断] 术后瘢痕。

[中医诊断] 癥积。

[辨证] 瘀血凝结，湿瘀互阻。

[治法] 活血散瘀化湿。

[处方] 自拟方。

三七30g，酒大黄6g，黄连15g，生薏苡仁120g，炒白术30g，干蟾皮9g，蒲公英30g，白及15g，生姜18g。

二诊（2009年7月29日）：服上方3个月，自觉效果良好，手术瘢痕宽度减至

6cm，质韧偏软，饮食改善明显，余无明显不适。

调整方剂，原方加莪术30g，刺猬皮30g，继服以全其效，加强活血消癥作用。

[按语]瘢痕区硬结形成与术后血络损伤有关，为离经之血留而不去，血瘀络损，津行障碍，化湿成痰，痰湿瘀血搏结，聚成癥积所致。此处重点说明三七的使用：三七，《本草备要》言其："泻，散瘀，定痛。甘苦微温。散血定痛。治吐血衄血，血痢血崩，目赤痈肿。为金疮杖疮要药，杖时先服一二钱，则血不冲心；杖后敷之，去瘀消肿易愈。大抵阳明、厥阴血分之药，故治血病。"三七盛产于滇，为治伤要药云南白药之主要成分，患者术后形成之瘢痕，类似金创，故以大剂量三七散血逐瘀，收得良效。

31　怀牛膝

牛膝味苦、甘、酸，性平，归肝、肾经。《医学衷中参西录》云："味甘微酸，性微温，原为补益之品，而善引气血下注，是以用药欲其下行者，恒以之为引经。故善治肾虚腰疼腿疼，或膝疼不能屈伸，或腿瘘不能任地，兼治女子月闭血枯，催生下胎。"

笔者重用怀牛膝，取其活血祛瘀、补肝肾、强筋骨、利尿通淋等功效，大剂量怀牛膝90g以上使用引血、引药下行，可使壅聚于上之瘀血迅速得以通利下行。

大剂量牛膝治疗肺动脉高压

[现病史]杨某，女，25岁。2009年6月3日就诊。因气短乏力就诊。患者患有先天性心脏病18年，半年前因易疲乏，在阜外医院检查，发现心功能Ⅲ级，重度肺动脉高压，欲降肺动脉高压后行手术治疗，求中医协助治疗。刻下症见：身材瘦小，不能剧烈运动，上楼梯则喘息乏力，自觉气短，有缺氧感，劳累后胸闷，堵塞感明显，二便调，眠安，双足冷，舌红（片状）少苔，脉沉细数。既往史：否认其他慢性病史。血压115/70mmHg。

[西医诊断]先天性心脏病，肺动脉高压。

[中医诊断]喘证。

[辨证]气虚血瘀。

[治法]益气活血通络，引血下行。

[处方]补阳还五汤加减。

怀牛膝90g，黄芪30g，当归15g，桃仁12g，水蛭粉3g（分冲），酒大黄6g（单包），地龙30g，全蝎6g。

二诊（2009年6月10日）：服上方7剂，自觉呼吸很通畅，已无憋闷阻塞感，现爬楼时喘息好转，自觉轻松。效不更方，原方水蛭粉加为6g继服。

[按语]该患者女性，患有先天性心脏病，身材瘦小，为先天禀赋不足之体。心主血

脉，为君主之官，君主之官病变，无力推动血液，血瘀胸膈，不得下行，又可造成气机升降不利，出现上楼梯即喘息乏力、气短、劳累后胸闷等症。本案治疗关键在于用大剂量牛膝引血下行，使壅聚于上之瘀血得以顺利下行。如《医学衷中参西录》言牛膝"原为补益之品，而善引气血下注，是以用药欲其下行者，恒以之为引经"，再配以黄芪、当归、桃仁等补气活血，化瘀通络，通畅周身血行，故复诊时症状大减。

32　益母草

益母草，味辛、苦，性微寒，归心、肝、膀胱经。为活血利水之要药，妇科尤重。《本草纲目》："活血破血，调经解毒，治胎漏产难，胎衣不下，血运血风血痛，崩中漏下，尿血泻血，疳痢痔疾，打扑内损瘀血，大便小便不通。"

笔者用益母草小则活血（小于30g），大则破血（大于30g）。治疗经期水肿，水钠潴留型高血压，肝硬化腹水，糖尿病视网膜黄斑水肿，慢性心衰等，皆可从30g起量用之；血水不利型高血压，往往用量为30~120g。但超过60g使用，若在女性经期者，用量宜慎，以防崩漏，大量破血故也。

重用益母草治疗水肿[1]

[现病史] 患者，女，27岁。颜面及双下肢水肿半年余，按之凹陷，伴月经量减少。舌细颤齿痕，苔厚，舌底络脉瘀滞，脉沉细弦尺弱。

[西医诊断] 水肿。

[中医诊断] 水肿。

[辨证] 阳虚血瘀。

[治法] 温阳活血。

[处方] 益母草120g，黑附子30g（先煎），红参15g，川桂枝30g，艾叶30g，泽兰30g，泽泻30g，淫羊藿30g，枸杞子15g，生黄芪30g，生姜5片。

[疗效] 服药1周后水肿大减，但致月经漏下不止。去益母草继服，漏止。

[按语] 血不利则为水，血瘀、血滞患者亦可见水液潴留的表现，治疗当活血利水，笔者治疗水肿，在经络壅塞加通脐之药，在脏腑壅塞加活络之药，以药引子开壅，打破僵局。益母草小剂量15~30g活血利水，大剂量30g以上破血逐瘀，经期用量宜慎。

1　仝小林.维新医集[M].上海：上海科学技术出版社，2015：65.

33 灶心土

灶心土味辛，性温。归脾、胃经。灶心土即伏龙肝，为釜脐下经火久炼而成形，具土之质，得火之性，化柔为刚，味兼辛苦。其功专入脾胃，有扶阳退阴、散结除邪之意。主温中止血、止呕、止泻。有温中健脾、益气止血、和胃止呕、涩肠止泻等功效。《名医别录》："主妇人漏中，吐下血，止咳逆，止血，消痈肿毒气。"

笔者灶心土120g用以治疗溃疡性结肠炎便血。量大重用可温中止泻，护膜止血。

重用灶心土治疗溃疡性结肠炎

[现病史]龚某，女，61岁。2011年12月6日因便血反复发作半年余就诊。患者3年前体检发现血糖升高，诊为糖尿病；同年直肠镜检诊为溃疡性结肠炎，便血反复发作。曾于当地服中药治疗，服药时便血症状改善，但停药后复发，改用激素治疗。刻下症：大便次数多，日7～10次。大便黏滞不爽，里急后重，便前腹胀痛，便后痛减，大便带血，色暗红。因夜尿多而睡眠差，胃怕冷，喜热敷。乏力，体力差，面色苍白。服激素后血糖明显升高，最高2hPG 17mmol/L，舌暗，舌体细颤，舌边齿痕，苔黄腻。脉细弦数，尺部弱。既往：痔疮（外痔）病史5年。身高156cm，体重43kg，BMI 17.67kg/m^2。现用药：泼尼松片20mg/d（4片/d）。

[西医诊断]糖尿病，溃疡性结肠炎。

[中医诊断]消瘅，肠风下血。

[辨证]脾虚湿热。

[治法]清利湿热，温中燥湿。

[处方]葛根芩连汤合黄土汤加减。

灶心土120g（煎汤代水），葛根45g，黄芩30g，黄连15g，大黄炭15g，陈皮15g，白芍30g，防风9g，炒白术30g，黄芪30g，三七6g，生姜30g。

二诊（2011年12月20日）：服药14剂，大便次数较前减少，小腹坠胀及里急后重感减轻，血便减少。现每日大便6～7次，下午及晚上较重，口干，饮水较多，夜尿2～3次，纳差，双目干涩，时流泪。查FBG 8.2mmol/L，2hPG 11.2mmol/L。脉细弦数，苔黄干，舌细颤，有齿痕。

处方：初诊方，黄连改为30g，大黄炭改为30g。

三诊（2012年1月17日）：服药28剂，大便次数较前明显减少，现3～6次每日，每天有一次大便呈喷射状，仍时有便血，2～3次每日，少量出血。口干多饮，夜间明显。食欲差，口淡无味，双目干涩，偶有流泪，遇冷加重。查FBG 7.1mmol/L，2hPG 10.2mmol/L。舌苔黄干，舌底瘀血，脉弦数。

处方：初诊方，黄芩改用黄芩炭30g，加炒蒲黄30g。嘱患者在1月内将泼尼松减少半片。

四诊（2012年2月21日）：自1月18日开始减去半片泼尼松，近1月大便次数为3～8次每日，平均5.3次每日。每日下午有一次排便达1个多小时，腹痛，排便后腹痛不减。每日仍有一次喷射状排便，排便带血次数为1～2次每日，出血量少，有时大便呈水样。口干多饮，夜间为甚。夜尿3～4次，迎风流泪，口淡无食欲，夜间饥饿感明显。舌干红，苔燥黄厚，脉细弦偏涩硬数。

处方：第三诊处方，加诃子30g，太子参30g，天花粉30g，黄芪改为60g。并将泼尼松再减少半片，即减至15mg/d（3片/d）。

五诊（2012年3月19日）：泼尼松减量服1月，大便2～5次每日，平均4.1次每日。大便稀，有时呈水样便，排便时间较前缩短，30分钟左右。便血次数明显减少，1～2天1次，已无喷射状排便。口干，纳呆。舌细颤，舌底瘀滞，舌苔厚，脉偏数，尺肤微潮。查FBG 6.5mmol/L，2hPG 9.5mmol/L。

处方：第四诊处方，黄芪改为45g，加云苓30g，去太子参、天花粉。并将泼尼松减至12.5mg/d（2.5片/d）。

六诊（2012年4月16日）：大便减至3～4次每日。水样便次数减少，排便时间20min左右，里急后重感缓解80%，腹胀腹痛缓解60%。偶有便血，3～4天1次。口干缓解。

处方：初诊处方加当归15g，大黄炭减为9g。以初诊方为基础进行加减，患者持续治疗10个月，并自三诊时开始减少激素用量，每次减少2.5mg。

末诊（2012年10月16日）：激素用量已减至2.5mg/d（半片）。大便1日1～2行，偏稀，已无水样便，里急后重感消失，近3个月来未出现便血，排便时间缩短，15min左右。且体力较前明显恢复，面色已变红润。查FBG 5.8mmol/L，2hPG 7.6mmol/L。

[按语]患者糖尿病的治疗与溃疡性结肠炎的治疗相互掣肘。然而初诊时溃疡性结肠炎症状表现突出，并因应用激素影响血糖控制，故当务之急是治疗溃疡性结肠炎。患者本为中焦虚寒，却因脾虚不能正常运化水津，水化为湿，湿郁日久生热，而成脾虚湿热之本。故重用性温质重之灶心土，温中和胃。

34　麦冬

麦冬味甘、微苦，性微寒，归胃、肺、心经。主养阴润肺，益胃生津，清心除烦。《本草汇言》："清心润肺之药也。主心气不足，惊悸怔忡，健忘恍惚，精神失守；或肺热肺燥，咳声连发，肺痿叶焦，短气虚喘，火伏肺中，咯血咳血；或虚劳客热，津液干少；或脾胃燥涸，虚秘便难。"

麦冬益精强阴，解止渴，但世人未知麦冬之妙用，往往少用之，而不效；不知麦冬必须多用，力量始大。笔者重用麦冬达90g，以达益阴精、滋阴血之效；阴血亏损，加之患病较久，热盛耗灼，致阴津亏损更甚时，用至 120g 滋阴增液。

重用麦冬治疗糖尿病胃肠功能紊乱

[现病史] 荆某，女，51 岁。2008 年 7 月 23 日初诊。因发现血糖升高 6 年就诊。患者 2002 年因胆结石急性发作手术治疗，术后伤口不愈合，查 FBG 14.5mmol/L，诊断为糖尿病，先后口服二甲双胍、消渴丸等。现用二甲双胍 0.25g 每日 2 次，阿卡波糖 50mg 每日 2 次，FBG 6.1mmol/L，2hPG 10mmol/L 左右。刻下症见：便秘，大便干结呈球状，6～7 日 1 行，每日下午 4 时腹胀甚，视物模糊，左手掌麻木，睡时双下肢抽搐，眠差，噩梦多，舌淡红苔薄白，脉沉细弦数。身高 162cm，体重 52kg，BMI=19.8kg/m²。

[西医诊断] 糖尿病胃肠功能紊乱。

[中医诊断] 消渴，便秘。

[辨证] 热盛阴伤，肠燥津枯。

[治法] 增液润肠，养血通便。

[处方] 增液承气汤加减。

麦冬 120g，生地黄 120g，玄参 30g，生大黄 9g（单包），枳实 20g，厚朴 15g，当归 30g，白芍 30g，天花粉 30g，葛根 60g，知母 30g，麻子仁 30g。

[疗效] 患者服上方 24 剂，大便已完全正常，停药亦能维持正常排便，干稀适中，口渴减轻 70%，睡眠正常。后患者复诊，诉大便基本正常，便秘未再反复发作。

[按语] 患者为中年女性，本有阴血亏损，加之患病较久，热盛耗灼，致阴津亏损更甚，则肠燥津枯，失于濡润，同时郁热未除，而见便秘较甚；口干渴，小腿抽搐及舌、脉表现等均是阴津亏损，失于润养之象。故以增水行舟，养血通便为治。因肠管几近枯竭，燥屎下行完全涩滞，故以远超常规剂量之 120g 麦冬滋阴增液，120g 生地黄清热养血润肠，以迅速灌溉肠管，疏通肠道，实以补药之体作泻药之用，成为本方最大特色，因此患者仅服药 24 剂，顽固便秘已然恢复正常。

35　骨碎补

骨碎补味苦，性温，归肝、肾经。主活血续伤，补肾强骨。《新修本草》："主五脏邪气，带下，心痛，破积血，金疮生肉。"

笔者取其疗伤止痛、补肾强骨、消风祛斑之功效，常用 30～60g 及以上，常配伍葛根以增强补肾强骨壮筋之功。

重用骨碎补治疗肾虚头晕

[现病史] 高某，女，65 岁。2008 年 8 月 4 日初诊。因发现血糖升高 10 年，头晕

3 年就诊。10 年前，患者因乏力至医院检查，发现 FBG 10.9mmol/L。开始口服阿卡波糖、格列本脲等，血糖控制尚可。近 3 年无明显诱因出现头晕，难以忍受。刻下症见：头晕，自觉头脑空虚感，周身乏力，耳鸣如蝉，安静时明显，颈部僵硬，不能随意转动，腰部酸痛，手指尖疼痛，自觉心率较快，有期前收缩，视物模糊，舌暗，苔白微腻，舌底瘀，脉略弦滑，尺部弱。2008 年 7 月 24 日查 HbA1c 7.7%。2008 年 5 月 19 日颈部 X 线片示：颈椎骨质增生，C3～C5 明显，椎间隙稍狭窄，椎间孔较小，诊断脑供血不足。2008 年 5 月 21 日颈部血管超声示：双侧颈总动脉粥样硬化。身高 163cm，体重 56kg，BMI=21kg/m^2。

[西医诊断] 糖尿病。

[中医诊断] 消渴，眩晕。

[辨证] 血瘀络滞，筋脉不舒，肾虚失荣。

[治法] 舒筋活血通络，补肾益精。

[处方] 骨碎补 30g，葛根 30g，松节 15g，川桂枝 15g，白芍 30g，鸡血藤 30g，鹿角霜 9g，淫羊藿 15g，熟地黄 30g，莱菔子 15g。

二诊（2008 年 11 月 17 日）：间断服中药 3 个月。自 10 月中旬因家中有事停服中药至今。自觉服药效果佳，前 2 个月眩晕未发生，停药后眩晕复作 2 次。颈部僵硬不能转动缓解 50% 左右，头麻木，耳鸣，四肢麻木，左侧稍重，口干，时感右目针刺感，体虚易感。2008 年 9 月 5 日查 HbA1c 6.58%。

处方：上方葛根增至 60g，骨碎补增至 60g，加天麻 15g。

三诊（2008 年 12 月 22 日）：服上方 28 剂。颈部僵硬好转约 80%，近 20 余日头晕未发作，耳鸣改善约 50%，偶有头痛，手足麻木略有改善，口干减轻，偶有期前收缩。近期 FBG 6.3mmol/L 左右，2hPG 7.2mmol/L 左右。2008 年 12 月 20 日查 HbA1c 6.2%。

[按语] 骨质赘生之物，乃痰瘀凝结所成，阻滞经脉，致经脉不畅，加之筋脉痉挛，失于荣养，肾虚精亏，清窍失养，多重因素导致头晕，伴随颈部僵硬，耳鸣如蝉，周身乏力等。故治疗应虚实并治，且重在治虚。骨碎补补肾强骨以补虚；葛根、松节舒筋解痉，疏通经络；川桂枝、白芍、鸡血藤有黄芪桂枝五物之意，养血活血通络；鹿角霜、骨碎补、淫羊藿、熟地黄补肾填精，同时为防止补药滋腻，加莱菔子行气，以疏通壅滞。二诊，虚象明显，故骨碎补增至 60g，并将葛根增量以加强舒筋解痉之力；体虚易感，又见头麻木，恐精明之府受风所致，故加天麻以祛除首风。守方继服，至三诊，已收效大半，然对于此种痰、虚、瘀等多因素错杂情况，欲获全效，非朝夕之功，仍需守方常服。

36　细辛

细辛味辛，性温，有小毒。归肺、肾、心经。主解表散寒，祛风止痛，通窍，温肺化饮。乃《本经》上品，亦是治疗头痛之佳药。《本草别说》："细辛若单用末，不可过半钱匕，多则气闷塞，不通者死。"

笔者认为细辛作丸散剂直接吞服应牢记"细辛不过钱"，以确保用药安全；细辛用作汤剂时可用大剂量，如治疗风寒湿痹或寒痰瘀阻之顽固性头痛时，细辛之量可至 30g。

重用细辛治疗顽固性头痛 [1]

[现病史] 易某，女性，40 岁。2009 年 6 月 23 日初诊。因间断头痛 20 余年就诊。20 年来患者间断发作头痛。近日头痛频繁，每日均作，持续时间渐长。头颅 CT 等检查未发现异常。刻下症见：头痛，畏寒，眠差，经期前后乳房疼痛，纳可，二便调，舌暗，舌底滞，脉沉细弱。既往有乳腺增生病史，畸胎瘤术后。

[西医诊断] 头痛原因待查。

[中医诊断] 头痛。

[辨证] 寒凝经络，阴血两虚。

[治法] 散寒通经，养阴补血。

[处方] 细辛 30g，制川、草乌各 15g（先煎 4h），白芍 30g，川桂枝 30g，当归 15g，莪术 9g，桃仁 9g，炒酸枣仁 60g，五味子 9g，炙甘草 15g，葛根 30g，生姜 18g。

二诊（2009 年 7 月 1 日）：服上方 7 剂。头痛未作，畏寒已不明显。入睡仍困难，口腔起溃疡两处，口干，便干，纳可，舌淡，脉沉。

考虑患者阴虚较明显，对上方大剂鼓动阳气之法耐受较弱，桂枝减量至 15g，制川、草乌减量至各 9g。考虑患者目前以睡眠不佳为主，炒酸枣仁加至 90g，五味子改为远志 30g 交通心肾，以治疗失眠为主。

[按语] 患者头痛 20 余年，病深年久，头为清窍，邪阻经络，清阳不达，或瘀滞作痛，或不养作痛，总当以通经络为先。大剂量细辛祛络中寒邪，配合莪术、桃仁活血，化久寒所成之瘀。细辛乃《本经》上品，亦是治疗头痛之佳药，对于无心脏症状者，可以放心应用。

37　雷公藤

雷公藤，味苦、辛，性寒，有大毒，归肾、肝经，能活血通络化瘀，祛风除湿，消肿止痛，有"中草药激素"之称，是我国首先研究利用的中草药抗炎免疫抑制剂。《本草便读》云"凡藤类之属，皆可通经入络"，有理气活血、散结通络之效。《中药大辞典》记载，雷公藤治疗类风湿关节炎日用量在 15g 上下。

---

1 仝小林 . 维新医集 [M]. 上海：上海科学技术出版社，2015：17.

笔者用雷公藤 15～30g，治疗甲状腺抗体升高、肾小球肾炎、系统性红斑狼疮等。应用时常配伍五味子、甘草以减轻其毒性。

重用雷公藤治疗成人隐匿性自身免疫糖尿病 [1]

[现病史] 患某，男，48岁，糖尿病3年余。初诊时间：2011年4月。患者3余年前因出现口渴、多饮、易饥、消瘦查即刻血糖23.9mmol/L，胰岛素自身抗体检查：胰岛细胞抗体（ICA）（+），胰岛素自身抗体（IAA）（+），谷氨酸脱羧酶抗体（GADA）（-），确诊为成人隐匿性自身免疫糖尿病。曾口服二甲双胍、阿卡波糖、格列美脲，服药后因胃部不适停药。后自服降糖保健品，现FBG控制在8～9mmol/L，HbA1c 7.7%。刻下症：乏力，口臭，大便黏滞不爽，伴臭秽难闻，小便黄，舌苔滑腻，脉滑数。

[西医诊断] 成人隐匿性自身免疫糖尿病。

[中医诊断] 消渴。

[辨证] 湿热内蕴。

[治法] 清利湿热。

[处方] 自拟免抑方加葛根芩连汤。

雷公藤 15g，五味子 15g，生甘草 15g，葛根 72g，黄芩 27g，黄连 27g，干姜 4.5g，鸡血藤 30g，炒杜仲 30g，90剂水煎服，每日1剂，早晚各1次。

[疗效] 服上方加减3个月后患者查HbA1c 6.1%，胰岛素自身抗体检查：ICA（-），IAA（-），GADA（-）。守法守方，现患者仍在门诊定期复诊，单服用中药汤剂，病情稳定。

[按语] 雷公藤为祛风除湿止痛药，大量使用则对自身免疫性疾病具有特殊疗效。临床常用于治疗甲状腺抗体升高、肾小球肾炎、系统性红斑狼疮等。应用时常配伍五味子、甘草以减轻其毒性，同时可与鸡血藤、夜交藤、青风藤、海风藤、络石藤等藤类药配伍使用，能增强通络活血作用。患者症见黄腻苔、臭黏便，辨证为湿热内蕴，故用葛根芩连汤清热利湿，大量葛根与黄连并用，降糖之效显增。此外，在临床中，笔者发现1型糖尿病者初发，多有反复外感的病史，病由外感引动，透邪外出可延缓胰岛功能衰退的进展。

38　知母

知母味苦、甘，性寒，归肺、胃、肾经。具金之色，秉至阴之性，故可清热泻火，滋阴润燥。《神农本草经》曰："主消渴热中，除邪气，肢体浮肿，下水，补不足，益气。"

1 何莉莎，刘文科，仝小林.论脏腑风湿理论在临床中的应用[J].中华中医药杂志，2017，32（5）：2089.

治疗热病烦渴，肺热燥咳，骨蒸潮热，内热消渴，肠燥便秘等。

知母下可润肾燥而滋阴，上可清肺金泻火，笔者常用知母 30～45g 治疗消渴病，清热养阴且益气补不足，邪热去则正气复。

重用知母治疗糖尿病

[现病史] 翟某，女，59岁，2007年8月9日初诊，血糖升高7年。2000年患者因"口干，体重下降，乏力"至当地医院检查，FBG 7.4mmol/L，诊为2型糖尿病。曾服二甲双胍、消渴丸，血糖控制不稳。现服二甲双胍 0.25g 每天3次。症见：气短乏力，心悸，食欲减退，怕热多汗，时有烘热感，夜间手足心发热。视物模糊，偶有头晕头痛，大便时干，夜尿 2～3次。身高 160cm，体重 59kg，BMI=23.0kg/m^2。未病时体重 65kg 左右。2007年8月7日，查 HbA1c 10.2%，胰岛功能检查，FBG：0h 11.08mmol/L，1h 20.12mmol/L，2h 24.35mmol/L；INS：0h 26.6U/ml，1h 97U/ml，2h 89.3U/ml；C-P：0h 0.17ng/ml，1h 0.38ng/ml，2h 0.22ng/ml。舌质偏红，少苔，脉沉弦涩。当日 FBG 9.3mmol/L，2hPG 14.3mmol/L。

[西医诊断] 糖尿病。

[中医诊断] 脾瘅。

[辨证] 热及血分，气阴两伤。

[治法] 清热泻火，滋阴凉血。

[处方] 知柏地黄丸加减。

知母 45g，黄柏 30g，牡丹皮 30g，赤芍 30g，黄连 30g，干姜 6g，煅龙牡各 60g（先煎 30min），桑叶 30g，天花粉 30g，生大黄 3g，地龙 30g。

二诊（2007年9月27日）：患者服药48剂，汗多及夜间手足心热症状消失，烘热、心悸好转80%，乏力改善70%，大便正常，夜尿减至 1～2次。自觉除心悸外，心中空空然，眠差多梦，晨起口干，腰部酸痛，纳呆改善不著。9月25日 FBG 6.7mmol/L，2hPG 12.1mmol/L；9月26日 FBG 7.7mmol/L，2hPG 10.6mmol/L。

调整处方为：知母 45g，黄柏 15g，黄连 30g，肉桂 5g，黄芩 30g，干姜 6g，红参 6g，天花粉 30g，生牡蛎 30g（先煎 30min），焦三仙各 30g，炒杜仲 30g。

三诊（2007年10月25日）：患者服药25剂，心悸症状消失，腰部酸痛缓解约70%，口干减轻80%，仍眠差。2007年10月19日，查 HbA1c 9.4%，胰岛功能检查，FBG：0h 8.9mmol/L，1h 10.6mmol/L，2h 20.5mmol/L；INS：0h 30.2U/ml，1h 118U/ml，2h 104.5U/ml；C-P：0h 0.36ng/ml，1h 0.83ng/ml，2h 0.22ng/ml。当日 FBG 6.7mmol/L，2hPG 14.3mmol/L。

上方加炒酸枣仁 30g，去红参。

四诊（2007年12月6日）：患者服药中间因感冒停药1周余，仅服药30剂。自上次就诊诸症均明显好转。2007年12月3日查胰岛功能，FBG：0h 7.6mmol/L，1h 8.34mmol/L，2h 18.31mmol/L；INS：0h 35.9U/ml，1h 40.8U/ml，2h 197U/ml；C-P：0h 0.3ng/ml，1h

0.31ng/ml，2h 0.91ng/ml。12 月 4 日查 HbA1c 7.2%。

二诊方去焦三仙、炒杜仲，肉桂减为 3g，继服。

五诊：服药 2 个月后，查 FBG 5.8mmol/L，2hPG 7.9mol/L，HbA1c 6.4%，胰岛功能检查，FBG：0h 6.78mmol/L，1h 9.5 mmol/L，2h 11.2mmol/L；INS：0h 39.6U/ml，1h 154U/ml，2h 132U/ml；C-P：0h 0.52ng/ml，1h 0.86ng/ml，2h 0.4ng/ml。症情已平稳，可改用丸剂长期调理。其后患者多次复诊，血糖控制基本平稳，二甲双胍用量不变。

[按语] 患者发现疾病之时恐已罹病日久，加之治疗不当，欲将其截断于脾瘅阶段已失之东隅，故在其转为消渴阶段之前直击其本以求收之桑榆。此案以热盛及血，耗气伤阴为主要病机，故应清热凉血，益气滋阴。初诊时以黄柏、知母清热泻火滋阴，赤芍、牡丹皮清热凉血，黄连苦寒清热，煅龙牡敛汗，天花粉、知母滋阴生津，故二诊时症状改善明显。下焦虚火已清之八九，因而减黄柏用量；眠差多梦因于心肾不交，故加肉桂，合黄连为交泰丸以交通心肾；心中空空然因于心气亏虚，故加红参；加炒杜仲益肾强腰，焦三仙健脾消食，生牡蛎咸寒益阴生津。三诊时，血糖进一步下降，查胰岛功能较前改善，诸症好转，唯失眠不效，故二诊方中去红参，加炒酸枣仁养心安神。虽仅服药 30 剂，然四诊时继收佳效，糖化、胰岛功能等指标较初诊明显改善。

39　芡实—金樱子

芡实，又名"鸡头米"，味甘、涩，性平。归脾、肾经。可益肾固精，健脾止泻，除湿止带，尤强于补虚。《本草求真》言芡实味甘补脾，故能利湿。明代医家缪希雍称芡实为"补脾胃，固精气之药也"。金樱子味酸、甘、涩，性平。归肾、膀胱、大肠经。主固精缩尿止带，涩肠止泻，尤善于收涩。《本草征要》谓其"合闭蛰封藏之本，牢栓仓廪"。

芡实、金樱子，一生于水，一生于山，二药协同组成水陆二仙丹，出自洪遵《洪氏集验方》，共奏健脾固肾摄精之功。水陆二仙丹虽可涩精固气，而补涩力量尚弱，故需加量，笔者常用芡实 30g，金樱子 30g。

39.1 重用芡实、金樱子治疗夜间遗尿

[现病史] 常某，女，83 岁。2008 年 11 月 3 日初诊。因遗尿 2 年余就诊。患者 2 年前无明显诱因出现夜间遗尿，近 2 周加重。刻下症见：遗尿，左膝关节肿大疼痛，心烦难寐，头颤，舌质红，苔少，脉沉弦细数。

[西医诊断] 遗尿原因待查。

[中医诊断] 遗尿。

[辨证] 相火妄动，肾虚不固。

[治法] 固涩止遗，滋阴泻火。

[处方] 水陆二仙丹合知柏地黄丸加减。

芡实 30g，金樱子 30g，知母 15g，黄柏 15g，熟地黄 30g，山萸肉 15g，肉苁蓉 30g，当归 30g，女贞子 30g，山药 30g，炒酸枣仁 30g，五味子 9g，黄芪 30g，玄参 30g，生大黄 1g，水蛭 6g。

二诊（2008 年 11 月 11 日）：服上药 7 剂，遗尿及失眠好转 30%，加大补肾通督的力度。

处方：金樱子 30g，芡实 30g，龟甲胶 9g，鹿角胶 9g，西洋参 6g，枸杞子 12g，熟地黄 30g，山萸肉 15g，黄芪 30g，当归 30g，炒酸枣仁 30g，五味子 9g。

三诊（2008 年 11 月 27 日）：服药 16 剂后，遗尿、失眠、头颤好转 70%。守上方不变。制为丸剂，口服每次 9g，每日 3 次，巩固疗效。

[按语] 本病由于肾阴亏虚，相火妄动，开阖失司，以致夜尿失禁。故用金樱子、芡实固涩止遗以治其标，知柏地黄汤滋阴泻火治其本。金樱子《本草经疏》云："涩可去脱。脾虚滑泄不禁，非涩剂无以固之。膀胱虚寒则小便不禁，肾与膀胱为表里，肾虚则精滑，时从小便出，此药气温，味酸涩，入三经而收敛虚脱之气，故能主诸证也。"芡实，性平，味甘涩，能固肾涩精、补脾止泄。明代医家缪希雍称芡实为"补脾胃，固精气之药也"。全方标本兼顾，紧扣病机，药症合拍，能使肾气得补，精关得固，从而遗尿自止。

39.2 重用芡实、金樱子治疗蛋白尿

[现病史] 吴某，男，68 岁。2007 年 4 月 2 日初诊。因泡沫尿 1 个月就诊。患者近 1 个月小便有泡沫，夜尿次数 3 次，双足趾麻木，腰部皮肤瘙痒，眠差，舌红苔薄黄，脉细。既往史：糖尿病 10 年，高血压 10 年。白蛋白肾清除率（UAER）250.54μg/min，β_2-MG（血清）0.01μg/ml。

[西医诊断] 糖尿病肾病。

[中医诊断] 尿浊。

[辨证] 阴虚火旺，肾气不固。

[治法] 滋阴清热，益气固肾。

[处方] 芡实 30g，金樱子 30g，黄柏 30g，知母 30g，黄连 30g，干姜 6g，怀牛膝 30g，地龙 15g，首乌藤 30g，鸡血藤 30g，生大黄 2g，水蛭粉 6g（分冲）。

[疗效] 以本方加减治疗 3 个月余，2007 年 7 月 20 日就诊时，UAER 18.8μg/min，β_2-MG（血清）0.26μg/ml。皮肤瘙痒消失，自汗、足趾麻木减轻，小便泡沫基本消失，诸症明显好转。

[按语] 本案属阴虚火旺，肾气不固，知柏地黄丸合水陆二仙丹加减，方中以芡实、金樱子收敛固涩；黄柏、知母清相火，并配水蛭粉疏通肾络。加入大剂量黄连苦寒燥湿，有降低血糖之功，加入干姜以制其寒性，以防伤胃。现代研究证实，芡实、金樱子与水蛭对降低尿蛋白有良好功效。

40　土鳖虫—全蝎

土鳖虫咸寒，有小毒，归肝经。生于湿土壤中，得幽暗之气，有破血逐瘀、消肿散结、续筋接骨、补骨止血的功效；全蝎辛、平，归肝经。性善走窜，能息风止痉、通络止痛。

土鳖虫、全蝎在《药典》中规定剂量分别为 3～10g、3～6g，笔者在治疗难治性头痛时常 6g 起用，用量最大时约达规定剂量之 3 倍，但并未出现不良反应，且效果明显。叶天士云："初为气结在经，久则血伤入络，则仗蠕动之物松透病根。"二者皆血肉有情之品，合用以达良效。

重用土鳖虫、全蝎治疗头痛

[现病史]董某，女，64 岁。2009 年 9 月 2 日初诊。因反复头痛 5 年就诊。患者 5 年前无明显诱因出现头痛，至当地医院检查，无特殊阳性指征，经对症治疗后效果不佳。数年来病情反复，诸法不效。刻下症见：左侧偏头痛，5～6 日发作 1 次，刺痛，发作时疼痛难忍，影响睡眠，时有胸闷胸痛，纳可，大便偏干，小便正常，舌淡暗，舌底瘀，苔白腻，脉沉略弦。既往脂肪肝病史 8 年余。

[西医诊断]头痛原因不明。

[中医诊断]头痛。

[辨证]风痰夹瘀。

[治法]祛风化痰逐瘀。

[处方]小陷胸汤合土鳖虫、全蝎加减。

土鳖虫 15g，全蝎 9g，黄连 15g，清半夏 30g，瓜蒌仁 30g，蝉蜕 6g，酒大黄 9g，生姜 3 片，炒酸枣仁 45g。

二诊（2009 年 9 月 30 日）：服上方 28 剂。头痛略减轻，仍刺痛，胸闷胸痛不显，汗出好转。纳可，睡眠易醒。舌暗，舌底瘀，苔白，脉沉略弦。

上方中加入三七 30g，炒酸枣仁加至 120g，土鳖虫加至 30g，全蝎加至 15g。

三诊（2009 年 12 月 2 日）：服上方 2 个月。头痛减轻 80%，3 个月来仅作 1 次，已无胸闷胸痛。

[按语]此案中选用虫类药物作为君药，功用有三：一者祛风，"高巅之上，非风不至"，以祛风之药，引诸药上行，力达头部；二者活血化瘀；三者通络止痛。土鳖虫，以活血化瘀为主，最早见于《神农本草经》，载其"主心腹寒热洗洗，血积癥瘕，破坚，下血闭"，现代药理研究亦表明，其提取液可有效抗血栓形成，抑制血小板聚集黏附。全蝎，性善走窜，搜风通络止痛之力强，单味研末吞服即有治疗顽固性偏正头痛之效。三诊时患者头痛已不明显，病邪祛除九成。

41　蒲公英—紫花地丁

蒲公英味苦、甘，性寒，无毒，归肝、胃经。可清热解毒，消肿散结，利湿通淋。主治乳痈红肿、疮疡疔毒。紫花地丁味苦、辛，性寒，无毒，归心、肝经。可清热解毒，凉血消肿。主治黄疸内热、痈疽恶疮、痈疽发背、疔疮肿毒、喉痹肿痛等症。《本草备要》言蒲公英"专治乳痈、疔毒，亦为通淋妙品"，《本草正义》言紫花地丁"专为痈肿疔毒通用之药"，"然辛凉散肿，长于退热，惟血热壅滞，红肿焮发之外疡宜之"。

笔者大量蒲公英、紫花地丁同用，常用至30g以上，清热解毒力强并散阳明之火，以助泻各经之火，若有热毒内闭之势，则可加至45～60g，迅速清热解毒，防止热毒闭结。

41.1　重用蒲公英、紫花地丁治疗术后粘连性肠梗阻

[现病史] 丙某，男，28岁。因上腹部疼痛、呕吐1天入院。患者半年前因肠扭转在县医院行剖腹探查术。术后经常上腹痛，自服酵母片、去痛片可缓解。1982年6月5日中午上腹痛又作，疼痛剧烈伴呕吐，日10余次，腹微胀，未排气。在大队卫生所注射阿托品、口服泻药及灌肠，排出硬粪块1枚，但疼痛、呕吐不缓解，当晚由急诊以粘连性不全肠梗阻收入院。刻下症见：腹痛，胃及食管灼热，呕吐，身热，体温38℃，口渴喜冷饮，小便黄，大便未行，舌质偏红，苔白厚，脉沉实有力。

[西医诊断] 粘连性不全肠梗阻。

[中医诊断] 腹痛。

[辨证] 阳明腑实热毒证。

[治法] 清热解毒，泻下通便。

[处方] 蒲公英、紫花地丁合大承气汤加味。

蒲公英60g，紫花地丁60g，生大黄15g（后下），玄明粉9g（冲服），枳实15g，厚朴9g，生石膏60g（先煎），知母15g。1剂急煎成300ml顿服。

当即联合针刺中脘、天枢、内关、足三里，行强刺激，大幅度捻转提插，腹痛顿减。药后安睡一夜，大便2次为稀便，腹微痛，干哕呕吐已止，上方减半量续服2剂，腹痛消失出院。

[按语] 本案症情较急，随时有热毒内闭之势，故以重剂蒲公英、紫花地丁迅速清热解毒，截断病势，防止热毒闭结，并以大承气汤急下存阴，荡涤热实，以求迅速解除危机。

41.2　重用蒲公英、紫花地丁治疗粘连性肠梗阻合并局限性腹膜炎 [1]

[现病史] 江某，男，61岁。1982年5月19日初诊。因持续性腹痛、腹胀伴呕吐2天，

1　仝小林. 维新医集 [M]. 上海：上海科学技术出版社，2015：37.

加重 1 天入院。患者 2 天前因饥饿，连吃 2 个凉玉米面饼，食后即觉胃脘不适，夜 11 点出现腹痛，以右下腹为重，波及全腹，持续疼痛，呈阵发性加剧，自行服去痛片后，痛未缓解，继而腹胀，逐渐加重，求诊于中医。服中药 2 剂，呕吐更剧，均为咖啡样胃内容物。既往 1 年前行阑尾切除术，术后感染较重，约 1 个半月方出院。此后经常出现腹痛。查体：体温 37.5℃，脉搏 126 次 /min，呼吸 30 次 /min，血压 136/80mmHg，急性痛苦病容，被动右卧位，活动受限，不敢直腰，腹部膨隆，腹壁脂肪厚，未见肠型及胃肠蠕动波，下腹部压痛，以麦氏点周围为重，伴反跳痛及右下腹局限性肌紧张，麦氏点有 5cm 大小手术瘢痕，切口下端有一线头残留，线头周围有 1cm×1cm 大小红肿。叩诊呈鼓音，无移动性浊音，肠鸣音亢进，呈高调金属声。胸透：无异常。腹透：右侧中下腹可见肠腔积气（气泡影），未见膈下游离气体及液平面。血常规：白细胞 $15.0×10^9$/L，中性粒细胞百分比 78%。入院诊断：粘连性不全肠梗阻伴局限性腹膜炎。给予胃肠减压，灌肠及抗菌消炎治疗，第 2 天无缓解，体温升至 38.2℃，夜间呕吐 6 次。刻下症见：面红目赤，口微渴，喜凉饮，腹痛腹胀，呕吐，2 日未食，溲黄，大便黄稀水样，臭甚，舌红，苔黄厚而干，脉沉数有力。

[西医诊断] 粘连性不全肠梗阻合并局限性腹膜炎。

[中医诊断] 腹痛。

[辨证] 阳明腑实，热结旁流。

[治法] 通腑泻热。

[处方] 蒲公英、紫花地丁合大承气汤加减。

蒲公英 60g，紫花地丁 60g，生大黄 15g（后下），枳实 30g，厚朴 15g，桃仁 12g，红花 9g。

急煎 1 剂顿服，服后 3 小时，大便 1 次，量较多，腹痛减轻，次晨再进 1 剂，大便 2 次，腹胀痛基本消失，体温 36℃。唯觉食管发热，吞咽时微痛，口仍干，上方剂量减半，加养阴清肺之药再进 3 剂。诸症悉平，痊愈出院。

[按语] 方中重用蒲公英、紫花地丁，取二者清热解毒之功，大剂量应用因其病急，病人痛苦，随时可能发生危重变证，故需要缩短治疗过程，迅速缓解症状，现代药理研究表明，蒲公英有广谱抗菌作用，紫花地丁有抗内毒素、抗炎作用。同时配以大承气汤通腑泄热，热毒邪实得去则症情缓解。

42 十枣汤

十枣汤，为峻下逐水的代表方，由大戟、甘遂、芫花、大枣四味药组成，具猛、毒之性，运用应遵循"衰其大半而止"原则，仲景常用于治太阳中风，有形之水客居胸胁之悬饮证，笔者用十枣汤治疗胸腔积液和肝硬化腹腔积液有显著效果。

重用十枣汤治疗胸腔积液

[现病史] 姜某，男，17岁。1982年7月3日因右侧胸痛伴低热、干咳半月，加重4天，门诊以"右侧渗出性胸膜炎"收入院。刻下症见：低热，干咳，咳嗽使右侧胸痛加重，胸闷憋气，食欲不振，小便黄，大便正常，舌红苔薄黄，脉小滑数。查体：体温37.6℃，脉搏86次/min，呼吸18次/min，血压120/80mmHg。右侧胸廓饱满，呼吸运动减弱，语颤消失，第4肋以下叩浊音，呼吸音消失。胸透示：右侧胸腔第4肋以下斜形阴影，右胸腔积液。胸腔积液常规：李凡他试验阳性，细胞计数744/mm³。

[西医诊断] 胸腔积液。

[中医诊断] 悬饮。

[辨证] 水饮壅盛。

[治法] 攻逐水饮。

[处方] 十枣汤。

大戟、甘遂、芫花各1g，共研细末，大枣10枚，将枣肉煎煮如泥后，用十枣汤送服药末3g。

药后40分钟泻稀便1次。饮邪已动，但药量似显不足，遂于次晨6时空腹用十枣汤送服药末6g。2小时后，吐出黄水一大碗并泻稀便2次。自觉胸闷、气憋明显减轻，唯吐泄后略感神疲乏力。2日后胸透，右侧第5肋下见肋膈角变钝，膈肌运动受限，右胸腔积液基本消失，病人于7月14日出院。

[按语] 十枣汤出自《伤寒论》，为悬饮而设。因水饮壅盛，饮停胸胁所致。《伤寒论》云："心下痞硬满，引胁下痛，干呕短气，汗出不恶寒者，此表解里未和也，十枣汤主之。"本例年轻体壮，第一次予药末3g，饮邪虽动而未下，遂倍之，吐泻并作，悬饮顿减，应用此方，必体壮实能耐受吐泻者，剂量宜由小到大，量不足则饮邪不下，量过大则损伤正气，故唯视病情而调药量，中病即止。方中大戟、甘遂、芫花为峻下药，今人唯恐其峻下伤正，不敢用之，而不知其对于是病是证有扭转乾坤之效。

古今经验集萃

下篇

1 古今医家大剂量用药经验概要

量变只有积累到一定程度，方能引起质变。所以，"药贵精专岂可乱投，方虽有名还须足量"[1]。有人评价范文甫："主古方，好用峻剂……投药无不愈。"中医不传之秘在剂量，重剂起沉疴是临床值得关注和研究的现象。曹汉栋曾说："临床处方，用药不出桑叶、菊花、防风、荆芥，剂量不出三分五分，轻病俨然能够着手回春，重病就束手无策，至于麻黄、附子那一类能够愈病的峻药，不但自己不会用、不敢用，还要以打击别人的方法来掩护自己的短处"[2]。黄煌也曾说，有毒药物的使用是提高中医临床疗效的重要途径之一，大凡名中医，均能用好毒药，也就是说，名中医是在安全有效地使用有毒药物上具有独特经验的医生，张仲景就是使用麻黄、附子、乌头、甘遂的高手，如果只能用点菊花、枸杞、太子参、麦芽、山楂、鸡内金，如何去应对临床大病重症？所以本部分将重点总结附子、大黄等常用的八味中药，概述古今医家大剂量用药经验。

1.1 附子

附子大剂量应用，由来已久。如唐代《备急千金要方》就有记载用附子达"四两"者（按《方剂学》所载古今度量衡换算法合今约130g），近人祝味菊、吴佩衡等都能善用大剂量附子起沉疴，但同时也有不少医家因畏其剧毒而不敢应用，或用之不当，反致中毒[3]。

附子临床应用广泛，以附子为主药的四逆汤及其改进剂型广泛应用于内科疾病，如治疗感染性休克、心源性休克等。章次公一语点出[4]："仲景是发明热病心力衰竭的第一人，盖热病死于热者不多，而死于心力衰竭者众。"近人用于急性菌痢、慢性肾炎等，疗效良好。如此广泛应用，是因为在内科杂病中人体阳气虚损是常见的关键病机。中医重视阳气，肇始于《内经》，发于景岳，宏于火神。

附子，"四维"之一，"最有用，亦最难用"（恽铁樵）。附子为温热之品，可以补火助阳，甚则回阳救逆，但是，如何用好附子，不致"上火"或"火上浇油"？关键在于识别其用药指征。首先要辨准阴证：郑钦安在《医理真传》提出了辨认一切阳虚证法[5]；吴佩衡有辨识阴证16字诀"身重恶寒，目瞑嗜卧，声低息短，少气懒言"[6]。皆可供借鉴。

附子用药指征，从脉象看，仲景提出少阴病"脉微细"，黄煌总结"附子脉"：脉微

1 明坚.药贵精专岂可乱投 方虽有名还须足量[J].上海中医药杂志，1982（5）：45.

2 招萼华.曹颖甫医案[M].上海：上海科学技术出版社，2010：17.

3 罗昌国，张瑞贤.近20年附子超大剂量应用概括[J].中国中药杂志，2005，30（2）：96.

4 朱步先，何绍奇，朱胜华，等.朱良春用药经验集[M].长沙：湖南科学技术出版社，1998：7-11.

5 唐步祺.郑钦安医书阐释[M].成都：巴蜀书社出版社，1996：8-14.

6 张存悌.中医火神派探讨[M].北京：人民卫生出版社，2007：155.

弱、沉伏、细弱，或脉突然浮大而空软无力[1]。舌象也受重视，范中林认为舌无热象者，如质淡体胖苔白腻或滑，均为附子或四逆汤的使用指征[2]，刘渡舟认为："少阴寒证……若验之于舌，则舌带糙米色，或如猪腰，或如淡墨，或白苔而润，或无苔而燥，或舌短不能伸。"[3] 还可以通过汗出辨别。恽铁樵认为少阴证头汗为必具症状，以"肌肤津润"为辨别核心，阳证出汗，肌肤必热，阴证出汗，肌肤则凉[4]。

附子大剂量应用常用甘草佐使，所谓："建功姜附如良将，将将从容借草筐。"刘力红说炙甘草使姜、附真正起到持续的温煦作用，而不是一用姜、附就上火。现代有实验证明，甘草或干姜与附子同煎，可降低附子之毒性[5]。

煎煮方法不当已被公认为附子中毒的重要原因之一。附子毒性的主要成分为乌头碱及其衍生物，这类双酯型生物碱不稳定，在加热条件下会水解成毒性很小的单酯型生物碱和乌头原碱，进一步可水解为胺醇类生物碱，其毒性仅为乌头碱的 1/4 000 ~ 1/200[6]。王子泉认为消除附子的毒性，关键在于煮透[7]，而不是控制它的用量或避免使用某些品种。

前贤说："多读医案，绝胜于随侍名师而相与晤对一堂，上下议论，何快如之。"当代名家不乏重用附子之验案。范中林治疗小儿刘某鼻衄案，用天雄片 30g，配伍炙甘草 20g，急煮，少量频服，一剂未尽，血立止[8]。此案抓住"精神萎靡，四肢逆冷，唇舌淡白"等阴寒见症，独具胆识，重用温药，而取捷效，非精微之士不能为。

吴佩衡治疗云南某医院院长秦某子念祖发热 20 余日不退案，附子 250g 连进回阳，服药 15 日后症状控制，继以四逆汤加参、芪作善后调理，服五六剂而愈，其后体质健康如常[9]。此案大剂开进，让人触目惊心，大开眼界，非娴熟者不能至此。而其治疗田某之妻风湿痹证案，先服四逆汤加白术、当归等剂未效，吴氏纯以四逆汤加桂枝、细辛、茯苓，附子用至 60g，1 剂显效，2 剂霍然，如此捷效充分体现了吴氏用药精专，不夹阴药、补药的特点。

王子泉治疗孙某喉科危症案，诊见咽喉肿胀破溃，严重阻碍呼吸，脉沉紧，舌淡，尖边赤，苔白腻，辨为"少阴咽痛"，四逆汤加味，川附子重用至 200g，按上方随症加减治疗半年余，患者已复职上班[10]。本案由于寒邪入少阴经，中气运化失权，逼龙雷之火上浮

1 黄煌.张仲景五十味药证 [M].北京：人民卫生出版社，1998：31.

2 范中林.范中林六经辨证医案选 [M].沈阳：辽宁科学技术出版社，1984：105-106，141.

3 刘渡舟.新编伤寒论类方 [M].太原：山西人民出版社，1984：181.

4 恽铁樵.脉学发微 病理杂谈 [M].上海：上海卫生出版社，1958：53.

5 詹家明.仲景用附子方法浅析 [J].中医文献杂志，2000（2）：13.

6 邢跃文.川乌炮制和毒性的关系 [J].中国民间疗法，2004，12（3）：43-44.

7 王子泉，王其林.附子的临床应用经验谈 [J].云南中医学院学报，1999（2）：7.

8 范中林.范中林六经辨证医案选 [M].沈阳：辽宁科学技术出版社，1984：105-106，141.

9 吴佩衡.吴佩衡医案 [M].昆明：云南人民出版社，1979：38-41.

10 王子泉，王其林.附子的临床应用经验谈 [J].云南中医学院学报，1999（2）：7.

所致，若不辨识此证，则常误从肺肾阴虚治。王厚安亦有相似治验，可供参照[1]。刘力红形象地记载其类似治疗过程[2]：治一咽喉肿痛，顾及"口甚苦"一症，以小柴胡汤打头、合郑钦安习用之潜阳丹，复诊无效，再诊舌脉，仍是一派虚寒，绝无阳证可言，乃毅然剔除小柴胡汤，纯用温热之剂，附片用至60g，炙甘草用至24g，五剂则咽痛消失，脓点不见。可见识证关键要从阴阳上下功夫。

1.2 大黄

大黄，有无坚不破、犁庭扫穴之功，有勘定祸乱、荡涤积垢之能，有走而不守、斩关夺门之力，是一味"出将入相"之良药，号称"将军"。其性猛烈、善下泄、推陈致新，它既能攻，又能守；既能安和五脏，又能通和血气；祛瘀生新，以通为补。

大黄，应用广泛。张仲景《伤寒杂病论》中有89处用了大黄，占全书方剂用药的1/4左右，治疗范围涉及血证、痰饮、解毒、泻火、清热、导滞、攻积及通宣气机等方面。金元以后，学术争鸣，张从正主张"汗、吐、下"，认为"陈莝去而肠胃洁，癥瘕尽而营卫昌，不补之中有真补存焉"，在他所著的《儒门事亲》第12卷中约有167首方剂，含有大黄的方剂约44首，占26%，用单味大黄治妇人血枯，芎黄汤治头目眩晕，夺命散治小儿胸膈喘满，八正散泄热利尿。明朝吴有性提出"温病下不厌早"观点[3]，把大黄的临床应用推向了新的阶段，"承气本为逐邪而设，而非专为结粪而设也"，"三承气汤的功效皆在大黄，余皆治标之品"。近几十年来在我国出现了大黄研究的热潮，被称为"持续的大黄热"，发现了大黄的保健作用。

大黄能防治急性传染病。崇祯辛巳，南北直隶、山东、浙江同时大疫，吴又可撰写《温疫论》，首创治疫两法："达原"和"逐邪"。吴又可用攻下逐邪的关键在于峻猛而尽除，他主张"急证急攻""因证数攻""凡下，不以数计"，对于可下之证应"下之""再下之"，直至邪尽，祛邪清热主用大黄，但吴氏用下法并不盲投，仍很谨慎，"要谅人之虚实，度邪之轻重，察病之缓急，揣邪气离膜原之多寡，然后药不空投，投药无太过不及之弊。"能用大黄，诚非难事，然面对复杂病情，临证毅然不移，当需阅历。如瘟疫，必舌黄胸痞，不甚拒按，面色亦带黑滞，所下如胶似漆，其疫邪一分不尽，则病不瘳，吴氏下不以数计，治周因之患疫服大黄二十两，有是证则投是药，可谓彻底；其治疗朱海畴患疫身卧如塑案，下证悉具，问其所苦不能答，察舌用药，计半月，共服大黄十二两而愈。

大黄还是重要的止血药。用途广泛，仍须细辨。邓锦生治疗余氏大衄血案[4]，77岁高龄大黄重用至60g，釜底抽薪，服1剂，半夜血止。黄煌总结大黄药证是"痛而秘，烦而

1 李珍. 岐黄用意 [M]. 上海：上海中医药大学出版社，2007：53，84.

2 刘力红. 思考中医 [M]. 桂林：广西师范大学出版社，2003：388.

3 吴有性. 温疫论 [M]. 北京：人民卫生出版社，1990：9，15.

4 邓永久，邓永朵. 邓锦生老中医重用大黄治大衄血 [J]. 江西中医药，1990，21（3）：35.

热，滑而实"[1]，大多体格健壮，口燥舌黄。大黄功效卓著，用之中的，每获捷效，然性味苦寒，沉降而又峻猛，用之不慎而又易伤正，故对素体阳虚、体弱、老人、心肝肾肺慢性病者忌用；阴证、虚寒证禁用；内真寒外假热证尤其慎重。

大黄常用于腹痛拒按的疾病。腹痛为临床常见症状，腹痛而拒按者多为急性腹痛，急性胰腺炎、胆囊炎、胆石症、急性阑尾炎、肠梗阻、急性腹膜炎、妇科的盆腔脓肿等都可出现。王九峰治龙阳毒腹痛案[2]，年逾六旬单味生大黄120g，可谓重矣，重剂方能起沉疴；彭必富大承气汤重用大黄60g治疗万某急性梗阻性化脓性胆管炎案[3]；孔凡涵重用大黄治疗湿热痢疾[4]，消化系统中常由于脾胃不和，表现为大便不调，呕吐频作，古代也记载大黄治疗呕吐，就是指这种情况，临床发现，大黄配伍甘草有止吐作用。

大黄用于痈疽疔疮由来已久，张锡纯《医学衷中参西录》[5]记载一少妇，得奇疾，背肿痛，若有一丝着身，即觉热不能忍，只得赤身卧帐中。后有乘船自南方赴京考试者，通医术，言系热毒，用大黄十斤，煎汤十斤，放量饮之，数时饮尽，竟霍然而愈。痈疽肿毒除内服大黄外，还可用大黄粉外敷，如《串雅内编》[6]有大黄、甘草等分研末的记载，不在此讨论之列。

李春和老中医祖传几代善用大剂量大黄治疗多种杂症，其用药体会独特[7]：认为化瘀血、疏肝郁、清火热、解邪毒，唯大黄之效最捷，特别指出大黄有疏肝理气、解郁散结作用。其治疗郑某久婚不孕案，取重剂大黄能速破瘀血血闭，除肝郁痰阻，盖畏于社会流言，肝脾不和，气滞及血，胞宫瘀阻，冲任失调，经乱失孕，大黄用至140g急行快下，五剂而脉和，2个月后有妊娠反应，足月生一健康男婴；其治冯某痛经，因家庭不和，忧郁不解而致，主方配合90g大黄疏肝理气，破血逐瘀，连服六剂，痛经消失，经期正常。其用大黄不加芒硝，泻而不伤，于病有益；加芒硝则泻而伤人，因此，他认为大剂量用大黄时禁与芒硝为伍。

1.3　熟地

大补真阴，熟地最宜。

景岳善用熟地，推崇"其静重之妙"，认为"治痰者，求其本，痰无不清""痰之化无不在脾，而痰之本无不在肾"，所以景岳之金水六君煎，以熟地滋补肾阴为主以治痰之本，合二陈汤健脾化痰之源以消痰。虽有许多医家认为，熟地滋腻碍脾。清代名医王旭高

1 黄煌. 大黄 [J]. 中国社区医师, 2002, 18 (22): 35.

2 余景和. 诊余集 [M]. 北京: 学苑出版社, 2008: 196.

3 彭必富, 李玖洪, 孙明, 等. 大承气汤重用大黄治验 [J]. 四川中医, 1986 (7): 43.

4 孔凡涵, 赵传莲. 重用大黄验案 2 则 [J]. 山西中医, 2000, 16 (5): 19.

5 张锡纯. 医学衷中参西录 [M]. 2 版. 石家庄: 河北科学技术出版社, 2002.

6 赵学敏. 串雅内编 [M]. 北京: 人民卫生出版社, 1980.

7 李春和. 大剂量运用大黄的临症经验 [J]. 中医研究, 1988, 1 (1): 22.

则明确指出熟地能消虚痰，认为"肝肾之虚大著，当以摄纳为要"，并且告诫后学"勿嫌腻膈而畏之"。《续名医类案》[1]就有大剂熟地配人参、麦冬、牛膝、五味子、云苓等治疗虚喘的案例。张锡纯也有以单味熟地煎汤作茶饮治劳喘数日即效之验案[2]。张成铭祖父秉家学以医为业，曾遗有一疗痰喘之方，药仅五味，为熟地、白芍、甘草、莱菔子、白果，据云"其效甚捷"。裘沛然曾治一患者，痰喘甚剧，胸闷脘室，腹胀纳少，咳嗽频作……气逆喘急不平，面容憔悴，精神委顿，舌上满布腻厚白苔，历用通阳运脾、理气祛痰、燥湿之方，半年无效，后更医投金水六君煎，重用熟地 45g，当归 30g，三剂有效，半月而愈[3]。可见熟地治喘，信而有征；也真所谓"阴药非重量，则仓卒间无能生血补血"[4]。

近代中医名家秦伯未说："我常用外科的阳和汤治疗顽固的痰饮咳嗽，效果胜于小青龙汤。理由很简单，小青龙汤是治疗风寒引起的痰饮咳喘，阳和汤却与痰饮的发病原因和病理相吻合，且能结合到痰多的症状。"[5]潘德孚就有治疗咳喘十余年验案佐证[6]：咳痰稀白，量多，遇寒则发，以冬为甚，阳和汤加味，重用熟地，3 剂，药后咳痰减轻，夜能平卧。阳和汤本为外科名方，引申治疗老年慢性支气管炎（"老慢支"），补肾药与平喘化痰药配伍应用，除切中痰饮咳喘的病机外，还有一个更显著特点是温补肾阳之法从峻补肾阴中去求取，滋阴药熟地用量是补肾阳药鹿角胶的三倍多，温命火肉桂的二十倍，符合中医"少火生气，壮火食气"（《内经》），"治下焦如权，非重不沉"（《温病条辨》）原则，实得张景岳"善补阳者，必于阴中求阳，则阳得阴助，而生化无穷"之真髓，据说对"老慢支"偏于肾阳虚者，效验昭彰。

1.4 石膏

大剂量石膏应用于中医临床，由来已久。从张仲景的《伤寒杂病论》到孙思邈的《备急千金要方》都有大量记载。石膏常用于急性传染病。孔伯华云："欲尽诸药之能，必须依据《本经》；欲尽诸药之用，必须参酌仲景《伤寒论》。"回归源头，《神农本草经》谓石膏"微寒"，则其性非大寒可知！所以张锡纯说："石膏之质……凉而能散，有透表解肌之力。外感有实热者，放胆用之直胜金丹……医者多误认为大寒而煅用之，则宣散之性变为收敛……夫石膏之质甚重，七八钱不过一大撮耳。以微寒之药，欲用一大撮扑灭寒温燎原之热，又何能有大效。"张锡纯首次重用石膏，是给自己七岁的长子试验，"一昼夜间，共用生石膏六两，病愈后饮食有加，毫无寒中之弊……确知石膏之性也。"其后治疗西安县煤矿司账张子禹腿疼案，用大剂量石膏，"月余，共计用生石膏十七斤"，疼与肿

1　魏之琇. 续名医类案 [M]. 北京：人民卫生出版社，1957：360.

2　张成铭. 论熟地在治疗虚喘中的运用 [J]. 上海中医药杂志，1995（10）：34.

3　裘沛然. 壶天散墨 [M]. 上海：上海科学技术出版社，1990：34.

4　中国中医研究院. 岳美中医案集 [M]. 北京：人民卫生出版社，1978：66.

5　秦伯未. 谦斋医学讲稿 [M]. 上海：上海科学技术出版社，1978：231.

6　潘德孚. 重用熟地治疗老年性慢性支气管炎的探讨 [J]. 中华中西医杂志，2003，4（11）：16.

皆大轻减，分毫未觉寒凉[1]。

从来产后之证，最忌寒凉，"有故无殒，亦无殒也"。蔡柳洲认为，石膏是治疗热入血室、经水淋漓不断之要药[2]。张锡纯治邻村李氏妇案，产后血崩，脉洪滑有力，心中热而且渴，用白虎加人参汤，重用生石膏三两；孔伯华治东城方氏妇案[3]，马龙伯先生形容是"其运机敏，奏效捷，令人目瞪心骇，最足启迪后学"，月经后气逆呕哕，口唇干燥，脉象弦滑而数，再问月经量显著减少，断为肝热阴虚，而病"子烦"，投以生石膏、熟地、麦冬、知母、黄芩、淡竹叶、莲心为方，一剂减，二剂安枕，三剂而痊愈矣。

重用石膏取捷效的屡见不鲜。明代李士材治鲁藩阳极似阴证，时方盛暑，寝门重闭，密设毡帷，身复貂被，而犹呼冷。士材往视之曰："此热证也。古有冷水灌顶法，今姑通变用之。"乃以生石膏三斤煎汤三碗，作三次服。一服去貂被，再服去毡帷，服至三次，体蒸流汗，遂呼进粥，病若失矣。

1.5 细辛

细辛居《本经》上品，妙用应其效，量亦为要也！宋朝陈承《本草别说》[4]首次提出细辛限量问题"细辛若单用末，不可过半钱"，可能与宋朝用散剂有关，后人误传为"细辛不过钱"，忽视其有两个基本前提，即"单用"和"用末"，以讹传讹。细辛的毒性到底如何？我们必须有正确的认识。现代药理研究发现[5]，细辛含挥发油 2.7% ~ 3.0%，其中药用有效成分主要是甲基丁香酚（占60%），有毒成分是黄樟醚（占8%），如果单以细辛研末冲服，用量仅 4 ~ 5g 即出现胸闷、恶心、呕吐等毒性反应，若用作汤剂，因黄樟醚的挥发性胜于甲基丁香酚，所以经煎煮 30 分钟后，煎汁中还保存着一定量的有效成分甲基丁香酚，而有毒成分黄樟醚的含量已大大下降，不足以引起中毒。汉张仲景在《伤寒杂病论》中用作汤剂，书中有 13 个方子细辛的用量均在二两以上，最大量见于乌梅丸，为六两，但没有提及不良反应问题。刘沛然通过自己多次亲尝细辛生药药汁，体验观察并临床应用，终于冲破了"半钱"限量的禁锢，解放了药量，解决了多种疑、难、重、奇病证[6]。

细辛辛温，入肺、肾二经，可通脉络、疗死肌、顽痹等，还可用于偏寒、偏冷之冷疾，如冷痹、冷风、冷癖、痰饮等症。刘沛然认为此皆是认证定药之关键。其治谷氏癃闭案，因老年男性，体表恶寒，用 15g 细辛（后入），取其"利水道"之功（《名医别录》）；治潘氏过敏性鼻炎，鼻涕不时冷下，细辛用至 30g，取其"利九窍"（《本经》）之功；治

1 张锡纯. 医学衷中参西录 [M]. 2 版. 石家庄：河北科学技术出版社，2002.

2 潘德孚. 重用熟地治疗老年性慢性支气管炎的探讨 [J]. 中华中西医杂志，2003，4（11）：16.

3 北京中医学会《孔伯华医集》整理小组. 孔伯华医集 [M]. 北京：北京出版社，1988：101.

4 唐慎微. 重修政和经史证类备用本草 [M]. 北京：人民卫生出版社，1957：164.

5 高凤兰. "细辛不过钱"争议 [J]. 中外健康文摘，2008，5（1）：95.

6 刘沛然. 细辛与临床（附疑难重奇案 73 例）[M]. 北京：人民卫生出版社，1994：1，18，25，27，28，38，43-46.

刘氏暴盲，重用细辛 24g，取其能"明目"（《本经》）之功，《金鉴》眼科方用细辛有 39 首之多，刘氏受此启发广泛用细辛治疗球后神经炎、视网膜炎、弱视、色盲等眼部疾病，向金模也曾用大发散加减治胡氏"风眼泪下"[1]，细辛用至 30g；治李氏动脉栓塞脉管炎，冷厥，细辛重用至 90～120g，取其主"痹痛死肌"（《本经》）之功，连服 40 剂，坏死愈合，盖厥者阴阳气不相顺接，细辛能通上下，与生姜横散者功用大殊，故与当归同任，为顺接两脉而设，所用当归四逆汤岳美中用治冻伤[2]；治霍氏血管神经性头痛，时畏冷，半夏白术天麻汤加细辛 30g，取其治"头痛脑动"（《本经》）之功，元代张元素谓细辛"治少阴头痛如神，亦止诸阳头痛，诸风通用之"；治邢氏心动过缓，细辛用至 30g，取其能开"开胸中滞结"（梁代陶弘景）；不光用于各种血管疾病，也用于神经性疾病，如治朱氏坐骨神经痛，细辛用至 60g，杨建宏认为大剂量细辛可治疗各种痛证[3]；还曾治白氏类风湿关节炎，细辛用至 24g，取其主"百节拘挛"（《本经》）。可见细辛作用不可小视，其用量不可杯水车薪。

1.6 黄芪

历史上两段佳话都与一味中药有关，唐朝南陈柳太后猝患中风不能言，遍请名医医治无效，许胤宗用热汤气熏蒸法治好；1920 年，胡适先生患消渴重症，西医束手无策，陆仲安用重剂汤药调好。这味中药就是现在最广泛应用的——黄芪，它为补气诸药之最，是以有耆之称[4]。张子琳也有一则纠正前医错用黄芪的医案[5]：李某烦躁不得眠，前医诊为气虚不得眠，予大剂量黄芪（60g），一剂后烦躁更甚，平时其脉细弱，此刻洪数，张氏诊为年高阴亏，思虑过度，心肾不交，用黄连阿胶汤，一剂后方可得眠。由此可见，对于黄芪的使用，如果不加辨证，也会出现不良反应。黄煌认为黄芪主治"汗出而肿"[6]。患者平时汗出比较多，稍有体力活动，就容易出汗，或者皮肤比较湿润。所谓"肿"，主要为全身性的浮肿，但以下肢为明显。总结黄芪体质——面色黄白或黄红隐隐，或黄暗，都缺乏光泽。这种人即《金匮要略》所谓的"骨弱肌肤盛"的"尊容人"。

黄芪对血压的影响，邓铁涛的经验是，黄芪轻用则升压，重用则降压[7]。其治疗低血压症，常用补中益气汤，汤中黄芪的分量不超过 15g；治疗气虚痰浊型高血压，黄芪分量必用 30g 以上。当然，虽说黄芪重用可以降压，但黄芪仍然是益气升阳之药，如果在辨证为肝阳上亢或有内热之高血压时用黄芪来降压就犯"实实之诫"了！张锡纯曾对王清任的

1 向金模.浅析"细辛不过钱"[J].医学导刊，2008（3）：100.

2 中国中医研究院.岳美中医案集[M].北京：人民卫生出版社，1978：138.

3 杨建宏.大剂量细辛治疗痛证举隅[J].福建中医药，1999，30（2）：34-35.

4 胡献国.补药之长：黄芪[M].北京：人民军医出版社，2008：5.

5 陈镜合，陈沛坚，程方，等.当代名老中医临证荟萃[M].广州：广东科技出版社，1987：482.

6 黄煌.黄芪[J].中国社区医师，2002，18（13）：35.

7 邓铁涛.耕云医话[J].新中医，1986（12）：31.

补阳还五汤补充道"然王氏书中，未言脉象如何，若遇脉之虚而无力者，用其方原可见效。若其脉象实而有力，其人脑中多患充血，而复用黄芪之温而升补者，以助其血愈上行，必至凶危立见"，诚警戒之语。邓铁涛认为，血压之升降与脏器之升提不同[1]。对于脏器下垂者，又宜重用黄芪以升之。其治疗子宫脱垂，用补中益气汤加首乌，黄芪必须重用30g 以上；治胃黏膜脱垂，用四君子汤加黄芪 30g，配枳壳 3g 作为反佐。

黄芪始载于《神农本草经》：味甘，微温，主痈疽，久败疮，排脓止痛，大风癞疾，五痔鼠瘘，补虚，小儿百病。黄芪一直为历代医家所推崇和重用。如《伤寒论》之黄芪桂枝五物汤治疗血痹之身体不仁；王清任《医林改错》补阳还五汤重用黄芪治疗中风后之半身不遂；朱良春用大剂量黄芪治疗慢性肾炎；邓铁涛自拟强肌健力饮治疗重症肌无力[2]，也以大剂量黄芪为主，黄芪用至 120g，取得了较好的疗效，其仿王清任重用黄芪法治一截瘫患者，曾用黄芪十二两（360g），效果理想。岳美中之经验，"黄芪之于神经系统疾患之瘫痪麻木消削肌肉等确有效，且大症必须从数钱至数两，为一日量，持久服之，其效乃显"。笔者治疗偏枯、痿废、血痹，黄芪 1 日用至 500g[3]。钟耀奎治陈某半身瘫痪案，用大剂黄芪桂枝五物汤益气养血，重用黄芪至 750g，桂枝、生姜、芍药均用至 750g，大枣用到百枚[4]，胆略之大，为常人所不及。

黄芪善补胸中大气，能显著改善胸闷、气短、乏力等宗气不足症状。王庚寅治赵某病毒性心肌炎案[5]，黄芪用至 50g，王氏认为病毒性心肌炎的病机以正虚为本，尤其是心肺气虚，以瘀血为标，常以补阳还五汤为基本方，现代研究证明黄芪有抗病毒作用，同时具有免疫调节作用[6]。用黄芪治疗心功能不全，或者心衰，也多有记载。黄煌曾用黄芪桂枝五物汤合桂枝茯苓丸治疗王某冠状动脉搭桥术后多发性肌炎病例，生黄芪用至 80g[7]；郭谦亨治疗余某心衰案，黄芪也重用至 90g，无不良反应[8]。

黄煌认为，黄芪证患者多表现为肌肉松软，体型肥胖，犹如浮肿貌。清代陆定圃《冷庐医话》中记载：王某患肿胀病，自顶至踵，气喘声嘶，二便不通，生命垂危，求医于海宁许珊林，许氏用生黄芪 120g，糯米 30g，煮粥一大碗，令病家用小匙频频送服，药后喘平便通，继而全身肿消而愈。近代名医范文虎先生治疗一例产后浮肿，腹大如鼓，后渐及全身，按之软，皮肤不起亮光，病人气喘脉软，十分危急，范文虎亦用生黄芪 30g 煎汁，煮糯米半杯，成粥，淡食，5 日肿消。赵绍琴先生治疗慢性肾病浮肿较重者用冬瓜皮、茯

1 邓铁涛.耕云医话 [J]. 新中医，1987（1）：41.

2 张世平.邓铁涛教授治疗重症肌无力之经验总结 [J]. 广州中医学院学报，1991，8（2，3）：73-74.

3 仝小林.糖络杂病论 [M]. 北京：科学出版社，2010：97.

4 温成平.现代疑难病经方验案评析 [M]. 北京：人民军医出版社，2007：79.

5 王振邦.中医千家特色诊疗精华 [M]. 北京：中医古籍出版社，1996：127.

6 朱红俊，陆佳.黄芪治疗病毒性心肌炎药理研究进展 [J]. 中国中医急症，2007，16（1）：95.

7 黄煌.黄煌经方沙龙（第二期）[M]. 北京：中国中医药出版社，2008：65.

8 田元祥，张星平，王天芳.中医名家诊断医案精选导读 [M]. 北京：人民军医出版社，2007：195.

苓皮、大腹皮、浮萍草，确属气虚水肿者重用黄芪 30～100g。笔者治疗肾病综合征，黄芪用至 120g，既可以缓解症状，又可以消蛋白。

黄芪还是传统疮药，有生肌的作用，尤其适用于"久败疮"。程洪祥治冯某左肘前臂深部脓肿溃烂半月案[1]，用补中益气汤加减，黄芪重用至 100g。现代中医外科名家赵炳南先生有黄芪膏一方，用黄芪浓煎成膏，加入等量蜂蜜，混均匀后备用；黄煌说曾见其家乡皮肤科老中医孙老先生黄芪用至 500g，但用量过大也可致胸闷腹胀、食欲减退、头昏潮热等，尤其是肌肉坚紧、大便秘结者少用或慎用，多汗而发热、咽喉红痛者，不宜使用[2]。

1.7 柴胡

言庚孚曰："柴胡为医家之宝，肝家之要，选用有方，其功难得。"但自明清以降，有人担心柴胡性烈发散、会劫肝阴，相戒轻用，沿袭成风，以致近来有人用柴胡不过几分，甚至终身不敢用。考辨柴胡"劫肝阴"渊源，叶天士在《三时伏气外感篇》中曰："若幼科庸俗，但以小柴胡去参，或香薷、葛根之属，不知柴胡劫肝阴，葛根竭胃汁，致变屡矣。"按照王孟英的说法，"柴、葛之弊二语，见林北海《重刊张司农治暑全书》，叶氏引用，原非杜撰"[3]。笔者通过考证，林北海首先提出了这个观点，为叶天士所接受并引用在其著作中。由于叶氏当时"大江南北言医者，辄以桂为宗，百余年来，私淑者众"（《清史稿》），对医界的巨大影响，柴胡劫肝阴之说由此迅速传开。那么，叶天士为什么会引用柴胡"劫肝阴"之说呢？叶氏实际上是为纠偏而提出，当时幼科之医在治疗疟病时，不加辨证，"但以小柴胡去参，或香薷葛根之属"，进行"常规治疗"，所以叶天士对此进行了批评，指出滥用的危害；另外，叶天士也并非"仇视"柴胡，在《温热论》论妇人伤寒的部分，曾指出："仲景立小柴胡汤提出所陷热邪，参、枣以扶胃气……若热邪陷入，与血相结者，当宗陶氏小柴胡汤去参、枣加生地、桃仁、楂肉、丹皮或犀角等。若本经血结自甚，必少腹满痛，轻者刺期门，重者小柴胡汤去甘药加延胡、归尾、桃仁。"与此同时，众多医家对"劫肝阴"提出质疑，徐灵胎直用"杜撰"二字来反驳[4]。近人章次公还用大剂量（30～60g）柴胡治热病，谓其"退热通便，稳当无比"。裘沛然也说："就以柴胡一药而言，通过学习，深知从前所谓'柴胡劫肝阴'其说之非，一般医家多以头目眩晕为肝阳上亢，柴胡劫肝阴，故为禁药，然在大论中以小柴胡主治口苦咽干目眩，所谓目眩，即今之头目眩晕，仲景却以柴胡为首选药，我以后开始以仲景法用于临床，屡效不爽，始悔过去之偏见。"实验研究发现，柴胡具有较好的抗脂肪肝、防止肝细胞损伤和坏死、修复肝细胞、降低转氨酶的作用，柴胡中所含的柴胡皂苷能增加肝内蛋白质的合成，

1 程洪祥. 补中益气汤临证新用 [J]. 实用中医内科杂志，2003，17（3）：178.

2 黄煌. 黄芪 [J]. 中国社区医师，2002，18（13）：35.

3 王孟英. 温热经纬 [M]. 北京：人民卫生出版社，2006：105.

4 李顺保. 温病条辨集注与新论 [M]. 北京：学苑出版社，2005：321.

提高肝糖量，增加肝内肝糖原的存储，从中医学的角度看，蛋白质、肝糖原乃有形物质，当属于阴，包含在中医所说的肝阴范畴内 [1]。

从临床角度看，《伤寒论》中小柴胡汤的主治有口苦、咽干、目眩等属于阴伤的症状，正如刘渡舟教授所言："凡肝胆气郁日久不解，则可化火灼阴。初起每见胸胁苦满，脘腹不舒，时时太息为快，继之则低热不退、盗汗、心烦少寐等症。应宗火郁发之之旨，用开郁疏肝法。" [2]郭彭年光绪年间悬壶台江，有一举子因日夜苦读而成鼻衄，时而盈碗，长时方止，多方延医不效，延郭诊视，处方柴胡250g，水煎当茶频饮，有医惊曰："柴胡性升发而动肝阴，岂能用半斤？"病家自忖别法都已试过，权服一剂再说，岂料，鼻衄竟止，如期赶考，竟然高中。郭释曰：举子因功名心切，肝郁化火，上扰鼻窍，以致衄血，前者多以泻心汤直折火势，与其扬汤止沸，何若釜底抽薪？经云"木郁达之"，木达则火自平，故重用柴胡而取效 [3]。

《神农本草经》谓柴胡"主心腹肠胃中结气，饮食积聚，寒热邪气，推陈致新"。张锡纯治胁痛便秘案 [4]，前医投以大承气汤，大便未通而胁下之痛转甚，经投金铃泻肝汤加柴胡、龙胆草各四钱，服后须臾大便通下，胁痛顿愈。审是，则《神农本草经》谓柴胡主肠胃中结气，饮食积聚，推陈致新者，诚非虚语也。朱良春谓小柴胡汤能枢转少阳，疏通三焦，使气机调畅，津液得下，而大便自通矣 [5]。

俞长荣指出 [6]：小柴胡汤为少阳病主方，本方主药柴胡用至半斤，虽汉制与现代不同，但与麻、桂、芍、姜等比较，几多至三倍，可知本之功用甚广，而柴胡必须重用之理明矣。其治疗友人胸胁苦满案，及某女月经来潮寒热交作案，一再说明柴胡非重用不能除寒热。毕明义对经方剂量按古方兑换，悉遵原意 [7]，用诸临床，颇有所得，治董某崩漏，精神刺激诱发，形体壮健，面红，断为热入血室，重用小柴胡汤：柴胡125g，半夏100g，黄芩45g，甘草45g，人参15g，大枣30g，生姜45g。四剂后阴道流血止。《素问·六元正纪大论》云："少阳司天之政……血崩胁满。"血室在躯壳之里，肠胃之外，属半表半里之少阳部位。因少阳不能透达所致之崩漏，取透热宁血法，重剂起沉疴。李可治刘某急性胆道蛔虫病合并急性胰腺炎案 [8]，重用大柴胡汤加减，柴胡用至125g，服第1剂药，2h后腹中雷鸣，频转矢气，呕止，痛去十之七八，后将2次药汁一并服下，2h后，痛全止，热退净。

1 李建华．柴胡劫阴说的质疑 [J]．陕西中医学院学报，1988，11（1）：56.

2 白玉宏．柴胡"劫阴"异论案 [J]．内蒙古中医药，1986（1）：19.

3 张存悌，田振国，张勇．品读名医 [M]．北京：人民卫生出版社，2006：105-106.

4 张锡纯．医学衷中参西录 [M]．2 版．石家庄：河北科学技术出版社，2002.

5 朱步先，何绍奇．朱良春用药经验 [M]．上海：上海中医学院出版社，1989：90-92.

6 福建省中医研究所．福建中医医案医话选编（第二辑）[M]．福州：福建人民出版社，1963：311-312.

7 毕明义．剂量按古方兑换疗效有桴鼓之应——重用小柴胡汤临床应用的体会 [J]．上海中医药杂志，1985（10）：30-31.

8 孙其新．热病急症汗清下——李可学术思想探讨之九 [J]．中医药通报，2008，7（2）：14-18.

1.8 麻黄

有人视麻黄为虎狼之药，大青龙是发汗峻剂，不敢用，谈"麻"色变。麻黄之怕，其因何在？金、元时期，刘完素为纠正辛温发汗的片面性，遵《内经》之旨，阐发火热病机，自制"双解""通圣"辛凉之剂，不遵仲景法用桂枝、麻黄发表之药，成为公开反对张仲景用辛温发汗的翘楚。经其门人大肆宣扬，其声势所及，难免"矫枉过正"。明末清初，叶香岩、王孟英、吴鞠通等温病大家相继出现，温病学派产生。寒温之争，辛凉派占了上风，大有包打天下之势。经历了金、元、明、清四个朝代，时间跨越甚长，其影响极深，普天之下罢黜辛温麻桂，独崇辛凉银翘，习而不察，蔚然成风。气候变暖，还有谈辛温的必要吗？刘渡舟说，君不见"制冷设备"吗？再惯用辛凉之银翘、桑菊等方，则必然郁遏阳气，冰伏寒邪，始终得不到外出的机会。临床屡见不鲜，而医者、患者竟不知反省[1]。恽铁樵之四公子病伤寒，遍请诸医家，所疏方不外乎桑菊之类，服药后，热势依然，喘益加剧。恽先生终夜不寝，与其坐而待毙，曷若含药而亡！迨天微明，援笔而书麻黄汤，麻黄七分。曹颖甫评说：时医遇风热轻证，能以桑菊栀翘愈之，一遇伤寒重恙，遂不能用麻黄主方，罹其殃者，夫岂惟恽氏三儿而已哉？恽先生苦攻《伤寒论》有年，及用轻剂麻黄，尚且绕室蹰躇，足见医学之难。其门人佐景曾在按语中说："此吾师早年之方也，观其药量之轻，可以证矣。师近日所疏麻桂之量，常在三五钱之间，因是一剂即可愈疾。"曹颖甫的经验是："予之用大量，实由渐逐加而来，非敢以人命为儿戏也。夫轻剂愈疾也缓，重量愈病也迅。医者以愈病为职者也，然则予之用重量，又岂得已也哉？"曹氏治若华之母案，则示证重药轻难能去病之例。垫烨以切身经历认为"麻黄之药用量固不止钱半已也"。关于麻黄用量轻重，佐景云："'出汗三次，量不甚多'堪作'微似汗'或'微续汗'三字之无上妙注。"他希望天下医士，遇麻黄汤重证，能大胆用麻黄汤！[2]由此可见，麻黄证仍然存在，该重用仍该用足剂量，从而缩短取效时间。

张山雷说：麻黄轻清上浮，专疏肺郁，宣泄气机，是为治外感第一要药。善用麻黄者亦大有人在。徐小圃就善用麻黄宣肺治儿科，故有"徐麻黄"之称，他指出：药不论寒温，要在审证明确，用之得当，不然，即桑菊荆防亦足偾事[3]。

《神农本草经》谓麻黄还能"破癥坚积聚"，五官科名家干祖望说："我最喜欢的四味药，其中之一就是麻黄。临床取用麻黄之多及喜欢的程度，决不逊于内科医师。"[4]其推荐的七星剑汤（明代陈实功方），主治外科中阳中之阳的疔疮，其中就有麻黄，要求为"服后出汗"，干氏称此为"网开一面来赶毒出去""扫地出门"，远胜"关门打虎"清解法，"开门"功劳全在麻黄。清代名医王洪绪，悟出三昧真谛，深知逐邪（表法）比解毒（清解）更为实用，以麻黄作君药的阳和汤更是百用百效的千古奇方，马培之惊呼"此方治阴

1 刘渡舟.论发汗解表法中的片面性[J].山西中医，1997，13（4）：1-3.

2 曹颖甫.经方实验录[M].农汉才，王致谱，点校.福州：福建科学技术出版社，2004：49，51-53.

3 徐仲才.徐小圃氏儿科经验简介[J].上海中医药杂志，1962（4）：6.

4 干祖望.我最喜欢的四味药——麻黄[J].中医药通报，2002，1（4）：5-6.

证，无出其右"。盖阳中之阳的疗疮，大毒当然依靠发汗来把它排出体外，而阴中之阴的阴疽也恃其解肌作用来畅开大门后再祛邪外出。尤怡称"麻黄开膝理，使阳气申泄"，干老补充"畅玄府，利毒邪外出"，笔者续貂一句：盖皮痹也，病位在皮表，汗而发之。对于难治的周围神经病变和中枢神经系统的脱髓鞘疾病，因属于"皮痹"范畴，笔者有发汗活络外洗方，基本组成是：生麻黄、川桂枝、透骨草、生艾叶、川芎各用30g，外加葱白2根。

赵守真治陈氏风水案[1]，周身浮肿，前医又与苏杏五皮饮，肿未轻减，改服五苓散，病如故。邀其会诊，用越婢加术汤，麻黄用至45g与生石膏30g相配，赵守真云："然非大量麻黄，不能发大汗开闭结，肿之速消以此，经验屡效。若仅寻常外邪，则又以小量微汗为宜，否则漏汗阳虚，是又不可不知者。"董长富治疗王某类风湿关节炎案，越婢加术汤加减首诊麻黄12g，小效，复诊麻黄加至30g最后直至120g，佐生石膏500g、生白术60g等，"全身汗出如水洗，关节缓痛，全身轻松，关节红肿热痛消退"[2]。

何绍奇总结麻黄的功用为：①外感第一药；②咳喘圣药；③痹证要药，治风寒湿痹，多以麻黄附子细辛汤为主方；④消肾炎水肿；⑤用于遗尿（用麻黄杏仁石膏甘草汤治疗遗尿，最先见于四川成都中医药大学彭宪章先生1978年的报道）；⑥祛风止痒，常用于荨麻疹等皮肤过敏性疾患；⑦破癥坚积聚，多年以来，他用阳和汤治疗中老年乳腺增生屡屡得效。

1.9 其他

其实大剂量应用的药物远不止上述这些，如魏龙骧用大剂量白术通便[3]，盖高龄患便秘实为不少，重用白术，运化脾阳，实为治本之图。其治便秘，概以生白术为主，少则30～60g，重则120～150g，便干结者加生地以滋之，时或少佐升麻，乃升清降浊之意；若便难下而不干结，或稀软者，其苔多呈黑灰而质滑，脉亦多细弱，则属阴结脾约，又当加肉桂、附子、厚朴、干姜等温化之味，不必通便而便自爽。胡天雄在基础方上用30g地锦草治血尿，效果明显[4]。地锦草又名血见愁，胡氏体会其"止血作用竟在阿胶之上"；张锡纯用大剂量连翘治疗风温[5]，其治曾某风温初得案，单用连翘一两煎汤服，彻夜微汗，翌晨病若失；俞慎初重用山萸肉治疗肾虚喘促[6]，其治陈某气喘病30多年刻下暴急发作，急用山萸肉60g单味炖服取效；方药中对病毒性肝炎患者及其他药物中毒患者在辨证论治

1 赵守真. 治验回忆录 [M]. 北京：人民卫生出版社，1962：33-34.

2 董长富. 中医汗法治疗类风湿性关节炎的体会 [J]. 辽宁中医杂志，1980（7）：36-38.

3 李俊龙. 中国百年百名中医临床家丛书·魏龙骧 [M]. 北京：中国中医药出版社，2001：16-17.

4 胡天雄. 中国百年百名中医临床家丛书·胡天雄 [M]. 北京：中国中医药出版社，2001：100-101.

5 张锡纯. 医学衷中参西录 [M]. 2版. 石家庄：河北科学技术出版社，2002.

6 刘德荣. 中国百年百名中医临床家丛书·俞慎初 [M]. 北京：中国中医药出版社，2001：151.

的同时，重用升麻进行治疗[1]。升麻解毒出自《本经》。其郭某肝炎案，用升麻葛根汤等加减，升麻用至45g，4个月后自觉症状完全消失，肝功能检查正常。

大剂量鲜草治疗疾病亦屡见不鲜。叶橘泉治疗某妇女黑疸案[2]，用蒲公英每天90~120g煮汤喝，一月余，"竟把这迁延了一年零七个月的慢性肝胆病治愈"；用金钱草渐增至180g治疗肾结石，2个月，右肾之结石已杳然无存矣。卢祥之治疗某男子疔疮将走黄案，用野菊花一大把（约250g）煎汤，一天连喝数大碗，当夜即安静，翌日退热，痛大减，不过一个星期而愈；其治某患慢性肾盂炎、膀胱炎，带浊淋漓，用新鲜车前草10~20棵煎水，多量饮服，连服1个月，后未复发。

《黄煌经方沙龙》（第一期）记载有大剂量半夏治疗失眠验案，并介绍[3]：江西万友生同时重用糯米、半夏治疗失眠；重庆熊永厚擅长同时重用薏苡仁、半夏治疗失眠。对长期服药才能入睡者或曾经服大剂量安眠药者，要大剂量使用半夏，最大用量为120g，临床未见不良反应。法半夏为好（法半夏对中枢神经有良好的镇静和安定作用）。大剂量半夏使用必与等量薏苡仁同用，水泡30~60min后煎，1日3次或睡前1h煎服。长期使用半夏要加生姜同煎或姜汁拌炒（性畏生姜，用之以制其毒），柴胡射干为使，服半夏忌羊肉与鳖。

1.10 小结

可见，大剂量涉及药物众多、应用范围广泛，大剂量应用的关键是要准确识别适应证和特异症，大剂量应用可通过配伍、炮制、煎煮、服法等方面有效的保证安全性。但是由于大剂量应用多是个案报道，或散见于历代文献中，缺乏系统的研究分析，临床上如何把握好大剂量这个度，如何最大化地发挥药物的有效性并能保证用药的安全性，有何理论根据，都值得我们进一步深入、系统地探讨。

2 附子

附子应用，尤其大剂量应用，古已有之。如唐代《备急千金要方》就有记载用附子达"四两"者（合今约130g，按第5版《方剂学》所载古今度量衡换算法），近人祝味菊、吴佩衡等都能善用大剂量附子屡起沉疴，但同时也有不少医家因畏其剧毒而不敢应用，或用之不当，反致中毒。附子，"药中四维"之一，足见其重要，要善用，不可滥用，不必禁用。

---

1 卢祥之. 名中医治病绝招[M]. 北京：中国医药科技出版社，1997：470-471，151.

2 杨鹏举. 中医单药奇效真传[M]. 北京：学苑出版社，2005：146-147.

3 黄煌. 黄煌经方沙龙（第一期）[M]. 北京：中国中医药出版社，2007：122-124.

2.1 应用广泛

古今善用附子者，首推张仲景。有人统计，《伤寒杂病论》中共有 32 首方剂中使用了附子，实开后世应用附子之先河。如，附子与干姜、甘草相配而为回阳救逆第一方。四逆汤是以附子为主的代表方剂，附子与干姜、甘草配伍，此是附子的最重要配伍，又称"仲景附子配伍法"。考火神派诸家如吴佩衡、范中林、卢崇汉等用附子时，最常用的就是四逆汤，吴佩衡还经常加入肉桂，称为"回阳饮"；真武汤，附子与茯苓、白术、白芍、生姜相配温阳利水；附子汤，附子与人参、白术、茯苓、白芍相配温阳益气；麻黄附子细辛汤，附子与麻黄、细辛配伍温经发表；桂枝附子去桂加白术汤，附子与白术等相配治风湿骨节烦痛（术附合用为除湿之圣药）；等等。唐代孙思邈在《备急千金要方》中创温脾汤，将附子、大黄、人参、干姜、甘草熔于一炉，功在温补脾阳，攻下冷积，这是对张仲景大黄附子汤的发挥，近人用于急性菌痢、慢性肾炎，疗效很好。宋代陈自明《妇人大全良方》中的参附汤，为回阳固脱的代表方剂，是抢救心力衰竭的主方。宋·魏岘《魏氏家藏方》中的芪附汤，被后世立为益气温阳、回阳救逆的主方。明代陶节庵《伤寒六书》中的回阳救急汤，方中既有回阳救逆的附子、干姜、肉桂，又有益气生脉的人参、五味子、炙甘草，还有麝香，增强了温通开窍作用。清代王清任所创急救回阳汤，将附子、干姜与桃仁、红花配伍，成为回阳救逆法与活血祛瘀法组方的典范，为治疗心衰、挽救生命开拓了一条新道路。附子能温肾阳，朱良春既用附子于肾阳虚怠不能化气行水、尿少所致之水肿，又用于虚劳之夜尿频多、腰痛神疲之症，还于泌尿系结石方中稍佐附子 3～5g，以增排石之功。附子又为痹证要药，朱氏治风湿热痹常用附子配苍白术、黄柏、蚕沙、忍冬藤、萆薢、薏苡仁；不唯痹证，诸多慢性炎症，亦多用附子，他认为，不能因为有一个"炎"字，就不敢用附子，附子其实也有较好的抗炎作用，当然总的还是以辨证论治为指归；同时附子也可与清热解毒、活血化瘀药配伍，仲景治肠痈之薏苡附子败酱散，即已开先例。何绍奇还用附子治疗小儿中毒型菌痢、麻疹合并肺炎。近年来以附子为主的四逆汤（及其改进剂型）治疗感染性休克、心源性休克，广泛用于内科临床。据万方数据库统计，其在 500 张常用著名方剂中的使用频率为 13.2%，排第 9 位[1]。

2.2 重用依据

附子之功，在于能温五脏之阳。中医历来重视阳气。天行健，阳气主导。重视阳气，肇始于《内经》，"阳气者，若天与日，失其所则折寿而不彰"。金元时期，朱丹溪阐述君相二火对于生命的重要性，认为"天非此火不能生物，人非此火不能有生"。明代孙一奎非常重视温养阳气，如用大剂温补升提治气虚中满，附子理中汤治口疮可见一斑。张景岳以重视阳气闻于世，提出了"阳常不足，阴本无余"和"气不足便是寒"的观点，力纠当时医林恣用寒凉之偏，在其《大宝论》中，提出"生化之权，皆由阳气"，在生命活动中，

---

1 李杉，张尚云，张岩，等.利用微型计算机研究方剂药物信息 [J].中国中药杂志，1996（8）：507-508.

"难得而易失者惟此阳气，既失而难复者亦惟此阳气"，得出了"阳非有余"的结论。"得阳则生，失阳则死"，故张氏说："天之大宝，只此一丸红日；人之大宝，只此一息真阳。"清代火神派医家郑钦安深受其影响。郑氏以阴阳为纲，统分万病，"认证只分阴阳"，"功夫全在阴阳上打算"。火神派的主要学术思想为重视阳气，崇尚扶阳。在阴阳两纲中，特别看重阳气尤其是元阳，认为元阳是人身立命之根本，对阳虚阴盛病证的辨识全面深刻，用药上善用大剂附子干姜等辛热药。

郑氏之后，宗其说而喜用附子者不乏其人，近代医家祝味菊说"温药含有强壮之意，非温不足以振衰惫，非温不足以彰气化"，认为"形虚气怯，神萎力疲，独任附子振奋细胞、活跃抗力，以奏捍卫之功。"祝味菊疗疾，十病九用附子，常用大剂附子速起沉疴，博得"祝附子"之美誉，虽高热神昏，唇焦色敝，息促脉数，祝味菊先生仍力主用附子。

2.3 应用指征

张仲景用附子的指征主要是"少阴之为病，脉微细，但欲寐也"，强调了脉、神两点。还强调"小便色白"亦是少阴病特点，而一般多用在亡阳虚脱、阳虚、寒性痹痛、阳虚水泛4个方面，均属于寒证（或称阴证），主旨在于回阳救逆。急重症均选生附子，以其性猛烈，斩关夺将，力挽狂澜之势，用于回阳救逆，逆转病势，以取速效；熟附子性缓而偏补，用于一般阳虚证如风湿痹痛等，以图缓功。

黄煌教授长期研究《伤寒论》，认为附子主治脉沉微与痛证。总结出"附子证"和"附子脉"。

附子证：①精神萎靡，嗜卧欲寐。②畏寒，四肢厥冷，尤其下半身、膝以下清冷。《伤寒论》加附子多次提到"恶寒""微寒""不渴"，说明附子证绝无恶热、口渴诸症。

附子脉：脉微弱、沉伏、细弱，或脉突然浮大而空软无力。附子脉也有特殊情况，不见细弱，反见有力者，但同时必须具有其他症状，如《金匮要略》大黄附子汤证的胁腹大痛时，其脉紧弦，但仅是疼痛之脉，待痛止则脉必沉；身体烦疼者，脉虽浮而按之多软；再如桂枝附子汤证的脉象为"脉浮虚而涩"：不过所伴有的症状为剧烈的疼痛，所谓"胁下偏痛""身体烦疼，不能自转侧"，从临床看，附子证出现脉紧或弦的，还包括伴有出汗。黄煌教授还认为，附子主治痛证。就张仲景所及，附子多用于以下疼痛：身体烦痛，胁下偏痛，胸痛，腹痛，头痛，痛经。他还提出临床难以辨认附子证时，考察一下病人的体质，分清阴寒还是阳热体质是有价值的。

马光亚先生在《台北临床三十年》一书中论病之宜用附子有以下情况。

脉象："沉细""浮而迟""浮虚而涩""微欲绝""沉微"等脉，皆是宜用附子之脉。张景岳曾云"无论表证里证，但脉细无神，气虚无热者，所当急用"。

症状："手足厥逆""下利清谷""恶寒汗出""汗出而厥""厥逆而恶寒""发汗，病不解，反恶寒""脉沉之身体疼痛者""脉沉之发热者""脉微之下利者""利不止，厥逆者""大便硬，小便自利"，皆宜用附子之证。

附子脉在辨认过程中是一个十分重要的因素，很多医家都发表了意见。刘渡舟教授认为："少阴寒证，若验之于脉，则脉沉而缓，或微细如丝，而按之无神……少阴病当凭脉辨证，其方法不论脉之浮沉大小，但觉指下无力，而按之筋骨全无者，反映了内有伏阴，阳气不足之候。"（《新编伤寒论类方》）另一伤寒名家陈慎吾先生则认为，肾阳虚以尺脉微为鉴定要点。

很多名家非常重视舌象在判断附子应用中的价值，其中包括郑钦安先生。四川范中林先生最注重舌象，凡舌质淡或淡红、暗淡，舌体胖或有齿痕，舌苔白腻、灰腻、白滑者，即舌无热象者，均为附子或四逆汤的使用指征，为其一大特色。刘渡舟教授认为："少阴寒证……若验之于舌，则舌带糙米色，或如猪腰，或如淡墨，或白苔而润，或无苔而燥，或舌短不能伸，此证口淡而不渴，或渴不欲饮，或渴饮热汤，反映了少阴阳虚不能化生津液，治疗当用四逆汤扶阳以胜阴。"

火神派演绎出的附子用药指征则远远超过上述界限。郑钦安在《医理真传》提出了辨认一切阳虚证法："阳虚病，其人必面色唇口青白无神，目瞑倦卧，声低息短，少气懒言，身重畏寒，口吐清水，饮食无味，舌青滑，或黑润青白色，浅黄润滑色，满口津液，不思水饮，即饮亦喜热汤，二便自利。脉浮空，细微无力，自汗肢冷，爪甲青，腹痛囊缩，种种病形，皆是阳虚的真面目。"

阴证阳证辨别，恽铁樵也有过相关论述：阳证出汗，肌肤必热；阴证出汗，肌肤则凉。阳证厥逆，初见指尖凉，人王部必隐青，面赤而亮；阴证厥逆，手腕背冷，初不面赤，戴阳乃赤，人王部不隐青，头必汗出。阳证烦躁，面赤舌红绛，汗多，渴饮，脉滑；阴证烦躁，郑声无力，肢凉，脉沉微。这是阳证阴证辨别的要点。当阳证阴证杂错互见的时候，以阴证为重。病人见肌肤津润，郑声，蜷卧，额凉，肢冷，脉迟缓沉软，都是阴证，即使同时见目赤舌焦等，切不可误认阳证，这是辨证的紧要关头。恽氏认为阴证还有一特征——自利完谷，所下如其所食，绝不消化，杂以黑水，俗名"漏底"。急用附子，药后能得酣眠，全身有阳相之气，膀胱气化得行，小溲清长，漏即止。他认为少阴寒化证急用附子的关键在于掌握辨证要点和时机，对附子的应用提出了三条辨证依据——辨脉（脉硬有汗，不同于太阳表寒的脉紧无汗）、辨舌（舌色干枯：阳虚不能化津上润，非阳证热盛而致舌色干绛）、辨汗（肌肤津润）。

云南吴佩衡总结应用附子的指征是身寒肢冷，溺清便溏，口润不渴，或渴喜滚饮不多，口气不蒸医手，唇淡白或发青，舌质淡或夹青色，苔白或滑腻而润，脉沉取无力，或沉紧弱者。其中，"渴喜滚饮不多，口气不蒸医手"很重要，吴氏有时即是根据这两点而断为阴证。

上海徐小圃先生应用附子指征是：神疲，面色㿠白，舌润，肢清，脉软，尿清，便溏。临床只需抓住一二主症，即可放手使用。尤其小便清长者，常重用附子，如小便量少者，则改用肉桂。湖南朱卓夫先生提出：凡见症有面苍、汗出、溲清、舌淡，即可放胆使用（附子）。

张云鹏多年临床实践中对附子的应用有所体会，认为其临床应用指征可归纳为主要指征与参考指征。主要指征是：①恶寒，四肢不温。②脉沉、迟、微、细。③舌质淡、胖、苔白。参考指征是：①面色㿠白，精神萎靡，但欲寐。②小便清长，下利完谷不化。③腰膝酸冷，下肢水肿。④舌质紫，口不渴，口中和。⑤关节冷痛。附子禀雄壮之质，有斩关夺将之气。通行全身十二经脉，祛除阴邪，回阳救逆，确有主帅之力，故喜用之。然应用附子时，注意耐药性与当地用药惯例，掌握辨证要点，注意配伍恰当。附子可以温阳救逆，如邪盛正虚时，亦可以寒温并用。临证时，务必注意阳气的消亡，用药当机立断，方能挽死亡于顷刻之间。面色苍白，背恶寒，四肢厥冷，倦怠，舌白，脉微细，或迟，或沉而无力，为用附子的临床指征。证见以上3项者必用附子。[1]

河南李统华对真寒假热之证辨治颇有经验，尤其强调舌象的作用，其经验是：舌最能反映病性之寒热，据舌以甄别寒热，则爽而不谬；判断寒热不取决于舌苔之黄、白而取决于舌质之红、淡，津液之多、寡[2]。内蒙古高德元先生则提出，凡瘀血而致舌色淡紫、紫色、暗紫、深紫等，皆是运用附子的客观指征；舌色深浅是附子用量大小的依据，舌色深用量大，色浅用量小；若为红舌断不可用。

周超凡临证以附子为主药组方治疗阳气不足、阴寒内生之脑卒中，指出：脑卒中之脱证，可以直接产生，但也可以由闭证转化而来。所以在治疗脑卒中闭证时，只要见以下三症之一二，或三症俱见，即须应用附子。此三症即是：①面色由红转白；②额汗不温；③血压显下降趋势。[3]

贵州中医药大学第二附属医院况时祥教授每每重用附子治疗重症肌无力获得良效。况氏尝言：附子味辛甘，性热，为疗阳虚之佳品。《本草汇言》曰："附子，回阳气，散阴寒，逐冷痰，通关节之猛药也。"故阳虚证必用附子，辨证要点为精神不振，面色淡白，畏寒肢冷，腹痛喜暖，少气乏力，口淡不渴或渴喜热饮，大便溏薄，小便清长，舌淡嫩，脉微细或沉迟无力等，有一二症即可，不必悉具。用量 10～50g，煎煮 1h 以上，先武火后文火，既消减乌头碱之毒，又不减温阳之力[4]。

附子不止用于虚寒证，朱良春热病用附子的标准：舌淡润嫩胖，口渴不欲饮或但饮热汤；面色苍白；汗出，四肢欠温；小便色清。虽同时兼见高热、神昏、烦躁、脉数，亦当用附子，以振奋衰颓之阳气，避免亡阳厥脱之变。热病用附子要见微知著，如果出现四肢厥冷、冷汗大出、脉微欲绝、口鼻气冷而后用之，即置患者于姜附桶中，亦往往不救[5]。盖热病死于热者不多，而死于心力衰竭者众。章次公先生曾指出："仲景是发明热病心力衰竭的第一人。"而抢救热病心衰，也就是"救逆"的首选药物，即为附子。临床抓住了热病耗伤心力这个要害，用附子可使许多重笃病人转危为安。章氏对热病中后期邪势方衰而体力不支，有厥脱之危者，常用《冯氏锦囊》之全真一气汤，此方人参、附子与地黄、

1 方松春，黄素英．海上名医用药经验集 [M].上海：上海交通大学出版社，2014：122-124.

2 郭淑云．李统华辨治真寒假热证的经验 [J].中医杂志，1998（5）：266-267.

3 薛红卫．周超凡医论集 [M].北京：人民军医出版社，2013.

4 陈云志，刘俊．中医不传之秘在于量 寻找中药重剂取效的秘诀 [M].北京：人民军医出版社，2013.

5 朱步先，何绍奇，朱胜华，等．朱良春用药经验集 [M].长沙：湖南科学技术出版社，2007.

麦冬同用，强心救逆，养阴益气，在热病治疗中可谓别开生面。

浙江傅梦商认为人体阳（气）常不足，阴（邪）常有余，不论气血阴阳诸虚，只要不是阳明燥热证和少阳肝胆湿热证，只要舌体润滑而不干红燥裂，不论舌质舌苔如何，都主用或佐用附子以取效。尤其是沉疴痼疾，久服补益之剂无效，反见腹胀神倦便溏者，加适量附子以振奋阳气，疏通气血，一阳来复，遍体皆春，故取效尤佳。张子琳介绍其父经验时说，附子，乃起死回生之神品，附子之适应证是脉必沉迟，唇、甲黑青，脉证相合，放胆使用，疗效可靠[1]。

笔者用附子的经验是：只要辨证属于阳虚阴寒偏盛，寒邪痹阻经络，直犯脏腑等阴寒重证痛证；或寒湿内困胶结不化，痹阻经隧关节，经久难除等寒湿痹证；或大热伤阳耗阴，阴不敛阳，阳气将脱，阴阳离决之危证，都可以大胆应用大剂量附子，可谓危急重症非大剂猛药所不能胜任。

2.4 功用配伍

《神农本草经》指出附子应用范围："附子，味辛温，主风寒咳逆邪气，温中，金疮，破癥坚、积聚、血瘕、寒湿，痿躄，拘挛，膝痛不能行步。"宋代窦材"保命之法，艾灸第一，丹药第二，附子第三"（《扁鹊心书》），推崇附子为续命起死之要药。金刘完素称附子"大辛大热，气厚味薄……无所不至，为诸经引用之药"（《素问玄机原病式》）。朱丹溪"气虚热甚者，宜少用附子，以行参芪；肥人多湿，亦宜少加乌附行经"（《丹溪心法》）。元代吴绶："附子乃阴症要药，伤寒及一切阴寒急症，急需用之。若待阴极阳竭而用之，已迟矣。舍参、附不用，将何以救之？"（《伤寒蕴要》）明代戴原礼："附子无干姜不热，得甘草则性缓，得桂则补命门"（《证治要诀》）。王好古："附子能导虚热下行，以除冷病，治督脉为病，脊强而厥。"（《汤液本草》）《本草纲目》进一步阐释："治三阴伤寒，阴毒寒疝，中寒中风，痰厥气厥，柔痓癫痫，小儿慢惊，风湿麻痹，肿满脚气，头风，肾厥头痛，暴泻脱阳，久痢脾泄，寒疟瘴气，久病呕哕，反胃噎膈，痈疽不敛，久漏冷疮""乌附毒药，非危病不用，而补药中少加引导，其功甚捷。"虞抟在《医学正传》对附子之功用说得很全面精辟："附子禀雄壮之质，有斩关夺将之气。能引补气药行十二经，以追复散失之元阳，引补血药入血分，以滋养不足之真阴；引发散药开腠理，以驱逐在表之风寒；引温暖药达下焦，以祛除在里之冷湿。"张景岳推崇附子、大黄为药中良将，称附子"大能引火归原，制伏虚热，善助参芪成功，尤赞术地建效。无论表证里证，但脉细无神，气虚无热者，所当急用"（《景岳全书·本草正》）。"凡今之用者，必待势不可为，不得已然后用之，不知回阳之功，当用于阳气将去之际，便当渐用，以望挽回。若用于既去之后，死灰不可复燃矣，尚何益于事哉？但附子性悍，独任为难，必得大甘之品，如人参、熟地、炙甘草之类，皆足以制其刚而济其勇，以补倍之，无往不利矣。此壶

---

1 赵尚华，张俊卿. 张子琳医疗经验选辑 [M]. 太原：山西人民出版社，1978.

天中大将军也，可置之无用之地乎！但知之真而用之善，斯足称将将之手矣"（《景岳全书·新方八阵》）。缪仲淳："附子之性走而不守，入补气药则温中，入补血药则强阴，并能搜逐风湿，为百病之长。"（《本草经疏》）清代陈修园："附子味辛性温，火性迅速，无处不到，故为回阳救逆第一要药。"（《时方歌括》）《医宗金鉴》参附汤注："补后天之气无如人参，补先天之气无如附子。"《古方药议》："附子虽为雄悍大毒之品，但于阳气脱垂之际，却可奏回阳奇效于瞬息之中，这正是其他诸药所不及之处。"

谭次仲云"附子强心，能治轻度心力衰竭，若重症非合干姜不为功；附子又有镇痛作用，适用于恶寒疼痛与痉挛"（《中医与科学》）。陆渊雷云"附子为兴奋强壮药"（《伤寒论今释》）。张赞臣云"附子为兴奋药，有强壮作用，治心腹冷痛，胃痉挛、肠疝痛、风寒湿痹、虚寒泄泻、老人冷嗽及其他慢性功能衰弱病"（《本草概要》）。施赛珠总结姜春华用附子的功用有六：一是回阳救逆，为强心回苏要药，可治心力衰竭；二是助阳祛湿，为风寒镇痛药，治痛风、寒湿痿躄拘挛；三是通阳止痛，治胸痹、心痛、疝痛、腹痛、神经痛；四是扶阳止泻，治中焦虚寒泄泻，完谷不化；五是温阳逐水，有利尿发汗作用，治阳虚水肿，痰饮喘嗽；六是强阳摄阴，用于肾阳衰微，机体功能衰退。

樊天徒云："附子的强心作用胜过洋地黄、樟脑，因为西药强心，药效不易持久，连续使用，反致疲劳，且有蓄积作用，不可长用。附子则否。"故樊氏除用附子抢救慢性阴寒重症外，急性热病如伤寒、麻疹肺炎、恶性疟疾等，亦常用之，谓能转逆为顺，缩短疗程。陆震在上海华东医院用附子龙胆草为主治疗慢性肝炎，疗效满意。北京医院张之南指出，附子治疗某些慢性肾上腺皮质功能不全患者，可使体力增强，畏寒减轻，部分病人可以不用激素；治疗艾迪生病或希恩综合征，可使病人胡须加重，毛发重生，张之南认为附子对垂体肾上腺皮质功能有兴奋作用。

祝味菊创"温潜"法，用附子配伍磁石治疗虚性兴奋。观祝氏医案，其附子、磁石配伍时，附子剂量一般是12～18g，磁石剂量在30～60g，两者剂量比例磁石约是附子的2～3倍。对于虚性兴奋，祝氏认为"气虚而兴奋特甚者，宜与温潜之药"，主张"神衰者附子以壮之，其为虚性兴奋也，龙磁以潜之"。此外，祝氏喜用小剂量附子配伍生酸枣仁强心。盖酸枣仁入心经，古人亦早认识到酸枣仁生用与炒用功效有别，如《本草汇》就记载酸枣仁"生用之效"治疗"胆热多睡"，"熟用之功"治疗"胆虚不寐"，此亦与现代药理研究的酸枣仁生者有兴奋之功、炒者重在安眠一致。祝氏常用二药配伍治疗心脏神经官能症，并认为"枣、附强心优于西药"。[1]

赵和平常以附子配伍干姜、炙甘草、红参、山茱萸等。用于命门火衰，下半身冷，腰膝酸软冷痛，小腹冷而有牵掣痛，小便次数多，脉细弱，常配熟地黄、山茱萸、肉桂、小茴香等[2]。附子配伍肉桂虽说源于《肘后备急方》的赤散方，然云南名中医吴佩衡对此发

---

1 张永，周永学. 基于量效关系探讨扶阳派运用附子特点 [J]. 时珍国医国药，2017（5）：1159-1161.

2 孟彪，高立珍，赵和平. 杏林传薪：赵和平临床经验与学术思想研究 [M]. 北京：人民军医出版社，2015.

挥颇多，据邵贵宏等统计《吴佩衡医案》，发现附子与肉桂占用附子医案的 65.5%，其附子、肉桂配伍剂量是附子 60～300g，肉桂 10～16g。吴氏认为肉桂加入姜附中，效力更大，有起死回生之功，用法上主张"研磨，泡水冲服"，盖肉桂入煎剂挥发油容易散失，影响疗效[1]。附子配伍山茱萸虽是张仲景首创，然在肾气丸里并不是回阳救逆。现代扶阳医家李可继承张锡纯运用山萸肉"救脱"的经验，认为山茱萸可"助附子固守已复之阳，挽五脏气血之脱"，而创破格救心汤，将附子、山茱萸配伍运用于回阳救逆。其用附子 30～200g 不等，山萸肉 60～120g，重用附子及山茱萸以治疗心衰属阳气衰微者取得显著疗效。[2]严世芸教授选桂枝、附子配伍，桂枝以其温心阳、通心阳、活血化瘀之能；附子凭其峻温真阳、助心阳之力，共奏温补心肾、通阳行血之功。其中附子常用 12～15g，桂枝常用 12～15g。

徐洄溪说：方之既成，能使药各全其性，亦能使药各失共性，此成方之妙也（《医学源流论》）。历代擅用附子的名家对附子的运用配伍积累了丰富的经验。沈仲良老中医临床中凡遇慢性盆腔炎、盆腔积液、肠粘连、宫颈糜烂等见湿滞瘀阻之证者均运用薏苡附子败酱散加减治疗，其中薏苡仁常用 30～80g，附子根据病情常用 6～60g，败酱草 60g[3]。陈苏生先生曾总结：人参加附子（参附汤），提高了救逆效用，可治休克虚脱；干姜加附子（姜附汤），增强回阳之功，用治心力衰竭；黄芪加附子（芪附汤）促进固表之功，治气虚自汗；白术加附子（术附汤），增强温中之功，治脾虚泄泻；地黄加附子（地附汤），增强补血之力，治血虚假热；当归加附子（温经汤），增强温经作用，治妇人月经愆期，血海虚寒；桂枝加附子，增强通阳作用，治风湿相搏，肢体酸楚；石膏加附子（千金越婢汤），起到了清热强心作用，用治肺炎合并心力衰竭有良好效果。亦有取附子之温以抵消主治药之消伐作用者。如：麻黄加附子（麻黄附子细辛汤），虑麻黄发汗惧其亡阳，加附子则汗出而阳不脱，治伤寒失表，心力不振；大黄加附子（大黄附子汤），使下不伤中，可治伤寒心下痞实；黄连加附子（附子泻心汤），取黄连泻心，附子护阳，虚人汗出心下痞宜之；龙胆泻肝嫌其寒，加附子成温养强肝之方（柴牡附龙煎），治慢性肝炎有效。此外，蝎附同用，治小儿慢惊，虚风搐搦；栀附同用，治寒热疝病，小肠疝气；椒附同用，治中寒泛酸，气逆吐清水；苓附同用，治阴水浮肿，少腹胀满；败附同用（苡仁附子败酱汤），治慢性肠痈；羚附同用，治偏头痛久治不效等，在治疗杂病上亦均起到相得益彰之功[4]。

现代研究证实附子可以强心，有资料表明，附子经加热处理后，毒性仅为原来的 1/200，但其强心成分经煎煮后不被破坏[5]。其强心有效成分为去甲基乌头碱，可以改善外

1 邵贵宏，叶常春，张晓琳.吴佩衡附子与肉桂配伍经验[J].河南中医，2012（7）：826-828.

2 张永，周永学.基于量效关系探讨扶阳派运用附子特点[J].时珍国医国药，2017（5）：1159-1161.

3 徐书.杏林碎金录：30 年皮外科秘典真传[M].北京：人民军医出版社，2015.

4 陈熠，陈明华，陈建平.陈苏生医集纂要[M].上海：上海科学技术文献出版社，1994.

5 吕兰薰，孙喜才.常用中药药理[M].西安：陕西科学技术出版社，1979.

周及冠状动脉血液循环，增加心肌收缩力，提高心排血量，扩张周围血管，降低外周阻力。近20年来，已有参附注射液肌内注射或静脉滴注，更有效地发挥了附子急救的作用。急性热病如此，慢性病过程中出现的充血性心力衰竭，用附子亦有著效。

2.5 应用指南

2.5.1 剂量

关于附子的合理用量是多少？古籍记载不尽相同，历代度量衡错综更迭，后世医家的解释也莫衷一是。近现代医家有些用量较少，一般不超过20~30g，如张琼林教授温补行经用6g，温阳涤饮用12g，祛寒定痛用15g左右[1]，焦树德教授也主张保守，仅用1.5~9g，救急方可用到15g[2]。火神派医家则不然，吴佩衡、范中林、祝味菊、卢崇汉等人用附子40~50g属家常便饭，超过60g时亦屡见不鲜，一般认为阳虚阴盛者，附子起始量可用30g，然后可逐渐增加，每服3剂可增加15g，如45g，60g，75g，90g，最大量用至100g，一般阳虚重症都能起效，但危急重病病人须200g以上可能才能取效。另一种递增附子的方法，如李可主张每服1剂，增加附子5g，直到病人服附子后出现"眩瞑反应"，然后减量服用，才能取得良好的效果。如果大剂量制附子效果不理想，部分学者探索应用生附子，生附子与制附子同样的剂量，可功效是制附子3~6倍，效果比制附子好，但不能盲目乱用与滥用。如果没有经验的医家，制附子应从小剂量10g开始应用。只有慢慢地体会并逐渐加大附子量，才能摸索出适合病人的附子剂量[3]。四川王渭川先生认为："熟附片必用至60g方有疗效。"其他近代的中医名家如陈伯坛、刘民叔等，亦均擅长遣用附子，认为其能救脱扶阳，每剂常30~90g，最大量超过200g，这可能与地处西南部环境、体质、气候、习俗有密切关系。另外，大剂量的运用在煎服方法上亦有讲究，一般先煎2h以上，将所含毒性成分破坏，补火温里的作用并不随之而减弱，仍可发挥回阳的功效。

国医大师郭诚杰使用附子剂量分为三个梯度：小量补阳，助补气血。对于气血虚弱之人，郭教授往往善于加用少量附子，一般用量3~6g，常可取得较佳疗效。中量通阳，以行气血。《本草正义》言附子：本是辛温大热，其性善走，故为通十二经纯阳之要药，外则达皮毛以除表寒，里则达下元而温痼冷，凡三焦经络，诸脏诸腑，果有真寒，无不可治。临床中，但见寒、冷、麻、痛诸症，郭教授每每用之，其用量每剂多为9g。大量散寒，通络化痰。《灵枢·百病始生》云："积之始生，得寒乃生，厥乃成积也。"郭教授临床凡遇冷结积块之症，治疗以温为主，以消为贵，以通为用，附子用量一般为12g。[4]

1 张琼林，张善堂.临证碎金录[M].北京：中国中医药出版社，2006.

2 焦树德.用药心得十讲[M].北京：人民卫生出版社，2005.

3 傅文录.扶阳学讲义：郑钦安学术思想与临床应用[M].北京：人民军医出版社，2013.

4 郭琳娟，张卫华，郭诚杰.国医大师郭诚杰临床应用附子、川乌和草乌经验[J].湖南中医药大学学报，2016（2）：
  1-2，19.

恽铁樵用附子经验：凡亡阳之证和阳虚重候当用 50g 以上 [1]。有人总结王子泉老中医应用附子经验：一般证候用量可在 25～30g，重症可至 50～60g，少数危急重症可至 100g 以上 [2]。云南楚雄州中医医院王慕尼先生介绍："目前云南习用附子往往是大剂量（100～250g），且煎煮时间达 4～5h。"潘清海认为服药后再判附子增减进退有"三问"：睡眠、小便、动静——若服药后变得久不能睡，或烦躁不宁，或彻夜不眠，小便黄赤或短涩，即当减其用量 [3]。祝味菊认为，对从未服过附子的初诊患者，可先从小剂量开始，逐步加量等。近代名医吴佩衡擅长超大剂量应用附子，其经验系统地归纳为十个大的方面：①助阳解表，扶正祛邪，代表方是麻黄附子细辛汤，附子用量为 30g。②益火之源，回阳救逆，代表方是四逆汤，附子剂量用至每日 120g。③温补脾阳，燥湿运土，代表方是桂附理中汤，附子用量一般为 30～60g。④温阳托毒，活血通滞，代表方是阳和汤，附子用量为 60g。⑤温经通络，祛风止痛，以乌头煎化裁，附子剂量常用 60g。⑥温补阳气，振奋心阳，代表方是附子汤，附子用量为 30～120g。⑦暖水燥土，温阳止泻，代表方是四神丸，附子用量为 30～60g。⑧祛痰止咳，温化痰饮，代表方是附子加苓桂术甘汤，附子常用量为 30～60g。⑨温暖胞宫，调经止痛，常以桂枝茯苓丸化裁，附子用量为 30～60g。⑩滋养补虚，通经消寒积，多用于老年寒性便秘，以附子加麻仁丸化裁，附子常用量为 60g。对于辨证明确的阴寒之证，常用附子 60～250g/d，最大者用至 450g/d。吴老在超大剂量应用附子时，特别强调须久煎，以煎液不麻口为度。而且服药后 3～4h 内应忌食生冷，避风寒 [4]。

山西名医张子琳在其经验集中论述，附子乃起死回生之品，但必须用之得当，吾父常以大量附子治病救人，剂量常在 30～60g，屡见奇效。尝说："附子，要么不用，用则重用，量少则起相反作用。"何意？附子乃下焦药也，量少不能重坠下沉，反在上焦起火。另须注意者，附子煎剂宜冷服，取寒因寒用，反治之法。若热饮，易在上焦停留而产生不良反应，出现嘴麻、舌麻，继之浑身皆麻，但遇此亦无需惊慌，饮凉开水多能解之，或时过半日便自然缓解。附子之适用证是脉必沉迟，唇、甲黑青，脉证相合，放胆适用，疗效可靠。滇之名医李继昌认为对于顽固性阴寒痹证，一般常规量 3～15g 不效，可用至 30～120g，先煎透（1h 左右）疗效显著 [5]。

附子用量与患者的病情、禀赋以及当时当地的气候、风土等客观条件密切相关。《本草纲目》："乌附……有人才服钱匕即发燥不堪，而昔人补剂用为常药……皆其脏腑禀赋之偏，服之有益无害，不可以常理概论也。"《琐碎录》言："滑台风土极寒，民啖附子如啖芋栗，此则地气使然尔。"所以，我们应该针对病情，选择合理、有效的剂量。

1 许天德.恽铁樵运用附子的经验 [J].辽宁中医杂志，1990（10）：7-9.

2 王子泉，王其林.附子的临床应用经验谈 [J].云南中医学院学报，1999（2）：8-10.

3 张存悌.附子为百药之长（上）——附子用法述略 [J].辽宁中医杂志，2004（11）：958-959.

4 帅焘，赵天敏，魏其昕，等.吴佩衡运用附子经验初探 [J].云南中医杂志，1982（5）：1-4.

5 柏正平，刘俊.中药应用讲记 [M].北京：人民军医出版社，2013.

2.5.2 安全性

附子大剂量应用中，其抑毒增效药物的配伍非常重要，临床历来有此报道。仲景方中用附子配甘草者有 18 首，惟用附子而不伍甘草者有 13 首，其中又缺乏姜及蜜制者仅 6 首，还包括 1 首外用方，由此可见，仲景用附子常离不开甘草之佐使。甘草或干姜与附子同煎，可降低附子之毒性。诚如《景岳全书·本草正》所云："附子之性急，得甘草而后缓；附子之性毒，得甘草而后解。"因此，综合历代医案对附子的应用，我们认为，甘草的用量在附子的一半左右时，足以监制附子之毒。刘力红关于四逆汤中的炙甘草在《思考中医》中有一段精辟的论述：由于水寒，真龙不得安身，则龙火已然跃跃欲越，如果用姜附这类火药下去，欲越的龙火就飞潜得更快。这就是对于阳虚的病人，我们一用姜附就上火，就咽喉肿痛，就口舌生疮的道理。用炙甘草就很好地解决了这个问题。它使火的作用真正落到实处，使火熟物而不焦物，使火温物而不炎物，真正起到持续的温煦作用。诚如《长沙方歌括》所言："建功姜附如良将，将将从容借草筐。"很多中医不敢用热药，一用病人就上火，其实就是因为没有把握好这个关窍。

著名民间中医学家李可创破格救心汤治疗心力衰竭重症，方中重用附子为君药。其方脱胎于《伤寒论》四逆汤类方，四逆汤合参附龙牡救逆汤及张锡纯来复汤，破格重用附子、山茱萸加麝香而成。方中四逆汤为中医强心主剂，临床应用 1 700 余年，救治心力衰竭疗效卓著。心力衰竭病人病情错综复杂，不但阳气衰微，而且阴液内竭，故加人参，成为四逆加人参汤，大补元气，滋阴和阳，益气生津，使本方更臻完善。但用于救治心力衰竭垂危重症仍然生死参半。细审其因，不外以下两点。第一，历代用伤寒方剂量过轻，主药附子仅 10g 左右。考《伤寒论》四逆汤原方，用生附子 1 枚，按考古已有定论的汉代度量衡折算，附子 1 枚约合今之 20g，假定生附子之毒性与药效为制附子之 2 倍以上，则《伤寒论》原方每剂所用附子相当于现代制附子 40～60g，而历代用四逆汤仅原方的 1/6～1/4。以这样的轻量，要救生死于顷刻，诚然难矣！其二，之所以不敢重用附子，乃因畏惧附子之毒性。古今本草已有定论，附子有大毒。但附子为强心主将，其毒性正是其起死回生药效之所在。当心力衰竭垂危，病人全身功能衰竭，五脏六腑表里三焦已被重重阴寒所困，生死存亡系于一发之际，阳回则生，阳去则死。非破格重用附子纯阳之品，大辛大热之性，雷霆万钧之力，不能斩关夺门，破阴回阳，挽救垂绝之生命。

按现代药理研究，附子武火急煎 1h 内，正是其毒分解的高峰。李老一生所用附子超过五吨之数，经治病人在万例以上，垂死病人有 24h 用附子 500g 以上者，从无一例中毒。本方中炙甘草一味，更具神奇妙用。伤寒四逆汤原方，炙甘草是生附子的 2 倍，足证仲景当时已充分认识到附子的毒性与解毒的措施。甘草既能解附子的剧毒，蜜炙之后又具扶正作用（现代药理研究，炙甘草有类激素作用，而无激素之弊）。而在破格重用附子 100g 以上时，炙甘草 60g 已足以监制附子的毒性，不必多虑。经这样的改进之后，重症病人的治愈率可达十全。而垂死病人救活率仅可达十之六七[1]。

陈道群等认为大量用附子时必须配伍生姜或干姜。回阳救逆多配干姜，温经散寒多配生姜。配伍比例大多是 1∶1 或 3∶2。即附子 30g，生姜 30g，或附子 30g，生姜 20g。遵照此法大量用附子 30 ~ 60g，从未发生过意外[2]。有人总结《金匮要略》监制乌附毒的配伍特色：①配生姜、干姜，辛以散寒。乌附与姜的比例一般为 1∶1 或 2∶1，用回阳救逆者，选用干姜；用温经散寒则用生姜。②配甘草、白蜜，甘润缓解。甘草与乌附的比例一般是 1∶2 或 2∶3；白蜜与乌附的比例一般为 1∶1 或 3∶2。③配乌梅、甘草，酸甘化解。并指出使用乌头、附子中毒与否，与药物剂量虽有一定关系，但其关键还在于配伍和煎煮方法。同时指出，学习仲景以生姜、干姜、甘草、白蜜、乌梅等药缓解乌头、附子之毒时，还须注意：一是要剂量大，应与乌附之量构成比例。二是使用方法宜活，既可单独配伍生姜、干姜、甘草、白蜜、乌梅，也可联合用药。三是配伍与久煎相结合[3]。另外，在配伍抑毒机制的实验研究方面也已取得了一些成绩，如乌头、附子与甘草、生姜、远志、黄芪、黑豆等同用，总生物碱含量确实减少。此外，金银花、绿豆亦可解毒（《中药大辞典》上册）。祝味菊在附子配伍上常用甘草、磁石等解毒或监制药同用。

2.5.3 煎煮

煎煮方法不当已被公认为附子中毒的重要原因之一。附子毒性的主要成分为乌头碱及其衍生物，这类双酯型生物碱不稳定，在加热条件下会水解成毒性很小的单酯型生物碱和乌头原碱，进一步可水解为胺醇类生物碱，其毒性仅为乌头碱的 1/4 000 ~ 1/200。炮制过程中多次用水浸泡、漂洗、高温水煮、高热爆炒或微波加热等可以促其充分水解。在大剂量应用附子的时候，欲要保证用药的安全，就必须严格遵照煎服方法。赵和平认为，附子超过 10g 应该先煎，因久煎之后，毒性基本消失，而有效成分不致破坏。一般情况下，10 ~ 20g 先煎 30min，20g 以上先煎 1 ~ 2h，并以口尝舌间无麻感为度较为安全。在服法上，赵和平认为应中病即止，饭后服用。温诚荣认为必须做到：①久煎，先将附子直火煎煮 2h 以上，直至药液不麻舌为度，再加入他药合煎。②加姜，凡重用附子，可根据病情加干姜或加生姜同煎，加姜煎可消除附子之毒性，防止附子炮制不佳，又可增强其温阳散寒之效。③1 剂药煎煮 2 次，但每次药液不必 1 次顿服，可多次分服，但应日尽 1 剂。④使用大剂量附子，时间不宜过长，尽量做到三五剂见效收功，若要继续使用，可逐渐减量。已故老中医王子泉认为消除附子的毒性，关键在于煮透，而不是控制它的用量或避免使用某些品种，其方法如下：①煎煮用具最好用药罐或砂锅，如果容量不够，亦可用洁净的铝锅。煎煮前，尽量一次加足水，待水开后再投入附子，如中途水不够，只能添加烧开的沸水，切勿中途断火或加入冷水。②煎煮的时间要以附子种类及用量而异，常规剂量的黑、白附子，煎煮 1 ~ 2h 就已足够，如是盐附子、乌头，或附子剂量达到 200g 以上，就

1 陈云志，刘俊 . 中医不传之秘在于量：寻找中药重剂取效的秘诀 [M]. 北京：人民军医出版社，2015.

2 刘朱岩 . 附子与 5 种中药配伍抑毒增效研究 [J]. 山东中医学院学报，1996（6）：24-28.

3 张毓汉，魏大章 . 论《金匮》监制乌附毒性的配伍特色 [J]. 成都中医学院学报，1995（1）：14-15.

要煎煮 2～3h，然后取出少许嚼一下，待 10min 后，如果不感到麻口，就可加入其他药物同煎，否则还要再煮一段时间。③服药的碗一定要干燥，勿沾冷水，服药前后，勿进生冷及酸涩食品，勿当风受凉。

附子在加工炮制过程中，其毒性已大大减弱。在煎煮过程中，善用大剂量附子的火神派医家亦多要求久煎，如祝味菊、吴佩衡、范中林等用附子时均倡导先煎 1～3h，如此附子毒性可进一步降低。帅泰总结云南吴佩衡先生的经验为："凡有附片之方剂，必选用较大之煮药器，加多量开水，以猛火将附片煮熟。剂量五钱至二两者，煮熟 2～3h；如加量，则应增加煮沸时间。煮熟后，由他人先试尝药液少许，总以不麻口为度，可免服后中毒。试尝后半小时内，如不麻口，再入余药煮 10min，即可服用。"

朱良春的经验：附子用量较大，仍以制者入药为妥。且必须先煎半小时，煎时最好加生姜三五片，或再加入蜂蜜一匙同煎更好。四川医生的经验是：以口尝不麻为度。如果感觉口舌发麻，就应再煎。另外煎附子之水要一次放足，不能中途再添加水。鞠诣然采用的方法是：凡用附子必先煎 0.5～1h，必要时加蜂蜜水煎煮，在配伍上用附子半量左右的干姜、半量至等量左右的防风、一至两倍量的甘草等[1]。

四川万县地区杨德全称：使用制附子小剂量（15～20g），不需先煎久煎，与他药同煎 30min 即可，经过临床应用，"未发现中毒现象，而且疗效较好"。当然大剂量使用时，仍以先煎久煎为好。

祝味菊的经验：用附子，首先注意附子炮制的规格（各种炮附子以切开打碎为佳）；其次注意制附子的解毒药（如干姜、甘草、磁石等）；最后注意煎煮的条件，即用开水先煎透后，要求宽水（加大煎水量）慢火熬透（不可急火加热），煎煮时间在 2～3h 或以上，看剂量的大小而伸缩，然后再加入其他药同煎。总之，关键在于宽水慢煎，这样有利于附子生物碱的破坏而保证安全。

我们用附子的经验：乌头（包括附子）止痛时从 15g 开始，逐渐加量，最大可至 240g，必须久煎至少半小时以上口尝无麻感，同时可配甘草、生姜、白蜜以减药毒。

2.5.4 服法

应当根据病情、病人体质等因素来决定。急危重症，可不拘时，随煎随服，或者顿服。余则按常规服法。有人主张附子煎剂宜待其稍凉后服，趁热服之，常易引起烦躁呕吐；有人主张分两次服，以观动静，均为审慎措施，可供参考。

2.6 注意事项

附子属毛茛科多年生草本植物乌头的子根加工品，有毒性，应用不当可导致中毒，中毒表现可概括为"麻、乱、颤、竭"：中毒后先见口舌唇麻，继之面麻，甚则全身麻木，痛觉消失，意识混乱，烦躁不安，心律失常，甚至有间歇，舌唇肢体颤动，语言含混不

---

1 鞠诣然. 应用大剂量附子临床治验举隅 [J]. 辽宁中医药大学学报，2008（5）：140-141.

清，肢体无力，无法持物行走，可见心源性休克，心房纤颤，呼吸衰竭，甚至死亡。现代药理研究显示乌头具有明显的心脏毒性，可导致心律失常。附子中毒可用淘米水一大碗即服，有缓解中毒症状的作用，然后可用生甘草60g水煎服。

郑钦安《医法圆通》卷三《服药须知》中说：大凡阳虚阴盛之人，满身纯阴，虽现一切证形，如气喘气短，痰多咳嗽，不食嗜卧，面白唇青，午后、夜间发热，咽痛，腹痛泄泻，无故目赤，牙疼，腰痛膝冷，足软手弱，声低息微，脉时大时劲，或浮或空，或沉或细，种种不一。皆宜扶阳，驱逐阴邪，阳旺阴消，邪尽正复，方可了扶阳之品。但初服辛温，有胸中烦躁者，有昏死一二时者，有鼻血出者，有满口起泡者，有喉干痛、目赤者，此是阳药运行，阴邪化去，从上窍而出也。以不思冷水吃为准，即吃一二口冷水，皆无妨。服辛温四五剂，或七八剂，忽咳嗽痰多，日夜不辍，此是肺胃之阴邪，从上出也，切不可清润。服辛温十余剂后，忽然周身面目浮肿，或发现斑点，痛痒异常，或汗出，此是阳药运行，阴邪化去，从七窍而出也，以饮食渐加为准。服辛温十余剂，或二十余剂，或腹痛泄泻，此是阳药运行，阴邪化去，从下窍而出也。但人必困倦数日，饮食懒餐，三五日自已。其中尚有辛温回阳，而全身反见大痛大热者，阴陷于内，得阳运而外解也，半日即愈。凡服此等热药，总要服至周身、腹中发热难安时，然后与以一剂滋阴，此乃全身阴邪化去，真阳已复，即与以一剂滋阴之品，以敛其所复之阳，阳得阴敛，而阳有所依，自然互根相济，而体健身轻矣。虽然邪之情形，万变莫测。以上所论，不过略陈大意耳，学者须知。

山西张子琳介绍：曾有一老医生用草乌配川乌，用量稍大（各12g），病人服后半时许，发生颤抖，医生亦惊慌无措，抖作一团。后用生甘草煎汤服之始缓解。据《大明本草》记载："人中射网毒，以甘草、兰叶、小豆叶、浮萍、冷水、荠苊皆可一味御之。"（草乌又名"射网"）赵金铎曾见一痹证患者，因其寒湿之证明显，屡次服用大剂附子，病情虽见好转，但出现了口唇及舌体麻木的症状，停服附子3年不愈，屡经治疗无效。赵氏详询病情，疑与附子中毒有关，因处黄连、黑豆、甘草小方与服，不期数剂而愈。

清代凌奂在《本草害利》中详细地提出了不可使用附子的数十个症状，现撷其精要如下，以供临床参考：若内真热，而外假寒，阴虚内热，血液衰少，伤寒，温疫，热霍乱，阳厥等症，属阴虚及诸火热，无关阳弱，亦非阴寒，投之靡不立毙，法所均忌。王好古云：用附子以补火，必防涸水，若阴虚之人，久服补阳之药，则虚阳益炽，真阴愈耗，精血日枯，而气无所依附，遂成不救者多。

附子与半夏的同用，《中华人民共和国药典》认为属于配伍禁忌。但大量的临床证明针对"寒""痰"二者同配并没有毒副不良反应，反而增强疗效。王子泉老中医的经验是：禀赋不足，肺肾阳虚，复受外邪，无力温水化气，致使寒湿化痰，壅塞于肺发为咳喘之症，内外合邪，既有宿寒，又有湿滞，如果不用姜附则无以助阳逐寒，舍半夏、南星则不能燥湿祛风，如果囿于"十八反"禁忌，必然顾此失彼，贻误病情。

2.7 医案精选

2.7.1 少阴证鼻衄——四逆汤（范中林医案）

刘某，男，5岁。1948年春，其父背来就诊时说："小儿一人在家，中午忽发现他鼻出血不止，倦怠无力，躺在椅上，面色苍白。曾频频用凉水冷敷，流血反而加剧，急请范老诊治。"诊时见患儿精神萎靡，四肢逆冷，唇舌淡白。此为少阴寒证，阳气衰微，不能摄血，阴气较盛，势必上僭。徒止血，岂能止？法宜壮阳驱阴，温经摄血。急投四逆以救其里。处方：天雄片30g，炮姜30g，炙甘草20g，一剂。嘱急火煮半小时许，先取少量服之；余药再煮半小时，续服。患儿父亲将处方拿回家中，其母见之，大吵大闹："从古到今，未见鼻流血用干姜附片！"其父仍坚持服用。一剂未尽，血立止。傍晚，患儿在院内玩耍如常。（《范中林六经辨证医案选》）

[按语] 鼻衄一证，多为热伤脉络，迫血妄行，治则常以清热凉血为主，但此证确属虚寒，独具胆识，重用温药，而取捷效，非精微之士不能为。范先生用附子强调舌诊的关键意义，用附子（天雄）的第一条指征是"舌质淡白，苔润有津"，值得借鉴。

2.7.2 肝硬化腹水——四逆五苓散加减（吴佩衡医案）

胡某，男，53岁。患者1个月前患红白痢，之后渐感腹胀，发展而成腹水肿胀之证，住昆明某医院治疗。邀吴氏会诊：面色黄暗，神情淡漠，卧床不起，腹部鼓胀膨隆，已有腹水内积，肝脏肿大，触之稍硬，小腹坠胀，小便短少，饮食不进，脉缓弱，舌苔白滑，舌质含青色。此系下痢日久脾肾阳虚，寒湿内停，肝气郁结而致肝脏肿大，肺肾气虚，不能司通调水道、化气利水之职，寒水内停而成腹水臌胀证，法当温中扶阳、化气逐水，拟四逆五苓散加减主之：附片80g，干姜30g，上肉桂（研末，泡水兑入）8g，败酱草15g，猪苓15g，茯苓30g，甘草10g；同时以大戟、芫花、甘遂各等量，研末和匀（即十枣汤粉剂），日服6~10g。服后次日，每日畅泻稀水大便数次，腹水大减，精神稍欠，继服上方。

二诊：腹水已消去一半多，体重减轻10kg。脉来沉缓，右脉较弱，系脾湿阳虚脉象；左肝脉带弦，系肝寒郁结，寒水内停之象。舌质较转红润，白苔已退去其半，再照上方加减与服之：附片80g，干姜40g，川椒（炒去汗）6g，上肉桂（研末，泡水兑入）10g，吴茱萸10g，茯苓30g，苍术15g，公丁香5g。如前法再服十枣汤粉剂2日。

三诊：服药后又水泻十多次，吐一二次，腹水消去十分之八，体重又减轻10kg。面色已转为红润，精神不减，舌苔退，舌质亦转红活。小便清长，饮食转佳，已能下床行动。唯口中干，思热饮而不多。系泻水之后，肾阳尚虚，津液不升所致。继以扶阳温化主之：附片80g，干姜40g，砂仁10g，枳壳8g，上肉桂（研末，泡水兑入）8g，猪苓10g，茯苓30g。服此方10余剂后，腹水、肝肿全消，食量增加，即告痊愈。（《吴佩衡医案》）

[按语] 寒水内停为病之标，脾肾阳衰为病之本。标实本虚治以攻补相兼之法，皆相得宜。所治之法一如离照当空，一如凿渠引水，寒水坚冰何得不去焉！如不放胆用此峻猛之剂，姑息养奸，于此危证，终不免肿胀癃闭，衰竭而逝。吴先生最善用大剂量，有用至每剂400g，他认为："病至危笃之时，处方用药非大剂不能奏效。"令人惊心动魄，然其

有保险阀：一为识证"十六字诀"（寒证：身重恶寒，目暝嗜卧，声低息短，少气懒言）；二为疑似不定，试投肉桂；等等。

2.7.3 石淋——四逆汤加味（吴佩衡医案）

黄某，男，44岁。以腰痛数年而住某医院治疗，经X线片检查，右肾肾盂有10粒结石影像，小如花椒，大至蚕豆，诊断为"肾结石"，因身体虚弱不能耐受外科手术，出院延吴氏诊治：腰痛已久，时有所发，痛如绞作，延及腰腹，下引宗筋，痛甚则神怯而畏寒肢冷。小腹胀痛，小便短涩。饮食欠佳，精神缺乏。舌苔白滑而厚腻，脉沉迟无力。辨为肾脏寒极，寒湿不化，内结成石，以温肾扶阳温化之法主之，投以四逆汤加味：

附子60g，杜仲10g，桂枝30g，干姜40g，茯苓30g，肉桂10g（研末，泡水兑入），细辛6g，甘草6g。

服药11剂后，相继经尿道排出结石四粒，其中一粒较大者，排出时嵌于尿道口，尿线中断，其痛非常，经用镊子夹出。X线复查，尚余6粒结石，但影像均较前为小，原大如蚕豆者已不复见。肾寒日久，腰尚冷痛，继以扶阳温化主之：

附子100g，干姜50g，狗脊10g，细辛6g，薏苡仁30g，桂枝30g，肉桂10g（研末，泡水兑入），甘草10g。

因服药有效，信心不移，连服不断，病情大减，食增体健，体质大为好转，前后相继数十剂，腰痛已不复作，开始恢复工作。再以上方加减，数月后，最后一粒结石亦随尿排出。（《吴佩衡医案》）

[按语] 肾结石治疗，一般不离海金沙、金钱草之类利水通淋之品，平心而论，疗效平平。见石不治石，而能成功排石，依据"治之但扶其真元"的火神心法，从扶阳入手，用大剂四逆汤加味，生动地体现了扶阳理论的威力。全案始终未用一味排石药，专从阴寒湿盛着眼，投以大剂附、姜，不治石，而治人，竟能愈此结石重症，确实才高识妙。

2.7.4 风湿关节痹痛——四逆汤加桂枝、细辛、茯苓（吴佩衡医案）

田某之妻，30余岁。患风湿痹证，右手关节疼痛麻木，自觉骨间灼热，但又见寒生畏。病已十余日，曾服四逆汤加白术、当归等剂未效，疼痛忽轻忽重，固着肩肘，痛甚不休。吴氏审病查方，认为乃风寒湿邪杂合而至，阻遏经脉，阳不足以运行通利关节，不通则痛。虽应用姜附之辛温以化散寒湿，然杂以当归、白术之壅补滋腻，犹如闭门捉寇，遂使邪气难化。依照前方去当归、白术，加入桂枝、细辛、茯苓治之：

附子60g，干姜15g，桂枝24g，细辛5g，茯苓24g，甘草10g。

1剂显效，2剂霍然。（《吴佩衡医案》）

[按语] 在应用附子等辛热药物治疗阴证的同时，是否夹用熟地黄等滋阴之品，是温补派与火神派的重要区别。吴氏在这一点上，表现出十分鲜明的火神派风格。他认为扶阳祛寒，宜温而不宜补，温则气血流通，补则寒湿易滞。因此他用扶阳诸方所治阴证案例，绝少夹用滋补之品，这方面他较郑钦安有过之而无不及。不仅如此，即或补气药也绝少应用，嫌其掣肘。"正治之方决勿夹杂其他药品，如果加入寒凉之剂则引邪深入；加入补剂则闭门留寇，必致传经变证，渐转危笃费治"（《医药简述》）。此案充分表现了吴氏用药

精专，不夹阴药、补药的观点。

2.7.5 太阳少阴证头痛——麻黄附子细辛汤加味（范中林医案）

李某，男，48 岁。1957 年 12 月，患剧烈头痛，夜间尤甚。痛时自觉头部紧缩似鸡蛋大小，如铁箍紧束，不能入睡。在四川某医院住院 8 个多月，病因不明，按"神经官能症"治疗。每日服安眠药强行控制。出院后，头痛复发时，又增肩背痛楚如缚。后转部队某医院，采用睡眠疗法等治疗。又入某医院，按"癔病"论治。病情未见好转，被迫全休。每日剧痛发作一至数次。发展严重时，舌强目呆，手不能抬，脚不能移，说不出话。1965 年来诊。刻见：头剧痛，连及肩背，每日发作数次。神衰气短，四肢无力，手足不温，经常下利。面色萎黄，舌质暗淡，苔黄夹白，根部厚腻。此为太阳少阴证，多年陈寒凝聚已深，表里之邪交织难解。法宜扶阳解表，峻逐阴寒。以麻黄附子细辛汤加味主之。处方：

麻黄 10g，制附片 60g，辽细辛 6g，桂枝 12g，干姜 60g，生姜 120g，甘草 30g。

二诊：上方连服 10 余剂，头痛减轻，余证同前。病重药轻，熟附久煎，难奏其功。遂令将上方加倍重用附子，改久煎制附片为略煎（煮沸后 20min 下群药）。嘱其尽量多服，若身麻，甚则失去知觉，不必惊骇，任其自行恢复。处方：

麻黄 10g，制附片 120g（略煎），辽细辛 6g，桂枝 12g，干姜 60g，生姜 120g，甘草 30g。

患者遵法服之，服后等待药性发作。半小时后，信步庭院，忽然倒下。被家人抬进卧室，很快清醒。除全身发麻外，无明显不适。起身后，又倒在地上，口中流出不少清黏液。数小时后，逐渐恢复常态。间隔数日，依上法又重复一次。从此多年剧痛明显减轻，头、肩、背如紧箍重压之苦，皆如释。其后将初诊方附片久煎又连续服用两月，病遂基本治愈。10 余年来未复发。1979 年 10 月 31 日追访，患者已年逾花甲，谈笑风生，介绍 20 年来患此奇病之种种经历，不胜感慨之至。（《范中林六经辨证医案选》）

［按语］此例头部之剧痛，如绳索捆绑，似头戴"紧箍"之状，乃寒湿之邪久聚，循太阳经入里，日积月深而不解。此所谓"寒中少阴之经，而复外连太阳"。以麻黄附子细辛汤加味，峻逐表里寒湿之凝滞。钱潢称此方为"温经散寒之神剂"，实临床经验之谈。

评："略煎"之法，显示了范氏对附子药性的熟谙应用。所谓"略煎"，就是改久煎为轻煎，即先煎 20min 后即下其他药物，此举为了保持附子的峻烈药性，针对阴寒重证。"嘱其尽量多服，若身麻，甚则失去知觉，不必惊骇，任其自行恢复。"

2.7.6 心房颤动——补坎益离丹（唐步祺医案）

李某，男，60 岁。心慌不安，面容苍白无神，声音细小，两脚水肿。特别怕冷，虽暑热炎天，两足亦冰凉，口苦，咽喉干燥，口中无津液，但不思饮水，脉浮数，西医诊断为"心房颤动"。脉搏每分钟达 120 次，动则气喘，舌质淡红，苔白滑。乃师法郑氏补坎益离丹：

附子 24g，肉桂 24g，蛤粉 15g，炙甘草 12g，生姜 5 片。

连服 5 剂，自觉咽喉干燥减轻，口中微有津液，无其他不良反应。其后附子用量逐渐增加至每剂 200g，连续服 20 剂，精神好转，两脚水肿亦消，不复畏寒，口中津液增多，已不觉口干口苦，脉搏稳定在每分钟 95 ~ 100 次。继服用原方加补肾药如蛤蚧、砂仁、益智、补骨脂、仙茅、黄芪、人参等，又服 20 剂，脉搏每分钟 85 ~ 90 次，其他症状消失而告愈。（《中医火神派医案全解》）

[按语] 此方重用附子以补真阳，肉桂以通心阳，真火旺，则君火自旺；又肾为水脏，真火上升，真水亦随之上升以交于心，水既上升，又必下降；复取蛤蚧之咸以补肾阴，肾得补而阳有所附，自然合一矣。况又加姜、草调中，最能交通上下，故曰中也者，调和上下之枢机也。此方药品虽少，而三气同调，心肾相交，水火互济，故治之而愈。郑氏说："余意心血不足与心阳不足，皆宜专在下求之，何也？水火互为其根，其实皆在坎也。真火旺则君火自旺，心阳不足自可愈；真气升则真水亦升，心血不足亦能疗。"由此可见，郑氏之重阳气实际是重少阴肾中之阳也。

补坎益离丹乃郑钦安所拟，用治心肾阳虚诸症，尤以心阳不足为适应证。药物组成：附子 24g，肉桂 24g，蛤蚧 15g，炙甘草 12g，生姜 5 片。郑氏解曰："补坎益离者，补先天之火，以壮君火也。真火与君火本同一气，真火旺则君火始能旺，真火衰则君火亦即衰。"（《医法圆通》）

2.7.7　伤寒病少阴阴极似阳证——附子 250g 连进回阳（吴佩衡医案）

原云南某医院院长秦某，有独子年 13 岁，患伤寒重证，发热 20 余日不退。秦精于西医，对其子曾以多种针药施治，未效。又邀约徐、应等数位西医同道会诊，均断言无法挽救。后邀余于 1948 年 1 月 7 日前往诊视。患儿已发热不退 20 余日，晨轻夜重，面色青暗，两颧微发红，口唇焦燥，日夜不寐，人事不省。呼吸喘促，时而发迷无神，时又见烦乱谵语，两手乱抓有如撮空理线。食物不进，小便短赤，大便已数日不通，舌苔黑燥，不渴饮，喂水仅下咽二三口，多则不吮。脉象浮而空，重按无力。此系伤寒转入少阴，阴寒太盛，阴盛格阳，心肾不交，致成外假热而内真寒之阴极似阳证。外虽现一派燥热之象，内则阴寒已极，逼阳外浮，将有脱亡之势。法当大剂扶阳抑阴，回阳收纳，交通心肾，方可挽回，若误认热证，苦寒下咽，必危殆莫救。拟方白通汤加上肉桂主之。

附子 250g，干姜 50g，葱白 4 茎，上肉桂 15g（研末，泡水兑入）。

处方之后，秦对中医怀有疑虑，见此温热大剂，更不敢用，且对余说，他还有一特效办法，即抽取一伤寒病刚愈患者之血液输给病儿，可望有效。孰料是日输血后，身热尤甚，腹痛呻吟不止，更加烦乱谵语。至此，秦已感到束手无策，始将余所拟方药煎汤与其子试服。当晚服后，稍见安静，得寐片刻，面部青暗色稍退而略润，脉象不似昨日之空浮，烦躁谵语稍宁。但见欲寐愈甚，现出少阴虚寒本象，又照原方煎服一次。

1 月 8 日复诊，热度稍降，唇舌已较润，烦乱止。但有时仍说昏话，曾呕吐涎痰一次，仍以白通汤加味扶阳抑阴，交通心肾兼化气行水主之。

附子 300g，干姜 80g，茯苓 80g，上肉桂 15g（研末，泡水兑入），葱白 4 茎。

上方服后，当晚整夜烦躁不宁，不能入寐，秦君为此又生疑惧，次日促余急往诊视，见到正用硼酸水给患儿洗口。详查病情，脉稍有力，热度较前稍降，神情淡漠，不渴饮。断定此系阴寒太盛，阳气太虚，虽得阳药以助，然病重药轻，药力与病邪相攻，力不胜病，犹兵不胜敌。虽见烦躁不宁乃药病相争之兆，不必惊疑，尚须加重分量始能克之，拟用大剂四逆汤加味治之。

附片400g，干姜150g，上肉桂20g（研末，泡水兑入），朱衣茯神50g，炙远志20g，公丁香5g，生甘草20g。

此方药力较重，为救危急，嘱煎透后1小时服药1次。当天下午5时又诊视之，病势已大松，烦躁平定，人已安静，小便转较长。病有转机，是夜又照原方连进，大便始通，泻出酱黑稀粪三次，发热已退去大半，烦乱谵语不再作，且得熟寐四五小时。

10日清晨，脉浮缓，唇舌回润，黑苔退去十之六七，身热退去十之八九，大有转危为安之象。照第三方加西砂仁10g，苍术10g，吴萸3g治之。

11日复诊。大便又畅泻数次，其色仍酱黑。身热已退净，唇上焦黑血壳已脱去，黑苔更见减少，津液满口。日夜一个对时大便泄泻10余次，秦君夫妇为此担心害怕，认为有肠出血或肠穿孔的危险，每见其子排泻大便，即流泪惊惶不已，余当即详加解释，良由寒湿邪阴内盛，腹中有如冰霜凝聚，今得阳药温化运行，邪阴溃退，真阳返回而使冰霜化行。所拟方药，皆非泻下之剂，其排泻者为内停寒湿污秽之物，系病除佳兆，邪去则正自能安，方保无虞。于是，病家疑虑始减，继续接受治疗。仍以大剂温化日夜连进。

附片400g，干姜80g，上肉桂20g（研末，泡水冲入），西砂仁10g，茯苓50g，薏苡仁20g，蔻仁8g，甘草30g。

12日诊。服药后大便又泻10余次，色逐渐转黄，小便已较清长，黑苔全退，尚有白滑苔，食恢复，随时感到腹中饥饿而索求饮食。因伤寒后期，阳神未复，脾胃亦虚，须当注意调摄，以防食复、劳复等证发生，只宜少量多餐，继拟下方调治。

附片400g，干姜80g，上肉桂20g（研末，泡水兑入），西砂仁10g，生黄芪30g，炙甘草20g，桂圆肉30g。

13日诊。大便仅泻2次，色黄而溏，唇色红润，白滑苔已退净，神志清明，食量较增，夜已能熟寐，脉静身凉，大病悉退，但阳神尚虚，形体瘦弱，起动则有虚汗而出，拟黄芪建中汤加桂附调理之。

附片300g，黄芪80g，桂尖20g，杭芍30g，炙甘草20g，上肉桂20g（研末，泡水兑入），生姜30g，大枣4枚，饴糖30g（烊化兑入）。

14日诊。脉沉缓而有神，唇舌红润，大便泻利已止，小便清长，有轻微咳嗽，腹中时或作痛，拟四逆汤加味治之。

附片300g，干姜100g，北细辛8g，上肉桂11g（研末，泡水兑入），广陈皮10g，法夏10g，甘草10g。

15日诊。咳嗽、腹痛已止，唯正气尚虚，起卧乏力，继以四逆汤加参、芪善后调理。服五六剂而愈，其后体质健康如常。（《吴佩衡医案》）

2.7.8 急性心衰濒危案——重用附子 200g[1]

张某，男，28 岁。患者突发心衰紧急入院，抢救无效，邀李氏做最后挽救。诊见患者端坐呼吸，频咳暴喘，喉间痰鸣，呕吐涎沫；面色灰暗，神情委顿，似睡似醒，声若蚊蚋，唇指紫暗，胸痛彻背；全身水肿，脐凸胸平，尿少厌食，憎寒无汗；脉促，频见雀啄；舌紫暗，满布紫黑瘀斑。询知此次因感冒而突发心衰，遂以破格救心汤大剂加减，加麻黄、细辛开表闭，加油桂、五苓蒸动下焦气化而利水，更合瓜蒌薤白白酒汤、丹参饮开胸涤痰破瘀，麝香辟秽开窍而救呼吸衰竭。处方：附子 200g，干姜、炙甘草（各）60g，高丽参 30g（另炖），五灵脂 30g，无核山萸肉 120g，生龙骨、生牡蛎、活磁石、煅紫石英、瓜蒌（各）30g，薤白 15g，白酒 100ml，丹参 30g，檀香、降香、砂仁、企边桂（各）10g，桂枝、白术（各）30g，茯苓 45g，猪苓、泽泻（各）15g，桃仁、杏仁（各）15g，麻黄、细辛（各）10g，鲜生姜 30g，大枣 12 枚，麝香 1g（分冲）。加冷水 2 500ml，文火煮取 450ml，兑入参汁，3 次分服，3 小时 1 次，日夜连服 3 剂。上药于 2 日内分 9 次服完。当日服第 1 次后，头部见汗，喘咳顿减；服 2 次后，全身得畅汗，小便大增，24 小时尿量达 3 000ml 以上，水肿消去十之七八；次日进食面条 1 碗，起床托炕沿来回散步，面色由灰暗转红润，脉沉弱，雀啄脉消失，脱险。

[按语] 凡病皆由表入里，"表"既是邪之入路，亦是邪之出路，今病半月，仍憎寒无汗，是表气闭塞，伏邪欲出无路，此亦三焦气化冰结，聚水成肿之主因。表闭一开，伏邪外透，便有转机。医家多视汗法为小技，患者病至奄奄一息，汗法似无用武之地。殊不知，此际妥施汗法切中病机，常常扭转败局，救人性命。汗法有起死回生之效，其妙在于人参、附子。李先生倡导"难症痼疾，师法仲景"，认为"仲景方能治大病，救急症，愈痼疾，是攻克疑难杂症的仙丹妙药"，其最突出之处是擅长以重剂附子类峻药抢救濒危患者，认为附子虽有大毒，但附子为强心主将，其毒性正是其起死回生药效之所在。其用附子"一生累计超过 5 吨，川乌次之，亦在 3 吨以上，经治人次万名以上，无一例中毒。何以保证无害？全在经方的配伍、炮制与煎服方法上见真谛"。主张以两倍量炙甘草（最大至 60g）配伍，与蜜同煮，宽水久煎，亲临守护。此案以大方大剂以解危重之机，重剂四逆汤回阳救逆，开闭、利水、宽胸、涤痰诸法同施，处方全面且各类药物比例精确，是以见"起死回生"之迹。

2.7.9 大剂量附子治疗脑瘤 [2]

贡某，女，62 岁。患者于 2014 年 7 月初无明显诱因出现失眠，记忆力下降，思维混乱，语言不清，走路不稳等症状。于海军总医院检查脑部 MRI 检查：胼胝体压部可见不规则短、稍长 T1 稍长 T2 混杂信号肿块，有分叶，累及双侧顶叶，双侧侧脑室枕角受压变形，周围可见少许水肿信号，DWI 肿块内可见不规则高信号，增强扫描：肿瘤明显不

1 吴义春，罗辉，陈洁琼，等 . 名家大剂量用附子医案赏析 [J]. 上海中医药杂志，2009（10）：13-16.

2 张建 . 大剂量应用附子治疗脑瘤典型病例分析 [J]. 系统医学，2016（4）：60-63.

均匀强化，突向侧脑室生长，中线无移位。病理报告示（病理号：179478）：（胼胝体区病变活检）胶质母细胞瘤（WHO Ⅳ级）。给予脑肿瘤部放疗27次（伽马刀放疗，量每次60Gy），口服化疗药（替莫唑胺胶囊1个月），肿瘤未控制，症状逐渐加重，瘤仍逐渐生长，磁共振复查肿瘤压迫症状逐渐加重，症状明显，双上肢肌力3级，双下肢肌力3级，恶心伴呕吐，头痛难忍。

于2014年9月5日出院回家后开始选择口服中药；患者症状：神清，卧床，生活不能自理，情绪焦虑，烦躁；炎热天气患者仍要内穿毛衣，外穿棉衣，盖被子，仍不觉温暖；全身酸痛，畏寒，无汗（夏天从不开空调电扇），无发热、无抽搐、无呕吐，大便正常，小便频（夜尿多，7～8次），舌淡，苔白腻，脉沉。经诊断为：风寒袭卫，表闭，邪不外透，侵袭阳位；放化疗戕伐真阳，肾阳虚衰。治以：温阳散寒，托毒外出。于2014年9月中旬开始口服中药；治疗过程共分为三个阶段：

第一阶段：患者表症明显，有表症当先解表，给予患者温阳解表（汗法），给病出路，患者服药后，全身出汗，全身酸痛症状、畏寒症状逐渐减轻，时间约半个月。在基本处方的基础上随诊加减。基本处方：麻黄10g，黑附子70g，干姜45g，炙甘草90g，清半夏30g，细辛45g，鹿角霜45g，白芥子15g，肉桂10g，淫羊藿30g，生黄芪90g，熟地30g，枸杞子30g，菟丝子30g，补骨脂30g，羌活10g，独活10g。附子之功，在于能温五脏之阳，中医历来重视阳气，天行健，阳气主导。对于患者情绪焦虑，采用"惊者平之"，降低患者焦虑，提高自身心理抗压能力。

第二阶段：患者表症已解，给予健脾温肾助阳，保得一份真阳，留得一份生机，随患者正气恢复情况，酌情添加软坚散结消瘤中药；治疗期间患者经历正邪激烈相争情况，症状一度加重，乏力，思维混乱，出现幻觉，脾气暴躁，便秘，尤其小便频频，不能离开厕所；时间约经历3个月。在基本处方的基础上随诊加减。基本处方：麻黄6g，黑附子90g，干姜60g，炙甘草120g，清半夏45g，细辛45g，鹿角霜45g，白芥子20g，肉桂10g，龙骨30g，牡蛎30g，浙贝30g，淫羊藿30g，生黄芪90g，熟地30g，枸杞子30g，菟丝子30g，全蝎5g，蜈蚣2条，补骨脂30g。

第三阶段：消瘤散结，温肾助阳。患者症状逐渐缓解，生活自理，思维清晰，大小便正常，饮食、睡眠均可。后期治则：保津液，保热力，保津液以藏热力，又为保中气之根本治则。在基本处方的基础上随诊加减。基本处方：麻黄6g，黑附子140g，干姜75g，炙甘草180g，清半夏45g，细辛45g，鹿角霜45g，白芥子30g，肉桂10g，龙骨30g，牡蛎30g，浙贝30g，淫羊藿30g，生黄芪120g，熟地30g，枸杞子30g，菟丝子30g，全蝎6g，蜈蚣3条，补骨脂30g。经治疗，此例脑瘤患者脑部经过MRI复查，病变较前缩小85%，水肿明显吸收，症状明显改善，应用大剂量附子时，患者未出现不良反应。

[按语] 本案以四逆汤合阳和汤，因外感表闭先以麻黄通其腠理使邪有出路，重剂附子、干姜回阳，温肾助阳之品复其正气，后渐加散结攻伐之力。医者考虑严密周全，疏邪路、复正气、攻坚积，用量虽大却恰到好处，攻邪而不伤正，故得良效。

2.7.10 大剂量附子治愈定时高热 [1]

张某，男，42岁，1996年2月12日就诊。患者受凉后出现定时高热已45天，伴轻微咳嗽，咳少许白黏痰，右胸痛。经检查诊断为结核性胸膜炎，右胸腔积液，经治疗后右胸痛减轻，但身热仍旧，渐觉体力不支。现诊：精神萎靡，行走须人扶持，动则汗出。自述自上午11:00左右，先恶寒约20min，继则高热，体温39.5~39.7℃，经注射复方氨林巴比妥或者服用阿司匹林后，汗出而热退；每日退热时间均在夜间23:00左右，周而复始。右胸略痛，稍觉憋闷。舌质青紫，苔薄白、干，脉弦大。入院后给予抗结核、抗感染治疗，并予控涎丹排除胸腔积液（取1.5g装入胶囊，凌晨5:00空腹送下）。连续用2d，排出水样大便约400ml，右胸痛及憋闷减轻，X线示右胸腔积液已不明显，但发热依旧。进一步加大抗生素用量，中药用大剂量白虎加人参汤服用，并吞服羚羊粉，每次1g，分2次服用。治疗7d，仍高热，体力进一步消耗，已卧床不起。细询病史得知，患者每次发热前1h左右，自觉从左足趾开始发凉，凉感沿足、小腿上升，当达到膝关节时，即出现全身恶寒，有时寒战，体温渐升；每日如此。检查可扪及左下肢尤其是小腿体温偏低，左足背动脉搏动稍弱，舌青紫，脉弦大。此寒湿为患，停用一切西药，专予中药治疗。拟当归四逆汤、参附汤、芪附汤合治：熟附子60g，当归30g，桂枝30g，赤芍15g，细辛9g，炙甘草10g，木通10g，生黄芪30g，红参10g（另煎兑服）。

嘱服药后注意左下肢保暖，在左腘窝、足心放置热水袋，使左下肢尽量出汗，令寒湿随汗而解。用药3剂，左下肢不但未曾出汗，反觉左小腿发凉更甚，寒冷如冰，身热依旧。此寒湿症状暴露无遗，上方熟附子量改为150g，余药量不变。用药3剂，左小腿微微汗出，发热有减轻趋势，最高时为39.2℃。将熟附子量加大到230g，再用药3剂，左小腿出冷黏大汗2次，足趾间亦汗出涔涔，冷感明显减轻，体温最高时为38.2℃。此时患者感口渴，饮水增多，但并无口干舌燥便干等症状，饮食增加，体力好转，舌质青紫减轻、稍红润，脉由弦大变为细弦。此为阳气来复病退之佳兆，将熟附子量减为100g。再3剂，左下肢每天都有冷黏汗出，凉感减轻十之七八，体温37.2~37.5℃，此时患者舌质青紫消失，转为红润，脉变细弱，大便稍干。将熟附子量减为30g，并在方中酌加滋养胃阴之品，每2d用药1剂。治疗8d，除右胸稍痛外，一切症状消失。X线胸透示右胸腔无积液，但有轻度胸膜粘连。遂停药。休养2月余，即可参加轻体力劳动。随访至今，除劳累时右胸稍痛外，无任何不适，能胜任重体力劳动。

[按语] 患者受寒湿侵袭，阳衰已极，上午11：00发热者，此时阳极旺，阴极衰，阳能与阴邪抗争，故恶寒热起。夜间23：00左右热退者，此时阴极旺，阳极衰，阳无力与阴邪抗争。此案病机与阴虚火旺之下午发热有本质区别，务须辨清。本例患者寒湿极盛，阳衰之极，非大剂附子不足以回阳祛除寒湿。用当归四逆汤者，散寒邪、调营卫以通阳气也；加用人参、黄芪者，扶元气，保阴液，托邪外出也。此例共用中药治疗20d，服用中

---

1 马望盛，潘树刚，梅春.大剂量附子治愈定时高热1例[J].中国中医急症，2002（3）：232.

药汤剂 16 剂，共用熟附子 1 500g 以上。熟附子用量至 60g 时先煎 1h，用量超过 100g 则均先煎 3h，未发现不良反应。

3　熟地

3.1　古代药论

地黄入药极早，《本经》即有所记载，认为其"久服能轻身不老"，但当时尚无生熟之分。古代仅有干地黄和鲜地黄，至唐宋之时，因医者嫌二者偏于寒凉，乃将其九蒸九晒方有今之熟地。并且在补肾方中以熟地黄代替过去的干地黄。金元时期方书则明确指出了熟地之功用不同于生地，有补肾作用。如李杲"地黄假火力蒸，故能补肾中元气"；张子和"熟地黄补肾，血衰者须用之"。历代本草对熟地都有精辟的论述。

汪昂对熟地的功效作用做了详细介绍，在《本草备要》中言熟地："甘而微温，入手足少阴、厥阴经。滋肾水，补真阴，填骨髓，生精血，聪耳明目，黑发乌髭。治劳伤风痹，胎产百痛，为补血之上剂……地黄性寒，得酒与火与日则温。性腻，得砂仁则利气，且能引入丹田。六味丸用之为君，尺脉弱者加桂附，所谓益火之原，以消阴翳也；尺脉旺者加知、柏，所谓壮水之主，以制阳光也。"吴仪洛在《本草从新》中补充道："滋肾水，封填骨髓，利血脉，补益真阴，聪耳明目，黑发乌须，又能补脾阴，止久泻，治劳伤风痹，阴亏发热，干咳痰嗽，气短喘促，胃中空虚觉馁，痘证心虚无脓，病后胫骨酸痛，产后脐腹急疼，证阴亏，无汗便闭、诸种动血，一切肝肾阴亏，虚损百病，为壮水之主。"明·贾所学赞："熟地，藉酒蒸熟，味苦化甘，性凉变温，专入肝脏补血。因肝苦急，用甘缓之，兼主温胆，能益心血，更补肾水。凡内伤不足，苦志劳神，忧思伤血，纵欲耗精，调经胎产，皆宜用此。安五脏，和血脉，润肌肤，养心神，宁魂魄，滋补真阴，封填骨髓，为圣药也。"（《药品化义》）张山雷对炮制后地黄的功效转变做了明确论述："于是唐、宋以来，有制为熟地黄之法，以砂仁和酒拌之，蒸晒多次，至中心纯黑，极熟为度，则借太阳之真阳，以变化其阴柔性质，俾中虚者服之，不患其凝滞难化，所以熟地黄且有微温之称，乃能补益真阴，并不虞其寒凉滑泄，足以清心胃之火者，一变而为滋养肝、脾、肾之血，性情功效，已非昔比，而质愈厚重，力愈充足，故能直达下焦，滋津液，益精血。凡津枯血少，脱汗失精，及大脱血后、产后血虚未复等证，大剂频投，甚功甚伟。"（《本草正义》）张元素在《医学启源》总结熟地："其用有五：益肾水真阴，一也；和产后气血，二也；去腹脐急痛，三也；养阴退阳，四也；壮水之源，五也。"对于熟地之功用主治，论述最为精妙者，莫过于有"张熟地"之称的景岳。《景岳全书·本草正·地黄》中："凡诸真阴亏损者，有为发热，为头疼，为焦渴，为喉痹，为嗽痰，为喘气，或脾肾寒逆为呕吐，或虚火载血于口鼻，或水泛于皮肤，或阴虚而泄利，或阳浮而狂躁，或阴脱而仆地。阴虚而神散者，非熟地之守不足以聚之；阴虚而火升者，非熟地之重不足以降之；阴虚而躁动者，非熟地之静不足以镇之；阴虚而刚急者，非熟地之甘不足以缓之。阴虚而水邪泛滥者，舍熟地何以自制？阴虚而真气散失者，舍熟地何以归源，阴虚而精血俱损，脂膏残薄者，舍熟地何以厚肠胃？"景岳认为熟地具有收神散、降虚火、镇躁动、制水邪、导真气厚肠胃的作用，并为发汗化源之资。此外，景岳还扩充了熟地的应用范围，不仅能治各种阴虚之证，且取其重、镇、甘、守之特性，在补阳方中亦用之，皆是"用其静重之妙"，可偕他药随补阴阳之侧重，据证情而权变，使阴阳互为其根，水火相济，而归于平衡[1]。

然而，对于熟地的应用，尤其是对于景岳治疗痰涎痞满、虚寒泄泻之证仍重用熟地，有许多医家提出了异议，如姚球《景岳全书发挥》，章虚谷《医门棒喝·论景岳全书》，陈修园《景岳新方砭》，都批判景岳滥用熟地。陈修园在《景岳新方砭》中说："若用当归、熟地之寒湿助其水饮，则阴霾四布，水势上凌，而气逆咳嗽之病日甚矣。燥湿二气，若冰炭之反，景岳以骑墙之见杂凑成方，方下张大其说以欺人。"有许多医家指出，熟地滋腻碍胃，有痰湿者不宜。如《本草蒙荃》云："夫补血剂，无逾地黄、当归，若服过多，其性缠滞，每于胃气亦有亏尔。"《本草述钩元》引缪仲淳语曰："凡胸膈多痰，气道不利，升降窒息，药宣通者，汤液中禁用熟地。"在临床上受此影响而畏用熟地者更众，尤其是用药崇尚轻灵者，更是视重用熟地为滥用呆补，嗤之以鼻。熟地之功过，莫衷一是。而后世许多医家不谙景岳用熟地之法，多随波以逐流，缩小了熟地的应用范围。

后世医家嫌熟地有滋腻之弊，多用砂仁姜汁等制行气以开滞，景岳对这一现象进行了抨击："又若制用之法，有用姜汁拌炒者，则必有中寒兼呕而后可，有用砂仁制者，则必有胀满不行而后可，有用酒拌炒者，则必有经络壅滞而后可。使无此数者，而必欲强用制法，是不知用熟地者正欲用其静重之妙，而反为散动以乱其性，何异画蛇而添足？"（《景岳全书·本草正》）景岳认为除中寒兼呕，胀满不行，经络壅滞之证可用姜汁砂仁等制熟地外，其他皆应单用熟地，取其"静重之妙"，否则乃"乱其性"。对于熟地之"滋腻""腻膈生痰"，张景岳认为"脾主湿，湿动则生痰""痰之化无不在脾，而痰之本无不在肾""治痰者，求其本，痰无不清"。所以景岳之金水六君煎，以熟地黄滋补肾阴为主，以治痰之本，合二陈汤健脾化痰之源以消痰。景岳指出："有畏其滋腻者，则崔氏何以用肾气丸而治痰浮？有畏其滑泻者，则仲景何以用八味丸而医肾泄？"殊不知有开有合，何虑中阻滞腻之忧哉！对于有泥于熟地黄补阴、滋腻生湿，必兼伍"渗利"之说者，景岳驳之"盖气虚者不可复行气，肾虚者不可专利水，温补即所以化气，塞因塞用之妙"。

清代陈士铎也纠正了这个论点，给予了相应的论述："或谓熟地至阴之药，但其性甚滞，多用之而腻膈生痰，万一助痰以生喘，亦甚可危也。此正不知熟地之功力也。自神农尝草之后，将此味失谈，遂使后世不知其故。虽历代名医多有发明，而亦未尝言其秘奥。

---

1 李古松. 张景岳应用熟地黄之探讨 [J]. 安徽中医学院学报，2000（1）：3-4.

夫熟地岂特不生痰，且能消痰，岂特不滞气，且善行气，顾人用之何如耳。夫痰有五脏之异。痰出脾、肺者，用熟地则助其湿，用之似乎不宜。倘痰出于心、肝、肾者，舍熟地又何以逐之耶。故人有吐痰如清水者，用二陈消痰化痰之药，百无成功，乃服八味汤，而痰气之汹涌者顷刻即定，非心、肝、肾之痰用熟地之明验乎。"又曰："熟地何尝腻膈也，熟地味甘而性温，味甘为脾胃所喜，性温为脾胃所宜，脾胃既不相忤，又何所忌而腻膈哉。况熟地乃阴分之药，不留胃中，即留肾中。胃为肾之关门，胃见肾经之味，有不引导于肾者乎。腻膈之说，起于不知医理之人，而不可惑深知医理之士也。虽姜汁开胃，砂仁苏脾，无碍于熟地，而终不可谓熟地之腻膈生痰耳。"[1]

熟地腻膈吗？熟地味厚，质黏腻，碍胃助湿，确有其事，但不能笼统言之，即使古人言此也是指胃虚或痰饮内盛等特别情况而言，如《本草正义》云："苟其人胃纳素薄，及虚弱成瘵者，得此亦必中满妨食，甚且作胀，其为害亦颇不浅，而痰饮弥漫，或兼挟外感者，固无论矣。"张成铭先生在临床中观察发现，对脾胃湿盛、中虚气滞者，熟地的确会滞气呆运，助湿生痰，药后反增腹胀纳呆之弊，而对痰浊在肺，脾胃运化正常者，则无此弊端。而就"虚痰"来说，则非熟地不能消，再者，临证对虚实夹杂之痰喘患者，常补肾化痰并举，润燥同进，故而并不见熟地腻膈碍胃，助湿生痰之弊[2]。

清代王旭高在其医案的痰喘篇后附有对熟地消虚痰的论述，王氏认为"痰喘之因不一，须分虚实两途……虚者乃平素肺肾内虚，肃降摄纳无权，脾胃气弱，不克化饮食精微，即痰饮之类……夫熟地最能消虚痰，以其能填补肾气而化无形之痰也"（《王旭高医案》）。对痰喘日久有肾虚者，不论是否夹有痰湿，王氏均投以熟地或六味、都气丸之类以纳气补肾，或单用或合清金化痰等法，即使有"舌苔黄浊不化"，熟地也在所不忌，且大剂重投，认为"肝肾之虚大著，当以摄纳为要"，并且告诫后学"勿嫌腻膈而畏之"。因此熟地不仅能滋阴强精，更能纳气归元。张成铭先生多年实践体会认为：熟地味厚质重，阴中有阳，是治疗虚喘虚实夹杂之喘的一味良药，摄纳之品虽众，无有过于此者，只要巧为配伍，有事半功倍之效。熟地补肾纳气、强精消痰之功，临床常所不知。其实张景岳的贞元饮即以熟地为主药大补肾中元气，治"气短似喘，呼吸急促，提不能升，咽不能降，气道噎塞，势急垂危"之症，而金水六君煎更是开补肾化痰、治上实下虚喘症之先河。及至清代，熟地的补肾纳气作用进一步被众多医家所认识。如《续名医类案》中即有大剂熟地配人参、麦冬、牛膝、五味子、云苓等治疗虚喘的案例。其他如张锡纯也有以单味熟地煎汤作茶饮治劳喘数日即效之验。张成铭家祖父秉家学以医为业，曾遗有一疗痰喘之方，药仅五味，为熟地、白芍、甘草、莱菔子、白果。据其家父忆云其效甚捷。裘沛然先生在《壶天散墨·从来此事最难知——兼论张熟地》一文中举一案例，患者"痰喘甚剧，胸闷脘窒，腹胀纳少，咳嗽频作……气逆喘急不平，面容憔悴，精神委顿，舌上满布

1 陈士铎.本草新编[M].北京：中国中医药出版社，2008.
2 张成铭.论熟地在治疗虚喘中的运用[J].上海中医药杂志，1995（10）：32-34.

腻厚白苔，历用通阳运脾、理气祛痰、燥湿之方，半年无效，后更医投金水六君煎，重用熟地45g，当归30g，三剂有效，半月而愈"。可见熟地治喘，信而有征[1]。

笔者认为，熟地主滋阴养血，善补人身之真阴，可治疗诸劳虚损，阴虚阳虚俱可应用。依景岳之言则对于外感表证、呕吐、泄泻、痢疾、水气、痰饮、肿胀、反胃等病皆可用。而且对于气机阻滞，痰湿水泛，脾虚成泄，外邪束表等症，也绝不是忌之慎之，只要合理配伍，便可化弊为利。

3.2 应用广泛

古今善用熟地者，首推明代张景岳。张氏在其"新方八阵"中的188个方剂中就有51个方剂用了熟地。除"攻阵"外，其他阵中方剂里均有熟地，且以"补阵"最多（江西中医学院学报，2002年第3期）。全阵中29方，用熟地者22方，其适应范围，遍及肾、脾、肝、心、肺五脏，尤其是前三脏。未用熟地的7方中，仍有3方在加减项内用了熟地[2]。

景岳应用熟地治疗多种疾病，在其新方八阵中，不论外感、内伤、寒热、虚实，每多应用熟地，极大程度地扩大了熟地的应用范围，广泛应用于临床各种疾病。如左归饮、右归饮治疗肾之真阴真阳不足，金水六君煎滋肾健脾化痰治疗肺肾不足之痰喘；三气饮治疗风湿痹证；济川煎治疗老年虚性便秘；固阴煎治疗阴虚滑泻；胃关煎治疗脾肾虚寒之久泻；温脏丸治疗虫证；化阴煎治疗小便癃闭，淋浊等证；五物煎或决津煎治疗妇人血证；胎元饮治疗妇人胎动不安；赞育丹治疗男子阳痿不育；六物煎治疗小儿痘发不畅；理阴煎、大温中饮治疗真阴虚弱，外感风寒之证；六味回阳饮治疗元阳之将脱；当归蒺藜煎治疗外科疮疡邪毒等。张景岳打破了熟地应用的禁锢，为后世医家开启了新的思路，不愧有"张熟地"之称。陈士铎用滋脾饮（人参三分，茯苓二钱，玄参、丹皮、芡实、茅根、山药各三钱，熟地一两，沙参五钱，甘草五分，水煎服）治疗唾血不止者（《辨证奇闻》）。傅青主也为善于应用熟地的医家之一，据统计，在其《傅青主女科》中的170余首方中，含熟地之方达42首，其中剂量最大者高达十两（300g）[3]，其所创立的固本止崩汤、固气汤、引精止血汤治疗女子之血崩；养精种玉汤、并提汤等治疗女子之不孕；安奠二天汤、利气泄火汤以安胎等。这些方剂至今仍为临床妇科常用。清初名家高鼓峰治伤寒脱厥证，用人参一两，熟地二两，大剂养阴以回阳，救其虚脱。清代吕用晦，近代章次公等人也有用大剂量熟地与人参治愈伤寒重症的经验。清代外科名医王洪绪在《外科全生集》中创立的阳和汤为治疗一切阴疽的著名方剂。王孟英在其医案中有记载曾用大剂量熟地（熟地一两，肉桂、附子各一钱，菊花三钱）治疗温热病之虚阳外越。近代名医张锡纯曾用单味药熟地治疗泄泻证，取得良效。名医裘沛然深谙景岳之法，善于运用熟地疗疾，以金水六君煎为基础方治疗慢性支气管炎，方中重用熟地治疗慢性肾炎或癌症等慢性难治疾病。

---

1 张成铭. 论熟地在治疗虚喘中的运用 [J]. 上海中医药杂志，1995（10）：32-34.

2 王少华. 张景岳用熟地发微（上）[J]. 浙江中医杂志，2001（5）：28-30.

3 尹香花，申玉华，尤昭玲. 浅析《傅青主女科》熟地之应用 [J]. 湖南中医药导报，2002（11）：633-634，636.

现代名医姚培发深得景岳之道，在治疗疾病时主张补肾，认为补肾既能填补机体虚损的精血亏乏，也能促进机体化生精微的能动作用，在肾阴肾阳中，主张补肾填精为主，补精以能化气也。临床善用熟地滋阴清热以治消渴降血糖；养血润燥，治疗老年人肠燥便秘；并自创补肾醒脑煎，方中重用熟地，配伍清热豁痰、通络开窍之药，治疗老年痴呆症，取得了较好疗效。

3.3 重用依据

张景岳堪为善用熟地之第一人，因此，从景岳之法探究运用熟地的理论渊源，则无过矣。张氏认为"物之生由乎阳，物之长由乎阴"，他从维护人体元阴与元阳之理，推崇熟地黄，因此，景岳运用熟地与其阴阳理论是密不可分的。其主要观点有二：①"阳非有余"，张氏重视人身之阳气，在《类经附翼·求正录》中的《大宝论》言"万物之生，由乎阳，万物之死，亦由乎阳……阳来则生，阳去则死""然则欲有生者，可不以此阳气为宝？即日虑其亏，亦非过也"，同时提出"阳非有余，阴本不足"，并强调"阳虚多寒，宜补而兼温；阴虚有热，宜补而兼清""熟地黄兼温剂始能回阳"，且景岳有"善补阳者，必于阴中求阳，则阳得阴助，而生化无穷"的著名论断，因此，景岳认为人身阳气不足，而熟地为补养五脏真阴的要药，因此，在补阳药中多加用熟地辅助以生阳。②"阴本不足"，张氏在《类经附翼·真阴论》中指出："凡阴气本无有余，阴病惟皆不足""阴虚者，十常八九""虚火为病者，十中常见六七……虚火者，真阴之亏也""凡万物之生死，本由阳气；顾今人之病阴虚者，十之八九，义何谓哉？不知此一阴字，正阳气之根也。"从"此一阴字，正阳气之根也"一句，可知景岳虽重视阳气，但也重人体之真阴。景岳反复论证真阴的重要性："夫病变非一，何独重阴？有弗达者，必哂为谬。姑再陈之，以见其略。如寒邪中人，本为表证，而汗液之化，必由乎阴也；中风为病，身多偏枯，而筋脉之败，必由乎阴也；虚劳生火，非壮水何以救其燎原？泻泄正阴，非补肾何以固其门户？臌胀由乎水邪，主水者须求水脏；关格本乎阴虚，欲强阴舍阴不可。"惟熟地黄"味厚气薄""阴中有阳"，为"补五脏之真阴""补肾中之元气"之佳品。又因其属阴性缓，故倡"非多，难以奏效"。因此，景岳之所以倡多（重）用熟地黄，是立足于"阳非有余，阴本不足"的理论，其在临床治疗疾病时注重温补阳气和培补真阴，创立了著名的方剂如左归丸、右归丸、左归饮、右归饮、两仪膏等，不论温阳或益阴时每多重用熟地，或用熟地补虚以治形，或阴中以求阳。

近现代善用熟地如裘沛然先生，用熟地治疗多种疑难杂症。裘氏认为疑难杂症的病机较为复杂，而在许多情况下都有正气虚弱或虚实夹杂的情况。因此，培补正气（即裘老所谓养正徐图法）是一个重要治则，而诚如景岳所言，熟地"大补血衰，滋培肾水，填骨髓，益真阴，专补肾中元气，兼疗藏血之经……禀至阴之德，气味纯静，故能补五脏之真阴"（《景岳全书·本草正·地黄》）。熟地能救阴，补精血，为治疗一切精血亏损之证的要药。故裘先生治疗疑难杂症，不忘扶正固本，多在方中加入熟地，扶正以祛邪，在疑难杂症中可获良效。

3.4 配伍应用

《本草分经》："治一切肝肾阴亏，虚损百病，为壮水之主药；兼散剂亦能发汗，兼温剂亦能回阳。"陈士铎认为："熟地虽是君药，不可独用之以取胜。盖阳药可以奇用，而阴药必须偶用也。况熟地乃至阴之品，性又至纯，非佐之偏胜之药，断断不能成功，此四物汤补血所以必益之当归、白芍、川芎也。推之而与人参同用，可以补心肾之既济；与白术同用，可以补脾肾之有亏；与麦冬、五味同用，可以滋肺肾之将枯；与白芍同用，可以益肝肾之将绝；与肉桂同用，可以助命门之火衰。与枣仁同用，可以安膻中之火沸；与地榆同用，可以清大肠之血；与沙参同用，可以凉胃中之炎；与元参同用，可以泻阳明之焰。"（《本草新编》）

景岳认为"无论阴阳，凡病至极，皆所必至，总由真阴之败耳！然真阴所居，惟肾为主……虚邪之至，害必归阴；五脏之伤，穷必及肾"（《景岳全书·杂证谟·虚损》）。而熟地"味甘微苦，味厚气薄，沉也……大补血衰，滋培肾水，填骨髓，益真阴，专补肾中元气，兼疗藏血之经……禀至阴之德，气味纯静，故能补五脏之真阴"，且"熟地以至静之性，以至甘至厚之味，实精血形质中第一品醇厚之药……且其得升、柴则能发散；得桂、附则能回阳；得参、芪则入气分；得归、芍则入血分……"。"且犹有最玄最妙者，则熟地兼散剂方能发汗，何也？以汗化于血，而无阴不作汗也；熟地兼温剂始能回阳，何也？以阳生于下，而无复不成干也。然而阳性速，故人参少用亦可成功；阴性缓，熟地非多难以奏效。"（《景岳全书·本草正·地黄》）

施今墨认为，熟地 30g 配麻黄 1.5g，一肾一肺，金水相生，标本兼顾，止咳平喘，散结消块甚效。主治久喘无痰症者；妇女经期哮喘，素喘新发；痰核、流注结块以及阴疽诸症，著名的阳和汤即为例证。熟地配当归，滋阴补血，益肾纳气，治久咳、久喘病人，常于咳喘方药之中加当归一味而建奇功。熟地配山茱萸，一补一敛，强阴益精，大补元气，治糖尿病甚妙，及病久虚弱症。熟地配细辛治疗腰痛，不论肾虚腰痛，或风湿腰痛，偏于阴虚者，均宜使用。苍术配熟地，健运脾胃，生血补血之功，可用于治疗再生障碍性贫血。砂仁配熟地，既可去除熟地黏腻碍胃之弊，二者并用，又可治疗胎动欲坠者（《施今墨对药》）。

现代名老中医焦树德认为熟地黄配伍当归则补血，配白芍则养肝，配柏子仁则养心，配龙眼肉则养脾，配麻黄则不黏滞，并能通血脉，温肌腠（《用药心得十讲》）。

裘沛然常用熟地与干姜、吴茱萸、白术等相配，治脘痞、胀满、纳呆、舌腻之证，一破"甘令人中满"而忌用熟地之陈说；用熟地合芩、连、姜治疗慢性泄泻，发现其厚肠胃的功效不可低估，并对泄泻忌用甘柔的常法提出了质疑；用熟地伍麻、桂、荆、防治外感风寒表证，令发汗有化源之资；用熟地合附子、肉桂治元阳不足的虚损证，体会到"阴中求阳，阳中求阴"之奥旨（《壶天散墨》）。

3.5 用量参考

张景岳善用熟地，深谙运用熟地之法者，多主张应重用。景岳《新方八阵·补略》29

方中用熟地者有22方，且用量较大，常用至一二两甚至二三两，如滋阴补肾之左归饮熟地用量为1～2两，温补肾阳之右归饮熟地也可用至1～2两；大补气血的两仪膏，熟地黄用至一斤。

陈士铎在《本草新编》中论述熟地应当大剂量应用，如"然必用至一两、二两为君，而加所佐之味，或五钱或八钱，自易取胜于万全也。倘熟地少用，其力不全，又何以取胜哉"，又"或问熟地宜多用以奏功，抑宜少用以取效乎？熟地宜多不宜少也。然而用之得宜，虽重用数两不见多；用之失宜，虽止用数钱未见少。用之于肾水大亏之日，多用犹觉少；用之于脾土大崩之时，少用亦觉多；用之于肾火沸腾之病，用多而殊欠其多；用之于胃土喘胀之症，用少而殊憎其少。全在用之得宜，而多与不多，不必计也"。"熟地系君药，可由一两以用至八两。盖补阴之药与补阳之药，用之实有不同。补阳之药，可少用以奏功，而补阴之药，必多用以取效。以阳主升而阴主降。阳升，少用阳药而气易上腾；阴降，少用阴药而味难下达。熟地至阴之药，尤与他阴药有殊，非多用之，奚以取胜。"

近代张锡纯《医学衷中参西录》也提倡熟地应该大剂量应用：冯氏所著本草，谓熟地能大补肾中元气，此亦确论。凡下焦虚损，大便滑泻服他药不效者，单服熟地即可止泻。然须日用至四五两，煎浓汤亦不作闷（熟地少用则作闷，多用转不闷），少用则无效。

著名医家裘沛然、姚培发等治疗疾病时，如对证，也常大剂量应用熟地，少则30g，多则60g、90g不等。史锁芳临床运用熟地体会：若患者脾胃健运有力，则初始剂量即可用至30g，服后若无不适，根据情况可15～30g不等量递增；若患者脾胃虚弱，虚不受补，则初始剂量以15～25g为宜，同时处方中配伍健运脾胃之药，以后每次以10g量逐级递增，以免剂量太大，适得其反，待取得满意疗效后守方久服。[1]

因此，对于熟地的剂量问题，我们认为，只要对证，即可放胆用之，亦可从小剂量开始逐渐加量。

3.6 用药禁忌及注意事项

但熟地性静味厚，不可乱服久服，久服必碍于阳气的升发，服滋阴药后，若：①口渴咽干症状已消除，舌苔已生，不欲饮水，当停止滋阴。②食欲恢复正常之后，又开始减退，当停止滋阴。③大便由干燥转为湿润后，又变得稀溏而黏滞，当停止滋阴。④睡眠恢复之后，又变得嗜睡，身体重，腿无力，当停止滋阴。

3.7 医案精选

3.7.1 糖尿病——清热养阴（王瑞恒医案）

王某，男，32岁，1963年，诊断2型糖尿病2个月，住东镇医院治疗，用降糖药20

---

1 刘永.基于"肾主纳气"理论应用大剂熟地治疗稳定期COPD"肾不纳气证"的临床研究 [D].南京：南京中医药大学，2012.

余日疗效不佳。每日餐饮无度，半斤重的馒头一顿能吃四个，日吃六顿，一晚上饮水三暖壶，见骨瘦如柴，身倦乏力，住院20余日，从未下地活动。脉洪大无力，舌质红，苔薄黄欠润。想到《内经》"胃有热则消谷善饥"且肾藏真阴，真阴不足，非大量饮水而能自救，故填补真阴方为正法。故开自拟壮水清胃汤：

熟地120g，石膏120g，山萸肉15g，麦冬30g，玄参30g，人参20g，黄芪40g，甘草10g。

以大剂量熟地补其阴而腻其胃，大剂量石膏清其胃热，另随证配以别药。2剂后，患者食量大减，自诉一顿半个馒头即饱，水亦少饮，身体有力。按上方复开3剂，服后，病人自觉良好，出院。后以张锡纯之猪胰腺焙干研末吞服之法，自行服用两月以巩固疗效（《临证治验会要》）。

评：医家多嫌熟地有滋腻之弊，多少用，而本案反用熟地滋腻碍胃之性绝消渴之多食，且糖尿病多有肾阴虚，又用熟地大补其真阴，实谓妙策。黑龙江毕雅安用熟地75g、黄芪25g、人参10g为方治疗糖尿病酮症，在改善症状的同时，降低或消除酮体，取得了满意的疗效。并且毕氏发现随着黄芪和人参剂量的改变，糖尿病症状有所改善，而尿酮体水平无特异性变化，当同时加大熟地的用量，尿酮体水平明显降低[1]。

3.7.2　虚喘——金水六君煎（张成铭医案）

刘某，男，70岁。患者有慢性肺气肿史，左肺鳞癌手术放疗史，1992年10月31日因咳喘加重半个月入院。症见咳嗽阵作，气急不平，喘息有声，痰不易咳出，舌暗红苔黄腻，脉弦数。查体：两肺满布痰鸣音。入院摄胸片示：①左肺癌术后右肺门转移；②慢性肺气肿合并感染。白细胞$7.0×10^9$/L，中性粒细胞百分比78%，淋巴细胞百分比20%，单核细胞百分比2%。治疗予头孢拉定、氨苄西林、激素、氨茶碱等抗感染消炎、解痉平喘，同时予服中药清肺化痰剂。两周后患者病情有所好转，但仍有咳喘气短，动则喘甚，痰少而黏，苔仍黄腻，同时诉阴囊潮湿，怕热多汗，胃纳尚可。听诊两肺散在干湿性啰音。观患者形肥体盛，面暗红有垢。脉症合参，内有痰湿无疑，不仅上有痰热蕴肺，下有湿热流连，而且平素即为痰湿内盛之躯。但由于患者咳喘多年，复患癌肿，病穷及肾，是以目今肾元也已大亏，肾虚纳气无根，则气短不足以吸，正虚不能御邪，故痰湿化而不消。治当补肾固本，清化痰湿并举。仿金水六君煎法：

生熟地各24g，炒白芍15g，怀山药30g，半夏10g，胆南星10g，虎杖15g，苦参10g，车前子（包煎）10g，蜈蚣6条，桃仁10g，老鹳草15g，当归20g。7剂。

药后患者诉服该方自觉舒适，喉中痰滞感减少，痰易于咳出，阴囊潮湿消失，喘咳减轻。望苔腻见化，宗原法加减继进：上方去生地、车前子，熟地增至45g，加云苓12g，陈皮6g。7帖。患者咳定喘平，但活动后仍有气短，查体两肺啰音消失。原方继图，以资巩固。此后即以金水六君煎为基础，加党参、蛇舌草、石上柏等扶正抗癌药为方加减服

1　毕雅安.熟地治疗糖尿病酮症[J].江苏中医，2000（1）：33.

用，痰多时选加胆南星、虎杖、蚤休、白芥子，痰少时入山萸肉、补骨脂、枸杞子。患者病情稳定，并逐步好转，气短消失。至1993年4月出院时，一般状况良好，室内活动无气喘现象，生活完全自理。据患者自诉，身体状况较入院前平素咳喘不发作时明显为好。1994年1月8日，患者受凉后咳喘再次发作入院治疗，仍投上法，咳喘控制。

评：张先生对熟地治疗虚喘深有心得，认为：①熟地所治者为虚喘，其特点是气短不足以吸，动则喘甚。只要见此等证候，不论其舌脉如何，有痰无痰，均可用之，不必有所顾虑。熟地所消虚痰，是肾虚不能主水，水湿上泛之痰，典型者痰有咸味，此为其特征。熟地大补肾气，使水湿得以蒸化，因而其痰不化自消，故此云"消虚痰"，非谓熟地有直接的化痰作用。②以熟地补肾纳气，用量必大，一般30～45g，多则60g，量少无功，惟其量大才能效专力宏。③注重配伍。慢性咳喘患者有虚多实少、虚实并重及偏寒偏热、寒热夹杂之不同，临床上当仔细辨别，分别施治。若咳喘发作间期，以虚为主者，治以补肾固本，药用熟地、山萸肉、山药、党参、麦冬、茯苓、五味子、胡桃肉之味，兼阳虚内寒者加鹿角胶或鹿角霜、淫羊藿、杜仲、菟丝子，阴虚内热者去党参，加胡桃肉、知母、生地，或以麦味地黄汤加阿胶、牛膝。咳喘频作，发无已时，证属阳虚兼饮者，治取阳和汤，阴虚夹痰者治取金水六君煎。对感受外邪而急性发作，咳喘气急，痰多色黄，或白黏多沫，舌红口干者，宜用清上固下法，药取熟地、山药、云苓、麦冬、五味、虎杖、蚤休、鱼腥草、竹沥水、炒芩、胆南星。腑气不通者加大黄，气虚欲脱者伍人参，若夹有瘀血，又可选用丹参、桃仁以活血化瘀[1]。

评：金水六君煎为明张景岳所创，谓治"肺肾虚寒，水泛为痰，或年高阴虚，气血不足，外感风寒，咳嗽呕恶，多痰喘急"等症，景岳又称"金水六君煎治虚痰之喘""外感之嗽，凡属阴虚血少，或肾气不足，水泛为痰，而咳嗽不能愈者，悉宜金水六君煎加减主之，足称神剂"（《景岳全书·杂证谟》）。金水六君煎即为局方二陈汤合当归、熟地。考二陈汤为治一切痰饮为病的通剂，祛秽浊以利水湿，合大剂熟地峻补真阴，其要有二，一者"阴药非重量则仓卒间无能生血补血"（《岳美中医案集》）；二者制二陈辛燥，当归辛温，变方剂以补肾为主，"久病入络"（叶天士），故合当归以入血络。熟地滋阴，阴本主静，无力自动，须凭借阳药当归、半夏之属以推之激之，是以痰可蠲，嗽可愈，喘可止。现代医学认为"老慢支"有微循环障碍，改善血供能使机体获得氧气和营养，可有效地缓解或改变"老慢支"的临床症状。祛邪倚二陈，扶正靠归地，标本兼顾，虚实并用，切合病机，宜其有效。

3.7.3 咳喘——阳和汤加味（潘德孚医案）

患者，男，56岁，咳喘10余年，遇寒则发，以冬为甚，原为1年一发，愈发愈频，甚者1个月数发。此次发作已逾月余，经多种抗生素与止咳平喘药物治疗，效果不明显，症见咳痰稀白，量多。动则喘咳不止，不能平卧，畏寒怕冷，眼睑浮肿，小便频清，舌淡

---

1 张成铭.论熟地在治疗虚喘中的运用[J].上海中医药杂志，1995（10）：32-34.

边暗，脉迟弱，素有慢性支气管炎、肺气肿病史。治宜温阳补肾，化痰平喘，阳和汤加味：炙麻黄 5g，大熟地 30g，鹿角胶 10g，干姜 5g，紫油桂 1.5g，炙甘草 6g，白芥子 10g，杏仁 10g，紫苏子 10g，3 剂。药后咳嗽均减，夜能平卧，胃纳不馨，合四君子加味，续服 5 剂而愈。

[按语] 阳和汤加味治疗"老慢支"，近代中医泰斗秦伯未谓："我常用外科的阳和汤治疗顽固的痰饮咳嗽，效果胜于小青龙汤。理由很简单，小青龙汤是治疗风寒引起的痰饮咳喘，阳和汤却与痰饮的发病原因和病理相吻合，且能结合到痰多的症状。"（《谦斋医学讲稿》）这里所指的痰饮咳喘证，实则包括了大部分肾阳虚的"老慢支"患者。潘氏认为阳和汤治疗痰饮咳喘效果满意，除秦氏列举上述原因外，最重要的一点在于方中以大剂量的熟地为君，故有此奇效。

阳和汤为清代王洪绪《外科证治全生集》所创，原"主骨疽流注、阴疽、脱骨疽、鹤膝风、乳癌、结核、石疽、贴骨疽及漫肿无头平塌白陷一切阴凝等症"。王氏认为"麻黄得熟地不发表，熟地得麻黄不凝滞，神用在此"。扩大此方来治疗"老慢支"，补肾药与平喘化痰药配伍应用，切中痰饮咳喘的病机外，还有一个更显著特点是温补肾阳之法从峻补肾阴中去求取。滋阴药熟地用量是补肾阳药鹿角胶的三倍多，温命火肉桂的二十倍，符合中医"少火生气，壮火食气"（《内经》），"治下焦如权，非重不沉"（《温病条辨》）原则，实得张氏"善补阳者，必于阴中求阳，则阳得阴助，源泉不竭"之真髓。对于"老慢支"偏于肾阳虚者，效验昭彰。

评："老慢支"—肺气肿—肺源性心脏病，这死亡的三部曲。如何在"老慢支"阶段，用有效的医疗手段扭转或截断它的恶化发展，潘德孚主张重用熟地黄治疗"老慢支"，取得一定的疗效。《类证治裁》认为，治疗痰、喘、嗽，治疗虽有肺、脾方面的侧重，然穷病必及于肾，或肺肾阴亏，或脾肾阳虚，或肾阴不足，或命火衰微，终不离乎治肾。因此，对于顽固的反复发作的"老慢支"，"重用熟地，生精补血峻补肾阴，确为浇水灌根，治病求本之道"。"老慢支"若偏肾阴亏或临床阴阳失衡不显著者，则以变通金水六君煎为主方，若肾阳虚者则以阳和汤为主方，关键在于大剂量熟地行霸道以求速功。

中医治疗"老慢支"，或借鉴于西医感染学说，辨证论治加鱼腥草、大青叶等清热消炎药物；或从冬病夏治论，偏重于温肾助阳。熟地滋阴补肾，虽无杀菌消炎作用，也无温肾助阳作用，但有实验证明，养阴药有提高人体免疫功能、抑制细菌生长、促进健康的效用，值得进一步研究。

3.7.4 月经过多症——地黄黄酒汤（《仲景方药古今应用》）

李某，女，26 岁，1993 年 5 月 4 日以经量过多就诊。患者月经周期大致正常，1 年来经期经量极多，严重时每天需要用卫生纸 1 包，经期达 5～8 天，曾服云南白药、断血流片等止血药多种，疗效不明显。患者于前天月经来潮，连续 2 天经血极多，血色鲜红，伴心悸、胸闷、乏力。诊见患者面色萎黄，精神不振，脉滑数，舌胖大，苔薄白。以地黄黄酒汤（熟地黄 50g，生地黄 50g，黄酒）3 剂治疗，3 天后复诊，诉服药当天经量明显减少，至第 3 天经血已基本停止。继以乌鸡白凤丸，每日 2 丸，巩固疗效。

[按语] 地黄与酒配伍治疗经血过多，主要是受《备急千金要方》的启发，该书卷二描述的治疗妊娠下血的方剂中，有 4 首药方是以地黄与酒相配伍，绝不杂以他药。由此可见，地黄与酒相伍，对治疗子宫非正常的出血可能有一定疗效。熟地为养血滋阴之要药，《景岳全书》曰："阴虚而神散者，非熟地之守，不足以聚之；阴虚而火升者，非熟地之重，不足以降之。"月经过多之症，反复发作，必成阴亏血虚，真气涣散。熟地兼有滋阴养血及收敛虚散之功，厚重直补下焦，故可用于月经过多之症。明末清初医家傅山，宗《内经》"阴虚阳搏谓之崩"之旨，治疗崩证，爱选熟地，其书《傅青主女科》中崩门疏方 8 首，含熟地五方，其用量多驻足重剂。已故名中医赵锡武治疗崩漏，利用熟地黏腻之短塞流，用量重至 60g，每取捷效。

3.7.5 膏淋（乳糜尿）——补益脾肾兼清湿热（裘沛然医案）

韩某，女，38 岁。1989 年 7 月 8 日初诊。10 余年前，发现小便时有混浊，常于进食动物蛋白时明显，此后逐步加重，常常小便混浊如米泔水，平时腰膝酸软，乏力神疲，曾去数家医院就诊，西医均诊为"乳糜尿"，服用多种西药均无效，并去多处中医诊治，也未见效。诊时面色萎黄，体态丰满，舌淡，苔淡黄腻，脉细。证属脾肾两虚，兼湿热内阻，治当扶正固摄，兼利湿热。药用：

金樱子 15g，覆盆子、川黄柏、肥知母各 12g，生黄芪、大熟地各 30g，生白术 18g，生蒲黄 15g，淡黄芩 24g，茯苓 12g，补骨脂 15g，川杜仲 12g。

10 剂后，复诊时，病人告知，服药 5 剂后，小便即转清，试服猪肉等动物蛋白时也未见尿混，10 剂后，腰酸膝软、神疲乏力等症大见好转。乃以前方加粉草薢 30g，莲须、黄精各 20g。

10 剂后三诊：小便已清，诸症皆安，苔腻也化去大半，唯有时头晕目糊，再以前方加首乌 20g，决明子 30g，14 剂。2 年后随访，尿清体健，诸症悉善，1 年前，曾因过于劳累加之饮食不慎复作 1 次，自服前方 10 剂，旋即康复，至今未发。

[按语] 裘先生认为，其病因为脾肾两虚，固摄无权为主因，故投大量熟地，以益肾固本；配以杜仲、补骨脂，温肾补阳；黄柏，既有清下焦热，利小便之功，与知母合用，又有滋肾助阴的作用，阴阳配用，生化无穷；黄芪、白术、茯苓，益气健脾利水湿；金樱子、覆盆子，摄纳固精；黄芩清热燥湿；至于蒲黄，临床多用于止血活血，在此则以利水道相使。二诊时加莲须、黄精，益脾肾以固摄；添草薢，分清浊；三诊时加首乌、决明子，扶正清肝明目。证治合拍，多年宿疾竟除 [1]。

3.7.6 吐泻虚脱证——养阴回阳（张锡纯医案）

侯某之子，五岁，因凉泻之药太过，致成慢惊，胃寒吐泻，常常瘛疭，精神昏愦，目睛上泛，有危在顷刻之象。为处方，用熟地黄二两，生山药一两，干姜、附子、肉桂各二钱，净萸肉、野台参各三钱，煎汤一杯半，徐徐温饮下，吐泻瘛疭皆止，精神亦振，似有

---

1 裘端常. 裘沛然临证验案拾遗 [J]. 辽宁中医杂志，2001（3）：139-140.

烦躁之意，遂去干姜加生杭芍四钱，再服一剂痊愈。

[按语] 观上案，张氏谓地黄大补肾中元气之说，非尽无凭。盖阴者阳守之，血者气配之，地黄大能滋阴养血，大剂服之，使阴血充足，人身元阳之气，自不至上脱下陷也。

正如张景岳《类经附翼》："不知此阴字，正阳气之根也……阳不可以无阴，非形无以载气也，故物之生也，生于阳，物之成也，成于阴，此所谓元阴元阳，亦真精真气也。"人身之阳气根于真阴精血，阳气虚脱是"阳失阴而离"，且"非补阴何以收散亡阳之气"？

3.7.7 重用熟地治疗癃闭 [1]

娄某，女，75岁。患者1月前卒患中风，经抢救后，神志恢复，仍言语不利，左侧肢体瘫痪。近1周来，又加小溲量少不利，渐至涓滴全无。导尿不慎，又引发尿路感染。西药治疗无功，转邀中医救治。查其形体瘦小，言语謇涩，左下肢稍能抬动，上肢拘挛，功能丧失。伴神萎气短，心悸不安，口燥咽干，欲饮而不敢饮，食欲不振，大便干燥如羊屎，小溲不通。舌质光红无苔，以手扪之干燥如剉，脉沉细无力，时现微数。断为阴虚癃闭重证。

处方：大熟地120g，台党参24g，白芍18g，甘草9g。水煎服。1剂即知，2剂溲通，续服2剂，小便复常。后转方调治偏瘫等证。

[按语] 阴虚癃闭，多见于癃闭日久，阴精灼伤，或阴亏之质，继患癃闭，笔者处方中，重用熟地为君，熟地味甘微温，大益精血，而其峻补真阴之中，又能有兼助肾气，正如王好古所说"熟地能补肾中元气"。张景岳则更明确指出："阴虚而神散者，非熟地之守，不足以聚之。"故阴竭欲脱之险证，若非重用熟地，又岂能挽回人命于顷刻。阴虚而水不化者，非熟地之滋益，不足以和之、通之也，又用白芍苦酸微寒，养阴益血而性善利小便，为阴虚小便不利之圣药，以为辅佐。更配党参、甘草益气，补脏腑元气之亏虚。况熟地、白芍相伍，养阴利尿之力大增；党参、甘草、熟地相配，养阴血而益元气之功愈强；白芍、甘草酸甘合化，又为仲景养阴之妙剂。四药相伍，分合有序，配伍井然，药专力雄，病重而济之以大剂，始克有济，方能力挽狂澜。使真阴得滋，真气得助，肾气充盛，膀胱鼓动有力，则水液运行如常，而癃闭愈矣。

3.7.8 赤白痢——大方复治反激逆从（裘沛然医案）

某男童，14岁，以高热腹痛，赤白痢下伴里急后重起病。前医迭用木香槟榔、荆防败毒、白头翁及芍药等汤方不应。病情迁延2周，邀裘教授往诊。患者痢下频数，日解二三十次，神志时清时昧，精神萎惫，但欲寐状，身有微热，手足厥冷，脐腹时痛，小便赤涩，谷食不进，舌质嫩、苔黄，脉微细欲绝。此由先伤生冷，复感湿热疫毒，留滞肠中，寒热交迫，气血俱伤，邪毒鸱张，阴液亏损，中土惫败，肾阳式微，元气呈欲脱之兆。证情危笃，拟攻补寒热兼施，用大方复治，以冀万一。药用：

---

1 王金荣. 重用熟地治癃闭 [J]. 浙江中医杂志, 1999（11）: 33.

党参 24g，黄芪 40g，茯苓 15g，生甘草 12g，熟地黄 40g，当归 20g，川芎 12g，阿胶 12g，白芍 20g，熟附块 15g，上官桂 6g，干姜 15g，黄芩 20g，黄连 6g，黄柏 15g，车前子 12g，泽泻 12g，滑石 15g，木香 15g，槟榔 12g，生大黄 10g，芒硝 9g，诃子肉 15g，补骨脂 12g，乌梅 12g。

上药水煎 2 次，和匀后浓煎成 2 小碗，分 3 次饮服。患者服 1 剂后神志转清，痢下减半，腹痛缓解，手足微温。病有转机，药已对证，原方续服 1 剂。药后精神渐振，痢下 2～3 次，腹痛除，小溲清，身热去，手足温，欲思食，脉来有神，苔薄微腻。此积滞去，阳气回，阴津渐复，证入坦途，改投香砂六君子汤加熟地、干姜。5 剂后精神振，二便调，饮食如常，病体基本康复。

[按语] 此病属疫毒痢，由热毒壅滞肠道，燔灼气血，阴阳两损，正不胜邪所致。前医虽率用治痢常方，然药轻病重，邪炽而正气欲溃，病情复杂危重。此时若用单一的治法，必难任艰巨，恐变生于俄顷。裘先生针对病机选用黄芪、党参、茯苓、甘草补气健脾；熟地、阿胶养阴补血；附子、官桂、干姜回阳救逆；黄芩、黄连、黄柏清热解毒；车前子、泽泻、滑石利湿泻浊；木香、槟榔与当归、川芎同用，既行气又调血；大黄、芒硝荡涤积滞，佐芍药则破积通便之力更巨。按芍药功用自《本经》及历代药籍所载，均有通泄之功，故仲景以芍药、大黄二药并用，与后人芍药为"敛"药者有明显出入。方中诃子、乌梅则有敛阴止泻之功。是方温清并用，敛泄共投，攻补兼施，气血阴阳并调，且药味多达 25 味，似乎庞杂。但药味虽多，法度分明，杂而有章；更重要的是其切中病机，因而在较短时间内邪毒祛而泻痢止，阳回津复，重危之病迅即向愈。方中之用熟地则循景岳之法从阴生阳长着眼，立熟地为治疗泻痢之主药，并谓熟地不仅大补肾阴且有厚胃肠作用，为泻痢之治开辟了新途径。

4 石膏

4.1 古代药论

石膏首载于《神农本草经》，长于清肺胃气分之大热，解肌透热之力强，生津而不燥，煅用还可敛疮生肌。大剂量石膏应用于中医临床，由来已久。汉代张仲景《伤寒论》《金匮要略》中的白虎汤、白虎加人参汤、竹叶石膏汤、麻杏石甘汤、越婢汤、大青龙汤等方剂，均含有石膏，用量少则半斤，多至一斤。唐代《外台秘要》治天行疫病之鳖甲汤，石膏用至八两，同时期的《备急千金要方》治心热欲吐，吐不出，烦闷喘急，头痛之石膏汤，石膏用量为一斤。缪希雍是明代擅长治疗温病的江南名医，他的处方大半出入于白虎汤、竹叶石膏汤之间，其中生石膏的用量常在 30g 左右，重者 1 次量达 100g，甚至有一昼夜连服近 500g 的。清代桐城医家余霖创清瘟败毒饮，大剂量石膏可用至

180～240g，据纪晓岚说，当时"踵其法者，活人无数"。近代名医张锡纯对石膏有独特的认识，认为"无论内伤、外感用之皆效"，"即脏腑间蕴有实热，石膏皆能清之"，其"临证四十余年，重用生石膏治愈之证当以数千计。有治一证用数斤者，有一证而用至十余斤者，其人病愈之后，饮食有加，毫无寒胃之弊"，石膏用量之大重者1次用至四五两，甚至七八两，药专力宏，直中病所，每获良效[1]。近代医家孔伯华不惟于外感方面运用石膏得心应手，且于杂病方面亦用当通神，根据患者病情轻重、年龄大小、性别男女等而定剂量，少时三五钱，多至半斤，甚至数斤煎煮代水饮用。中华人民共和国成立之初，运用大剂量白虎汤治疗流行性乙型脑炎（简称乙脑）等，大大降低了公认的死亡率，取得了令人瞩目的疗效。

4.2 广泛应用

历代医家在长期的临床实践中，不断丰富和发展了运用石膏治疗各种疾病的经验。张仲景为古今善用石膏第一人，其用白虎汤、白虎加人参汤、竹叶石膏汤等方治疗壮热、烦渴、汗出、脉洪大之阳明气分热证，用麻杏石甘汤治疗"汗出而喘，无大热"之肺热咳喘证，用越婢汤、大青龙汤等治疗水肿，用竹叶石膏汤、竹皮大丸治疗胃热气逆呕吐，用白虎加桂枝汤治疗温疟、热痹，等等。石膏又是治疗胃火牙痛之良药，陈实功《外科正宗》之清胃散和张景岳《景岳全书》之玉女煎均应用石膏清胃火治牙痛。《本草纲目》引《外台秘要》用石膏治疗虚劳："骨蒸劳病，外寒内热，附骨而蒸也。其根在五脏六腑之中，必因患后得之。骨肉日消，饮食无味，或皮燥而无光。蒸盛之时，四肢渐细，足趺肿起。石膏十两，研如乳粉法，水和服方寸匕，日再，以身凉为度。"汗证，也是古代许多石膏方的主治病症，如《肘后方》石膏甘草散，两药等分为末，以米浆送服，治大病愈后多虚汗。《普济方》也用石膏甘草治疗暴中风，自汗出如水者。石膏亦可通乳：唐代孙思邈在《备急千金要方》中有"治妇人乳无汁，单行石膏汤方，石膏四两研，以水二升，煮三沸，稍稍服，一日令尽"。清代名医叶天士认为，"产乳者，产后乳汁不通也，阳明之脉，从缺盆下乳，辛寒能润，阳明润，则乳通也。"全宗景在《通乳十二法》一书中用白虎汤加玄参、麦冬、天花粉、竹叶、芦根，重用石膏清泻阳明之热，阳明润，津液得布，乳汁源流自旺，主张用辛寒之石膏以润阳明而通乳。余霖主张治疫以清热解毒为主，提出"非石膏不足以治热疫"，创用大剂量石膏之清瘟败毒饮等方，谓疫乃无形之毒，宜用石膏，不宜用硝、黄，治火热证表里俱盛，大热烦躁，渴饮干呕，头痛如劈，昏狂谵语，或发斑吐衄等证，为中华人民共和国成立后中医治疗乙脑、流行性出血热等急性流行性热病提供了宝贵的经验。《吴鞠通医案》中赵姓太阳痹案，其方用生石膏180g，并云"（治痹）六脉洪大已极，石膏少用，万不见效，命且难保"，重用石膏120g，多则250g。现代名医王季儒、章真如，治疗热痹皆重用生石膏，并把石膏列为治疗热痹必用之药。张锡纯拓宽了

---

1 白恒慧，刘连续，张占平．张锡纯运用石膏举要[J]．内蒙古中医药，2006（5）：31.

其临床使用范围，除治疗外感实热外，还用于产后病温（白虎加人参汤），外感崩漏（白虎加人参汤），痢证兼表（白虎加人参汤），疟证兼温（白虎汤加柴胡），关节热痛（石膏配阿司匹林），腹中坚痛（石膏、三七、蒲黄），重症鼻渊，其他如梅毒、胞宫溃烂等病，以及解砒石毒、外感发汗等，均取得了显著疗效。此外，石膏煅用，有敛疮生肌、收湿、止血之功效，可用来治疮疡溃后脓未净者，或脓已净而疮口不敛者，如九一丹、八二丹之类，故煅石膏被誉为"生肌敛疮之佳品"。

黄煌总结前人应用石膏经验，将石膏临床应用范围归纳如下：①急性传染病以及急性感染性疾病（如乙型脑炎、流行性脑脊髓膜炎、流行性感冒、猩红热等）过程中出现高热、大汗出等症状时，石膏经常与知母、甘草等同用，代表方为白虎汤。②血液病（如各种出血、血小板减少性紫癜、血友病、白血病等）出现汗出、口渴、脉洪大时，可以考虑使用白虎汤加水牛角、生地等。③糖尿病、甲状腺功能亢进、脑垂体瘤、甲状腺瘤、小儿夏季热等内分泌疾病中出现严重渴感、出汗等症状时，石膏经常与知母、人参等同用，方如白虎加人参汤。④皮肤科、眼科、牙科等疾病过程中出现出汗多、脉洪大等症状时，可以考虑使用白虎汤加味。⑤临床使用麻黄剂治疗呼吸道疾病、皮肤病时，如果伴有烦躁、出汗者，可以配用小剂量石膏[1]。

4.3 认识考辨

4.3.1 石膏历代认识

石膏最早见于《本经》：气味辛，微寒，无毒，主治中风寒热，心下逆气，惊喘，口干舌焦，不能息，腹中坚痛，产乳，金疮。《别录》进一步阐释：除时气头痛身热，三焦大热，皮肤热，肠胃中膈热，解肌发汗，止消渴烦逆，腹胀暴气喘息，咽热。亦可作浴汤。《药性论》说：治伤寒头痛如裂，壮热，皮如火燥，烦渴，解肌，出毒汗，主通胃中结，烦闷，心下急，烦躁，治唇口干焦。和葱煎茶去头痛。《本草备要》总结：石膏治伤寒郁结无汗，阳明头痛，发热恶寒，日晡潮热，肌肉壮热，小便赤浊，大渴引饮，中暑自汗，舌焦牙痛，又胃主肌肉，肺主皮毛，为发斑、发疹之要品。但用之甚少则难见功。

《医学衷中参西录》论述最详：石膏，凉而能散，有透表解肌之力。外感有实热者，放胆用之，直胜金丹。《神农本草经》谓其微寒，则性非大寒可知。且谓其宜于产乳，其性尤纯良可知。医者多误认为大寒而煅用之，则宣散之性变为收敛（点豆腐者必煅用，取其能收敛也），以治外感有实热者，竟将其痰火敛住，凝结不散，用至一两即足伤人，是变金丹为鸩毒也。迨至误用煅石膏偾事，流俗之见，不知其咎在煅不在石膏，转谓石膏煅用之其猛烈犹足伤人，而不煅者更可知矣。于是一倡百和，遂视用石膏为畏途，即有放胆用者，亦不过七八钱而止。夫石膏之质甚重，七八钱不过一大撮耳。以微寒之药，欲用一大撮扑灭寒温燎原之热，又何能有大效。是以愚用生石膏以治外感实热，轻证亦必至两

---

1 黄煌. 石膏 [J]. 中国社区医师，2003（7）：29-31.

许；若实热炽盛，又恒重用至四五两或七八两，或单用，或与他药同用，必煎汤三四茶杯，分四五次徐徐温饮下，热退不必尽剂。如此多煎徐服者，欲以免病家之疑惧，且欲其药力常在上焦中焦，而寒凉不至下侵致滑泻也。《本经》谓石膏治金疮，是外用以止其血也。愚尝用煅石膏细末，敷金疮出血者甚效。盖多年壁上石灰善止金疮出血，石膏经煅与石灰相近，益见煅石膏之不可内服也。

4.3.2 石膏性味辨

历代本草和医家对于石膏药性的认识，有微寒、寒、大寒等不同，民间还广传"一两石膏犹胜一担凉水"。明辨石膏之药性，有助于更好地利用石膏。石膏最早见于《神农本草经》，被列为中品，性微寒。《本草纲目》亦载"气味辛微寒"。石膏大寒之说，首见于陶弘景之《名医别录》，云"甘，大寒，无毒"。后世部分医家受此影响，再加之仅见仲景用白虎汤之四大证（大热、大渴、大汗、脉洪大），不察其他用石膏方的情况（如《伤寒论》第169条治疗"无大热，口燥渴"之白虎加人参汤证、第397条治疗虚热之竹叶人参汤证，《金匮要略·妇人产后病脉证治》治疗"妇人乳中虚，烦乱呕逆，安中益气"之竹皮大丸证等），故将石膏认为大寒之品，遂沿袭成风，畏如虎狼之药。

张锡纯为解除人们对石膏的疑虑，说明其性"易驯"，援引《神农本草经》说，谓非大寒之物，"宜于产乳"，《金匮要略》载有竹皮大丸，可知其功用纯良，并无黄连、黄柏诸清热药大寒伤中之弊（"诸药之退热，以寒胜热也；而石膏之退热，逐热外出也"。石膏善退热而无大寒的优点，凉而能散，善透伏气）。久客金陵的袁枚患疟，用石膏煎成吃半碗，"沉沉睡去"，得微汗而愈的例子，也说明石膏之性宜于北方人而南方人服之适应不了的说法是违反事实的。

孔伯华在《石膏药性辨》中讲石膏是清凉退热、解肌透表之专药，尝详考其性，亲尝其味，认为石膏味咸兼涩，性凉而微寒。《神农本草经》谓其性微寒，且宜于产乳，主治口干舌焦不能息，是真识石膏者；《金匮要略》《伤寒论》用石膏凡十一方，乃从而广之，是真识石膏者。奈何今之医者多误认为大寒而煅用之，则宣散之性变为收敛，以治外感有实热者，竟将其痰热敛住，凝结不散，用至一两（30g）足以伤人，是变金丹为毒品，故更置而不用。其实错不在石膏，而在煅用之，其猛烈犹可伤人。先生认为，凡内伤外感，病确属热，投无不宜。其体重能泻胃火，其气轻能解肌表，生津液，除烦渴，退热疗狂，宣散外感温邪之实热，使其从毛孔透出；其性之凉并不寒于其他凉药，但其解热之效，远较其他而过之；治疗伤寒之头痛如裂、壮热如火尤为特效；并能缓脾益气，邪热去，脾得缓而元气回；催通乳汁，阳燥润、乳道滋而涌泉出；又能用于外科治疗疡之溃烂，化腐生肌；用于口腔糜烂；胃热肺热之发斑发疹更属要药。其他之卓效难以尽述，唯气血虚证在所当禁。应用石膏应根据患者病情轻重、年龄大小、性别男女等而定剂量，少时三、五钱（9~15g），多至半斤（240g），甚至数斤煎煮代水饮用。[1]

---

1 裴胜，孙艳平，裴学义.孔伯华先生应用石膏的临床经验[J].北京中医药大学学报（中医临床版），2008（3）：37-38.

事实上，历代善用石膏之医家，不拘石膏"大寒"之说，放胆应用，屡起沉疴。纵观历代医著，应用大剂量石膏治疗急危重症者，俯拾皆是。吴鞠通治一手足拘挛者，每剂重用石膏达八两。余霖之《疫疹一得》，认为石膏性寒，大清胃热，味淡而薄，能表肌热，体沉而降，能泄实热，其应用大剂量石膏治疗温热疫，石膏用量数日内可达几斤之多。江笔花治一独子瘟"先后用石膏至十四斤而斑始透"（《医镜》）。张锡纯治张家女，因家庭纠纷怒吞砒石，急令用凉水送服生石膏末二两，腹疼顿止，唯腹中烧热，再用生石膏末半斤煮汤两大碗徐徐饮下，尽剂而愈。在张氏的其他医案中也是如此，用量甚大，未见伤人伤中之弊。孔伯华用石膏多则数斤煎煮代水饮用。20世纪50年代，用大剂量石膏治疗乙脑，疗效显著。由此可见，石膏"大寒"之说是值得怀疑的。孔伯华先生说，欲尽诸药之能，必须依据《本经》。临床上应追本溯源，从《神农本草经》性微寒之说。

4.4 应用指南

4.4.1 用药指征

《伤寒论》白虎汤四大症——大热、大渴、大汗、脉洪大，自然是石膏的使用指征。除此之外，其他疾病，无论病属外感内伤，均有用到石膏的机会。张锡纯认为，外感实热者服之，能使内蕴之热息息自毛孔透出。在临床上，不管什么病证，只要有"火热炽盛"的病机，张氏都要以生石膏为主来进行治疗，每能对许多疑难杂病起到奇效。对阳明腑实证称为"肠实"或"手阳明之府"，"医者多笃信吴又可，用大剂承气汤以治阳明腑实证，莫不随手奏效；及愚业医时，从前之笃信吴又可者，竟恒多偾事"，力倡用白虎汤而不用承气汤，以防伤正，谓"对于白虎汤或白虎加人参汤，旬日之间必用数次，而对于承气汤恒终岁未尝一用也"。张锡纯毫无保留地介绍其用石膏"百用不至一失之法"：凡遇到"重用石膏之证，又得以确实征验，其人能恣饮新汲泉水而不泻者"，即可给予。

陈士铎在《本草新编》中，也明确地提出了石膏的使用指征："辨其胃火真热，用石膏自必无差。而胃火初起之时，口必作渴，呼水饮之必少快，其汗必如雨，舌必大峭，虽饮水而口必燥，眼必红，神必不安。如见此等之症，确是胃火而非脏火，即可用石膏而不必顾忌。而真热者，舌必生刺，即不生刺，舌苔必黄而有裂纹，大渴呼饮，饮水至十余碗而不足，轻则谵语，大则骂詈，见水而入，弃衣而走，登高而呼，发狂不知人，此真热也，即可用石膏大剂灌之；不必疑虑。"

日本古方家吉益东洞认为石膏的主治是烦渴，他说："凡病烦躁者，身热者，谵语者，及发狂者，齿痛者，头痛者，咽痛者，其有烦渴之证者也，得石膏而效核也。"（《皇汉医学丛书·药征》）

孔伯华总结张仲景用石膏，认为是从烦躁、渴、喘、呕吐四处着眼。有烦躁的如：小青龙加石膏，大青龙汤，白虎加人参汤，竹皮大丸，盖阴气偏少，阳气暴胜，其暴胜之阳，或聚于胃，或犯于心，烦躁乃生，石膏能化暴胜之阳，能解在胃之聚，故烦躁得治。渴用石膏的如白虎汤，白虎加人参汤，盖温热之邪化火伤津，津液不能上潮则口渴，石膏能泻火润燥，故渴得治。喘而用石膏的如越婢加半夏汤（肺胀而喘），小青龙汤加石膏汤

（烦躁而喘），木防己汤（其人喘满），麻杏石甘汤（汗出而喘），盖此四证之喘，皆为热在于中气则被迫于上，用石膏化在中之热，气自得下而喘自治矣。吐用石膏者，如竹叶石膏汤，竹皮大丸，盖此二证之呕吐，是因热致虚，因虚气逆所致，用石膏热解气自平，呕逆亦遂自止也。（《孔伯华医集》）

任鸿义认为生石膏性味辛甘寒，辛能解肌，甘可缓热，寒则泻火，尤长于清泄气分实热，而退高热小剂量效果不理想，大剂量才能奏效。外感病发热初期，见大热、大烦渴、大汗出、脉洪大乃可使用。而临床实际上只要是邪在气分的实热证，不必"四症具悉"即可使用，因现在的发热病人，大都用过抗生素或解热药，因而有不汗出者，也有不烦渴者，只要在辨证的前提下，重剂量（200g）早用生石膏，不但退热快，而且可缩短病程，收事半功倍之效。因其无毒性，退高热时成人用量在200g左右，未见出现不良反应。

黄煌提出了石膏的药证，对于石膏适合什么情况下的大汗、大渴、脉洪大做了详细说明，可供临床参考。①大汗：特点一是量多，常常汗出湿衣，或者反复出汗；特点二是身体伴有热感，患者不恶寒反恶热，同时，患者伴有烦躁不安以及强烈的渴感，脉象必定滑或洪大。②大渴：舌上干燥，为舌苔干燥缺乏津液，有的如砂皮，或干焦，是渴感的客观指征；欲饮水数升，为患者能大量喝水，提示渴感的强烈程度。与大渴相伴的，是大汗以及脉象洪大。③脉洪大：脉型或滑数，甚至数疾；或浮大，轻取即得；或如洪水汹涌有气势。如果脉微细，就不适宜了[1]。在《张仲景50味药证》中，黄煌提出使用大剂量石膏的客观指征有以下三点：①面白而皮肤憔悴。虽身热汗出，但无健康时的红光，而现憔悴之态。②舌面干燥，舌苔薄。大量汗出，导致体内水分的大量丢失，故出现舌面干燥，患者胃肠内无有形的积滞物，故舌苔薄。③脉形浮大，洪大。

河南李思三总结用石膏的热盛特征：①脉无论大、洪、弦或滑，必兼数，或脉实长有力。②舌质红或者深红，苔无论是厚薄，无论是何色，必少津，或脱津干燥，或望之似润扪之则干。③身热或壮热，或大热烦躁，不近衣被，扬手掷足，头痛、汗多，或汗而喘，口干，或渴而引饮，或消食易饥。④有出血证，血色鲜或紫，质稠。⑤大便干，或稀便灼肛，小便黄而短少[2]。福建盛国荣教授，生于八代世医之家，曾受上海陆渊雷、章次公等熏陶，擅长温病，他认为对白虎汤的应用不必拘谨于"大热、大渴、大汗出、脉洪大"四大症，只要掌握"里有蕴热，脾胃无虚寒者"这个特点，多获良效[3]。

4.4.2 石膏配伍

大剂量石膏配知母，用于大清气分之实热，生津止渴止汗。施今墨常用于糖尿病属于上消者，以及齿衄。祝谌予对糖尿病渴饮无度者，加浮萍30g以解其渴，屡用屡验。石膏配羌活二者发汗不过汗，清里不郁闭，共奏解表清里退热之效，用于治疗流行性感冒，上呼吸道感染，暑热，暑湿以及乙型脑炎等（《施今墨对药》）。

---

1 黄煌.石膏[J].中国社区医师，2003（7）：29-31.

2 李思三.张锡纯用石膏之特色[J].中医研究，1996（2）：11-12.

3 柯联才，盛云鹤，陈炳焜，等.盛国荣教授运用白虎汤的经验[J].辽宁中医杂志，1983（7）：7-9.

石膏配麻黄，用治咳喘，同时也可以起到利水的作用，用以治疗水肿，但麻黄用量宜大，张保伟细考《伤寒论》中石膏与麻黄的配伍，认为麻黄与石膏的用量比不同，其作用亦不同。具体说：①当麻黄量大于石膏时，重在发散因寒邪外闭所致的郁热，如大青龙汤。②当石膏量大于麻黄时，重在清泄肺热，如麻杏石甘汤。③当石膏与麻黄量相当时，重在发越水饮[1]。而陈雪梅等报道，其用麻杏石甘汤治疗热邪壅肺所致的急慢性支气管炎、肺炎等病，石膏用量必须是麻黄的数倍至十倍效果才比较明显[2]。黄煌认为：小剂量石膏多用于配伍麻黄，如麻杏石甘汤、越婢汤、大青龙汤等，其剂量在半斤以下，相当于现代剂量25g以下，其作用是清热除烦，同时抑制麻黄的发汗作用[3]。

张锡纯认为：①石膏配人参，只要年老、体弱、劳力、劳心者，或脉细数和微细者，皆可应用，"惟石膏与人参并用，独能于邪火炽盛之时立复真阴"，液滋阴复则邪热乃退，二者相配相得益彰，人参之热与石膏之凉化合则热即消失，石膏之凉力有增无减。②石膏配赭石，用其治疗热证兼呕吐的患者或用于治大便燥结之症，因二者皆为质重而坠之品，其清热与重坠之力并行于下，故可通大便热结。③石膏配薄荷、连翘，治温热病初起里热炽盛，只要其脉多浮滑，病犹连于表者，每于方中配薄荷、连翘、蝉蜕等，服药须臾就可由汗而解。

清代余师愚以应用大剂量石膏治愈温疫而著称于世，其治法实胎始于孙思邈。《备急千金要方》中治外感热病常有用石膏至八两的记载，并有各种配伍法：有的配大青、山栀、知母、黄芩等药；有的配葛根、麻黄、前胡、杏仁等药；也有配合苦参、茵陈、生地、芒硝等；还有径用石膏加白蜜以除热之法，其他各种配伍法尚多。

石膏、附子同用：附子大热，石膏大寒，药性截然不同，按常理必无同用之可能。其实早《金匮》《千金》就已开附子石膏同用之先例。《金匮》治风水水肿恶风的越婢汤加减，《千金》治风痹脚弱的越婢汤，均以石膏与附子配伍。清代舒驰远认为《伤寒》六经可统百病，不拘何病，凡见少阳证即从少阳治，见阳明证即从阳明治，见二三经之证，即合二三经同治。因其分经而治，故极灵活，不为习俗所拘。如治"天庆班小生"患痢，其症上身发热，下身作冷，认为阳热在上，阴寒在下，心中烦热为阳明里热，用石膏；口苦咽干为少阳腑证，用黄芩；食不下属太阴用黄芪、白术、半夏、砂仁；身重多汗为少阴亡阳，用熟附子、炮姜、补骨脂；厥逆腹痛为厥阴里寒，用生附子、吴茱萸，一剂病减。病机复杂，故以复合之治法治之，附子、石膏因有同用之机会[4]。临床不仅用于上热下寒证，还可用于阳脱热炽证，如感染性疾病，甚至感染性休克，为正气欲脱，邪热炽盛，大虚大实，寒热夹杂之证。患者多为素体阳虚，感受外邪，或本不阳虚，但感受外邪，因实致虚，或过用寒凉而致"热中未已，寒中又起"，此际只有温清并用方有生机。陈苏生认

1 张保伟.《伤寒杂病论》中麻黄石膏用量比与其作用关系探讨[J].河南中医，2003（1）：7-8.

2 陈雪梅.麻杏石甘汤中石膏用量的重要性[J].四川中医，2001（2）：78.

3 黄煌.石膏[J].中国社区医师，2003（7）：29-31.

4 姜春华.诊余随笔[J].上海中医药杂志，1965（3）：9.

为石膏加附子（千金越婢汤）起到了清热强心作用，用治肺炎合并心力衰竭有良好效果。徐小圃门人江育仁教授回忆早年实习时见到麻疹合并肺炎者最多，患儿除持续发热并兼气喘痰鸣外，还见舌苔黄腻或灰黑，舌质淡红有刺，口唇干燥皲裂等毒热炽盛化火症状，清热解毒、保津护阴，固在所必须，但徐氏只要诊得脉来细软，扪得舌苔尚有潮润，四肢末端欠温者，则以清温并用、祛邪扶正之法为治。用药如黄连、石膏、鲜生地、大黄、天竺黄、乌附块、龙骨、牡蛎、磁石等，颇能建功。附子石膏早有应用。如明代孙一奎《三吴治验》载马厨疟痢并发案，其症大发寒热，寒至不惮入灶，热至不惮下井，痢下红白，日夜八十余行，腹痛、恶心、汗多、神乏疲甚，病由厨间燥热，食瓜果甚多，复又酒后御色。方用白虎汤、益元散清暑涤热，附子理中温中补下。药后病渐安康。病者正虚欲脱，邪势鸱张，所以双管齐下，以大剂温清合为一方。

4.4.3 药物剂量

石膏大剂量（30g 以上）用于清热止渴止汗，多配伍知母；小剂量（15～20g）用于配伍麻黄平喘。

4.4.4 石膏煎服

胡永信等详细总结了张仲景运用石膏的煎服方法：每每在处方中注明煎前要"碎"，煎时以"绵裹"之，粉碎后其有效成分易煎出；绵裹之则防其质重而沉结于锅底，减低其疗效。如白虎汤之煎法为"上四味，以水一斗，煮米熟，汤成"；其服法为"去滓，温服一升，日三服"；粳米之用，不仅有生津润燥之功，且与甘草合用而保护中州脾胃之气不致为石膏、知母寒性之品所伤；温服在于使寒凉之剂凉而勿凝，再则，凉药温服，亦反治之一端，足见仲景用药之审慎[1]。

药量之投，辨证而施，服药之多寡亦因人制宜。如小青龙加石膏汤后仲景注以"强人服一升，羸者减之，日三服，小儿服四合"，不仅告诫医者及病家身体强弱不同，服药量应有区别，且成人与小儿亦不可等量齐观。至于药后调摄，仲景亦甚为重视，麻黄升麻汤所治为上热下寒、阴阳错杂之症，故应分温三服，其间隔时间为"如炊三斗米顷"服完，白虎加桂枝汤乃治温疟之剂，此二方服后均需汗出，否则其病难愈。而大青龙汤之服法尤为讲究：令温服一升，"取微似汗"，"似"通"嗣"，连绵不断之意，"微似汗"，即微汗绵绵，因恐大汗而邪反不出，且又伤阴，故有如此告诫；若汗多不止，其解救之法为温粉扑身以固表止汗[2]。

石膏的服法，张锡纯颇多讲究：①徐徐温服，煎汤徐服，药力常在上焦、中焦，而寒凉不至下侵致滑泻，既利于散热，又可护胃。②多次分服，"凡药宜作数次服者，慎勿顿服也。盖愚自临证以来，无论内伤、外感，凡遇险证，皆煎一大剂，分多次服下。此以小心行其放胆，乃万全之策，非孤注之一掷也。"提出含大剂量石膏方药的服法应该是分多

---

1 胡永信，王建平. 仲景运用石膏探讨[J]. 中医研究，1997（2）：14-16.

2 胡永信，王建平. 仲景运用石膏探讨[J]. 中医研究，1997（2）：14-16.

次服，切不可顿服。③变通服法，为解病家疑惧，可以变通服法，或先服白茅根汤，待其内热外透，才径用生石膏。④蘸服细末，张氏颇具特色的蘸服生石膏细末的服法主要用于阳明热盛或兼呕吐、便结等症，借其比煎汤更具清解之力，尤增重镇下行之功，服石膏末一钱，其力相当于煎生石膏一两之功的汤剂，常用生梨片蘸生石膏细末嚼咽之，或以生石膏末放冰淇淋中，或放西瓜中服之。这种方法尤受重视。叶天士在江氏风热案中对石膏的处理是临服入生石膏末煎一沸，黄煌称此清气热之力尤胜（《医案助读》）；章次公治疗一大叶性肺炎，证属痰热壅肺，用麻杏石甘汤加味时，方中生石膏 12g 研末吞服，认为清热之功较煎服为优（《名中医治病绝招续编》）；孙阑亭认为治热痹"单用生石膏面"效力尤佳（《医林锥指》）。

朱其皆老中医主张应以武火速煎为宜，以存其辛散之性；服药方法采取寒药热服法，温热时频频饮服为好，且服药间隔时间宜短，若服药间隔时间太长则疗效不佳，有时虽能控制热势于一时，但却不能持久，且极易复发[1]。

4.4.5 使用注意及禁忌

张锡纯认为除收湿敛疮止血宜煅石膏外用之外，其他情况均应内服使用生石膏。医者不可误以为石膏性大寒而将其煅用。张氏力倡用生石膏的同时，也屡次阐明煅石膏之弊端。"以石膏寒凉之中，原兼辛散，煅之则辛散之力变为收敛，服之转可增病""……煅用之，则宣散之性变为收敛，以治外感有实热者，竟将其痰火敛住，凝结不散，用至一两即足伤人，是变金丹为鸩毒也。"至于鉴别生煅石膏的区别，张锡纯亦有论述，他说："故凡用生石膏者，宜买其整块明亮者，自监视轧细方的。若购自药房中难辨其煅与不煅，迨将药煎成，石膏凝结药壶之底，倾之不出者，必系煅石膏，其药汤即断不可服。"张锡纯是否用石膏一大指征就是根据大便情况：若大便不实者宜少用，若泻者石膏可不用，待其泻止便实仍有余热者，石膏仍可再用。

清代凌奂在《本草害利》中提出了以下几种禁用石膏的情形：温热病多兼阳明，若头痛，遍身骨痛而不渴，不引饮者，邪在太阳，未传阳明，不当用。七八日来邪已结里，内有燥屎，往来寒热，宜下之，勿用。暑气兼湿作泄，脾胃虚弱者勿用。疟邪不在阳明而不渴，亦不宜用。产后寒热，由于血虚，或由恶露未尽；骨蒸劳热，由于脾胃虚寒，阴精不足，而不由于外感者，并勿误用。伤寒阴盛格阳，内寒外热，便青舌黑，属寒者，误投之，不可救也。归纳起来，大抵为口不渴、脾胃虚寒、阴盛格阳、血虚阴虚发热、承气汤证、葛根芩连汤证的情况下当勿用或慎用石膏。另外，他也指出黄色的石膏不可入药，用则"令人淋"。

重庆名老中医熊寥笙说："欲得一方之利，必绝一方之弊。"《温病条辨》提出的白虎汤"四禁"，可以作为临床大剂量使用石膏的参考："若其人脉浮弦而细者，不可与也；脉沉者，不可与也；不渴者，不可与也；汗不出者，不可与也。常须识此，勿令误也。此

---

1 吴国庆，肖保芳. 朱其皆运用大剂石膏治疗小儿高热的经验 [J]. 新中医，1992（5）：7-8.

白虎之禁也。按白虎剽悍，邪重非其力不举，用之得当，原有立竿见影之妙；若用之不当，祸不旋踵。懦者多不敢用，未免坐误事机；孟浪者，不问其脉证之若何，一概用之，甚至石膏用至斤余之多，应手而效者固多，应手而毙者亦复不少，皆未真知确见其所以然之故，故手下无准的也。"

4.5 医案精选

4.5.1 疫疹紫黑相间——重剂膏犀连加味（余霖医案）

正阳门外，蒋家胡同口内，祥泰布铺，祁某，晋人也。长郎病疫，原诊谢以不治，又延一医，亦不治，及至邀予，已七日矣。诊其脉，六部全伏；察其形，目红面赤，满口如霜，头汗如雨，四肢如冰；稽其症，时昏时躁，谵妄无伦，呕泄兼作，小水癃闭，周身瘢疹，紫黑相间，幸而松活，浮于皮面，毒虽盛而犹隐跃，此生机也。检视前方，亦用犀连，大剂不过钱许，乃杯水之救耳！予曰：令郎之症最险，不畏予药过峻，死中求活，不然，变在十四日。祁恳甚切，予用大剂石膏八两，犀角六钱，川连五钱，余佐以本方之味，加伏龙肝一两，滑石五钱，木通三钱，猪苓、泽泻各二钱，更加生地一两，紫草三钱，归尾三钱，大青叶二钱。以色紫黑也，连服二帖。至九日，脉起细数，手足回温，呕虽止而泻如旧，仍用本方去伏龙肝，又二服。至十一日，脉转洪数，头汗遂止，黑斑变紫，小水亦利，大便亦实，但谵妄如前，身忽大热，烦躁更甚，大渴不已，以火外透也，仍用本方去滑石、木通、猪苓、泽泻，加花粉、山豆根。以喉微痛也，更与冰水与服，以济其渴。又二帖，色转深红，热势稍杀、谵妄间有，犹渴思冰，投本方减生地五钱，去归尾、紫草、豆根、花粉。又二帖，诸症已退十分之三，药减四分之一，但饮水而不思食。祁疑而叩曰：病虽减，而十数日不食，尚能生乎？予曰：生矣，按法治之，二十一日方可痊愈。又二服，斑化多半，胃气渐开，热亦大减，照本方减药四分之二，去大青叶。又二服，斑点全清，饮食旋食旋饿，方能起坐。诊其脉，尚有六至，犹有余热，不即清之，其势复张，更难为力。犹用石膏二两四钱，犀角三钱，黄连三钱，余亦类减。十九日用石膏一两二钱，犀角二钱，黄连一钱，加乌梅三个，酸以收之也。予曰：前言二十一日方能成功，今已十九日矣，令郎如此，可见前言不谬也。祁某喜曰：若非立定主意，几为众口所误，初立此方，体全堂不肯卖药，叩其所以，言误开分两，以八钱写八两，六分写六钱耳。予历指同乡服此得痊者颇多，虽卖，犹嘱以再三斟酌。二十日犹用石膏八钱，犀角钱半，黄连八分，加洋参二钱，麦冬三钱，归身二钱，川芎一钱，以调气血。二十一日用八珍汤加麦冬、五味，立方需大纸一张，昨言初方药店不肯发药，今令郎已愈，录一治法于方前，继服石膏、黄连、犀角若干，使彼知予用药之奇，即药铺亦未之见也。

录曰：瘟毒发斑，疫症之最重者，然有必活之方，无如医家不敢用，病家不敢服，甚至药铺不敢卖，有此三不敢，疫疹之死于误者，不知凡几，可胜叹哉！令郎之症，蒙相信之深，邀予诊治。予用大剂连投十五帖，今已全安，计用石膏六斤有零，犀角七两有零，黄连六两有零，此前人之所未有，后人之所未见，故笔之于书，以征奇效。

评：本案原为大热证，其所以出现满口如霜，四肢如冰，六脉全伏者，疫热内郁，气道不利所致，即所谓热深厥深之候。斑疹紫黑，浮而松活，师愚即认为有生机者，乃疫热有外散之机也。所用主方，仍是清瘟败毒饮，用以泻诸经之火，退其淫热。全案凡十诊，初诊败毒饮加伏龙肝、滑石、木通、猪苓、泽泻、紫草、归尾、大青叶，并重用生地，所以泻心清肝，导血中之热毒以下行也，是从斑疹紫黑着眼的。二诊，伏结于内的热毒，也已行散，故脉起细数，而手足回温。所以去伏龙肝者，略嫌其微带火气之故。三诊，火热已外发，故诸象均明显地外见了，防其伤津，故去滑石、木通、猪苓、泽泻，而加天花粉、山豆根以解毒生津。四诊，热毒之势已大减，诸药分量亦随之而减。五诊以后，疫热即顺利地得以清除。热深厥深阶段，是本案的关键，前医之所以认为不治，就是没有识透这一关键所在。看来，师愚的临床经验是极老练的（《中医各家学说》）。瘟疫不同于伤寒，疫疹不可表散，表散必死，遍体炎炎，一经清解而疹自透，妄肆发表，必致内伏；疫症阳极似阴，周身如冰，妄投参、桂，死如服毒，遍身青紫，鼻口流血，疫症四肢逆冷，重清脾热，手足自温；疫症胃热不食，胃气一清，自能饮食。若是虚证，面颜不至红赤，舌不焦，唇不燥，通身大汗，乃元阳将脱之象，岂独头汗如淋、身热肢冷哉？

4.5.2 疫疹昏愦呃逆——内化外解，浊降清升（余霖医案）

右营守府费公名存孝者，近七旬，癸丑四月，病疫已八日矣。诊其脉，细数无至；观其形色，面如蒙垢，头汗如蒸，昏愦如痴，谵语无伦，身不大热，四肢振摇且冷，斑疹隐于皮内，紫而且赤，幸不紧束。此疫毒内伏，证亦危矣。如斑不透，毒无所泄，终成闷症，毙在十四日。检视前方，不外荆、防、升、葛，不知毒火壅遏之症不清，内热不降，斑终不出，徒肆发表，愈增其势，燔灼火焰，斑愈遏矣。予用大剂，石膏八两，犀角六钱，黄连五钱，加大青叶三钱，升麻五分，使毒火下降，领斑外透，此内化外解，浊降清升之法。次日周身斑现，紫赤如锦，精神若明若昧，身亦大热，手足遂温，间有逆气上冲，仍照本方加生地一两，紫草三钱，调服四磨饮。其侄惧逆气上冲，予曰：无妨，服此即止。进门时，见又贴一堂号，因问曰：又延医乎？其侄曰：相好请来，但诊其脉，不服药耳。予曰：予治此症，前人未有，昨日敢服此方令叔活矣。然见者必以为怪，君其志之。后医者至，果见予方，大叱其非，曰：一身斑疹，不按古法，用如许寒凉，冰住斑疹，如何能透？急宜提表，似或可救，即用荆、防、升、葛，更以麻黄，连服二煎，及至半夜，呃逆连声，四肢逆冷，足凉过膝。举家惊惶，追悔莫及，守城而进，叩门求见，问其所以，曰：变矣。问服何方？曰：他方。予曰：既服他方，仍请他治之。其侄见予不往，权将四磨饮原方连灌二服，呃逆顿止，手足遂温。转恳予素契者，登门叩恳，予怜其以官为家，又系异乡人，仍按本方大剂调治，二十一日痊愈，计用石膏五斤四两，犀角五两二钱，黄连四两八钱，此癸丑四月间事也。

评：温热疫毒的斑疹，只宜清瘟败毒以透疹，不宜辛温发散以助邪。所以服荆防升葛，而斑毒愈遏；服石膏犀角，反斑泄如锦，温疫而呃逆者，肝胃之火上逆，肺金之气不得下降使然。故仍用原方清泻肝胃之火热为主，调服四磨饮以导气下行，从其标也。后医没有接受前医的经验教训，再用辛散，并倍其力以图之，结果，气愈逆而热更郁，病复转剧。所幸病无他变，辛仍以清瘟败毒饮以拨乱反治，并毕其功（《中医各家学说》）。

4.5.3 两腿肿疼——大剂量用石膏（张锡纯医案）

西安县煤矿司账张子禹腿疼，其人身体强壮，三十未娶，两脚肿疼，胫骨处尤甚。服热药则加剧，服凉药则平平，医治年余无效。其脉象洪实，右脉尤甚，其疼肿之处皆发热，断为相火炽盛，小便必稍有不利，因致湿热相并下注。宜投以清热利湿之剂，初用生石膏二两，连翘、茅根各三钱，煎汤服。后渐加至石膏半斤，连翘茅根仍旧，日服两剂，其第二剂石膏减半。如此月余，共计用生石膏十七斤，疼与肿皆大轻减，其饮食如常，大便日行一次，分毫未觉寒凉。旋因矿务忙甚，来函招其速返，临行切嘱其仍服原方，再十余剂当脱然痊愈矣。

评：张锡纯先生有论"用药以胜病为主不拘分量之多少""有所用之药本可以除病，而往往服之不效，间有激动其病愈加重者"，张氏认为"此无他，药不胜病故也"。一再强调用足剂量的必要，反问"病足以当其药而绰有余力，药何以能除病乎"？张氏"生平用大剂挽回重证之案甚多"，本案即"共计用生石膏十七斤"。其实重用石膏取捷效的屡见不鲜。[1]

4.5.4 血崩——产后重用石膏（张锡纯医案）

邻村李氏妇，产后数日，恶露已尽，至七八日，忽又下血。延医服药，二十余日不止，其脉洪滑有力，心中热而且渴。疑其夹杂外感，询之身不觉热，舌上无苔，色似微白，又疑其血热妄行，投以凉血兼止血之药，血不止而热渴亦如故。因思此证实夹杂外感无疑，遂改用白虎加人参汤，方中生石膏重用三两，更以生山药代粳米煎汤三盅，分3次温饮下，热渴遂愈，血亦见止。又改用兼止血之药而愈。

[按语] 从来产后之证，最忌寒凉。而果系产后温病，心中燥热，舌苔黄厚，脉象洪实，寒凉药在所不忌。在女子有因外感之热内迫，致下血不止者，可重用白虎加人参汤治之，如本案。然用寒凉药，须审慎斟酌，不可漫然相投也，如张氏用白虎汤或加人参汤时常以生山药代粳米。妇人妊娠用石膏需要识证准确。

4.5.5 暑湿并重（流行性乙型脑炎）——清解宣透（蒲辅周医案）

王某，男，9岁，1956年8月23日住某医院。诊断为流行性乙型脑炎。

病程及治疗：8月19日发病，高热、头痛、嗜睡，次日发现神志不清，23日入院，已见昏迷，体温39.6℃，无汗，目赤，无大便，小便黄，脉象浮洪有力，舌苔黄腻，确为暑湿并重之证，拟用辛凉重剂。处方：

金银花三钱，连翘三钱，生石膏二两，知母二钱，淡竹叶三钱，甘草二钱，粳米三钱，淡豆豉一两，葱白五寸，鲜芦根一两。

次日，体温38℃，目赤已退，仍昏睡，未出汗，小便黄，大便仍未行，口不渴，舌苔黄腻，脉仍浮数有力，是暑湿之邪尚伏而未去，宜清暑利湿。处方：

茯苓皮三钱，杏仁二钱，香薷二钱，鲜藿香三钱，郁金二钱，生石膏一两，滑石五

---

1 仝小林.石膏重剂应用探讨[N].中国中医药报，2010-12-10（005）.

钱，连翘三钱，黄芩二钱，白通草一钱五分，茵陈三钱，神曲三钱，淡竹叶三钱。

服药之后，汗出热解，体温降为 36.8℃，神志清楚，脉亦缓和，予以清热和胃之剂。处方：茯苓皮三钱，苡仁四钱，蒺藜三钱，钩藤（后入）三钱，连翘三钱，桑枝五钱，生稻芽四钱，鲜荷叶一两。

服后食欲恢复，余症皆愈。次日出院。

[按语]本例暑湿弥漫三焦，营卫闭塞，汗腺不通，热不得解，故先予辛凉解表，新加白虎中复以葱、鼓，防其内犯，而热去湿伏仍宜宣透，乃更以二香与正气散加减，服后湿泄热透，引邪外达，遂无惊厥之患。从这里可体会到，温病虽然忌汗，而于清解之中，辛开宣透之药仍不可少（《蒲辅周医案》）。

评：蒲辅周先生善长治疗急性病，如本例的乙型脑炎。蒲老治病的特点是强调辨证论治，如在其所选的医案中，治疗乙脑有用承气剂的。白虎汤是历来治疗温疫和温病的主要方剂。2003 年的"非典"，大举肆虐，白虎也立下战功。

4.5.6 午后低热——竹叶石膏汤加减（刘渡舟医案）

张某，男，71 岁，1994 年 5 月 4 日初诊。因高血压、心脏病服进口扩血管药过量，致午后低热不退。体温徘徊在 37.5～38℃，口中干渴，频频饮水不缓解，短气乏力，气逆欲呕，汗出，不思饮食，头之前额与两侧疼痛，舌红绛少苔，脉来细数，辨证属阳明气阴两虚，虚热上扰之证。治宜补气阴，清虚热，方用竹叶石膏汤加减：竹叶 12g，生石膏 40g，麦冬 30g，党参 15g，炙甘草 10g，半夏 12g，粳米 20g。服 5 剂则热退，体温正常，渴止而不呕，胃开而欲食，惟余心烦少寐未去，上方加黄连 8g，阿胶 10g 以滋阴降火，又服 7 剂，诸症得安。（《中医名家诊断医案精选导读》）

4.5.7 小儿外感发热——清热泻火，除烦生津（朱其皆医案）

陈某，男，3 岁。因发热 4 天于 1987 年 5 月 18 日来诊。据述患儿 4 天前突发高热，其母按感冒治疗，自购速效伤风胶囊、安乃近、维 C 银翘片等药口服 2 天无效。5 月 16 日起在本市某医院门诊，肌内注射青霉素、复方氨林巴比妥，口服银黄片、盐酸吗啉胍片、对乙酰氨基酚、泼尼松等药物治疗 2 天，体温仍时升时降，有时达 40℃ 以上，如此延续数天而到我院请朱先生治疗。症见壮热不已，面红目赤，烦躁不宁，渴欲冷饮，大汗出，2 天未解大便，小便短赤，舌红苔黄，脉弦数。体检：体温 41.1℃，神清，咽充血，胸透心膈及两肺未见异常。血尿常规检查正常。

朱氏认为此乃感受外邪，入里化热，胃热津伤导致的气分实热证。治宜清热泻火，除烦生津。处方：生石膏 100g，每日 1 剂，武火水煎 2 次，嘱其母患儿呼饮即给，温药频频饮服，并喂稀粥少许以助药力，调养胃气。5 月 20 日复诊：体温 36℃，患儿嬉戏如常，仅见食欲欠佳，舌红，苔白而干，改投健脾和胃、益气生津之剂调理而愈[1]。

评：广西朱其皆老中医善治内儿科急危重症。治疗小儿高热（高达 40℃ 以上），用大

1 吴国庆，肖保芳．朱其皆运用大剂石膏治疗小儿高热的经验 [J]．新中医，1992（5）：7-8.

剂量生石膏，一般在 100g 左右，邪热重者可用至 250g，煎煮主张武火速煎以存其辛散之性，服用主张寒药热服，温热频饮为好，石膏毕竟为寒凉药，防伤脾阳，主张中病即止不必尽剂，或辅以扶正药（以天花粉、党参二味为最佳，一般用量在 3～6g）。

4.5.8 风湿热——桂枝汤合白虎汤（章真如医案）

思某，女，37 岁。就诊前反复高热 1 月余，持续不退，汗多，关节疼痛剧烈，心慌心悸。检查：抗"O"1 250U，血沉 65mm/h，体温 38～40℃，曾在某医院诊治，考虑为"风湿热"，用过抗风湿药无效。就诊时关节痛甚，体温 38.5℃，面色苍白，汗多，脉沉数，舌红，苔白，患者要求住院，因病床紧张，暂在门诊进行治疗。治以疏风解表，化湿通络。处方以桂枝汤合白虎汤加减：

桂枝 3g，白芍 12g，生甘草 6g，生石膏 90g，知母 9g，牛膝 9g，桑枝 30g，忍冬藤 9g，钩藤 9g，石斛 9g，天花粉 9g。

服上方 6 剂后，体温逐步下降，汗出减少。服药 10 余剂后，体温正常，心慌心悸消失，四肢关节已不痛，除自诉有些腰痛外，无其他痛苦，然后用育阴养血药以善后。

[按语]《伤寒论》太阳病篇："伤寒脉浮滑，此以表有热，里有寒，白虎汤主之。"《伤寒论》太阳病篇："太阳中风，阳浮而阴弱，阳浮者热自发，阴弱者汗自出，啬啬恶寒，淅淅恶风，翕翕发热，鼻鸣干呕者，桂枝汤主之。"本案为风湿伤表，故表现为营卫不调之证，反复发热，持续不退而汗出。关节疼痛为风湿之邪阻滞经络，不通则痛。心悸心慌乃汗出过多，耗伤心阴，治以桂枝汤合白虎汤加减。桂枝汤调和营卫，白虎汤清热生津，加牛膝、桑枝、忍冬藤、钩藤清热通络，石斛、天花粉生津活络，全方合用，标本兼治，使病情迅速得到控制。

4.5.9 糖尿病——白虎合大承气汤加减（赵绍琴医案）

田某，女，22 岁。初诊：糖尿病发现半年余，血糖 15.4mmol/L，尿糖（+++），现症口渴引饮，多食易饥，食毕即饥，饥而再食，1 日夜可食 3 000g 以上，心胸烦热，大便干结，数日 1 行，小便黄赤，舌红，苔黄干燥，脉象弦滑数，按之振指有力，证属胃火炽盛灼津，急予釜底抽薪之法：生石膏 30g，知母 10g，麦冬 15g，生地黄 15g，大黄 3g，芒硝 6g，枳实 6g，厚朴 6g，7 剂。二诊：药后口渴稍减，仍饥而欲食，大便干结，心烦灼热，病重药轻，再以原方重投。生石膏 100g，知母 20g，大黄 10g，芒硝 10g，枳实 10g，厚朴 10g，生地黄 20g，麦冬 20g，7 剂。三诊：药后大便通畅，日行数次，口渴及食量大减，胸中灼热亦平，脉象滑数，舌红苔黄，药已中病，原方继进，生石膏 100g，知母 15g，大黄 8g，芒硝 8g，枳实 6g，厚朴 6g，生地黄 20g，麦冬 20g，7 剂。四诊：口微渴，食已不多，胸中烦闷消失，睡眠甚安，大便日 2～3 行，不干，脉滑数，舌红，苔薄黄略干，火热渐清，津液不足，前法进退。生石膏 60g，知母 10g，大黄 6g，芒硝 6g，枳实 6g，厚朴 6g，生熟地黄各 15g，天麦冬各 10g，7 剂。五诊：舌红口干，脉细数，改用养血育阴之法。生熟地黄各 15g，天麦冬各 10g，知母 10g，天花粉 10g，五味子 10g，竹叶茹各 6g，枇杷叶 10g，石斛 10g，女贞子 10g，7 剂。六诊：食眠如常，二便通畅，舌红苔薄白，脉象濡软，按之略数，继用前法加减：生熟地黄各 15g，天麦冬各 10g，沙参

20g，五味子 10g，天花粉 10g，石斛 10g，枇杷叶 10g，女贞子 10g，旱莲草 10g，白芍药 10g，7 剂，后以上药加减，续服月余，查血糖降至 6.6mmol/L，尿糖为（＋～＋－），诸症悉平。（《中医名家诊断医案精选导读》）

4.5.10 重用石膏治疗中风并发高热

李氏母，73 岁。患多发性脑血栓，赴洛阳某医院抢救治疗，病情稳定。在使用蛇毒过程中，体温骤升，常波动于 38.5～39.5℃ 之间，持续月余，经中西药治疗，病无转机。1991 年 7 月 14 日初诊。刻见：发热，体温 38.6℃，昼轻夜重，精神恍惚，呼之能应，思维清晰，静卧少动，语音低微，全身皮肤布满红色丘疹瘀斑，舌质红绛无苔，边尖糜烂，口鼻气热，唇舌干燥，渴喜冷饮，十余日未大便，皮肤灼热，腹部按之硬而微痛，脉左弦而促，右弦细数而涩。此乃火毒炽盛，血热瘀阻，燥结肠腑，耗气伤阴，急予泻火解毒，凉血散瘀，通腑保津，宗清瘟败毒饮化裁，处方：生石膏 300g（先煎），知母 30g，生地黄 20g，玄参 15g，金银花 25g（后下），太子参 12g，生山药 20g，生大黄 6g（后下），竹叶 6g（后下），一日 2 剂，水煎，昼夜频服。

7 月 15 日二诊：昼日体温正常，大便已通，泻下燥屎若干，腹痛遂安，精神转佳，夜间体温升至 38.5℃，原方去生大黄，加麦冬 15g，一日 3 剂，昼夜频服。

7 月 16 日三诊：体温 36.3℃，舌质红润，边生薄白苔少许，脉左弦稍数，右沉细弦涩而结，热势既平，为防死灰复燃，上方生石膏减半量，余药同前，一日 2 剂，续服两日，热退告愈。[1]

5　大黄

5.1 古代药论

我国最早记载大黄主治作用的文献是《神农本草经》，最早记载大黄配伍治病的是《武威汉代医简》——该书记载药方 30 首，有 5 首应用了大黄（占 1/6），其中有 3 首分别与后来张仲景所创立的大黄牡丹汤、抵当汤及十枣汤相似，可以说《神农本草经》和《武威汉代医简》是后世使用大黄的奠基之作。

张仲景《伤寒杂病论》中有 89 处用了大黄，占全书方剂用药的 1/4 左右。他创立了 34 首大黄复方，占全方（323 首）的 10.5%，其应用范围广泛，涉及治疗血证、痰饮、解毒、泻火、清热、导滞、攻积及通宣气机等方面，不仅用大黄复方"主下瘀血"，而且可以行气分消胀满，既可用它下肠胃之宿食，又可利肝胆之湿热；既可止血热之吐衄，又可

---

1 甄绍先，王营安.重用石膏一得[J].河北中医，1993（1）：33.

化无形之痞满；上可止呕，下可止痢；可缓可峻，能温能清，治疗面极为广泛，诸如阳明腑实证、阳明痉病、太阳蓄血证、少阴热化证、结胸、热痞、吐血、衄血、呕吐、下利、黄疸、肠痈、虚劳、疟母、热饮、腹满、瘥后劳复等，开辟广泛应用大黄的先河。

孙思邈扩展了大黄的应用范围，具体表现在：①改进了仲景的大黄复方，如用大黄加生地治吐血、衄血；用大黄、当归治"从高坠下崩中"瘀血；用黄疸大黄丸（大黄、葶苈子）治湿热黄疸等。②开创了大黄复方治病、防病的新领域，如治不育症用大黄丸（治带下百病无子），治消渴用大黄圆，治寄生虫用去三虫方，治痔用小槐角丸，治瘢痕组织用灭瘢膏方，治眼息肉用泻肝汤方，治耳聋齿痛用赤膏方，治酒渣鼻疮用栀子圆，治乳痈用始作方，预防传染病用屠苏酒等。王焘还用大黄复方治疗尿血、发背、疟疾、蛔虫心痛等。

宋代王怀隐等编著的《太平圣惠方》中含有许多大黄方，如：单味大黄治疗热病狂语，各种黄疸，小儿疱疹等；大黄复方治疗小儿肿毒，瘿气初结，伤寒衄血，骨蒸劳热等。

金元以降，中医学术更为活跃，众多医家对大黄多有应用或论述：①刘完素的学术思想核心是"火热论"，故用寒凉药较多，他所著《宣明论方》一书中共有348首方剂，其中含有大黄的方剂65首（占18%）。如防风通圣散可治50余症，他强调无论风寒暑湿有汗无汗内外诸邪所伤，只要有可下诸症就可应用此方。分肢散治小儿卒风、急惊风及大人口眼㖞斜。今人常用的凉膈散治肺热，舟车丸消积气通水道均由他创立。②张元素认为大黄既能泻胃肠实热，亦能疏肝泄热，然终是清热泻火药，专作为攻里欠妥，他创立了三化汤（大黄、厚朴、枳实、羌活）治疗中风。③张从正竭力主张"汗、吐、下"，提出通下可以补虚的观点，"陈莝去而肠胃洁，癥瘕尽而营卫昌，不补之中有真补存焉"。在他所著的《儒门事亲》第十二卷中约有167首方剂，含有大黄的方剂约44首，占26%，如用单味大黄治妇人血枯，芎黄汤治头目眩晕，夺命散治小儿胸膈喘满，八正散泄热利尿等。④李东垣对大黄也颇有研究，如他创立的复元活血汤、托里散（治一切恶疮、发背）、润肠丸及枳实导滞丸等至今仍在沿用。⑤朱丹溪认为"泻火即保阴"，因此也常应用大黄。在《丹溪心法》一书中约有247首方剂内含有大黄，如用单味大黄治疗头痛如破，或治泄痢久不愈。大芎黄汤治破伤风，并且有用大黄复方煎汤蒸洗治疗麻风等。

明朝李时珍特别强调大黄是一味入血分的降火要药，"大黄乃足太阴、手足阳明、手足厥阴五经血分之药，凡病在五经血分者宜用之"（《本草纲目》）。陈实功认为大黄复方是治疗外科感染性疾病以致败血症的重要药物，如治金疮出血不止的桃花散是用大黄与石灰同炒。张景岳则称大黄为"治乱世之良将"，与人参、熟地、附子合称"药中之四维"。吴有性提出了"温病下不厌早"的观点，把大黄的临床应用推向了新的阶段，具体表现在：①提出伤寒与时疫皆能传至胃，因此承气汤皆是要药，"承气本为逐邪而设，而非专为结粪而设也"，"三承气汤的功效皆在大黄，余皆治标之品"。②指出茵陈蒿汤治黄疸的主药是大黄。③指出"大黄为安胎之圣药"。④认为对重患者只要对症仍坚持应用大黄。⑤积极主张急证急攻，"知邪之所在早去病根"乃为万全之策。⑥认为大黄是一味"一窍通诸窍皆通，大关通而百关尽通"的要药。

清代，温病学发展到了成熟阶段：①叶天士进一步扩大了大黄临床应用：提出温热病者不论表邪罢与不罢，但兼里证即可用大黄下之。大便溏仍可再用大黄。②吴鞠通对大黄的应用在许多方面超越了前人，不但中焦温病用大黄，下焦温病也用大黄，而且配伍精当，针对性很强。他共创制了攻下兼护胃、增液、扶正、开窍、泻火宣肺、化瘀等 6 首大黄复方：新加黄龙汤、宣白承气汤、导赤承气汤、牛黄承气汤、增液承气汤及护胃承气汤。③杨栗山主张温疫急以逐秽为第一要义，并创制了升降散（大黄、姜黄、蝉蜕、僵蚕，米酒为引，蜂蜜为导）作为治温疫的首要方，表里轻重，皆可酌用。蒲辅周指出"温疫之升降散，犹如四时温病之银翘散"，同时他认为大黄与黄连合用是解毒逐秽之主帅。④唐宗海创立大黄复方来治疗目疾及咽喉病，如丹皮汤、解毒汤等；还用来治疗肺部痰火血气凝滞不降，如泻肺丸。⑤吴师机创立许多外用的大黄方来治疗多种疾病，如用大黄末以水为丸纳脐治热痢，用醋调大黄掩脐上主治吐血，用大黄生地切片贴出血处治胃热齿衄。⑥陈光淞认为大黄可使痧疹外透，避免痧疹合并坏死，他曾说："若里热壅盛而致斑不易透的，治疗可加入大黄、元明粉等泻下之品……腑气通畅，实热有外出之路则斑点反易外透。"

民国张锡纯在《医学衷中参西录》指出：①大黄是治疗疔毒及止血的"特效药"。②"降胃止血之药，以大黄为最要。"③大黄治疗脑充血。

近几十年来在我国出现了大黄研究的热潮。大黄目前被广泛应用于急性上消化道出血，急性胰腺炎，急慢性肾衰竭，肝性脑病，脑血管意外，急性呼吸窘迫综合征，多脏器功能损害甚至衰竭，危重急腹症，肥胖病，高血压、高血脂、高尿酸、高尿素氮、高胆红素、高血黏度、高血糖、高胰岛素血症等多种病症及延缓衰老方面，均取得一定的疗效。

5.2 重用依据

人体气血贵在流通，六腑亦以通为用。土壤要松动，江河要流通，生命亦然。气血津液，以畅为顺：气具有流动性，主要表现为升降出入；血在脉管中流通不止，循环往复。运动不息也是脏腑的生理特性，仲景说"若五脏元真通畅，人即安和"。举凡外邪侵袭，情志失调，饮食失节等犯扰人体，必致气血凝滞，阴阳失调，脏腑紊乱，而诸疾蜂起。所以治疗疾病，恢复脏腑气血通畅是最主要的原则，正如丹溪所说："气血冲和，万病不生；一有怫郁，诸病生焉。"《内经》云："谨守病机，各司其属……必先五胜，疏其血气，令其调达，而致和平。"并提出"开鬼门，洁净府""去宛陈莝"等治法，《儒门事亲》进一步阐释"积聚陈莝于中，留结寒热在内"，都应透去，宜用大黄泻下。张从正又提出了通下可以补虚的观点，在《儒门事亲》写道"陈莝去而肠胃洁，癥瘕尽而营卫昌。不补之中有真补存焉"，进一步论述"通"的重要。大黄具有推陈致新之功，故被重视，而广泛应用。柳宝诒曾说"胃为五脏六腑之海，位居中土，最善容纳，邪热入胃则不复他传，故温热病得攻下而解者十居六七"，由此也可见大黄同样受到温病重视的原因。

5.3　功能阐释

《神农本草经》说大黄：味苦，寒。主下瘀血，血闭寒热，破癥瘕积聚，留饮宿食，荡涤肠胃，推陈致新，通利水谷，调中化食，安和五脏。明代缪希雍在《本草经疏》中对这段经文解释道："大黄禀乎地之阴气独厚，得乎天之寒气亦深，故其味至苦，其气大寒而无毒，入足阳明、太阴、厥阴，并入手阳明经，气味俱厚，味厚则发泄，故其性猛利、善下泄，推陈致新无所阻碍，所至荡平，有戡定祸乱之功，故号将军。味厚则入阴分，血者阴也，故主下瘀血，血闭寒热，破癥瘕积聚，留饮宿食，荡涤肠胃，通利水谷，其曰调中化食，安和五脏者，概指脏腑积滞既去，则实邪散而中自调，脏自和也。"

大黄是一味大苦大寒之品，气味俱厚，入足太阴脾，手足阳明大肠、胃，手足厥阴心包、肝经等，并入血分，其性沉而不浮，其用走而不守，具有攻积导滞，荡涤肠胃，泻火凉血，抑阳养阴，行瘀通络等功效。血凝则瘀，血结则闭，阴不和阳，故寒热生，大黄入心，下泄瘀血，则闭者通，阴和于阳，而寒热止矣。癥瘕积聚，皆有形之实邪，大黄所至荡平，故能破之。留饮宿食，胃不能纳，小肠不能受，传化失职，大黄入胃和小肠，下泄留饮宿食，则陈者去而新者进，其推陈致新者，以胃润而能通利水谷，不使阻碍肠胃中，肠胃无碍，则脾胃和而食消化矣。五脏者，皆禀气于胃，胃者，五脏之本也，胃气安则五脏也安。黄煌认为大黄是重要的泻下药、清热药和止血药，它功效迅速，常用于危急重症。

赵绍琴先生根据其临床用大黄的体会，认为大黄有以下作用：①攻下。大黄味苦性寒，走而不守，能清阳明蕴热，荡涤宿食，推陈致新。适用于内热属实而大便燥结者，但体弱虚寒者禁用。②清热。大黄苦能泄火，寒能清热。对温邪化热，壮热神昏，甚或谵语，肺胃火炽，鼻疮唇肿，牙痛口糜；湿热泄痢，便血肠风；肝热风火上扰，目赤肿痛；以及热迫阳络之吐血、衄血、溺血等，属于实火蕴热者，都可选用。③解毒。凡湿热蕴毒，深入血分，发为疮疖；肝胆火盛，耳中流脓；郁火内蕴，内藏生痈；及一切血分郁热，皮肤疮疡，都可用以泻火解毒。④通瘀。大黄性善行走而入血分，故有活血通瘀功能。如因血瘀络脉引起胸痛、胁痛、腰痛等而属于实痛者，可用大黄通瘀，每能痛随利减。⑤外用。大黄磨汁或研粉外敷，可用于血分郁而生疮疖痈疡、烫伤及因湿热而起的皮肤痒疮。

姚永年认为：历代医家对大黄泄浊的方面较为重视，而在泄浊的同时，却忽视了生新的一面。两者原是相辅相成的关系。大黄既可泄浊，又能生新。在虚证阶段，只要具备腹胀、便秘、肠中有宿粪者都可配伍应用。使补在动中，谷气得消，血脉流通，常可收事半功倍之效 [1]。

李春和老中医祖传几代善用大剂量大黄治疗多种杂症，其用药体会独特：当代的药书、药典及中药学教材，多将大黄列为首位泻下剂，世人囿于其"泻下伤气"而不敢放胆

1　姚永年. 虚证不忌大黄 [J]. 上海中医药杂志，1989（5）：35.

使用，其实大黄是祛瘀清热理气剂，通过泻去痰浊实邪，而达化瘀清热理气之目的。《神农本草经》首先肯定大黄"下瘀血、血闭、寒热、破癥瘕积聚"，其次才云"荡涤肠胃"之泻下作用。需要特别指出的是：大黄的疏肝理气、解郁散结作用常被忽视，张锡纯云大黄"其气香……能调气"。化瘀血、疏肝郁、清火热、解邪毒，唯大黄之效最捷，凡阳、实、热证，重剂大黄，用之无虞。重剂大黄是速效药，特别对气滞血瘀所致狂证、气血瘀闭胞宫致不孕症，痛经、月经不调症、毒热炽盛之痈肿、疥疮、瘟毒症以及跌损、小儿惊风、衄血等，用重剂大黄，最多五七剂即可治愈，这是其他方药所不及的。《本草正义》云"迅速善走，直达下焦，无坚不破，有犁庭扫穴之功……迅如走丸，一过不留"，给大黄的速效作了恰切比喻。

李翰卿应用大黄的体会：大黄不但对具有便秘症状的各种实热证、火热上冲证有效，而且对瘀血证、湿热蕴结证及各种积滞证等均有卓效。①攻下通便：大黄对实热、湿热的便秘比较适宜；津液不足或血虚的便秘，配合或改用增液润肠通便或养血润肠通便方；寒实便秘，虽用大黄 3g，亦可使大便泻下 1～3 次，并在泻下之前往往兼见腹痛，而实热结滞的便秘，最少用 9g，甚或用 15～30g 才有效。②消导积滞：胃肠积滞，大便溏泄或便秘者，大黄有很好的治疗效果。一般来讲，在消导积滞时用量宜小，一般以 1.5～3g 为佳，若量大则消积的作用小而攻下的作用增强。③清热泻火：肝胃实火所致的头晕头痛、眼病、耳痛、牙痛、口疮、吐血衄血，非用大黄不易取效，其效的大小常与用量、用法有关，以便通微溏为佳，不可令大泻下。高热发斑，攻下太甚往往使斑邪内陷。攻下不足则邪毒不易祛除，因此用量以恰到好处为佳，根据便秘的轻重，大黄的用量以 3～9g 为宜。④祛瘀活血：本药祛瘀生新，逐瘀活血，为治疗瘀血兼便秘的良药，特别是对兼便秘的瘀肿、癥瘕积聚、出血证效果最佳。在应用时以便通微溏为度，不可使大泻下，否则仅泻肠胃之实，伤正气，而瘀血不除。⑤燥湿清热：本药清热燥湿，内服或外用，对各种湿疮、黄疸、淋证等都有很好的作用。但因本品苦寒而泻下，过用伤脾败胃而湿邪难除，因此仅可应用于热重于湿兼便秘的湿热证，用量也只能在 3～6g，用药以出现大便每日 1～2 次为度。⑥泻火定惊：若高热便秘，谵语惊搐，或便秘，面目红赤，狂躁不安的精神病，非大剂大黄不能泻其实，一般以 10～15g 及以上为宜，并应根据他证的特点，分别采用犀连承气汤、白虎承气汤、大承气汤、牛黄承气汤、大陷胸汤等。[1]

赖义初在治疗脾胃病、肝胆疾患及各种兼杂病证中，见有食欲缺乏，排便不畅或火邪上炎各症，常佐少量大黄配伍，以清火热，调气血，健脾胃，除实积，而不拘泥于便秘一症。除少数腑实热证外，大黄用量为每剂 3g 左右。量小，其意有三：一者，为峻药缓下。大黄性峻猛，攻下力强，量小则势缓，治宿积内停，不伤胃气。二者，大黄含有苦味质，小剂量可以促进胃液分泌，有健胃作用，还能疏肝利胆，促进胆汁分泌。三者，可调

---

1 李翰卿.中国百年百名中医临床家丛书 [M].北京：中国中医药出版社，2001.

理气血，如张锡纯所言，大黄"少用之亦能调气，治气郁作痛"。[1]

李文瑞经验：①大黄的攻邪作用。大黄具有泻下破结、荡涤肠胃实热积滞，泻血分实热、下瘀血、破癥瘕、行水气等攻邪作用。大剂量泻热、通便、逐瘀力强，在方中为君药，如大承气汤、桃核承气汤。中剂量泻热、通便、逐瘀力居中等，在方中为臣药。如茵陈蒿汤，取其泻热逐瘀，通利大便，助茵陈降泻瘀热而退黄。小剂量用于火郁、积滞较轻者，或于清热泻火之味中少佐之以助清泻之功。如清胃散，治胃中火郁、积滞较轻者。②大黄的补益作用。健脾和胃，用于脾胃不和，消化不良，食欲不振，脘腹胀满，肌肉消瘦；祛瘀生新，用于少女停经之干血痨；敛血止血，用于治疗肺胃热盛之吐血、咯血，下焦郁热之便血、尿血；涩肠止痢，用于噤口痢。总之，大黄能攻善守。一般而言，大量主泻，小量可补，具有双向调节的作用。[2]

郑家本对急黄病证，无论便秘与否，均予大黄，排除毒素，先发制病，提高了抢救成活率。对儿科"肺胃热炽"的高热证候，郑家本常在拟方中配以大黄，疗效显著提高，均未见有引邪深入之弊；在治尿毒症、急腹症、败血脓毒症等急性病证时，大黄更有用武之地，"夺关斩将"，屡建奇功。[3]

现代研究表明，大黄不仅是攻下药物，还有祛瘀、止血、退黄、利尿、解毒及抗菌、消炎作用。它不仅是一味祛邪的重要药物，还具有推陈致新、调中化食、安和五脏的补益功能。

5.4 应用指南

5.4.1 用药指征

大黄虽有多种功效、用途广泛，但不得要领则难以发挥其专长。须知大黄苦寒，泻热毒、破积滞、行瘀血为其专长，为通腑攻下之要药。故凡属里、实、热、阳证，均为大黄适应证，可酌情以大黄为君，或为辅佐药，具体临床表现为：全身症状多有高热，咽干舌燥，渴思冷饮，不欲食，面红目赤；神志状态可见烦躁，谵语或昏迷；胸满、喘促、痰多；腹胀或 / 和腹痛拒按；小便短赤、灼热，大便秘结、不爽或自利清水；舌质红、绛，苔黄、厚、燥甚至起刺；脉大、滑数或沉实等，可以考虑大黄。

中医用大黄非常重视舌苔。《伤寒论》承气汤证有"口干燥""口燥咽干"，大陷胸汤证有"舌上燥而渴"以及《金匮要略》"舌黄未下者，下之黄自去"的记载，可见张仲景使用大黄的舌象是口燥舌黄。明代温病大家吴有性，也是使用大黄的高手。他用大黄量大次频，往往一下再下，以祛邪务尽，其对诊舌是十分重视的，适用大黄的舌苔多呈黄苔，或黄腻苔，或焦黄苔。叶天士提出了应用大黄的重要体征"最紧要者莫过于验舌"，"或黄苔或如沉香色或灰黄色或中有断纹"者均可用大黄。吴瑭提出脉象沉数有力也为应用大

1 李榕生. 赖义初临床用药特色点滴 [J]. 实用中医内科杂志, 1998（2）：8.

2 邱德文. 中国名老中医药专家学术经验集 [M]. 贵阳：贵州科技出版社, 1996.

3 刘俊. 当代中医大家临床用药经验实录 [M]. 沈阳：辽宁科学技术出版社, 2013.

黄之指征。

肖俊逸老中医以擅长治危重疑难病证著称，尤擅用大黄治湿温急证。其治急证富有胆略，用药果敢。曾治一湿温病，俗称"漏底伤寒"，湿热极重，大便一日泻下数十次，仍用大黄等药清肠解毒，泻下郁热而获痊愈。其用大黄的经验：强调辨证，分清阴阳。在治急证中，强调辨证论治，分清阴阳，他说："只有辨证精确，阴阳属性明瞭，方能治疗无误，不妄投剂。"如其治一小孩，夜半后暴泻下注，至天明共泻四十余次。以致目陷皮皱，形削声嘶，神疲体软，家人见此，皆谓虚寒，催医急进附、桂之类，肖老详审细辨，又据《内经》"暴注下迫，皆属于热"，确定是阳明实热，拟清肠解毒，泻下郁热，重用大黄丸，每次9g，连服两次，暴泻即止。他说，《伤寒论》中有关急证的内容十分广泛，是中医急证专著之一，其中三承气汤即是治急证之常用方，临床应用颇广。他认为湿温病的主要病证，相当于西医的肠伤寒，而肠伤寒病原体乃伤寒杆菌，其病变是肠黏膜红肿发炎，因此治疗必须效三承气法，通腑泻热，解毒活血，其中大黄是最理想的药物。[1]

黄煌总结大黄的药证：①痛而闭，即腹痛而大便不通。如用大黄最大量（六两）的大陷胸汤主治"心下痛，按之石硬者""不大便五六日……从心下至少腹硬满而痛不可近者"。这是比较典型的大黄证。但是，腹痛和大便秘结，不一定两者俱全或两者俱重。以下两种情况都可以使用大黄：第一，腹痛剧烈而且按之满痛者，《伤寒论》所谓的"大实痛者，桂枝加大黄汤主之"。实，指腹部按之疼痛胀满，如《金匮要略》有"按之心下满痛者，此为实也，当下之"。痛，指腹痛。大，表示疼痛的程度剧烈。张仲景对便下脓血或泻下青水者，只要腹痛剧烈，按之腹部硬满的，仍可使用大黄。此外，腹满而痛，虽有缓解，但仍痛苦非常。所谓的"腹满不减，减不足言"，也应使用大黄。张仲景认为"当下之，宜大承气汤"。第二，大便不通日久者。如不大便六七日，甚至十余日，出现神昏谵语、发潮热者。②烦而热。烦为精神症状，如其人如狂、烦躁、谵语、心热、目中不了了等。临床常见的焦虑忧郁、健忘、注意力不集中、头昏晕、思维减慢、思维错乱等，都可以归属为"烦"。热，为自觉身热，或潮热、发热等。临床常见的面红升火，躁动燥热，头部多汗，以及出血等，均可认为是"热"。③滑而实：为脉证。滑，一指脉来流利，圆滑鼓盛，二也指脉搏相对较快，如脉滑而疾，脉数而滑等。实，指脉象有力，如脉实、脉滑等。脉之真有力，真有神，方是真实证。假有力，假有神，便是假实证。就此脉象而言，患者的心功能较好，血压较高，体格比较壮实。概言之：①大黄体质。适用大黄者，大多体格健壮，肌肉丰满，食欲旺盛，容易腹胀；或大便秘结，口唇暗红，皮肤易生疮痘；血压偏高，或血脂偏高，或血黏度偏高。多见于中老年人。②大黄舌。使用大黄的典型舌象是口燥舌黄，即口腔干燥，舌质红而坚老，其或舌面起刺，舌苔黄，或见焦黄。

石景亮总结使用该药的临床指征是：胃肠积热，大便秘结，腹痛拒按；血热妄行之吐

1 刘师中. 肖俊逸医师治急证经验 [J]. 江西中医药，1983（2）：1-3.

血，衄血；湿热黄疸；目赤肿痛；瘀滞经闭，癥瘕腹痛。[1]

5.4.2 配伍组方

古人云：药有个性之专长，方有合群之妙用。张仲景应用大黄复方，均与其他药物相配伍，经验极为丰富，思路至为缜密。

（1）与泻下药配伍：①配攻下润燥之芒硝，泻阳明燥实、实热，吴又可云"得芒硝则大黄有荡涤之能"。②配伍峻下逐水之甘遂，泻热逐饮，可使结于胸中之水热从大便而去，则诸症自愈，如大陷胸汤。③配伍通便之火麻仁、杏仁，润肠通便，如麻子仁丸。

（2）与清热药配伍：①配苦寒泻火药如芩连柏栀，如泻心汤清邪热内陷之痞；茵陈蒿汤治湿热黄疸。②配清热凉血之丹皮，如大黄牡丹汤用以治疗肠痈初起脓未成者，将肠中热毒瘀滞荡涤于下。

（3）与理气药配伍：如与理气药枳实、厚朴配，陶节庵曰："去实热，用大黄无枳实不通。"柯韵伯曰："诸病皆因于气，秽物之不去，由于气之不顺也，故攻积之剂必用气分之药。"说明了张仲景所制大承气汤、小承气汤、厚朴大黄汤、厚朴三物汤、厚朴七物汤、麻子仁丸等方中大黄与枳实、厚朴并用的意义。

（4）与理血药配伍：如与桃仁配使破血逐瘀之力更强；与虫类配能消癥除瘕。

（5）与解表药配伍：如桂枝加大黄汤证能达表里双解，使邪从表里同去之效。唐代孙思邈深得仲景旨意，创"水解散"，以大黄配麻黄，清热发汗解表，主治时行头痛壮热。两药相配，汗下兼行，使时行郁热之邪自内达外而解。

（6）与温里药配伍：如与附子配寒温同用，既治疗卫阳不足、邪热有余的痞证；又可治寒秘病证。三物备急丸乃是大黄与干姜、巴豆配伍，正如《时方歌括》云："干姜散中焦寒邪，巴豆逐肠胃冷积，大黄通地道，又能解巴豆毒，是有制之师也……此则治寒结肠胃，故用大黄佐干姜、巴豆以直攻其寒。"三药相配，一寒二热，性味相制，并能监制巴豆之毒性，也为"攻逐冷积"之温下代表方。

（7）与补虚药配伍：祛邪不伤正，扶正勿滞邪。张仲景应用大黄祛邪，每多兼顾正气，故对年老体弱、产后、津亏血虚者，又常配伍人参、阿胶、地黄、白芍、甘草、蜂蜜等补虚药物，以扶正祛邪，如鳖甲煎丸。后世吴鞠通所制定的7种加减承气汤，其中就有增液承气汤、新加黄龙汤、护胃承气汤三方属于扶正祛邪之剂，使邪祛而正气渐复。

张景岳对大黄的炮制及配伍颇有研究，如他指出"欲速者生用，欲缓者熟用"。气虚配人参，血虚配当归；佐以甘草、桔梗缓其行；佐以芒硝、厚朴益助其锐。

赵绍琴先生临床善用大黄，认为由于所加药物之不同，如加气分药、血分药、咸寒药、温阳药等，均可改变或增强大黄的应用范围，其常用的配伍有：①厚朴。苦温行气，平胃宽中，为泄中焦实满之气分药。与大黄苦寒攻泄合用，中焦得舒，下焦得畅，为疏气机、泄里实之良剂。例如仲景厚朴三物汤。②芒硝。咸能软坚，苦能泄下，寒能除热，荡

1 石显方，傅文录.石景亮老中医遣方用药的经验[J].时珍国医国药，2005（12）：146-147.

涤三焦肠胃实积。合大黄苦泄破瘀，可以攻坚荡积，泄热祛瘀，例如伤寒论中阳明腑实之大承气汤及调胃承气汤等，均有此配合。但非实热闭结，不可滥投，恐诛伐太过，误伤正气。③麻仁。麻仁甘平滑润，能润肠通便，大黄荡涤宿积而能化瘀，二味同用，则能润燥滑肠，每用以为丸剂，如麻仁丸之类，可用于胃强脾弱，津液不得四布，小便数而大便硬之脾约证。④黄连。苦寒泄火，除烦泻心凉血而厚肠胃，与大黄合用，一守一走，降火泄热，可用于火热结滞，目赤口疮或湿热发黄，实热迫血妄行等证。例如仲景大黄黄连泻心汤等。⑤丹皮。辛甘微寒，泄血中伏火，和血、凉血而生新血，为吐衄常用之药，合以大黄之清热解毒，通瘀破积，可用治血分湿热郁结而成之疮疡，亦可用于早期肠痈尚未化脓者。例如金匮大黄牡丹汤。⑥茵陈。苦寒清热燥湿，能泄中焦湿热，配以大黄苦寒泄热，活血化瘀，能治湿热发黄，皮肤鲜明如橘皮色者。例如茵陈蒿汤之类。⑦附子。辛甘纯阳大热，性浮善走，能温下焦以祛痼疾，有助阳退阴之功。与大黄合用，对沉寒积冷者具有卓效，例如大黄附子汤之类。若体质过虚之人，用后宜服益气和中之品，以防其病去正伤而致虚脱。⑧䗪虫。咸寒破坚下血，与大黄配合应用，活血祛瘀功效增强，可治腹中有干血之五劳虚极、羸瘦不能食、肌肤甲错等症，例如大黄䗪虫丸。

朱良春临床治疗外感时邪，卫气同病，肺胃壅热，症见高热、烦渴、大便秘结，甚则神昏谵语者。生大黄峻下，生石膏清热，二药合用，可直泻经腑实热，从而顿挫热势，存阴保津，缩短疗程。[1]

李翰卿应用大黄治疗胃肠积滞、泻痢或便秘：胃脘胀痛、拒按、尿赤、苔黄、便秘者，配合枳实、厚朴；胃脘胀痛、拒按、苔白、尿清、大便稀溏或时秘时溏者，配入枳实、干姜，脾虚者再加焦白术；久痢、久泻，大便溏而不爽或里急后重、或便兼黏液、胃脘痞满、遇冷加重者，加党参、白术、枳实、木香、干姜、山药。[2]

裴正学善用大黄治疗临床疑难杂证，早年著有《大黄的临床应用》一书，他认为大黄一药气味俱厚，性寒苦泻，是泻火、破积、降浊之要药，善于配伍使用，他认为配芒硝可攻下破积；配枳实、厚朴可导滞通腑；配黄连、黄芩可清热泻火；配附子可温肾降浊，少量大黄又可健脾开胃。

黄煌认为大黄配厚朴、枳实，主治胸腹满痛而便秘者；配桃仁、桂枝，通经活血，治疗月经不调、闭经；配黄连、黄芩，治疗心下痞；配山栀、黄柏，治疗阳黄；配附子、干姜，治疗腹大痛而精神萎靡，恶寒自汗者。

李春和老中医根据其祖传认为：大黄不加芒硝，泻而不伤，于病有益；加芒硝则泻而伤人，因此，大剂量用大黄时禁与芒硝为伍。

李玉和常用大黄、枳实为药对配伍厚朴、砂仁等药治疗急性胰腺炎；大柴胡汤治疗胆囊炎，其中以生大黄为主药，柴胡辅以为药对。服药后应达到"大黄化"。即每 2 小时服

1 朱良春. 朱良春医集 [M]. 长沙：中南大学出版社，2006.

2 李翰卿. 中国百年百名中医临床家丛书 [M]. 北京：中国中医药出版社，2001.

药 1 次，每天服药 5 次左右，大便每天应 2 次以上，但以不超过 3 次为宜，直到腹痛减轻后减量。[1] 另外常用小剂量大黄，借其通降之势，伍以升浮之药，升降相因，升清降浊以愈顽疾。其用方仿清代杨栗山升降散之义（蝉蜕、僵蚕、姜黄、大黄）。治疗急慢性咽炎常用大黄配伍玄麦甘桔汤加蝉蜕、荆芥、薄荷。治疗咳喘诸疾用大黄配伍麻黄汤、二陈汤、三子养亲汤。治疗三叉神经痛用升降散原方，并重用细辛。纵观大黄与升浮药同用，取其升清降浊之理，升浮药以升阳中之清阳，大黄以降阴中之浊阴，一升一降，内外通和，气机畅达，散逆浊结滞之邪，辟一切怫郁之气，既能宣透风热，清热解毒，又能化瘀降浊，以治气血逆乱，安和脏腑。临床上凡配伍升降相因之剂，组方中大黄皆用酒制，以助升降之势，用酒制大黄通腑调气之力更佳。本法注重大黄泻下之势而不拘于泻大黄之用，以上治法，体现一个"通"字，达到"气血调和，脏腑安和"的治疗效果。[2]

杜书学治疗黄疸病证，无论其属何因之疸，无论老少，悉在辨证前提下，在基本方中重用大黄、车前子，二者相使为用，常是仅进数剂，而疸退病缓。然二药实属攻伐之品，若体虚正衰者，又当标本兼治，以防犯虚虚之戒也。[3]

李文瑞在临床上用大黄：①配附子，《金匮要略》大黄附子汤，治寒积里实；配干姜，《备急千金要方》温脾汤，治冷积、久利。②配人参、当归，《伤寒六书》黄龙汤，治里热结便兼气血虚弱者；配四物汤，治妊娠伤寒便秘、溲赤、气满；配增液汤，《温病条辨》增液承气汤，治阳明温病，热结阴亏。③配大蓟、小蓟，《十药神书》十灰散，治血热妄行，吐血衄血。

张琪用大黄治疗经验总结：治疗顽固性水肿往往用大黄、甘遂，配以枳实、厚朴、三棱、莪术、槟榔、牵牛子之类；治疗多例急性吐血衄血以大黄与赭石、黄芩、黄连合用；大黄又善治尿道痛，为治疗前列腺炎及增生的良药，治疗慢性前列腺增生，往往以大黄、桃仁为药对；治疗慢性肾衰竭，一般用大黄苦寒清泻热结，蠲除浊毒，同时配以砂仁、草果、苍术、藿香芳香醒脾、化湿辟秽；狂躁型精神病大多由痰火扰心所致，以大黄与礞石、甘遂、石菖蒲、郁金、芒硝、厚朴等合用治疗；治疗慢性阻塞性肺疾病，比如慢性支气管炎、阻塞性肺气肿、肺心病乃至急危重症急性呼吸窘迫综合征，以大黄配伍葶苈子、鱼腥草、黄芩、杏仁、枳实、厚朴等，大黄用量以大便排出通畅，每日 1～2 次，成形软便为度。[4]

大黄配伍甘草有止吐作用。现代有人用生大黄配生甘草，合以旋覆花、半夏、党参等治疗神经性呕吐，取得了满意效果。

5.4.3 剂量裁定

张仲景对大黄剂量的加减变化非常讲究，如厚朴三物汤、厚朴大黄汤及小承气汤三方

1 李玉和.大黄药对的临床运用 [J].黑龙江中医药，1999（3）：59-60.

2 李玉和，赵家斌.谈"大黄化"与"大黄势"的运用 [J].实用中医药杂志，2000（6）：46.

3 陈云志，刘俊.中医不传之秘在于量 寻找中药重剂取效的秘诀 [M].北京：人民军医出版社，2014.

4 孙元莹，郭茂松，姜德友.张琪运用大黄经验介绍 [J].辽宁中医杂志，2006（3）：270-272.

的药味组成相同仅剂量有别。

大黄攻补取决于用量的大小，小剂量以"补"为主，大剂量以攻为主。大黄小剂量（3g 以下）有健胃助消化作用；中等剂量（1～2g 大黄粉冲服或 6～12g 煎服）有缓泻、逐瘀作用；大剂量（15～30g）其通泻攻逐之力颇强。研究表明，大黄含有两种相反的成分——蒽醌衍生物的苷类和鞣酸及其相关物质。前者能刺激肠蠕动而导致泻下，后者有收敛作用而能止泻。它在生用、大量、短煎的情况下有泻下性能，但在制用、小量、久煎的情况下，泻下性能减弱，同时出现止泻性能。近年来，有不少报道用大剂量（一般用 30g，多达 100～200g，甚至有重用 500g 的个案，均为汤剂）大黄治疗急性胆囊炎、出血性坏死性肠炎、流行性出血热、急性胰腺炎及急性黄疸型肝炎等疾病取得了明显的疗效、未发生明显的毒性反应。由此也证实了张锡纯在《医学衷中参西录》中论述的经验：大黄之力虽猛，然有病则病当之，恒有多用不妨者……盖用药以胜病为准，不如此则不能胜病，不得不放胆多用也。

李春和老中医根据祖传和个人经验认为：治疗年轻力壮的狂证，每剂用量 150g 以上，多者达 240g；对青壮年妇女不孕、痛经、月经不调和跌仆损伤症，每剂用量 90～150g；痈疮、疔肿瘟毒每剂用量 50～100g；小儿惊风、胎毒、衄血等每剂用量 5～15g。临证几十年来，这种超常规的使用尚未见一例因重用大黄而致病情加重或致伤残事故，反而屡收良效。凡中青年病人，属实、热证，是大黄适应证，可放胆用之。年轻而体弱患者，若无心肝肾等慢性病，可酌情减量。

赵炳南治疗实证带状疱疹后遗神经痛，认为非重用大黄不能达到破瘀祛病之效，故常用量为 15g，因大黄性迅速善走，最能破血中瘀血，其作用远非三棱、莪术辈所能相比，气滞血瘀所致的持续性疼痛，只有重用大黄，才能使气血相通。[1]

张志秋认为六腑以通为用，大便一通体内热毒就能外泄，退热贵在邪有出路，开门放贼，诚为上乘之法。通泄不仅可清热，也可解毒、祛瘀、利尿，还可补虚。张老既根据大黄的主要作用，注重配伍，适时用药，又因人因病而异，调节剂量，讲究用法，恰到好处。如用于健胃为主的剂量一般是 0.3～6g；通便为主用 6～12g；排除积滞（结石等），一般用 15～30g；虚弱者，一般用 1.8～2.4g；体质中等者用 3g；体质强者可 6g 起用。用法宜生用后下或泡饮，以保存有效成分，提高药效。[2]

石景亮认为大黄用量之大小，应因人因病而有所不同。一般来说，对"痞、满、燥、实"四证俱备的阳明腑实证，长江以南患者其量为 10～15g；长江以北患者，其量为 15～30g。对"四证"不完全具备者，当相机减少其用量。[3]

李富玉治疗急慢性胆囊炎及胆结石症在辨证施治原则下，始终坚持加用大黄，其剂量视症情缓急而酌定轻重，急、实者重用 20～40g，缓、虚者则用 5～10g，以保持大便通

1 李维义.赵炳南先生治疗带状疱疹经验介绍 [J].广西中医学院学报，2007（4）：35-36.

2 陈湘君，何红.著名老中医张志秋应用大黄验案四则 [J].辽宁中医杂志，1985（4）：12-14.

3 石显方，傅文录.石景亮老中医道方用药的经验 [J].时珍国医国药，2005（12）：146-147.

畅为度，有泻化湿热、利胆消石之功。常与柴胡、茵陈、厚朴、枳实等配伍应用。[1]

崔金海认为中风急性期，若患者腑气不通，热毒较重者，应重用至 15～30g，且生用、后下，充分发挥其攻下热毒、泻下积滞之功，可配伍枳实、芒硝、瓜蒌等增强通腑导滞之力；若患者热毒症状较轻，且以瘀血为主者用酒制大黄 9g，与其他药物同煎，使其发挥活血之功；若为出血性中风急性期，可用大黄炭 12g，配伍三七（研末冲服）3g 止血化瘀。大黄用量依大便而定，一般控制大便每日行 1～3 次，稀软便为佳。若呈稀水便且次数过多，甚至伴有腹痛，提示大黄用量大，应酌减。患者对大黄的敏感性和耐受性存在个体差异，有的患者用 5g 即出现腹泻症状，有的用到 30g 时大便才通畅，临床上应因人而异，灵活掌握。[2]

何晓辉认为用大黄治疗慢性萎缩性胃炎，剂量宜轻，以 2～5g 为宜，其用量应视大便次数及形状而定，若患者大便干结如栗，数日 1 行，则可用 5g 左右，且需后下，待大便通畅后，减少剂量且不需后下。若大便正常，用量 2～3g 即可，且与其他药同煎。个别患者脘腹胀满明显又伴有大便溏薄，诸法治疗不效，则可试用 2～3g 制大黄，有时可获得意想不到的效果。以小剂量大黄治疗慢性萎缩性胃炎，只有极少数患者出现肠鸣、腹痛、腹泻的不良反应，停药后立即消失。[3]

陈卫平经验：大黄气味苦寒，长于通下，去陈垢而安五脏，能入血分，破一切瘀血。故在治疗哮喘发作期中，大黄制用通腑降气，行糟粕，平哮喘。生用泻下热结，抽釜薪，消炎症，酒炒活血化瘀，散郁血，促循环。大黄含蒽醌衍生物，具有抗菌、抗病毒、解痉、利尿、降压等作用。故在哮喘发作期中，不论是否有无便秘之症均可使用。对于实证和年轻患者用量宜大，常达 10～15g，可使哮喘快速平息；虚证和年老患者用量宜小，常用 2～5g，以缓缓图之。[4]

赵灿鑫用加味茵陈蒿汤治疗急性黄疸型肝炎，其临床实践发现大黄 30～60g 较中、小量大黄更能缩短治疗时间、改善患者症状，60g 使用时疗效显著，且只有个别患者出现脐周轻微疼痛、便后缓解的情况，无其余不良反应。[5]

王素勤用生大黄治疗急性水肿性胰腺炎，常采用 100～200g 单味大黄，其认为大黄量轻则起效缓慢，而大剂量大黄一则有较强通便作用，从而使肠道内压力降低，并使肠道内细菌数量减少，有利于胃肠黏膜屏障，减少细菌移位；二则能扩张血管，改善胰腺血循环；三则能对十二指肠有舒张作用，促进胆汁分泌，并能解除括约肌痉挛；四则能抑制胰酶的分泌和活性，从而减少胰腺的自我消化。[6]

1 韩培海，徐海雁，唐长华．李富玉临床应用大黄新法 [J]．吉林中医药，2007（4）：10.

2 于晓东．崔金海应用大黄治疗急性中风病经验 [J]．河北中医，2006（1）：5-6.

3 刘良福，何晓晖．何晓晖应用大黄治疗萎缩性胃炎的经验 [J]．上海中医药杂志，2006（3）：22-23.

4 陈卫平．大黄在治疗哮喘发作期中的应用 [J]．四川中医，1988（6）：12-13.

5 赵灿鑫．大黄用量与急性黄疸型肝炎的疗效关系 [J]．中医杂志，1991（4）：32-33.

6 王素勤．生大黄在急性水肿型胰腺炎中的应用 [J]．中国社区医师（医学专业），2013（6）：244.

李虹等治疗老年便秘时，大黄用量一般在 10g，常配伍等量附子，其认为老人切忌大量苦寒泻下，以防伤正反加重便秘，应以助其阳气、补其阴津为本，大黄附子并用，则补消兼施，毫无伤正之虞。[1]

张广霞用大黄甘草汤治疗顽固性呕吐，方用大黄 15g，炙甘草 3g，效如桴鼓，其认为大黄可速荡胃中积热，以甘草缓之，则使之攻下降火而不伤胃。[2]

曾浩然用生大黄配伍芒硝治疗急性黄疸型病毒性肝炎，一般用生大黄 9～15g，芒硝 9～15g，开水冲泡 10 分钟后口服，1 天 1 剂，分 1～2 次服用，其认为两者配伍，可加强大黄泻下作用，加速黄疸消退，促进肝功能恢复，一般认为两者配伍后，应酌情减少大黄剂量，以免峻下伤正的发生。[3]

陈天资在临床上使用大黄之量，远远超过中药教材规定剂量。①治疗急性阑尾炎，早期常用大黄牡丹汤加减。酌加白花蛇舌草、黄芩、赤芍、葛根等，生大黄每剂用量为 30～50g，每日 1～2 剂。患者如能排便数次，症状逐渐好转，生大黄的用量每次改为 15～20g，每日 1 剂，或中药改为增液承气汤加减，生大黄用量酌减。②治疗急性胰腺炎，陈氏所经治的急性胰腺炎，基本上为水肿型。临床上使用大柴胡汤加减，酌加延胡索、川楝子、虎杖等，生大黄每剂的用量一般为 40～50g，每日 1～2 剂，若患者发热、腹痛等症状减轻，大便次数增多，则生大黄每天的用量可减至 15～30g。③治疗不完全性肠梗阻，均用大承气汤加味。由于不完全性肠梗阻其热结胃肠、腑气不通尤甚，故生大黄之量尤重。一般每剂用量为 50～60g，每日 2～3 剂，半数以上患者的每日用量为 100～180g。若患者大便已通，腹痛、腹胀、发热等症已改善，生大黄每日之用量可减至 10～30g。若大便每日 10 余次，可加大补液量，生大黄可暂停使用。④治疗急性胆囊炎、胆石症，常用大柴胡汤合四金汤加减，生大黄每剂用量为 50～60g，每日 1～2 剂，一般病人每日用量为 2 剂，多数患者每日生大黄的用量为 100～120g，个别患者每日用 3 剂，或加用生大黄 50g 捣碎开水研服。若患者大便次数较多，腹痛发热、黄疸等症减轻，生大黄每日之量可减至 20～30g。⑤治疗老年习惯性便秘，一般用养阴润下之法治疗，若此法治疗效果不佳，腹痛腹胀明显，可用载水行舟之法，使大便迅速排出，则用增液承气汤加味，生大黄每剂用量为 20～30g，每日 1 剂。此法一般均能攻下大便，大便通畅后，则停用生大黄。⑥外用生大黄灌肠，一般多用于不完全性肠梗阻或尿毒症早期，每剂生大黄用量为 50～80g，每日 1～2 剂。此法有时亦用于习惯性便秘。[4]

李玉和治疗胆囊炎，应用单味大黄每次 30～60g，每 1～2 小时服药 1 次，每天服 5～8 次，大便保持每天 2 次以上，直到腹痛减轻后减量。大黄治疗癫狂症，常用剂量为 30g，用礞石滚痰丸治疗癫狂病，重用大黄，每剂 15～30g，其效果非常满意，取大黄逐痰热，

1 李虹，李泉香.大黄附子汤治疗老年人便秘 [J].中医药研究，2001（6）：30.

2 张广霞.大黄甘草汤治疗顽固性呕吐一例 [J].山西中医，1986（4）：32.

3 曾浩然.生大黄、芒硝治疗 20 例急性黄疸型病毒性肝炎 [J].实用肝脏病杂志，2003（4）：22.

4 陈云志，刘俊.中医不传之秘在于量 寻找中药重剂取效的秘诀 [M].北京：人民军医出版社，2014.

祛瘀结，且借泻下为径之理。[1]

杜雨茂治疗慢性肾衰竭大便秘结，临床表现为腹部胀满、大便秘结、干涩难下，甚至数日不解，或大便溏垢臭秽、利而不畅，舌苔黄厚或粗白者，以大黄（正虚较著者可用酒大黄）为降浊通腑之品，因其苦寒味厚，直入胃肠，泻热降浊，通腑泻下，力宏效确，堪当此任。用大黄量通常是每剂药 8～15g，视患者病情轻重及对大黄的耐受能力而定，可以先从小剂量开始，渐观察加至适当剂量为宜。一般在服用含大黄的药剂后，以每天大便畅利，排便在 3 次以下为佳。在这里需要指出的是：有的患者在应用大黄之后，即使剂量达到 15g 以上大便仍然秘结，这时需加用炒枳实 10～12g 以行气导滞，炒莱菔子或火麻仁 30g 以滋燥润肠，或番泻叶 3～5g，以助大黄泻下之力，其便自通。[2]

郑家本治疗癫狂属实火，常首用生大黄 30～60g，荡涤痰热，当大便日行 5 次以上时，狂乱可止，再随证治之，每取良效。

靳瑞英临床常用香砂六君子汤健胃消积，始加大黄 3～6g 以健胃，待正气复后增至 10～15g 以导滞；常用《苏沈良方》之遇仙丹加味，化湿和胃祛浊。大黄泻浊降逆，用量 3～9g，随症加减效果明显。[3]

5.4.4　炮制和煎服方法

张仲景用大黄：①注重煎服。煎煮有先煎、后下、同煎之分，如大陷胸汤中的大黄先煎，以治疗血热互结的大结胸证；大承气汤中的大黄后下，用作攻下实热、荡胃肠燥结；大黄附子汤中的大黄与他药同煎，以治疗寒实内结、阳气不足的邪实正虚证。其可能系取大黄先煎清湿热效好，后下苦寒迅降峻攻，同煎缓和泻下之意。鳖甲煎丸需空心服，桃核承气汤饭前服。一般大黄复方均在早、晚饭后分服。②讲究炮制。如酒洗、酒浸及蒸泡大黄等均成为后世应用大黄的典范。徐灵胎说："煎药之法，最宜深讲，药之效不效，全在乎此。"（《医学源流论》）徐氏如此强调煎药之法，意在说明煎法的重要性。现代药理研究认为，大黄的不同煎煮方法对大黄的某些药效作用成分有不同的影响，因而药效作用不同。泻下作用成分蒽醌类为不耐热物质，长时间煎煮可受到破坏。大黄煎煮时间适当（10～15min），溶出的总蒽醌最多，煎煮时间过短溶出不完全，煎煮时间过长有效成分水解、破坏较多；大黄与其他药物同煎（混煎），蒽醌类可因其他药渣而影响溶出。大黄中的收敛成分鞣质对热较能耐受，且易溶于水，煎时液体越多越易游离，煎煮时间长，用酒浸，鞣质溶出量多，收敛作用增强。故要取大黄的泻下作用，除煎沸时间不超过 10min 外，水量也应尽可能加少些。

赵绍琴先生在《漫谈大黄的配伍及临床应用》一文中详细介绍了大黄的常用炮制方，具体包括：①酒制。处方用名"酒川大黄"，能增其活血功能，可引其药性上行，以泄上焦之热。②醋制。处方用名"醋大黄"，以其酸能入肝，对肝经郁热，肝火上扰致病者，

---

1 李玉和，赵家斌 . 谈"大黄化"与"大黄势"的运用 [J]. 实用中医药杂志，2000（6）：46.

2 杜雨茂，杜治宏 . 慢性肾功能衰竭的辨证用药思路与方法 [J]. 新中医，2001（5）：3-5.

3 靳瑞英 . 大黄的临床应用 [J]. 中国乡村医药，2007（10）：48.

用之最宜。③火炮。即用火炮黑成炭，处方用名为"川大黄炭"，功能缓和其猛峻之势。④蒸制。处方用名为"熟大黄"，凡处方中不注明生熟者，每指熟大黄而言。生大黄其性凶猛，非体壮病实不可轻投，作者经验用生大黄末一分（吞服），相当于熟大黄一钱（入煎）之功。⑤酥制。就是用酥油涂制者，处方用名为"酥大黄"，多用于劳损病人，改其猛峻攻泄之能，用其活血破结之力，使其推陈致新，正气不伤。⑥粉剂。研细成粉，处方用名为"大黄末"，取其散者散也，有缓散之性。久病体弱之人，若用之，其量不可超过数分，故用粉末装胶囊吞服。⑦丸剂。大黄蒸晒研末，炼蜜成丸，如清宁丸，具有缓泄通便之功。⑧磨汁。以生大黄一块，加水或醋，磨汁外用，可治皮肤疮疡，蕴热毒肿。

刘陶刚先生的经验是：大黄生用，攻积导滞，借以泻热解毒；姜汁炒用，降低苦寒之性；酒制大黄有活血化瘀之功。另外红糖水炒用不但可以健胃而且可以止血；盐水炒用于各种淋证[1]。

5.4.5 使用注意

大黄功效卓著，用之中的，每获捷效，然性味苦寒，沉降而又峻猛，用之不慎又每易伤正，归纳起来，大黄禁用有以下五点：①太阳病禁用。病在表，因势利导，当发汗祛邪，误用大黄，引邪内陷，必生变症，但表症兼里实者例外。②少阳病禁用。邪在少阳，法当和解；但少阳病兼里实证，可用大黄。③呕吐禁用。吐虽为病态，但有时是正气祛邪于上的表现，亦当因势利导，应用催吐剂，使"病在上者，因而越之"，绝不可用大黄；但呕吐因胃火肠实者可用大黄。④虚寒证禁用。虚寒证候，脏气虚衰，阴寒内盛，不耐攻伐，故不可用大黄；但虚中夹实，寒实内结者，虚则当补，寒则当温，结实者当攻，数法结合，灵活变通，又当采用大黄。⑤津伤血虚证禁用。虚者补之，实者泻之，百病皆然，故津血虚损，大法当补，误用大黄，使虚者更虚，医之过也；若津伤血枯不能濡润，肠腑不通，大便不行，虽应"增水行舟"以治本，亦可稍通腑气以治标，故生津养血方可少佐大黄。

李春和老中医集几代家传的经验认为：对素体阳虚、体弱、老人、心肝肾肺慢性病者忌用；阴证、虚寒证禁用。大剂量大黄，服药后约两小时，即开始腹痛，继而腹泻，泻下黏液及褐黑色便，伴有恶心、呕吐。初服药此反应较剧，服三四剂后则反应逐渐减弱至消失。吐、泻、腹痛后，大多数患者呈虚弱蜷卧状，对此反应，勿需特殊处理，宜向病家说明，以米粥或流质饮食饮之，卧床静养。若病人服后吐药，可将下次药提前服用[2]。

曾金铭先生认为：急性肝炎用大黄，无须拘于便干便稀，即使便溏但次数如常者亦可用，惟泄泻者不宜用。肝炎病之便溏与泄泻有本质上的区别。泄泻多因脾胃虚寒、湿胜所致，且大便次数增多，与急性肝炎属中医学温病（湿温）范畴，其病因非只湿邪一端，有时虽便溏而次数不一定增多，与泄泻自不相同，故大黄可放胆用之。叶天士认为："湿温病大便溏为邪未尽，必大便硬，慎不可再攻也，以粪燥为无湿矣。"临证每见便溏患者在

---

1 刘陶刚. 重用"大黄"治疗案例 [J]. 云南中医学院学报，1987（3）：23-25.

2 李春和. 大剂量运用大黄的临症经验 [J]. 中医研究，1988（1）：21-22.

连续服用大黄后大便反而会转正常。配有大黄的汤药，一般服用后都会有拉稀便的现象，部分患者泻前微有腹痛感，有的大便次数稍微有增多。若大便次数过多体力不支者，服用大黄的次数可以适当减少（即不必每日或每次都服用大黄），并酌情选加相应的扶正药如大枣、条参等。大黄的用法，一般不宜同煎，而是把其他药煎好后以药汁冲泡大黄约5分钟许再倒出服之。[1]

骆安邦经验：大黄用后如出现腹痛，此乃大黄的泻下作用造成肠蠕动加快所致，常用芍药甘草汤以缓急止痛，配伍应用，腹痛即除。如用于老人或小儿一般用制大黄以避苦寒伤正之弊。用于肝胆病及尿毒症剂量应由小到大，因症因人而异，逐渐调整，常控制到大便每日行1～3次为度，方能达到泻热化湿、降浊排毒之作用。另外，对大黄的敏感性和耐受性存在个体差异，有患者大黄用至35g时大便才通畅。若证实体实者用量可偏大，用10～30g不等，方能尽其斩关夺隘之能；若证虽实而体虚者则用量宜小，以3～10g出入，勿操之过急，当缓图其效。[2]

5.5 医案精选

5.5.1 周囷之患疫服大黄二十两案——下不以数计（吴有性医案）

余里周囷之者，患疫月余，苔刺凡三换，计服大黄二十两，始得热不复作，其余脉证方退。所以凡下不以数计，有是证则投是药，医家见理不透，经历未到，中道生疑，往往遇此证，反致耽搁。但其中有间日一下者，有应连下三四日者，有应连下二日间一日者。其中宽缓之间，有应用柴胡清燥汤者，有应用犀角地黄汤者。至投承气，某日应多与，某日应少与，其间不能得法，亦足以误事，此非可以言传，贵乎临时斟酌。（《温疫论·因证数攻》）

[按语] 吴有性在本案中点出了使用下法的心得，即"凡下不以数计，有是证则投是药"。只要患者具备使用下法的临床适应证，就可使用下法，不必拘于使用下法的次数。而舌生苔刺是使用下法的临床适应证。"瘟疫下后二三日，或一二日，舌上复生苔刺，邪未尽也。再下之，苔刺虽未去，已无锋芒而软，然热渴未除，更下之，热渴减，苔刺脱，日后更复热，又生苔刺，更宜下之。"至于使用下法的频率和攻下药物的轻重则要视患者的具体情况而定，"要谅人之虚实，度邪之轻重，察病之缓急，揣邪气离膜原之多寡"（《温疫论·注意逐邪勿拘结粪》）。吴有性对使用下法的频率有以下经验："其中有间日一下者，有应连下三四日者，有应连下二日间一日者。"

评：本案用大黄治温疫，利用大黄泄膜原热，患者虽服用大黄，然苔刺凡三换，故计反复服用大黄二十两。说明用大黄不必拘泥用药次数，有是证必用是药。但临床必须根据病人的体质，病邪的轻重，病情的缓急调整大黄的用药剂量和次数，方可药到病除。

1 曾金铭.治肝拾零 [J].云南中医学院学报，1987（3）：22-23.

2 陈曦，陈庆钱.骆安邦应用大黄的经验 [J].江西中医药，2001（5）：13-14.

5.5.2 大衄血——血所火降一时还（邓锦生医案）

余某，男，77 岁，于 1989 年阴历一月二十六日早上突然大衄血，自用冷水敷额不止。由当地医治无效。由于出血严重，困倦神昏，当晚即送县人民医院住院治疗，经用止血药、输液、输血，并用塞鼻止血及中药，鼻仍出血，病家焦急找邓老中医治疗。处方：生地 25g，白芍 15g，丹皮 10g，仙鹤草 20g，藕节 20g，大黄 60g（后下），生蒲黄 15g，羚羊角 2g（另炖冲药）。服 1 剂，半夜血止，第二天泻柏油样黑粪便，其人清醒遂吃稀粥两碗。自后，原方除去羚羊角，将大黄减至 15g，再服 1 剂，一切正常。后以西洋参 10g、生蒲黄 10g、生地 20g 等，以育阴化瘀调理而愈。[1]

[按语] 邓锦生说，古人认为热迫血妄行，血不循径，血热上攻而为衄血。陈修园先生说：血所火降一时还。因而急采取釜底抽薪之法，古人所谓：扬汤止沸不如去火抽薪，即此意也。《内经》所谓实则泻之。大黄虽不是止血药，而其药性能泻陷入血分之邪热。且《内经》又说到上病下取，所以大胆用之取效迅速。至于加生蒲黄、羚羊角平肝化瘀相辅相成，更为合拍。后又以西洋参、生地等善后调养，所以未有复发之虞。

评：大黄是重要的止血药。它功效迅速，常用于危急重症。以大黄、黄连、黄芩组成的三黄泻心汤又是治疗出血的经典方。《金匮要略》记载："吐血、衄血，泻心汤主之。"清代医家陈修园说："余治吐血，诸药不止者，用《金匮》泻心汤百试百效。"其实，历代使用单味大黄止血屡见于文献资料。如孙思邈《备急千金要方》记载有吐血百治不愈，疗十十瘥，神验不传方，其组成为大黄粉用生地黄汁吞服，取效的关键是"以利为度"。明代龚廷贤的将军丸，即单味大黄酒拌，经九蒸九晒为末，水泛为丸，说"治吐血不止如神"。近代名医张锡纯有秘红丹一方，用大黄、肉桂研粉等分，用代赭石汤送下，用于吐血、衄血屡服他药不效者，无论因凉因热服之皆效。吴鞠通曾治一人，五十岁，酒客，大吐血成盆，六脉洪数，面赤。三阳实火为病，与泻心汤一帖而止，二帖脉平。后七日又发，脉如故，又二帖。大黄 18g，黄连 15g，黄芩 15g。熊寥笙注：本案为实热吐血。患者实热，大吐血盈盆，平素多酒，脉洪数，为三阳实火为病，故用本方治之而愈。泻心汤治痞，是攻补兼施、寒热并驰之剂。大黄黄连泻心汤则尽去温补，独任大黄之苦寒，泻营分之热，能除胃中之实，连、芩苦寒，能解离宫之火，泻气分之热。三味原方以麻沸渍之，须臾去渣，分温再服，取其气，不取其味，使不伤正气，此又煎法之最奇者。凡治下焦补剂，当多煎，以熟为主；治上焦之泻剂，当不煎，以生为主。本汤原方治至高之热邪，故亦用生药百沸汤泡服[2]。

5.5.3 妊娠哮喘——宣肺清热，化痰降逆平喘（肖俊逸医案）

王某，女，37 岁，1970 年 9 月 27 日初诊。其人素有哮喘病史，近 2 周反复发作，屡用中西药治疗无效而病情日渐加重。诊前妇检证实怀孕 3 个月余。症见呼吸急促，胸高气

---

1 邓永久，邓永朵 . 邓锦生老中医重用大黄治大衄血 [J]. 江西中医药，1990（3）：35.

2 熊寥笙 . 熊寥笙伤寒名案选新注 [M]. 北京：人民军医出版社，2008.

粗，张口抬肩，不得卧，喉中痰鸣如锯，痰黄黏稠，汗出，面色青紫，四肢逆冷，口渴，舌苔黄厚腻浊，脉弦滑有力。此为痰热闭肺之哮喘实证。治以宣肺清热，化痰降逆平喘。处方：防风、白芍、白芷、荆芥各 6g，连翘 9g，麻黄、薄荷各 3g，川芎 5g，大黄 24g，芒硝 18g。

药后大便每日泻十余次，解胶冻样粪便。精神稍减，饮食增加，服至十余剂后，哮喘大减，可上床落枕。大便每日解一次，质稀。守方共服二十余剂，病愈。母子安然无恙，至产期随访，顺利分娩。

[按语] 此例妊娠哮喘，呼吸困难，汗出、面青肢凉。抓住痰热闭肺这一病机关键，将肺与大肠相表里，实证必当攻邪，邪去病自安的理论巧妙地运用于临床。果断使用峻下药大黄、芒硝，既清肃肺气又荡涤肠胃，泄其痰热，导痰热自大肠而出则哮喘自平。共服大黄 500g 以上，芒硝近 500g。剂量大，且持续使用二十余日。由于恰到好处，病始得愈。同时遵照"中病即止"之古训，待热退痰化，哮喘已平则立即停药，以保母子安全[1]。

评：对泻下法及大黄、芒硝等药本是妊娠所忌，但肖老辨证论治，有是证用是药，每收药到病除胎安之效。

5.5.4 疫身卧如塑案——察舌用药（吴有性医案）

朱海畴者，年四十五岁，患疫得下证，四肢不举，身卧如塑，目闭口张，舌上苔刺，问其所苦不能答，因问其子：两三日所服何药？云进承气汤三剂，每剂投大黄两许不效，更无他策，惟待日而已。但不忍坐视，更祈一诊。余诊得脉尚有神，下证悉具，药浅病深也。先投大黄一两五钱，目有时而小动；再投舌刺无芒，口渐开能言。三剂舌苔少去，神思稍爽。四日服柴胡清燥汤，五日复生芒刺，烦热又加，再下之。七日又投承气养营汤，热少退。八日仍用大承气，肢体自能少动。计半月，共服大黄十二两而愈。又数日，始进糜粥，调理两月平复。凡治千人，所遇此等，不过三四人而已，姑存案以备参酌。（《温疫论·因证数攻》）

[按语] 读本案应着眼处为"察舌用药"。患者因疫而四肢不举、身卧如塑、目闭口张、舌上苔刺，前医虽用承气，然药浅病深。吴有性首剂就用大黄一两五钱，患者"目有时而小动"较前"目闭口张"有所好转；第二剂后"舌刺无芒，口渐开能言"，不仅较前之"目闭口张"症明显改善，而且舌上芒刺减轻；三剂舌苔少去，神思稍爽。至于"四日服柴胡清燥汤"，是吴有性在"宽缓之间"（舌苔少去，神思稍爽）的权宜之策。患者继而又现芒刺，吴氏再用承气，至第八日"肢体自能少动"，较前之"四肢不举，身卧如塑"，患者病情出现了根本好转。本案大黄每剂达 45g，患者半月共服大黄十二两，可谓重剂，调理两月痊愈。

5.5.5 重用大黄治疗职业性黑变病（李炳茂医案）

唐某，男，41 岁，因面部、颈部及四肢皮肤暴露部位呈现片状黑斑 5 年，加重 1 年就诊。患者从事印刷工作多年，无意中发现面部、颈部及四肢皮肤暴露部位呈现片状黑

---

1 肖俊逸.妊娠用泻案三则 [J]. 新中医，1985（5）：15-16.

斑，曾于北京协和医院皮肤科就诊，诊断为"职业性黑变病"，予维生素C等药物口服治疗后效果不明显，近1年来黑斑有加重趋势（现已脱离原工作环境）。刻诊：面部、颈部、耳后及四肢暴露皮肤片状黧黑，干燥无光泽，脱发严重，口干，睡眠差，烦躁易怒，大便3~4日1行，黏腻不爽，有未尽感，舌暗淡，边有齿痕，苔黄厚、略腻，脉细弦滑。辅助检查：肝肾功能及头颅CT无异常。

辨证为瘀毒内侵，脾肾亏虚。治宜祛瘀排毒，健脾益肾。处方：大黄20g，当归20g，川芎15g，熟地黄15g，赤芍药15g，白芷15g，茯苓20g，猪苓15g，薏苡仁15g，丹参20g，枸杞子15g，淫羊藿20g，升麻6g，何首乌15g，人参5g，三七粉（冲服）3g。14剂，每日1剂，分3次服。二诊，诉皮肤干燥及口干症状有改善，余症改善不明显。一诊方改大黄25g，三七粉（冲服）5g。30剂，煎服方法同前。三诊，皮肤有光泽，黑斑淡化，两颧及额部尤为明显，睡眠有改善，大便仍黏腻，舌暗淡，苔黄厚略腻，脉弦滑。二诊方加厚朴15g，改丹参30g，薏苡仁30g，大黄30g。60剂，煎服方法同前。四诊，皮肤润泽度进一步改善，黑斑淡化，纳可，寐安，余症均有改善，效不更方，2日1剂，继服6个月。6个月后皮肤暴露部位几无黑斑，随访3个月未见反复。

[按语]患者长期从事印刷行业，漆、墨等邪毒侵入人体，与血搏结，耗气伤阴，脾虚失运，运化失职，脾土不足，不能化生精微。《外科正宗》载"黧黑斑者，水亏不能制火，血弱不能华肉，以致火燥结成斑黑，色枯不泽"，气血亏虚，气化无力，血行瘀滞，久病入络，久病必瘀，瘀于肌表，肌肤失养；久病及肾，肾气亏虚，失于荣养，色黑主肾，其色上泛。《医林改错》曰"久病入络即瘀血"，《读医随笔》载："叶天士谓久病必治络，其说谓病久气血推行不利，血络之中必有瘀凝。"因此，治当以祛瘀为先。此方重用大黄意在祛瘀排毒，毒除黑去，配合他药共奏生新之效。《本草正义》赞大黄"迅速善走，直达下焦，深入血分，无坚不破，荡涤积垢，有犁庭扫穴之功"，可见大黄气血同调，尤为血家之宝，可用于多种血分病变。再加当归、川芎、熟地黄、赤芍药养血活血，血荣则肌肤得养，毛发润泽；三七、丹参活血化瘀，助大黄祛瘀排毒，以促新生；人参、茯苓、猪苓、薏苡仁益气健脾利湿，脾得健运，精微得化；"脾阳根于肾阳"，加枸杞子、何首乌、淫羊藿补肾温阳，填精益髓；白芷入肺经，肺主皮毛，升麻入脾胃经，善引脾胃清阳之气上升，两药相合，使药力直达病所。[1]

6 麻黄

1957年7月，毛泽东在青岛开会期间，感冒发热，咳嗽，多方治疗不见好转，经当

1 张赏，任双杰，秦竞开.李炳茂教授重用大黄治疗疑难病验案举隅[J].河北中医，2015，37（10）：1454-1457.

时山东省委书记舒同推荐，刘惠民老中医前去诊治。看了刘大夫开的药方，保健医生和毛泽东身边的工作人员都表示担心，最后，征求毛泽东自己的意见，同意服药。仅服用大青龙汤加减 2 剂，即热退病除。毛泽东说："我 30 多年没有吃中药了，这次感冒总是不好，刘大夫的两剂中药解决了问题。中医中药好，刘大夫的医术也好啊。"（中国中医药报，1999 年 11 月 19 日第 4 版）大青龙汤是麻黄汤加味而成，麻黄用量增加一倍，其发汗之力尤峻，故能有两剂就能痊愈的捷效，有是证用是药，重则重用，然而有些人视麻黄为虎狼之药，谈"麻"色变，甚至有人用麻黄数节极其轻用，限制其疗效的发挥。何绍奇先生说，中华人民共和国成立前，有一位老前辈在成都行医，一次在方中开了三钱麻黄，却被药店拒配，说：麻黄用量太大了，吃了要出问题。一而再，再而三。这位前辈只好不再开麻黄了。他从家乡带了一大包麻黄粉到成都，到需用时，包成小包赠给病人，说是"药引子"。1972 年，他在成都为一位支气管哮喘的病人治病，方中用了 10g 麻黄，不意几十年过去了，仍遭药店拒配。虽郑重注明"如有问题，由本医生负责"，再一次签了字，仍然不行。可见真是怕麻黄。麻黄之怕，其因何在？

6.1 谈"麻"色变之由来

麻黄辛、苦、温，非大热。李时珍引僧继洪言，说有麻黄之地，冬不积雪。何绍奇先生认为这恐怕不是事实，或者是把偶然看成了必然。他在山西曾问过当地药农，药农大笑，说哪有那回事。何绍奇先生说，或许就是由于以讹传讹的缘故，才使人们畏麻黄如虎吧？

其实单味麻黄，用一般剂量（成人 6～9g）入汤剂，在体质壮实者，并没有很强的发汗作用。蒲辅周先生深知麻黄的利与弊，从前他在四川农村县镇行医时，遇时行感冒，发热无汗者，常用走马通圣散，即麻黄研粉，二份，甘草研粉，一份，和匀，每服 3～5g，得汗则停服，可收汗出热解之效。"走马"，言其效之迅捷也。查《景岳全书》亦载此方，唯多雄黄一味耳。但走马通圣散并非峻汗之方，蒲老曾指出：就是麻黄汤。因为麻黄与桂枝相配，发汗之力大大增强，但亦非一般书上说的"峻汗"之方，唯大青龙汤才是峻汗之方，虽然也是麻桂同用，但桂枝量二两未动，麻黄用量却由原方的三两倍量为六两了。记得余无言先生在《余氏父子经验方》中说：服桂枝汤不可汗出如水流漓，麻黄汤用后必须大汗淋漓始解，但麻黄汤发汗之力并不如何强大。

可见麻黄并不是想象当中的那么可怕。那么，谈"麻"色变到底是怎么流传开来的呢？

从发展源流上讲，伤寒大家刘渡舟在《论发汗解表法中的片面性》中认为，自从《伤寒论》问世以来，被誉为"方书之祖"，影响极为深广，随之而来的就产生了辛温发汗的片面性。辛温发汗的习惯与思潮，一直到了金元时期，出现刘完素遵《内经》之旨，阐发火热病机，才开始扭转了这种情况。刘完素说："余自制'双解''通圣'辛凉之剂，不遵仲景法桂枝、麻黄发表之药，非余自炫，理在其中矣。故此一时，彼一时。奈五运六气有所更，世态居民有所变。天以常火，人亦常动，动则属阳，静则属阴，内外皆扰，故不可峻用辛温大热之剂。"刘完素本着"五运六气有所更，世态居民有所变"的天人相应之理，以及阳动过极，表里内外皆扰的理由，他成为公开反对张仲景用辛温发汗的翘楚。《火热论》的学说，又经其门人穆大黄、马宗素、荆山浮屠等人的大肆宣扬，其声势所及，也就在所难免地产生了"矫枉过正"的片面性思想。把辛温发汗压下去，把辛凉解表提上来。到了明末清初之际，又有叶香岩、王孟英、吴鞠通等温病大家相继出现。他们著书立说，多所创新，至此，才有系统的温病学派产生。叶香岩擅用古方，又能创立卫气营血辨治温病，而没有烟火之气。一经指点，便别有洞天，而光彩照人；吴鞠通服膺叶氏之学，创用三焦分证，别开生面，又有所前进；王孟英才华横溢，对湿、温、疟、痢织出古"经"今"纬"而灿烂夺目。以上的几位医家，他们跳出刘完素的热药与凉药搭配的模式，而能改进创新，另辟蹊径，形成了一种自己的风格，同时也批判地纠正了动手不离麻桂的思潮。对比之下，犯了辛温与辛凉的片面性而各有其人，但其中的辛凉派却占了上风，大有包打天下之势。这是因为温病学在历史长河中，经历了金、元、明、清四个朝代，时间跨越甚长，故其影响极深。况且，温病学说多出自南方，具有清新蕴藉的才气，很能吸引广大医务人员的钟爱，在思想上逐渐形成了统治的地位。古人说"冰冻三尺，而非一日之寒"，普天之下罢黜辛温麻桂，独崇辛凉银翘，习而不察，蔚然成风，长此以往，伊于胡底。

温病学派滥用辛凉以治风寒邪气，他们认为"寒"就是"温"，寒与温的界限，他们往往混为一谈。其实，寒是寒，温是温，两气各异，岂能混为一谈？《阴阳大论》说"其伤于四时之气，皆能为病，以伤寒为毒者，以其最成杀厉之气也"，指出六淫之中，惟有"寒"邪伤人为最重要，所以称之为"寒毒"。故其为病也超出其他邪气之上。纵观历史，伤寒在我国也曾有过大的流行。我们再观《伤寒论》原序所说的"其死亡者三分有二，伤寒十居其七"，便能心领神会地确认此为寒毒肃杀之邪。根据在我国发生发展的具体情况，"一锤定音"地确定是"寒"非温。伤寒既然是"寒"，而不是温，就应当用辛温之法，而不能用辛凉之法，可是在片面性的支配下，反用凉药治伤寒。这岂不是咄咄怪事。孙思邈曾说过，"尝见太医疗伤寒，惟大青、知母诸冷物投之，极与仲景本意相反。汤药虽行，百无一效。"反映了在唐代就发生过以凉治寒的这一事实。现在仍有人说："你还给学生讲麻黄汤么？你用过麻黄汤吗？"刘老说，其言外之意，让人啼笑皆非。

面对友人质问："古人说的冬令肃杀之寒邪，到了今天，气候变暖，地气北移，水冰地坼之严寒已不复存在，君何苦执古人书不放，而大讲伤寒与麻、桂辛温发汗之法也？"刘老说，看问题不能只看一面，要看两面，《伤寒例》"临病之工，宜须两审也"，因为北京的暑热难捱，君不见"制冷设备"应运而生吗？最时髦的则属其中的"空调机"了。空调机一开，则飒飒冷气扑面而来，沁人肌肤，一身暑汗顿消。在贪凉取冷之时，则不免造成"非其时而有其气"。虽在夏天就得了"空调病"，也可以称之为"伤寒"吧？老子云"福兮祸所伏"，你能说北京的夏天没有伤寒病吗？"空调病"据我临床观察，它有恶寒、发热、身痛、气喘、无汗等症。其脉则见浮弦，或者浮紧。其舌苔则白润不干。所以，它同伤寒表实的"麻黄八证"极为相似，我称它为"空调伤寒"，以资与正令伤寒互相区别。对于这个病，西医见有高热气喘，痰声辘辘，湿性啰音，多按"肺炎"治疗。然而打针输液等治法，临床收效甚微。转请中医会诊，因有畏惧麻、桂之片面性，对患者在体表束缚的一层寒邪，得不到及时的温散之法。其惯用辛凉之银翘、桑菊等方，则必然郁遏阳气，冰伏寒邪始终得不到外出的机会。张仲景说"不汗出而烦躁"，这仅是其中的一例。推广其义而言，则有"不汗出而喘"；不汗出而"发热不退"；不汗出而"头痛不解"；等等。江西的万有生教授说过："不少人以为流感是热性病，所以要用凉药治疗。初时还以辛凉为主，银翘、桑菊广为运用，后来渐至苦咸大寒（如板蓝根）等，理由是它们可以抑制病毒生长。至今国内感冒药市场为寒凉药占领，结果是大量的可用辛温解表的麻黄汤一二剂治愈的风寒感冒患者，却随意用寒凉药，令表寒闭郁，久久不解，酿成久咳不已，或低热不退，或咽喉不利等等后果。临床屡见不鲜，而医者、患者竟不知反省。"可见，辛凉解表影响之深之广，掩人耳目，大家很少再轻易用麻黄[1]。

从地域禀赋讲，我国幅员广大，南北东西，温差甚大。在东北、西北、西南，如遇伤寒表实证，用麻黄 2 ~ 3g，等于不用，而在江南、岭南，确实往往 2 ~ 3g 即可得汗。不唯此也，不同的人用麻黄后反应也不同。禀赋强，体质壮，药与证又相当者，用之固佳，而体弱之人，即使当用者也要斟酌。何绍奇先生说以前看丁甘仁医案，麻黄 2 ~ 3g，桂枝 2 ~ 3g，石膏 9g，也叫"仿大青龙法表里两解"，不禁窃笑。后来读《程门雪医案》，才知素禀屡弱者，不要说麻黄，就是用桑叶也会造成汗出不止，说明在不同的医疗对象面前用药，应当持小心谨慎的态度。

然而，善用麻黄者亦大有人在。徐小圃善用小青龙汤、麻杏石甘汤、麻黄宣肺，医效良好，故有"徐麻黄"之称，他指出：药不论寒温，要在审证明确，用之得当，不然，即桑菊荆防亦足偾事。所以致化热助火、亡阳劫液之变者，罪不在麻桂而在用之不当；阳热偏胜者固不宜温，营气不足、误下里虚等不宜汗，如确系风寒表证，因其壮热当用而不用，反与轻清透表或苦寒抑热，则难免贻误病机，殊不知发热乃正气抗邪之反映，邪愈盛，正邪搏斗愈剧，热势亦愈壮，正应与麻桂之类，方能斩将夺关，克奏奇功。除邪务尽，不使疾病由表及里，由阳及阴；及时祛邪，即所以扶正也。至泥于"必先岁气、毋伐天和"之说，以致炎夏不敢用麻桂。然则数九寒冬，将摒绝寒凉清热之品矣。正如聂先吾所谓"天气暑热，岂寒凉药所能消哉！"[2]

畏麻桂如蛇蝎之医家，以为麻桂辛热开泄，性温力猛，易于化热助火，亡阳劫液，不用或少用，甚至谈麻色变，将麻黄摒弃于门外，不敢问津，更不用说使用大剂量麻黄治疗疾病。殊不知麻黄是治病之大师，祖方之首药，后之有发挥者，如清代王洪绪著《外科全生集》中的阳和汤，用麻黄配伍熟地黄，发营血中汗治疗阴疽，成为近代治疗阴疽的主要方剂。使用麻黄，配伍不同作用也不一样，配伍得当，用途广大。不只限于辛散发汗，更不必畏其辛散开泄而大汗亡阳于不用。有是病则用是药，根据病情缓急选择药物剂量，同

1　刘渡舟.论发汗解表法中的片面性[J].山西中医，1997（4）：2-5.

2　徐仲才.徐小圃氏儿科经验简介[J].上海中医药杂志，1962（4）：5-8.

时掌握其配伍方法，临床使用麻黄就没有后顾之忧了。何况现在药理已经证实，麻黄毒性较小，主要毒性反应的物质是麻黄碱。用麻黄提取物给小鼠腹腔注射，可见眼眶内出血、眼球突出等症（《中草药药理学》），麻黄碱口服可致中枢兴奋、不安、失眠等。

6.2 麻黄应用广泛

麻黄首见于《神农本草经》（简称《本经》），《本经》曰："麻黄，味苦，温。主中风，伤寒，头痛，温疟，发表，出汗，去邪热气。"《本经》中叙述麻黄为辛温发表药，主治中风、伤寒与温疟等。张仲景在《伤寒杂病论》中用麻黄已大大超越《本经》所述的治疗范围，究其原因，不外用麻黄配伍不同的药物。例如麻黄汤中麻黄配伍桂枝发汗解表，治伤寒表实证；伍杏仁宣肺平喘。麻杏甘石汤中麻黄配伍石膏清宣肺热，治疗肺热喘汗证。麻黄升麻汤中麻黄配伍升麻发散寒邪，升举阳气，治疗上热下寒的阳郁证。麻黄附子细辛汤中麻黄配伍附子温经扶阳、补散兼施，治疗少阴肾阳虚感寒证。麻黄加术汤中麻黄配伍白术行表里之湿，治因湿而身体骨节烦痛。越婢汤中麻黄配伍生姜宣散水湿，治疗水气在表的风水证。甘草麻黄汤中麻黄配伍甘草宣散缓中、缓脾散水，治疗水气病里无热的里水证。射干麻黄汤中麻黄配伍射干散寒宣肺、开结化痰，治喉中如水鸡声的哮喘证。半夏麻黄丸中麻黄配伍半夏化饮降逆、宣发郁阳，治疗水饮凌心、心阳被遏的心下悸证。厚朴麻黄汤中麻黄配伍厚朴宣肺利气降逆，治疗咳而脉浮，邪盛于上的喘咳证[1]。

何绍奇先生常用麻黄配伍治疗：①消肾炎水肿。他对急性肾小球肾炎初起，以水肿为主要表现者，恒用麻黄。但分寒热二证：发热，咽痛，舌红或身有疮疖，脉滑数者，用越婢汤（麻黄、石膏、甘草、大枣、生姜），去甘草、姜、枣，加白花蛇舌草、野菊花、蝉蜕、白茅根、益母草、连翘、金银花；畏寒，舌淡，脉弦迟者，用麻黄附子细辛汤加白术、防风、丹参、益母草、茯苓皮、生姜皮、大腹皮，消肿甚捷，蛋白尿，红、白细胞转阴也很快。他有一位老友，是位西医，因工作紧张、劳累、受寒，而病恶寒发热，适他回乡探亲，便为之诊治，热退。又发现眼皮肿，原有的双眼皮不见了，查尿，始知为急性肾小球肾炎。他即用越婢去姜、枣、甘草，加白花蛇舌草、蝉蜕、野菊花等，二剂其肿即消，尿检亦速恢复正常，连化验师都感到哪有这么快就消失之理。时下世俗差不多都认为中医治病慢，急性病要靠西医，他说要看什么病了，像这样的病，中医药刚好是独擅胜场。其曾治一 30 岁女性，眼睑水肿，恶风，小便不利，外院诊断为急性肾炎，察其舌淡，苔白腻，脉浮，遂拟温肾行水之法，用麻黄附子细辛汤合五苓散 7 剂，服至第 4 剂其肿即消。由疮毒引起的急性肾炎水肿，用麻黄连翘赤小豆汤合五皮饮、仙方活命饮或五味消毒饮加减，收效也很迅捷。如邸某，男，40 余岁，青龙桥派出所。1980 年春因疮疖化脓感染而出现水肿，经某医院用青霉素注射 2 周未效，他用麻黄、连翘、野菊花、丹皮、金银花、蒲公英、白茅根、桑白皮、益母草、当归、赤芍，2 剂即消肿。麻黄既能开鬼门

---

1 申秉龙，胡要所.张仲景用麻黄考[J].中国中医药信息杂志，2003（S1）：103.

以发汗，又能洁净府以利小便，故向来为实证水肿初起之要药，他也历用不爽。由于用药时间不是很长，且有是证用是药，因此对急性肾炎有高血压者，麻黄也不必避忌。②痹证要药。麻黄为痹证要药，仲景乌头汤、桂枝芍药知母汤、麻黄加术汤等治痹名方都用麻黄。他治风寒湿痹，多以麻黄附子细辛汤为主方，张璐说麻黄得附子则"发中有补"，诚是。即湿热痹、久痹、顽痹，也有用麻黄之时，取其开达腠理，温阳散寒，通畅经络。《内经》说风寒湿三气杂至，合而成痹。风寒湿相合，性质偏寒，盖风为寒风，寒、湿皆为阴邪也。曾治中央党校司机张某风寒湿痹（类风湿关节炎），仿成都戴云波先生法，川乌、附子、麻黄、细辛、桂枝、干姜、甘草合为一方，服百余剂而终获痊愈。又治张某，女，中学教师，下半身恶寒甚，虽盛夏也见不得一点风，屡用附子、姜、桂辈得小效，然腿寒终不除。于是改用麻黄附子细辛汤温而散之，仅三剂，即有豁然通畅之感。去麻黄，再用温阳益肾之剂数十剂而愈，其温散通阳之功，于兹可见。③用于遗尿。用麻黄杏仁石膏甘草汤治疗遗尿，最先见于四川成都中医药大学彭宪章先生1978年的报道。他观察6例长期遗尿的患者，都有咳喘咳痰的症状，用麻杏石甘汤后，咳喘平，遗尿亦愈，从而推论其药效机制是肺气壅滞，治节无权。他学习彭先生的经验，对肺有痰热者之遗尿，用之确然有效；而无肺热征象者，用麻黄30g，甘草30g，蜂房6g，共研细末，和匀，一日3次，每次4g，亦效。④老年乳腺增生。多年以来，他用阳和汤治疗中老年乳腺增生屡屡得效。如患者何某，男，50岁，绵阳市委党校干部。1982年5月发现左侧乳头内陷，乳头下有一核桃大小的肿块，能推动，无疼痛感。当地医院拟诊为乳腺癌，即赴成都四川医学院进一步检查，门诊、病理科均认为是乳腺癌，遂入院手术。术中活检，结果为良性，乃改诊断为"男性乳腺增生病"，认为可能与患者过去患前列腺炎，长时间服用雌激素有关。返绵阳后，8月中旬，不意右侧乳头下又发现一核桃大小的肿块，西医建议服中药治疗，在当地用疏肝理气、活血化瘀、软坚散结中药二十余剂无效，乃来信求助于他。他寄去的处方用药，也和上述治疗差不多，又二十来剂，了无寸效。再来信相商，反复筹思，患者年届五旬，久用疏肝无效，应考虑冲任亏虚。遂用阳和汤加丹参、淫羊藿、法半夏、青陈皮、当归，鹿胶改用老鹿角，取其活血攻坚。服至15剂，肿块开始缩小，坚持服26剂，即完全消散。患者今年已70岁，每年都有电话给他，至今未见复发。

此外，麻黄还用于治疗慢性腹泻，小儿遗尿，痛症，中风后遗症，耳鸣等。

6.3　功用主治认识

《神农本草经》："主中风，伤寒，头痛，温疟，发表，出汗，去邪热气，止咳逆上气，除寒热，破癥坚积聚。"绍奇谈医："麻黄"为例，许多人皆以为麻黄只有"发汗解表，止咳平喘"的功效，就是不知道麻黄还有治疗"癥积"的功用。《本经》说："麻黄……破癥坚积聚。"大家不妨想想看为什么阳和汤要用麻黄（"阳和汤"出自王洪绪的《外科证治全生集》，由熟地、肉桂、麻黄、鹿角胶、白芥子、炮姜、生甘草7味药组成，主治外科一切阴疽），此药在这里并非用以发汗，而是借其发散之力以通阳，使积聚得以散去。《滇南本草》："治鼻窍闭塞不通、香臭不闻，肺寒咳嗽。"《本草纲目》："散赤目肿痛，水肿，风肿，产后血滞。"对于其功效主治，现今多记载为发汗解表、宣肺平喘、利尿消肿三大功用。近代药理研究发现（《中华本草（精选本）》），麻黄有发汗、利尿、镇咳、平喘、抗过敏、升高血压、兴奋中枢神经系统、解热、抗病毒及影响神经肌肉传递等作用。近年来又发现麻黄还具有促进脂肪细胞脂肪合成的作用。

何绍奇总结麻黄的功用为：①外感第一药。陶弘景说麻黄是"伤寒解肌第一药"，所谓"第一药"，则其他药不可替代也。20 世纪 80 年代一个冬天，他在山东沂水探亲，有几天气温在零下十多度，农村居住条件又差，室内室外一样冷，来找他看感冒的乡亲很多，患者恒多畏寒，发热无汗，头痛，身痛，舌淡，苔薄白，脉浮紧数，投以麻黄汤，多能应手而效。有李姓老人，七十多岁，亦感冒风寒，因有高血压病史，开始未用麻黄，颇费踌躇。后来决定要审慎一点，用麻黄汤，去麻黄，权以荆芥、防风、羌活、苏叶四味代之。喝了二次，不得汗，仍发热，恶寒，头痛如裂，干呕。次日凌晨，病情仍无变化，乃书麻黄汤一服：麻黄 10g，桂枝 12g，杏仁 10g，甘草 4g，加生姜 5 片。服后温覆避风，片时即得畅汗，霍然而起。②咳喘圣药。风寒咳嗽，但治风寒，病去则咳嗽可愈，并非棘手之证。③宣通肺气。风寒外束，肺失宣散，痰热内蕴，积而化火，俗称"寒包火"，以此而发热，咳嗽，失声，哮喘，喉痛者，在冬春季颇为多见，麻杏石甘汤是有效之方。麻黄汤、麻杏石甘汤虽都用麻黄，但取义不同，配伍不同，作用也不同。前者是用以散寒解表，后者用以宣肺平喘。麻黄辛温，得桂枝之辛甘温增强了发汗的作用，得石膏则只有宣肺的作用了，所以即使有汗出也要用它。④祛风止痒。麻黄常用于荨麻疹等皮肤过敏性疾患。传统认识是风邪客于皮肤腠理之间，不得出汗，因而郁遏不出。小发其汗，则邪去痒止。他治荨麻疹常用麻黄连翘赤小豆汤加蝉蜕、赤芍、丹皮、防风、荆芥，对服抗过敏西药无效者，投以本方，往往一剂即愈。但兼里热实证者须合清热通腑药，刘河间防风通圣散即用麻黄配防风、荆芥、薄荷祛风于表，大黄、芒硝、栀子、石膏、滑石、连翘、黄芩清泻于里，佐以赤芍、当归、川芎活血，白术燥湿。临床用药，可师其意，不必泥于其方。⑤温振心阳。麻黄有振奋心阳的作用。李东垣《兰室秘藏》治"客寒犯胃，心胃大痛不可忍"，有麻黄豆蔻丸，以麻黄配伍行气药厚朴、荜澄茄、木香、青陈皮、草豆蔻；活血药红花、苏木、当归等，且麻黄、豆蔻二味在方中用量独大，以之为君，以之名方。不过东垣说的心胃痛，究竟是心痛还是胃痛？古人于此每每含混不清，从东垣"独重脾胃"的学术思想看，恐怕是指胃痛，而从其用药之温阳行气、化瘀合方，用于心痛之属寒凝气滞血瘀，也颇适宜。尤其是方中的麻黄，一般是并不用于胃痛的。姜春华老师说古籍中，《外台秘要》引范汪方，有"通命丸"，即以麻黄为君药，治疗"心胸满闷"，而且邹润安《本经疏证》也说过麻黄"通心阳，散烦闷"。而证之今日临床，麻黄与附子、细辛、干姜、肉桂、丹参、红人参等配伍，对于病态窦房结综合征之属，心阳虚者，确有较好的作用，能迅速地增加心率，改善心脏功能。当然，麻黄用于心阳虚心气虚，其作用不过是振奋阳气，治心阳虚之本，必须与大剂参、附、桂、姜同用，始克有济，这是应予强调的。⑥破癥坚积聚。麻黄"破癥坚积聚"的记载，出自《神农本草经》。徐灵胎说这是因为麻黄"能深入积痰凝血之中，凡药力所不到之处，此能无微不至"也。古人论药，多系推理，可贵者在证之于临床实践。《本经》的记载，徐灵胎的诠释，最有力的证据就是清代王洪绪《外科证治全生集》的名方阳和汤，马培之也说"此方治阴证，无出其右，用之得当，应手而愈"。

6.4　理论依据

《内经》中有多处对汗法进行了论述，如《素问·阴阳应象大论》："其有邪者，渍形以为汗，其在皮者，汗而发之。"《素问·玉机真藏论》："今风寒客于人，使人毫毛毕直，皮肤闭而为热，当是之时，可汗而发也。"《素问·热论》："三阳经络，皆受其病，而未入于脏者，故可汗而已。"汗法可以发泄郁热，透散邪毒，除此之外，汗法亦可开泄玄府，疏通腠理，调和营卫，宣布肺津。而发汗的首选药则是麻黄，这一点在《伤寒论》的麻黄汤中得到具体体现，在此不多作说明，请参阅《伤寒论》原书。

我们知道，《内经》对痹证的分类，主要有按病位区分的五体痹和以病因病性区分的风寒湿痹（《医宗金鉴》分别称之为五痹和三痹）。五体即皮、肌、脉、筋、骨，是中医解剖学的概念，它反映了人体由浅入深的五个不同层次。痹是病因病机的概念，"风寒湿三气杂至合而为痹也""痹者闭也，以血气为邪所闭不得通行而病也"。五痹和三痹二者的关系是五痹为纲，三痹为目，一横一纵，纲目分明，它们各自从不同的角度反映痹证的本质。二者不能废此存彼。但自《金匮要略》倡三痹说并奠定了治疗学基础后，后世多言三痹，五痹之说渐趋淹没，有悖《内经》原旨。"皮肉筋脉，各有所处，病各有所宜，各不同形"，皮痹的证候主要有：痹"在于皮则寒""血凝于肤者为痹""皮肤顽厚""皮肤无所知""遍身黑色，肌体如木，皮肤粗涩"等，概括起来，主要表现为：皮肤寒冷、肿胀、变厚、发黑、皮肤感觉迟钝、麻木。其发展趋势是："皮痹不已，复感于邪，内舍于肺。"这些证候的描述与现代医学的周围神经病变和中枢神经系统的脱髓鞘疾病有相似之处，即属于"皮痹"范畴，在脏属肺。"其在皮者，汗而发之"，受《内经》"五体痹"的启发，我们常用发汗活络法，通过内服外洗内外合治的方法治疗糖尿病周围神经病变，取得了满意效果。外洗方（发汗活络汤）的基本组成是：生麻黄、川桂枝、透骨草、生艾叶、川芎各用30g，外加葱白2根。考虑麻黄为"肺经专药"（《本草纲目》），同时麻黄能"破癥坚积聚"，阳和汤也有麻黄。

另外，麻黄为真"中风"的主药，《本经》所谓"主中风"即此。面瘫也一样，用三五七散加减效果不错。《伤寒论》中不典型的"大青龙汤"证——四肢但重，乍有轻时，实际也是（桂枝本就言"太阳中风"，实非普通"中风"），其实都是"奇经"之疾，也就是与西医神经系统相关的疾病。可以看《备急千金要方·中风》，都是神经系统疾病，孙真人不可能乱诌，必有所本[1]。

1　黄煌.黄煌经方沙龙（第一期）[M].北京：中国中医药出版社，2007.

6.5 用药指征

麻黄是治疗风寒感冒的代表药物，主治风寒湿郁闭于肌表的病证。其主要表现为恶寒，发热，无汗，头痛，浮肿，脉浮紧有力。无汗，即皮肤干燥，不易出汗，同时伴有腰痛，全身骨节疼痛，气急而微喘，咳嗽，胸部闷满，鼻塞，喷嚏，流清涕，口不渴，舌质不红，苔薄白等；浮肿的程度不一，有一身悉肿者，有仅虚浮身重者，也有面色黄暗，肌肉松浮，有浮肿倾向者。麻黄是治疗多种实证气喘的主药，其所治之喘也可与恶寒无汗、浮肿同时出现，可同时伴有鼻塞、流清涕。徐小圃用麻黄，以肺经见证为主，认为麻黄之发汗解表，实赖桂枝行血和营之力，故凡喘咳之属实者，麻黄在所必用，虽无表热，亦不例外。反之，表实无汗而无喘咳者，却并不尽用麻黄[1]。

麻黄用于风寒表证，并不受一日太阳，二日阳明，三日少阳之说的约束，曹颖甫先生曾治一人，患感证无力延医，延至一月之久。曹氏诊之，麻黄汤证仍在，乃用麻黄汤一剂而愈。何绍奇说其在读研究生时，病房有一人始为麻黄汤证，因循而未用，二十多天发热不退。乃请赵锡武先生会诊。赵老见其发热恶寒，一日二三度发，无汗，不呕，清便自可，面红，身痒，投以桂麻各半汤，亦一剂而愈。外感风寒当用麻黄，温病初起可不可以用麻黄呢？这在清代温热学家是视为禁例的。但风温初起，往往挟风寒，症见发热而渴，恶风寒，无汗，头痛身痛，虽初起就可能有里热，但同时有风寒束表的表证。吴鞠通也承认有这种情况，他的解释是"春初余寒未消"，但他惑于喻嘉言"微发于不发"之议，而捏造了一段仲景原文，用桂枝汤，颇遭物议，今日视之，也确实欠妥。而银翘散方，虽然用了荆芥，但对风寒外束之表证，就嫌发散之力不足，王孟英主张用葱豉汤，何廉臣、孙纯一就认为不妨加麻黄数分，使病在表者仍从表而解。至于春温、冬温，初起既见表卫为风寒所束而又见里热，俗称"寒包火"者，麻杏石甘汤就更是的当之方了。因此，说麻黄是"外感第一药"应该是没有疑义的。

临床很常见咳嗽迁延，时久不愈者，其中固然有很多原因，据何绍奇先生体会，多是医生一见"急性支气管炎"，便套用西医"消炎"的概念，见"炎"用凉，见咳止咳，其实川贝、枇杷叶、桑白皮都是凉药，不利于风寒咳嗽的，更不消说清热解毒泻火药了，不当用凉药而屡用之，则往往冰伏其邪，而致咳嗽不止。轻者用止嗽散有效，重则非搬动麻黄不可。这样的咳嗽，怎样辨证？他的经验，五个字：无热便是寒。无热，指舌不红，口不渴（即口干也喜热饮），脉不数，痰清稀。这样便可以用麻黄剂温而散之，常用方为三拗汤，麻黄一般用 3 ~ 5g，杏仁 10g，甘草 3g，三拗汤原方麻黄不去根节，杏仁不去皮尖，甘草不炙，可以不拘。方虽三味，麻黄宣肺散寒，杏仁降气肃肺，甘草既缓麻黄之发散，又缓咳嗽。痰多清稀加法半夏、橘红、茯苓，即合了燥湿化痰的二陈汤。此证亦可用苏陈九宝汤（麻黄、桂枝、杏仁、甘草、苏叶、桑白皮、生姜、薄荷、大腹皮、陈皮），此方虽有麻黄汤的四味药，但麻桂用量都仅用 3g 而已，宣肺散寒，取轻可去实之义，如

---

1 徐仲才. 徐小圃氏儿科经验简介 [J]. 上海中医药杂志，1962（4）：5-8.

无意外，一般一至二服药即可获效。若内有伏饮，而年高体弱阳气素虚，不任发越者，浙江宁波范文虎拟定一方，即变通小青龙汤（小青龙汤照用，除半夏用 10g 外，麻黄、桂枝、干姜、细辛、白芍、甘草、五味子都仅用 3g），他多年使用，效佳而无弊。曾治董某，咳嗽三月不止，咳痰清稀，背寒，舌淡苔白滑，脉沉弦。用此方三剂，即因事入狱，一年后获释，来向他致谢，说多亏了那三服药，不然要咳死在牢中了。用小青龙汤不必拘定在外受寒邪，即无恶寒发热表证者，只要是痰饮内伏，咳痰清稀，背部冷感，舌淡，脉弦即可使用。盖此际用麻桂，目的不在发表而在温肺散寒。阳虚可加附子；小便不利加茯苓、车前子；气虚可加党参、黄芪；喘促加杏仁、苏子、葶苈子，心烦口干有郁热加石膏、芦根，稍凉服。病久肺气虚寒者，症见咳而气喘，畏寒自汗，脉弱无力，乏力，食少，便溏，在原则上麻黄便不可轻投，否则更虚其虚。温肺汤（人参或党参、茯苓、白术、半夏、橘红、甘草、肉桂、炮干姜、黄芪、桔梗）可以酌用，方用六君子汤加味。吴楚说："近来医家凡遇此证，必用麦冬、贝母，以重寒其肺，桑皮、白前、苏子以重泻其气，甚至黄芩、花粉雪上加霜，而病无瘳时矣。"然久病咳嗽也有用麻黄者。患者肺气虚寒，又感受风寒之邪而咳喘加重，即可以用麻黄。二十世纪五六十年代何时希先生在西苑工作时，对慢性咳喘曾拟过一张方子叫清金膏，即是取小青龙汤、百合固金汤、金匮肾气丸合方。或谓这样的处方，不嫌太杂乱了么？不知病情复杂，用药也不得不复杂，虚不得不补，实也不得不泻，那么又何妨补泻同用甚至补泻寒热同用呢？他过去在农村工作时，也曾经这样用药，姜春华老师见了居然大加赞赏，他在给他的信中说：人体脏腑有此脏寒而彼脏热者，有此脏虚而彼脏实者，何妨此脏温之，他脏寒之，此脏补之，他脏泻之，寒热补泻同用，各不相妨。慢性支气管炎常用这样的方法，以其病情远不止一端也。同时也不能株守发作时治标、平时治本的框框，两步可以并作一步，标本兼治，不过在具体病人身上，有不同的侧重而已。

临床使用麻黄，应注意鉴别患者的体质，一般来说，适宜用麻黄的患者面色黄暗，皮肤干燥且较粗糙，肌肉松浮，具浮肿倾向。恶寒喜热，易于着凉，着凉后多肌肉酸痛，无汗发热；易于鼻塞、气喘；易于浮肿，小便少，口渴而饮水不多；身体沉重，反应不敏感；舌体较胖，苔白较润，脉浮较为有力 [1]。

麻黄主治无汗而肿，首先是肿。如甘草麻黄汤主治"一身面目黄肿，其脉沉，小便不利"的"里水"，越婢汤主治"恶风，一身悉肿，脉浮，不渴，续自汗出，无大热"。无论有汗无汗，只要见浮肿，均可用麻黄。临床所见浮肿的程度不一，有一身悉肿者，有仅虚浮身重者，也有面色黄暗，肌肉松浮，有浮肿倾向者。其次为无汗。麻黄有发汗作用，尤其是大剂量使用麻黄时，其发汗的作用更为明显。《伤寒论》甘草麻黄汤条下"不汗再服"的解释，可见患者本应有"无汗"，而服药效果的标准就是出汗。麻黄甘草汤加附子，为麻黄附子甘草汤，主治"脉微细，但欲寐"的少阴病，谓能"微发汗"，也有发汗

1　杨进，黄煌，朱丽江．一百天学中药 [M]．上海：上海科学技术出版社，2005．

的作用。麻黄汤主治"脉浮，无汗而喘者"，根据原文有"发汗则愈"的说法，则其中无汗尤为关键。大青龙汤中麻黄量最大，六两，主治"脉浮紧，发热，恶寒，身疼痛，不汗出而烦躁者"，由于该方的发汗作用强烈，所以，张仲景特意说明其禁忌证为"脉微弱，汗出恶风者"，认为如果误诊，"服之则厥逆，筋惕肉眴"。急性传染病初期发热，常常无汗，不可误为麻黄证。清代陆定圃的《冷庐医话》中记载：吴郡某医，得许叔微《伤寒九十论》奉为秘本，见其屡用麻黄汤。适治一女子热病无汗，投以麻黄服之，汗出不止而殒。其道理何在？这是因为，麻黄所治疗的无汗，不仅仅指患者就诊时没有明显的发汗，而是指患者不容易出汗，或恶寒无汗，或精神倦怠而皮肤干燥。换句话说，无汗而肿，不仅仅是即时的症状，还包括了体质因素在内。麻黄发汗作用的强弱，可用石膏来调节。越婢汤主治"恶风，一身悉肿，脉浮，不渴，续自汗出，无大热"。汗出而肿，故用石膏，麻黄石膏的比例为 6∶8，石膏量大于麻黄，则麻黄就没有发汗作用，而仅取其退肿的效果。大青龙汤主治"不汗出而烦躁"，烦躁需用石膏，但又需要用麻黄发汗，如何配比？大青龙汤中麻黄石膏的比例为 6∶4（原书石膏无剂量，仅记载为"鸡子大"字样，鸡蛋大小的生石膏重量约为 150g。据柯雪帆考证，《伤寒论》一两等于 15.625g，则鸡子大的石膏折合为六两左右），麻黄大于石膏，则其发汗作用依然十分强烈。可见石膏有制约麻黄发汗的效果。在需要发汗的时候，配伍石膏的量不宜超过麻黄。麻黄兼治咳喘、骨节痛、发黄。咳喘：麻黄汤主治"头痛，发热，身疼，腰痛，骨节疼痛，恶风，无汗而喘者"。射干麻黄汤（射干、麻黄、生姜、细辛、紫菀、款冬花、五味子、大枣、半夏）主治"咳而上气，喉中水鸡声"者。厚朴麻黄汤（厚朴、麻黄、石膏、杏仁、半夏、干姜、细辛、小麦、五味子）主治"咳而脉浮者"，均是治疗咳喘。防己黄芪汤条下有"喘者加麻黄半两"，因防己黄芪汤证为"风湿脉浮，身重汗出恶风者"。3 则条文提示对于汗出浮肿而喘者，麻黄可与黄芪、白术、防己等同用。骨节痛：麻黄汤主治"身疼、腰痛、骨节疼痛"，麻黄配伍桂枝甘草；乌头汤主治"病历节不可屈伸，疼痛"，桂枝芍药知母汤主治"诸肢节疼痛，身体羸，脚肿如脱"，是麻黄配伍附子、芍药、甘草，或配伍乌头、芍药、甘草。后世《世医得效方》麻黄散（麻黄、黄芪、羌活、细辛）也重用麻黄治疗历节疼痛。发黄：《伤寒论》"伤寒瘀热在里，身必黄，麻黄连翘赤小豆汤主之"。《备急千金要方》也用麻黄醇酒汤治疗伤寒发黄[1]。

6.6 用药指南

6.6.1 剂量

关于麻黄用于咳喘的剂量，需因时、因地、因人、因证而异，何绍奇在汤剂中一般用 6～9g，儿童酌减。在 20 世纪 60 年代中期，农村患慢性支气管炎的病人很多，又无力就医，他采用当时杂志上报道的"麻味甘"散，即麻黄、五味子、甘草各 30g，研末，分 30

1 黄煌.麻黄[J].中国社区医师，2002（24）：32-34.

包，一日 3 次吞服，价既廉，效果也不错，用了上百例。调回城里工作后，县医院有位西医叶医生正当盛年，为哮喘所苦，百药不效，连民间单方尿泡鸡蛋都吃过几十个了，也不效。他据她的病情，开了小剂量的小青龙汤，另用麻味甘散。药取回去后，她的母亲误将小青龙打粉，麻味甘散煮成汤药。他闻讯后即赶忙去看望，因为麻黄用量是 30g！而叶医生喘息顿平，唯有些心跳，不想睡觉，有些出汗而已。此所谓"歪打正着"，可见在病情需要之时，麻黄也可以用较大剂量的，唯须注意观察，老人、小儿、虚弱人尤应慎重，不可贸然便投以大剂量。

李锦成对麻黄用量的商讨：古有用不过钱之说。如陆九芝说："麻黄用数分即可发汗。"但张仲景用量多为一至四两，古法每药三服，每服最少亦 3g，最多者 18g。张锡纯说："……其人之肌肤强厚……又当严寒之候，恒用七八钱始能汗者。夫用药之道，贵因时、因地、因人灵活斟酌，以胜病为主，不能拘于成见。"余以地区之分、季节、气候、患者的体质、工种、职业、病邪的轻重、正气的强弱等具体情况，全面综合考虑：一般常用量为 6～15g，从无不良反应，特殊病例用至 30g 也未见大汗如雨，故不可拘泥古说限制用量。肖子忠治疗类风湿关节炎时用麻黄配红花、威灵仙，通滞活血治类风湿关节炎。麻黄剂量一般 3～6g，小剂量可走肌肉筋络以活络通滞；红花取活血通滞之意，即"通则不痛"，常用剂量为 10～15g；威灵仙治疗类风湿关节炎时剂量宜重，30～40g 或以上才有效。治疗咳喘用麻黄配瓜蒌，宣肺宽胸祛痰。肖师运用麻黄治疗咳喘病剂量大多在15～20g，认为麻黄的功用随剂量的改变而不同，小剂量麻黄可走里而散寒通滞，大剂量则可走表而宣肺达邪，临床运用大剂量麻黄治疗外感及咳喘病数十年，未见明显出现汗出太过或亡阴亡阳等表现；全瓜蒌为治疗痰病佳品，尤其对黏痰之病尤效，且用量要大，30g 以上才有效。治疗肾病水肿用麻黄配白术，宣通利水。麻黄用量常为 10～15g，白术用量宜重，大多 30～60g 不等，一者取其利水之功，二者还可崇土制水，三者可缓麻黄发汗之峻烈。[1]

沈年洪重用麻黄治疗慢性咳嗽，自拟麻精汤治疗慢性咳嗽，麻黄用量从 10g 渐增至20g 以上，最多用至 30g，并没有出现明显的不良反应，并且获得了比较理想的效果。基本方：炙麻黄 10～30g，黄精 20～50g，生黄芪 20g，生白术 20g，杏仁 10g，生白芍10g，炙甘草 10g，鱼腥草 10g，麦冬 10g，南沙参 20g，浙贝母 10g，全蝎 5g，全当归10g，枸杞子 20g，肉苁蓉 20g，桔梗 10g，法半夏 10g。热象明显者加黄芩 10g，以清热化痰止咳；寒象明显者加桂枝 10g，以温肺通经止咳。以大剂量的麻黄宣肺止咳的同时，辨证结合黄精、黄芪、白术、白芍、甘草、麦冬、南沙参益气养阴；杏仁、法半夏、浙贝母、桔梗止咳化痰；枸杞子、肉苁蓉补肾；当归、全蝎活血通络；鱼腥草清热解毒，寒温并用以制麻黄之辛温。全方共奏宣肺止咳、益气养阴、补肾化瘀之功，用于治疗肺气上逆

1 公培强.肖子忠老中医运用麻黄经验撷英 [J].中医药学报，2012，40（1）：104-105.

日久而致气阴亏损、肾虚血瘀、虚实夹杂的慢性咳嗽，可达良效。[1]

米伯让在治疗急性肾炎中，均以麻黄为君药，用量多在 14～28g 及以上，小儿也用至 17.5g[2]。江苏省名中医邹锡听介绍，常州已故名老中医张效良先生有一治疗荨麻疹、湿疹、药疹的经验方，名三净汤，其中用净麻黄 10g[3]；民间有治疗老年性皮肤干燥症，用麻黄 15g；有报道：麻黄 15g，清水 1 小碗，武火煎沸后再煮 5 分钟，温服，每日 1 剂，治疗顽癣[4]；治疗老人便秘，有报道用麻黄 25g，每日 1 剂，水煎服[5]。邱祖萍先生用麻黄、石膏，十分讲究量比关系，通常将麻黄用量提高到 12～15g，石膏控制在 20～40g，意在重用麻黄为主，辅以石膏，这样既可攻逐表里之水邪，又能缓和麻黄峻汗之性，力图做到既给水邪出路，又使邪祛而正不伤[6]。

梁兴才先生治疗外感风寒咳嗽及寒湿痹痛等症，使用蜜炙麻黄 30g 左右，多至 45g（一日量，水煎服）；生者用 15～18g，疗效满意，未见不良反应[7]。

6.6.2 配伍

庄逸群认为，麻黄是治疗发作期慢性支气管炎之良药，不管热证还是寒证，一般用量为 9g，肺热较重，喘咳明显，发作期伴水肿时，可增至 20g，但要配用生石膏 45g 左右，以防麻黄发汗过多；喘咳较重时，可加地龙 18g，麻黄之辛散与地龙的咸降相配，具有宣肺、清热、平喘之效。[8]

临床报道大剂白术有通便的功效，但邓全四发现若只用白术 20g、杏仁 15g、甘草 5g 共 3 味药治疗便秘，疗效并不显著，有个别患者还会胸闷。故于方中加入麻黄 25g，效果更佳，尤适用于老年体虚便秘者。[9]

姚正平在应用越婢加术汤治疗肾炎水肿时，麻黄的用量"一般为三至五钱，重则八钱至一两"，强调应掌握麻黄与生石膏的用量："凡浮肿重而兼咳喘时，麻黄量须大于石膏；里热重（如口渴、脉数等）则石膏量当大于麻黄。"[10]

6.6.3 加减

黄仕沛用小续命汤治疗中风时，麻黄每 2～3 天加量 1 次（急病者，周时观之），每次递增 3g，最大可用至 35～45g。[11]

1 刘俊 . 当代中医大家临床用药经验实录 [M]. 沈阳：辽宁科学技术出版社，2013.

2 米烈汉 . 米伯让老中医治疗肾炎浮肿经验 [J]. 天津中医，1988（2）：5-6.

3 黄煌 . 麻黄 [J]. 中国社区医师，2002（24）：32-34.

4 黄煌 . 麻黄 [J]. 中国社区医师，2002（24）：32-34.

5 邓全四 . 麻黄汤的临床应用经验 [J]. 中医杂志，1992（4）：9.

6 严索宇，黄建琴 . 邱祖萍运用麻黄配方经验 [J]. 中医杂志，2002（4）：262-263.

7 梁兴才 . 对麻黄、桂枝、细辛、甘草用量的研讨 [J]. 吉林中医药，1987（4）：31.

8 庄逸群 . 射干麻黄汤为主治疗慢性支气管炎 [J]. 湖北中医杂志，2001（3）：27.

9 洪光祥 . 麻黄的临床运用经验（续完）[J]. 中医杂志，1992（4）：4-9.

10 姚正平，郁存仁 . 我对肾炎水肿运用麻黄、附子的经验 [J]. 中医杂志，1964（1）：34.

11 何莉娜，黄仕沛 .《古今录验》续命汤小议 [J]. 河南中医，2010，30（5）：443-444.

肖国仕用麻黄为主治疗目生寒翳（白内障）初用 9g，患者服后无不良反应，遂加量至 15g；3 剂后仍无不适，遂加量至 24g。但 2 剂后患者自述头昏，乃减回常量，共服 12 剂，翳障明显缩小，仅有薄翳。以上两案提示，在辨证准确的前提下，麻黄加量可采取"小量多次、随症加减"的策略，以适应不同患者的耐受性差异。[1]

6.6.4 使用注意

临床使用麻黄或麻黄剂，应注意麻黄体质是否存在。若肌肉坚紧，平素恶热多汗者，虽有喘咳、身痛、黄疸等，也不可轻易使用麻黄剂。否则会导致心悸动、汗出过多等不良反应。麻黄毕竟有泻无补，毕竟温燥发散，所以一般说应中病即止，不宜长服久服。外感时病用麻黄，得汗即须停用；哮喘、痹证等内伤病用麻黄，须较长时期使用者，一般不宜大量，而宜得效后减量，同时还须注意调整配伍。刘渡舟老师曾治一人哮喘，用小青龙汤甚效，患者亦以此方为依赖，连续用十余剂，不意竟鼻衄如注，不得不送医院急救。刘老因此认为用小青龙汤喘减者，可用苓桂剂调理为妥。张锡纯《医学衷中参西录》亦提出过：北地严寒干燥，各令却最多伏热伏燥，故用小青龙汤，不管有没有里热烦躁，都可以加石膏；用小青龙汤得效后，病未全愈，或愈而复者，又可用从龙汤（龙骨、牡蛎、白芍、清半夏、苏子、牛蒡子）。同样道理，在外感病用麻黄汤时，张锡纯主张，凡阴分不足，内有蕴热者，宜加知母，是为麻黄加知母汤；气虚者则可酌加益气药。这些都是宝贵的经验之谈，足资临证用药参考。

6.7 医案精选

6.7.1 夏令伤寒证——夏令犹存麻黄证（余无言医案）

时当夏令，妇人恶寒高热。头痛项强，体疼骨疼，周身无汗，脉浮而紧。微有恶心及气急，此真六月伤寒也。询其致病之源，系在电影场中，为冷气所逼。以麻黄汤加葛根、藿香主之。友人杨达奎君，其夫人秦碧筠，年 41 岁。于 1942 年 6 月下旬，忽患伤寒。余诊之，症状如上。心窃异之，因其非劳动阶级，何由致此。既询其致病之由。秦即详告云："沪上风行一时之观世音影片，在沪光大戏院开映。闻其情节至佳，因于昨日晚场往观。时天气颇热，乃着云纱短衣而往。入场则冷气开放，凉爽如秋，意至适也。迨一小时后，身觉微凉，继则较甚。但以情节苦楚，为之心酸堕泪，欲罢观而不能也。直至终场以后，更觉寒矣。归时路远，又未步行，乘车而返。夜深途中人少，车快如飞，于是恶寒更甚矣。抵家即覆被而卧，始则恶寒不热，至四小时后，则寒热并作矣。再进则头痛项强，身痛骨痛，周身无汗，而亢热矣。若初微觉凉时，早出影场，必不至有此病也。"余既得其病情，且确为伤寒的证。不能因在夏令，而概不用麻黄也。昔贤谓有此证即用此药，亦何惧哉。乃处以麻黄汤加葛根、藿香，令其照法煎服，不必顾虑。时其夫杨君已回原籍，无人掌握服药事。其邻人有稍知药性者，谓"六月不可服麻黄，即便服之，亦只能三分之一，不可孟浪

1 肖国仕.麻黄递增治寒翳 [J].湖北中医杂志，1986（1）：35.

也"，秦从其商。服后微汗，但旋又复热而无汗，次日再延余诊。余颇讶之，再三质询，乃以实告。余当谢以不敏，令其再延他医。他医治之，仍然无效。至第三日，挽张士瀛复来延余，并为深致歉意。且云："先生与杨君为好友，请勿计其妻不信任也。"余从之往。见其症状虽未变，而较有烦躁意。因将原方去藿香，加生石膏五钱。秦服之，一剂而汗出、热退、神安。后为之清理余邪，微和其大便，即告痊可。中秋将至，杨君由原籍回沪。备悉其事，特向余致谢意曰："若不再服麻黄，辗转更换多医，设有不测，咎将谁归耶？无怪先生之不肯复诊也。"余笑颔之。麻黄汤加葛根藿香方：生麻黄三钱，川桂枝三钱，杏仁四钱，炙甘草二钱，粉葛根四钱，广藿香三钱（按第二方，去藿香，加生石膏五钱）。

麻黄汤当用则用。恽铁樵之四公子又病伤寒。发热，无汗，而喘。遍请诸医家，其所疏方，仍不外乎历次所用之豆豉，山栀，豆卷，桑叶，菊花，薄荷，连翘，杏仁，象贝等味。服药后，热势依然，喘益加剧。先生乃终夜不寐，绕室踌躇。迨天微明，乃毅然曰：此非《伤寒论》太阳病，头痛，发热，身疼，腰痛，骨节疼痛，恶风，无汗，而喘者，麻黄汤主之。之病而何？乃援笔书：麻黄七分，桂枝七分，杏仁三钱，炙草五分。持方与夫人曰：吾三儿皆死于是，今四儿病，医家又谢不敏。与其坐而待毙，曷若含药而亡！夫人默然。嗣以计无他出，乃即配药煎服。先生则仍至商务印书馆服务。及归，见病儿喘较平，肌肤有润意，乃更续予药，竟得汗出喘平而愈。

曹颖甫评：时医遇风热轻证，能以桑菊栀翘愈之，一遇伤寒重恙，遂不能用麻黄主方。罹其殃者，夫岂惟恽氏三儿而已哉？[1]

6.7.2 夏令伤寒证——麻黄峻剂（余无言医案）

夏令酷热，晚间当门而卧，迎风纳凉。午夜梦酣，渐转凉爽。至二时左右，觉寒而醒，入室就睡。俄而寒热大作，头痛骨疼，壮热无汗。渐至烦躁不安，目赤口干，气急而喘。此夏令急性伤寒也，大青龙汤主之。

友人邓汉城之侄，名一东，身体素壮，不易患病，于七月间忽病伤寒。时天气白昼颇热，至半夜后则转清凉。一东于晚间十时后，当门而卧，赤膊赤胫，只着一短裤，凉风拂拂，一梦如登仙矣。迨至二时左右，迎门风势更大，凉气逼人，身发寒战而醒。立即闭户入房，裹毯而卧，犹觉寒战不已。再加厚被，并饮开水一杯，约一小时，寒战始止。孰知再后不半小时顷，而体温上升，愈升愈高。头痛体痛，周身无汗，扪之炙手。时渐天明，遂延医疗治。时医以荆芥、薄荷、豆豉、藿香等治之，丝毫无效。延至下午三时，汉城延余往诊，途中即告余以得病之由。既至入室，见其时寒时热，热多寒少，周身无汗，心烦不安，手足躁扰，气急微喘，自诉头痛如刀劈，百节如被咬。再测其体温，已至41℃。脉亦洪大而浮紧。其病之重，可想而知矣。立为书大青龙汤一方。主药生麻黄用四钱，川桂枝用四钱，生石膏用四两，他药准此比例。不用大枣，而易以鲜竹叶五钱。嘱配方回家自煎，并告以煎法。先煎石膏，次下诸药。煎成滤去汤上浮沫，满碗服之。必得大汗一

1 曹颖甫，姜佐景. 经方实验录 [M]. 北京：中国医药科技出版社，2011.

身，乃可速愈也。余乃辞去。不意方笺送至药店，店员不敢配方，惊讶之极曰："此方剂量之大，从未见闻。现虽暑热炎天，石膏竟用至四两，已属骇人。而麻黄、桂枝，均用至四钱。当此时令，而服此方，岂不火上加油耶。此位大医师，必是昨晚醉酒，至今日尚未醒者也。"以方笺授来人，挥之使去。汉城得知，复亲来余所，问分量有无错误，并告知药店人员之言。余曰："丝毫无误，此时医所不敢用，故彼未之见耳。"乃于方笺眉上写明："此方由本医师完全负责，与药店无涉。"并加盖一章，以昭责任。使人再去配方，店员只得照配，并谓来人云："但愿第二方明日再来。"尽半讥半惧之辞也。药既配回煎服，无何，烦躁更甚，一家惶恐，强自镇静。不半小时，而汗渐出，愈出愈畅。内衣尽湿，浸及被里亦湿。大汗约半小时，渐渐汗少。计汗出汗止，为一小时又四十分。而高热一退，诸病爽然若失矣。次日一东亲自乘车，来就余诊。告我服药后之情形，余心大快。又为处一清理余邪之方，兼通大便，使之照服一剂，毋须三诊也。一东即乘车至药店，告店员曰："我即昨日服四两石膏、四钱麻黄之人也。"于是相与惊讶，均大赞服。然吾犹有言者。依余经验，麻黄汤证多，小青龙汤证次之，而大青龙汤证则较少。盖正伤寒之发于冬令，而化为大青龙汤证者颇少。问或有之，亦须至五六日不解，天寒忽然转温，化烦躁乃速，否则不易见。今一东化烦躁如此之速，盖是时令炎热之故。昔人谓，有是证即用是药，岂可不三致意哉。大青龙汤方：生麻黄四钱，川桂枝四钱，生石膏四两，杏仁泥四钱，炙甘草三钱，生姜三钱，鲜竹叶五钱（原方有大枣，去之，易以竹叶）。

评：麻黄为辛温发汗之药，辛散苦泄，此虽暑热炎天，但患者贪凉而睡，风寒外袭，腠理闭密，外寒内热，高热但周身无汗，故麻黄配伍石膏，外发汗解表，内清热泻火，有是证必用是药，方可汗出散热，热退病除。

6.7.3　麻黄汤证——证重药轻难能去病（曹颖甫医案）

师曰：予忆得丁甘仁先生逝世之一年，若华之母于六月二十三日亲至小西门外观看房屋。追回家，已入暮。曰：今夜我不能亲视举炊，急欲睡矣。遂盖被卧，恶寒甚，覆以重衣，亦不温。口角生疮，面目红，又似热证。腹中和，脉息浮紧有力。温覆已久，汗仍不出，身仍无热。当以天时炎暑，但予：麻黄二钱，桂枝二钱，杏仁三钱，甘草一钱。

服后，温覆一时，不动声色。再作一剂，麻桂均改为三钱，仍不效。更予一剂，如是续作续投，计天明至中午，连进四剂，了无影响。计无所出，乃请章生次公来商。次公按脉察证，曰：先生胆量，何其小也？曰：如之何？曰：当予麻桂各五钱，甘杏如前。服后，果不满半小时，热作，汗大出，臭气及于房外，二房东来视，掩鼻而立。人立房外内望，见病者被上腾出热气。于是太阳病罢，随转属阳明，口干渴，脉洪大，而烦躁。乃以调胃承气下之。嗣后病证反复，调理月余方愈。周身皮肉多作紫黑色，历久乃退。

佐景按：本案示证重药轻难能去病之例，医者所当深晓。唯窃意药之能起瞑眩，亦当待相当时间。麻黄汤虽号峻方，其服后之致汗当亦须三五小时。若分量过峻，求功过急，则出汗固得，而汗后之过分化燥，亦当并顾及之。故医者宜权衡轻重，不当有偏执之见也。若夫世之一般时医，视麻黄若蛇蝎，终身不以入药笼者有之。或谓麻不过三（分）、桂不过五（分）者有之，是所谓畏首畏尾，身其余几？曹氏恐一家之言犹不足以信服读者，爰再引选论一则，以为佐证。

　　埜烨先生作《麻黄用量实验记》曰："麻黄为利尿发汗药，表剂之猛将。然其用量尚未有确切之考定也。仲景大青龙汤麻黄之药用量多至六两，近世医家之用麻黄，其量自三分至钱半而止，未闻有至三四钱者。然以余近日所身受之经验考之，则麻黄之药用量固不止钱半已也。今岁季夏六月，壮暑酷热，挥扇成风，汗下如雨。余性好游泳，体格壮实，腠理坚强，苦热尤甚。每日必泳水三四小时，始能适意。否则郁郁终日，神气不舒也。某日假期往浴，入水凡七小时。泳时赤日悬空，赤帝施威。归途忽密云作态，沛然下雨。地上起白气一阵，余大意吸之，归而遂病。脉浮而紧，一息六至，头疼恶寒，发大热，全体如焚，神思愦愦，昏不知人，但全身干燥无汗，口亦不渴耳。请甲医诊之，投以桑菊饮加栀子五钱，二剂热退，而他证如故。乙医以杏苏饮、新加香薷饮投之，亦如故。后续投以清络饮，倍其分量，二剂弗效。迁延二来复，热虽退而胸满气喘，兼有咳声无痰。至三星期后，乃就诊于本地颇负时誉之刘医，断为伤暑伏热，脉沉紧而微，法仍当主表，投以滑石、羌活等清暑利湿之药，用麻黄三钱半。余初意颇畏之，后以古人用之有至六两之先例，且现今医界正以其用量未得解决，亦何妨亲身一行实验也，遂如量煎服之。服后三十分钟，觉脉搏增加，血行旺盛，体温略觉增高，出汗三次，量不甚多，微透衣襟而已。五小时内，小便者三次，量较未服药前约增二分之一。此外并未感觉其他不良反应之发生。翌日复诊。脉之紧张者已去其大半，后进以他剂，二服而安，今已还我康健矣。以余之实验推之，则麻黄之药用量可至四钱也。海内贤彦其有所研究讨论而昭示焉，斯不独余个人之幸，亦医林之幸也。"经验之言，弥足珍贵。所谓"出汗三次，量不甚多"，堪作"微似汗"或"微续汗"三字之无上妙注。然则大论麻黄汤方后云"覆取微似汗"，又岂非至真之言？我愿天下医士，遇麻黄汤重证，能大胆用麻黄汤！

　　评：麻黄为发汗之猛药，医者多用量较轻，不敢多投，恐发汗太过伤阳，本案引埜烨亲身经历用麻黄三钱半，未见不良反应之经验，告诫医者遇麻黄之重证，大胆用麻黄。

6.7.4 发热——大青龙汤（张志民医案）

　　韩某，男，28岁，职工。病者因暴雨衣裤尽湿，又酒食暴进，当夜寒热交作，烦渴引饮。次日请西医诊治，第三日改就中医，服银翘散一剂不效，就诊时上午，体温39.5℃。虽值炎暑，被单裹身仍恶寒，肌肤干燥少汗，烦躁不得眠，扬手掷足，大声叫"周身痛""胸口难过"，头项强痛，不敢转侧，渴喜热饮，面色赤，痰色白而质黏稠，咳不畅，口淡，舌苔尖白根薄黄、脉浮数有力，大便三天未行。生麻黄六钱、桂枝二钱，杏仁三钱、甘草二钱、生石膏一两（先煎），生姜二钱、红枣十二枚。一剂水煎服。当日上午十时煎服一次，下午二时服二煎，一小时后，汗出由少到多，头上出气如蒸，衫裤尽湿，换衫裤后，去盖身之被单，汗出渐减，夜能安睡，次晨醒来，各症如失。休息一天，恢复工作[1]。

1　张志民.大青龙汤用法研究[J].广东中医，1963（27）：6.

［按语］原作者认为，因患者年轻，身壮，病势猖獗，毅然予麻黄六钱，石膏一两，但在服法上不多，下午二时始令服二煎。临床上表寒郁热证甚为多见，但往往被发热偏高而忽视寒表，遂用清凉药退热，每多导致病延日久。如本案用大青龙汤发之，一汗而解，其病如失，耐人寻味，值得学习[1]。

评：患者年轻，体质壮实，虽炎暑，遇雨受寒湿致外寒内热，有是证用是药，病重投重剂，麻黄六钱，一汗而解。

6.7.5 风水——越婢加术汤（赵守真医案）

陈修孟，男，25岁，上月至邻村探亲，归至途中，猝然大雨如注，衣履尽湿，归即浴身换衣，未介意也。三日后，发热，恶寒，头疼，身重，行动沉重。医与发散药，得微汗，表未尽解，即停药。未数日，竟全身浮肿，按处凹陷，久而始复，恶风身疼无汗。前医又与苏杏五皮饮，肿未轻减，改服五苓散，病如故。医邀吾会诊，详询病因及服药经过；认为风水停留肌腠所构成。虽前方有苏、桂之升发，但因渗利药之量大，一张一弛，效故不显。然则古人对风水之治法，有开鬼门及腰以上肿者宜发汗之阐说，而尤以《金匮》风水证治载述为详。有云："寸口脉沉滑者，中有水气，面目肿大，有热，名曰风水。视人之目窠上微拥，如蚕新卧起状，其颈脉动，时时咳，按其手足上，陷而不起者，风水。"又"风水恶风，一身悉肿……续自汗出，无大热，越婢汤主之。"根据上述文献记载，参合本病，灾为有力之指归。按陈证先由寒湿而起，皮肤之表未解，郁发水肿。诊脉浮紧，恶风无汗，身沉重，口舌干燥，有湿郁化热现象。既非防己黄芪汤之虚证，亦非麻黄加术汤之表实证，乃一外寒湿而内郁热之越婢加术汤证，宜解表与清里同治，使寒湿与热，均从汗解，其肿消，所谓因势利导也。方宜重用麻黄（两半），直解表邪，苍术（四钱）燥湿，姜皮（三钱）走表行气，资助麻黄发放之力而大其用，石膏（一两）清理内热；并制抑麻黄之辛而合力疏表，大枣、甘草（各三钱）和中扶正，调停其间。温服一剂，卧厚覆，汗出如洗，更衣数次，肿消大半。再剂汗仍大，身肿全消，竟此霍然。风水为寒湿郁热肤表之证，然非大量麻黄不能发大汗开闭结，肿之速消以此，经验屡效。若仅寻常外邪，则又以小量微汗为宜，否则漏汗虚阳。是又不可不知者[2]。

［按语］本案麻黄重用至一两五钱，足见作者治疗此证，有其独到之处；但因此量与寻常用量，相差甚大，所以应用时，必须慎重。诚如作者所言，不仅寻常外邪从小量微汗为宜，即为风水表实之征，亦须认证确切，多方考虑，并就医者平时用药经验，然后酌予制大共剂，幸勿以此为恒法也。

评：麻黄上宣肺气，发汗解表，并通调水道，下输膀胱，本案重用麻黄治疗风水，剂量为一两半，一则宣肺利水，二则散寒解表，兼能通经止痛，可谓一石三鸟。但剂量如此之大，既为医者之经验，也因患者之年轻体实，更为有是证用是药，病重药亦当重。

1 陈瑞春.麻黄汤及其类方[J].陕西新医药，1978（6）：50-53.

2 赵守真.治验回忆录[M].北京：人民卫生出版社，2008.

6.7.6 类风湿关节炎——越婢加术汤加减（董长富医案）

王某，女，39岁，医生。患者从1962年手指关节肿痛，渐延及腕、膝、踝关节肿痛，初服抗风湿类的中西药，尚能缓解疼痛。至1970年两手指、腕、踝、膝关节肿大畸形呈梭状屈伸受限，行走困难。患者罹患缠绵十载，给董氏写信索方。根据信中描述脉证，拟越婢加术汤合乌头汤加减。处方：麻黄120g，生石膏500g，生白术60g，红花12g，威灵仙9g，乌头15g，防风12g，甘草9g，生姜15g，大枣15枚。患者视麻黄用量较大，120g，不敢服用。踌躇10余日，觉得将处方各减一半试服。服后汗不出，心不烦，夜睡甚安，未见有副作用。于5天后，决定按照上方原量内服。约11时许心烦汗出如水洗，身疲惫无力，旋又入睡。次日见关节肿胀全消，周身如去千斤重，行动自如，遂以益气养血、补益肝肾、活络祛风法，连服20余剂，恢复正常。

[按语] 类风湿关节炎，其关节炎病变，属痹证范畴。张景岳云："痹者也，以气血为邪之所闭不得通行而痛也。"本病的发生由于体虚阳气不足，卫外不固，风寒湿邪乘虚而入经络、肌肉、关节，致气血运行不畅，凝滞日久而成痹。《儒门事亲》谓："风寒暑湿之气，入于皮肤之间而未深，欲速去之，莫如发汗。"董氏体会："不若以药发之，使毛窍腠理通畅，邪从表解。"因此，用麻黄等发汗之药，实为理想之品，越婢加术汤合乌头汤加减是本文用汗法治疗类风湿关节炎的基本方。方剂药物的组合，麻黄、石膏、白术、乌头是其主药。仲景治疗风湿痹证所立处方，如麻黄加术汤、桂枝芍药知母汤、乌头汤等，都取有麻黄，《圣惠方》治疗风湿痹痛，亦取麻黄为主药，故本方以麻黄为主，并取白术健脾燥湿。喻嘉言谓："麻黄得术，则虽发汗不致多汗……而术得麻黄，可并行表里之湿下趋水道，又两相维持也。"乌头之辛热，可直达病所，搜风胜湿，通经络，利关节；石膏与麻黄同用，目的在于发越水湿，并借以制麻黄发汗峻猛之弊。加用红花、灵仙等药者，为助麻黄、白术、乌头之力，共奏发汗祛邪于外之功。麻黄用于临床，只要掌握患者体质的强弱、病程的长短、病证的虚实、方药配伍的协调，故用120g未见有任何副作用。至于本病晚期病人，骨质已有破坏，先当运用汗法，续投扶正祛邪、补益肝肾、通经活络等法，采用加减黄芪桂枝五物汤，以图缓治，勿求速效。大剂量麻黄等药发汗法，对年老、体弱和患有心脏病者禁用[1]。

评：上两案皆属类风湿关节炎。均重用麻黄，取其利水消肿之功效，麻黄配伍白术，虽发汗不致多汗，麻黄配石膏，制约了麻黄发汗峻猛之弊，故案例2中麻黄用至120g也未见不良反应产生。

6.7.7 荨麻疹——连进麻黄案（王庆国医案）

患者，36岁，患顽固性荨麻疹，迭经中西医治疗，多年不愈。全身泛发淡红色瘾疹，每于晚间多发，受凉后更易发作，痒甚，深以为苦。查其脉浮而紧，舌淡有齿痕，苔白滑。询其曾于冷库工作数年，常年膝下恶风，发凉。治用四物汤加荆芥，防风，羌活，陈

---

1 董长富.中医汗法治疗类风湿关节炎的体会[J].辽宁中医杂志，1980（7）：36-38.

艾叶，蝉蜕。服药 14 剂无小效。改用桂枝麻黄各半汤加当归，效不显。询其服药后如虫行皮中状，但从未汗出。处方：炙麻黄 10g，桂枝 10g，杏仁 10g，甘草 10g，白芍 10g，当归 10g，生姜 15g，防风 16g，黄芪 10g，白术 10g。嘱服药后啜粥温覆取汗，3 剂。服药后，汗不出，症不减。改生麻黄 15g，3 剂，又不汗。加生麻黄至 20g，仍不汗。后逐渐加生麻黄至 45g，仍嘱其服药后啜粥温覆。后患者服药后不仅啜粥，还运动、温覆，得透汗。多年沉疴，竟得痊愈。

[按语] 本例患者玄府失固，风邪乘袭，久病不愈，正气耗伤，由疹色淡红、受凉加重、淡舌白滑苔，可知属风寒为患。处以疏风养血不效；缓散寒邪，调和营卫，不见汗出，证明表气郁闭尤甚，故改以麻黄汤峻发其汗，开表散寒。患者随麻黄加量仍不见汗出，直至生麻黄用 45g，合以玉屏风散益气实卫，固密腠理方才取效。《药性论》云麻黄"治身上毒风顽痹，皮肉不仁"，加上白芍、当归和血，又可以起到调血脉之功。因此，以麻黄治疗皮肤病确为风寒外束、表里不通所致者，如有汗不出，或汗出不畅者，甚为对证。[1]

评：本案使用麻黄逐渐加量，以患者汗出为度。对于腠理致密的人，麻黄的用量可适当增大，量大方显其效，同时配合实卫之剂玉屏风散，避免玄府开泄，配伍益阴养血之品，制约麻黄性温燥烈之性。

6.7.8 麻黄汤原始剂量应用

患者，男，40 岁，体重 80kg。2011 年 10 月某日，晨起觉身稍困，鼻塞且有少量清涕，始知昨日运动汗出脱衣所致。当日上午登台授课，近中午即身困痛剧，骨节烦痛，恶寒颤战，返家盖被而睡，1 小时后测体温 36.8℃，未见发热。唤妻至床前，口述麻黄汤一剂：麻黄 45g，桂枝 30g，炙甘草 15g，苦杏仁 70 个（24g），令其速取，煎毕，过滤约 300ml，饮药后卧床。半小时后自觉身稍舒、稍有温暖感，约一小时后微汗出，头脑清凉，鼻窍畅通。下午 3 时已觉头脑清醒，思维正常，皮肤温而潮，全身不适症状消失。

患者，男，10 岁，2012 年 11 月 30 日初诊。患儿家长代诉，近日嬉戏，屡更衣服。昨日晨起，家长视其精神稍差，未予理会，时至中午放学在家，见其以帽裹头，双手抱胸，静卧于沙发，患儿诉其头痛身困，恶心欲呕。刻诊：前鼻孔有少量清稀涕黏附，查体咽不红、舌淡红、苔薄白、脉浮紧而数，体温 38.2℃。处方：麻黄 20g，苦杏仁 35 个（12g），桂枝 15g，炙甘草 8g，白芷 6g。煎取 200ml，加红糖后服用。至当日下午 5 点体温 37.2℃，晚 7 点体温 36.5℃，患儿全身不适症状消失。

作者由此启悟如下：①方中麻黄与甘草之比 3：1，虽量大而未见过汗，再者用药要考虑年龄、体重、季节。②麻黄汤证已发热或未发热均可应用。③经文"恶风无汗而喘"之"喘"，新世纪全国高等中医药院校规划教材《伤寒学》认为，肺失宣降，肺气不利而

---

1 王雪茜，赵琰，张晓瑜，等.王庆国教授师法仲景拓展运用麻黄之经验撷英 [J].世界中医药，2015，10（5）：740-743.

气喘，新世纪全国高等中医药院校规划教材《中医内科学》（第2版）对喘证的描述是：呼吸困难，甚则张口抬肩，鼻翼煽动，不能平卧。因恶寒、发热所致之呼吸频率较高应归属麻黄汤证之"喘"。④如果说汉代之"两""升"至今有异议的话，杏仁之个数至今不变无疑，各位前贤实测70个杏仁不离20g左右，但罕见现代经方家、时方家之方中杏仁用至20g者，或汉之杏仁和今之杏仁有较大的生物变异，或《伤寒杂病论》流传版本有误，否则经方之用量值得深思。[1]

7 细辛

细辛首载于《神农本草经》，其性辛温发散，功能解表散寒，祛风止痛，宣通鼻窍，温肺化饮。自陈承、李时珍以来，"细辛不过钱"之说影响甚广，现在《药典》和中药学教材规定的细辛用量也是在3g以下。事实上，大剂量细辛挽救沉疴，缓解剧痛，起病人于垂危的经验屡有报道。

7.1 细辛不过钱之考辨

7.1.1 "不过钱"源流及争论

细辛，是中医临床常用药，我国现存最早的药学专著——《神农本草经》，对细辛的命名、性味、功能、主治、采时等做了详尽记载，但没有提到用量问题。汉张仲景著《伤寒杂病论》开创了理法方药的先河，书中有13个方子细辛的用量在二两以上，最大量见于乌梅丸为六两，但没有提及不良反应问题。宋朝陈承《本草别说》首次提出限量问题，《本草别说》中云："细辛若单用末，不可过半钱匕，多则气闷塞不通者死，虽死无伤可验。"又说："平凉狱中尝治此故不可不记。"继明代李时珍又重复陈承之说，《本草纲目》记载："承曰：细辛……若单用末，不可过一钱，多则气闷塞不通者死。"从陈承之"半钱匕"至李氏之"一钱"，可能是李氏误抄，抑或其加上自己的经验而成。李氏之说流传至今，影响之大，似乎为医皆知，甚至民间还流传着"细辛不过钱，过钱命相连"的谚语。

但其间及之后医家不断提出不同的看法。元朝《世医得效方》共有用细辛方93首，皆大部从其汉、唐及其家传无甚所限，全书只四首低于常量。清初张志聪，生平著书，必守经法，《本草崇原》曰："细辛乃本经上品药也，味辛臭香无毒，主明目利窍。宋元祐陈承谓细辛单用末，不可过一钱……近医多以此语忌用，嗟嗟……岂辛香之药而反闭气乎，岂上品无毒而不可多服乎？方书之言，俱如此类学者，不善详察而遵信之，岐黄之

1 徐彦飞，蔡永敏.麻黄汤原始剂量应用启悟[J].中医杂志，2015，56（9）：807，810.

门，终身不能入矣。"张氏以反问的语气，对细辛的用量提出了不同的看法，认为细辛为辛香之药，上品无毒，可以多服。清代陈士铎在《石室秘录·完治法》记载治疗头痛曾用至五钱和一两。清代陈念祖《本草经读》亦赞同张志聪之所驳。民国张锡纯《医学衷中参西录》中曾提细辛"二钱非不可用"。近人章次公在他所编《药物学》中也曾说过："细辛不可多服，自是正论，但谓用量1钱，即足以致气闭，则又不尽然。此仅可以论'末'药，而不可以论'汤'药。细辛入汤剂，钱许无妨，编者之经验如此，决非虚语也。"中华人民共和国成立后在一些临床文献中，用量所谓破格的记载也屡见不鲜。如《中医杂志》载刘文汉、冯恒善治类风湿关节炎用细辛 30～160g，《北方医话》载金梦贤治疗冻伤用细辛 50g，等等。有人对历代成方制剂及现代临床处方中细辛用量进行了调查与分析，结果显示：古、近代多数处方中细辛的用量是现行《中华人民共和国药典》上限的 6～14倍，临床汤剂处方在《中华人民共和国药典》范围内的占 47.5%，说明细辛的临床用量一般偏大。

可见，对细辛的剂量有三种观点：①陈承的不可过半钱匕；②李时珍的不可过一钱；③张志聪等的可以多用。谁是谁非，尚无定论，长期以来，一直困扰着中医药学术界和临床医者。现行《中药学》教科书，乃至《中华人民共和国药典》出于谨慎，多将细辛的用量规定为 1～3g，如此定量，限制了临床的应用。

7.1.2 "不过钱"考辨及探讨

陈氏所提细辛"不可过半钱匕"，为何用量如此之少呢？据考证，陈承所处之时乃历史上哲宗即位，司马光主国政，废除新法之时，当时医事制度极为严格，"严考试，起度量，主规矩，称权衡，分六科"，考试合格后，"又每月严课，或有荒谬，小则撤牌读书，大则令其改业"，行医之难可见一斑。医家行医处方多谨小慎微，当时的陈师文校正《和剂局方》，改为《太平惠民和剂局方》，其方书中用药，也多以温补香燥小量药为方。在当时的条件下，受多种因素的影响，陈承在其《本草别说》才有上述的说法。

并且，陈氏所提细辛"不可过半钱匕"，有两个基本的前提，即"用末"和"单用"。

（1）"用末"，即用今之散剂，而不是用汤剂或其他剂型：现代临床大量报道，用细辛 10g、15g、20g，甚至 60g 或更多，治疗各种疑难杂症屡起沉疴，并以此证明细辛可以大量使用，是安全有效的。仔细分析，多为复方汤剂使用。殊不知，"用末"与"水煎"是有很大差别的，其用药剂量是截然不同的。研究证实，细辛主含挥发油，在相同剂量情况下，根中挥发油含量几乎是全草煎煮 10 分钟后的 3 倍，如为达到相同的疗效，则汤剂的用量至少应增加到散剂的 3 倍。在同样剂量情况下，根中黄樟醚含量分别是全草煎煮 10 分钟、20 分钟、30 分钟的 4 倍、12 倍和 50 倍。黄樟醚的挥发性胜于甲基丁香酚，在高温下易被破坏，若在高温中煎煮 30min 后，因挥发而所剩无几，仅存原药材的 2%，此浓度已不足以产生毒性。即使将细辛的用量增加 50 倍，也不一定能产生毒副作用。这就是目前细辛在汤剂中用量较大，且安全无毒副作用的主要原因。

（2）"单用"，即单味药物使用，而不是配伍应用：若配伍应用，由于药物间的相互作用，或协同增效，或相互拮抗，对药物的用量和疗效是有很大影响的。查古今方剂，细辛很少单用末，多配伍使用且入煎剂。如张锡纯在麻黄附子细辛汤中指出，细辛"二钱非不可用"，因其在复方和煎煮的情况下使用，故用量宜大。研究认为，药物的毒副作用在复方中可为他药所抑制，甚至消失，特别是汤剂，在高温煎煮过程中，许多药物的毒性成分遭到破坏而失去活性。清代陈士铎《本草新编》指出，细辛"只可少用，而不可多用；亦只可共用，而不能独用；多则气耗而病增，独用则气尽而命丧"。提示细辛单用、独用时要特别谨慎，不可贸然多用，确为见地之言，临证医者当引为借鉴[1]。

受李时珍《本草纲目》细辛"若单用末，不可过一钱"的影响，历代相传，并不断将其扩大化。原本在"单用末"使用的情况下，现扩大为无论怎么使用都不能"过一钱"，显然不符合实际。因此，如果舍弃了"用末"和"单用"，那么，细辛"不过半钱匕"就失去了本来的意义。如果不管用法，均拘泥于古训，一概予以限量，也是不对的。

7.2 突破剂量的可行性分析

7.2.1 细辛毒性正确认识

细辛"不过钱"影响广泛，《得配本草》云"其性极辛烈，气血两虚者，但用一二分，亦能见效，多则三四分而止，如用至七八分以及一钱，真气散，虚气上壅，一时闷绝"，《本草从新》曰"所用止宜几分"，《本草害利》曰"即入风药，亦不可过五分"，《会约医镜》曰，"细辛燥烈，不可过用，过用一钱，闷绝而死"，《本草经疏》也认为因其辛温发散太过，如"其日久服明目，利九窍，必无是理，盖辛散升发之药，岂可久服哉？""细辛其性升燥发散，即入风药，亦不过五分，以其气味俱厚而性过烈耳。"细辛的毒性到底如何？我们必须有正确的认识。现代药理研究发现，细辛含挥发油2.7%～3.0%，其中药用有效成分主要是甲基丁香酚（占60%），有毒成分是黄樟醚（占8%），如果单以细辛研末冲服，用量仅4～5g即出现胸闷、恶心、呕吐等毒副反应，这与《本草纲目》所言"单用末，不可过一钱，多则气闷塞不通者死"十分吻合。但若用作汤剂，因黄樟醚的挥发性胜于甲基丁香酚，所以经煎煮30分钟后，煎汁中还保存着一定量的有效成分甲基丁香酚，而有毒成分黄樟醚的含量已大大下降，不足以引起中毒，故而，为达到治疗疾病的目的，可以在一定程度上加大细辛的用量。

细辛有小毒，古有论述，历版《中药学》教材和《中华人民共和国药典》（2000年版）均已明确记载，现代研究已经证实：细辛挥发油对小鼠、蛙、兔等均先兴奋后抑制，使随意运动及呼吸减慢，反射消失，最后呼吸麻痹而死，心跳停止于呼吸之后[2]。可见，细辛过量之毒首先表现在对呼吸中枢的抑制。与历代医药学家所描述的"多则气闷塞不通者死"基本吻合。现代实验研究还证明，细辛的毒性反应亦表现在中枢神经系统，毒性成分来源于所含的挥发油。继而发现，挥发油中的黄樟醚具有致癌作用（《中华本草》）。最新

---

1 周祯祥.临床中药研究心得[M].北京：中国医药科技出版社，2005.

2 郭增军，郑其萍，潘银.毛细辛的生药学研究[J].西北药学杂志，2000（5）：201.

研究又发现，产于辽宁新宾、清原、桓仁、本溪、凤城及吉林、黑龙江 7 个地区的辽细辛，大多含有马兜铃酸 [1]。而马兜铃酸具有肾毒性，大量或长期服用含马兜铃酸的中药或中成药，可导致慢性肾衰竭 [2]。

据临床报道，近 50 年来，被确认为因过量服用细辛而引发中毒的报道有 4 例，其中第 1 例发生在 1965 年，一男性患者，因头痛、牙痛，而煎服单味细辛，在 80 分钟内连服 3 次，共服细辛五钱（15.63g），末次药后 40min，即出现头痛更剧，且发涨；随即又见呕吐、汗出、烦躁不安、面色红赤、呼吸急促（53 次 /min）、脉洪数（123 次 /min）、颈项强、瞳孔散大等，体温 40.5℃，血压 170/130mmHg。70 分钟后症状进一步加重，出现神志、意识不清、牙关紧闭、角弓反张、四肢瘛疭、汗出溅溅、小便闭塞、少腹膨隆等。分析：本例可能跟单味大剂量煎服有关，提示临床应该复方配伍 [3]。第 2 例发生在 1994 年，一女性患者，因慢性支气管炎证属寒痰型咳喘，而服用含北细辛的小青龙汤加减方。首诊时，医生在方中用北细辛 3g，连续煎服 2 剂未见不良反应。二诊在原方基础上将北细辛的用量加至 8g，服药 2 小时后，即出现咽麻、口干、面色潮红、心跳加快、心律失常等不良反应。该文作者说：其用北细辛每剂亦有 10g，多例患者未见异常，对控制哮喘症状确有疗效。今发现 1 例心律失常。建议：在使用大剂量北细辛时应逐步加大剂量严密观察为宜 [4]。第 3 例发生在 1995 年，一女性患者，因双下肢关节疼痛半月，证属寒痹，而服用含有北细辛的独活寄生汤加减方。首诊时，医生在方中用北细辛 6g，煎服后无不适感；二诊因疼痛未除，在原方基础上将北细辛的用量加至 9g，当服至第 2 剂时，即导致急性心衰，出现心慌、气短、胸闷，动则加重，窦性心动过速，以及双下肢浮肿等不良反应。中毒原因分析是：细辛虽是配伍应用，因为是后下，煎药时间过短，致大量挥发油未被挥发，导致服用后出现急性心衰 [5]。第 4 例发生在 2001 年，一男性患者，因不慎误服细辛 6g，于 30 分钟后出现头痛、烦躁不安、面色潮红，并伴有呕吐胃内容物等不良反应。查体：体温 37.3℃，呼吸 21 次 /min，心率 72 次 /min，血压 105/70mmHg，神清，双瞳孔直径 0.125cm，对光反射存在。腹平软，上腹部轻压痛。余无异常 [6]。4 例因服用细辛而引发中毒的患者，均经对症治疗而痊愈，无一例死亡。上述的实验研究与临床报道，似乎印证了宋代陈承《本草别说》的记载，支持了有小毒之说，值得引起重视。

中毒简要探讨：细辛含挥发油，主要为甲基丁香酚。实验证明有局部麻醉作用，对黏膜浸润及传导麻醉均有功效。中毒主要为挥发油所致，中毒表现与乌头碱中毒相似。致死原因为严重心律失常和呼吸麻痹。由于兴奋迷走神经，可引起窦房结抑制或房室传导阻

1 吴艳蓉，贾凌云，高福坤，等.不同产地辽细辛中马兜铃酸的痕量检测 [J].中药研究与信息，2005（1）：9-10.

2 李泽民.警惕含马兜铃酸中药引起肾脏损害 [J].药品评价，2005（2）：142-143，138.

3 降玉珉.治愈服过量细辛引起中毒 1 例报告 [J].上海中医药杂志，1965（8）：41.

4 陈筱琴，王遂生.细辛过量引起心律失常一例 [J].江苏中医，1994（1）：10.

5 刘福礼，张韧闻，周超凡.服细辛过量出现心衰 1 例 [J].中国中药杂志，1995（7）：440.

6 苏战豹.经方桂枝汤及其类方治疗皮肤病的规律研究 [D].哈尔滨：黑龙江中医药大学，2010.

滞，导致心率极度减慢；也可直接作用于心肌，提高心肌应激性，引起过早搏动、室性心动过速或心室颤动等严重心律失常[1]。正确认识细辛的毒性，有助于我们用好细辛，而不是因噎废食。

7.2.2 影响细辛用量的因素

细辛古今使用有差别，必然会影响到用量的不同，为了保证疗效，就得根据不同品种、不同使用方法调整使用剂量。影响细辛用量的因素主要表现在三个方面：

（1）煎煮时间：细辛的有效成分为挥发油，细辛煎煮 5min、10min、20min、30min、60min 挥发油损失率分别是 30%、38%、55%、66%、74%，随煎煮时间延长挥发油损失增加，而煎液中挥发油成分很低[2]。

（2）药用部位：传统细辛的药用部位是根，历代本草均有明确记载。如《名医别录》云"采根"，《本草衍义》和《本草便读》更明确指出"细辛用根"，可见"细辛，不可过半钱匕"是用其根，而不是全草；而现代临床则有用全草的情形。研究表明：细辛各部位所含挥发油不同，其含量是根 > 全草 > 叶，油中黄樟醚的含量也是根 > 全草 > 叶[3]，且细辛挥发油 90% 以上存在于根系中[4]，全草中根部和叶的比例大约是 55% 和 45%[5]。显然，细辛用根和用全草，挥发油的含量相差悬殊。

（3）品种来源：历代以华细辛为正品细辛。但在实际工作中，各地常以细辛属其他一些植物入药，如大花细辛、花叶细辛、圆叶细辛、双叶细辛等，一般称为土细辛，其质量均较差，所含挥发油的含量基本都低于正品。如毛细辛挥发油含量仅为 0.81%。鉴于细辛的有效成分和毒性成分主要来自挥发油，使用这些非正品，必然会导致细辛的用量过大，可以说是形成细辛用量差异的重要原因之一。

7.2.3 细辛超量使用闪烁出现

《伤寒论》和《金匮要略》汤剂中（包括加减方）用细辛超过 3g 的共有 16 首方剂，少者用至一两，如真武汤加减方，多者用至三两，如小青龙汤、射干麻黄汤，最大用至六两，如乌梅丸等，按古今之度量衡换算，汉代一两约合今之 15.625g，故仲景用细辛，多则 94g 而未见异样。《备急千金要方》记载治肉实（肥胖），一次用细辛四两，水煎服。现代也有临床医生大剂量应用细辛治疗缓慢性心律失常、类风湿、坐骨神经痛等疾病，都取得了较好的疗效而未见不良反应。

刘沛然老中医鉴于细辛之于临床，自宋以来，其量一直被压抑，效能被囚禁，功能无所张之情况，花 50 多年心血以身试药悉心研究细辛，试图将其效能开拓出来，使之造福

1 潘春华，潘春生，任英. 中药细辛中毒引起Ⅲ度房室传导阻滞 1 例报告 [J]. 医学理论与实践，2001（5）：458-459.

2 楼之岑. 常用中药材品种整理和质量研究 [M]. 北京：北京大学医学部，2003.

3 王智华，洪筱坤. 从细辛根末与全草煎剂所含挥发油及黄樟醚的测定分析论细辛用量与剂型的关系 [J]. 上海中医药杂志，1987（9）：2.

4 周长征，杨春澍，柳树林. 中药细辛的质量检测 [J]. 基层中医杂志，1998（3）：22.

5 蔡少青，王璇，朱姝. 中药细辛的本草考证 [J]. 北京医科大学学报，1997（3）：233.

于民。其曾于 1943 年自服细辛五钱煎汁，未觉不适。随即给唐山聚兴药店徐经理调方治疗掉眩风，亦用五钱，很快痊愈。后广泛应用于临床，效如桴鼓。随之自饮量亦逐步增加，为了探讨细辛用量，有次竟喝下 120g 生药药汁，体验服后与饮前无何不适之感，各种检验亦无何变化。自从掌握了第一手资料，他便使用大剂量细辛于临床中，如用于无脉症、中心性视网膜炎、动脉栓塞性脉管炎等疾病的治疗中，取得很好疗效，并未见不良反应。

四川向金模 20 多年的临床医疗工作中，加大剂量使用细辛 10 ~ 50g 于汤剂，从未出现过大剂量细辛汤剂对人体产生不良反应，反而对临床上一些难治、难愈疾病提高了临床疗效。

夏氏在辨证的基础上加用细辛 6 ~ 9g 对偏正头痛证属风寒外袭、肝肾经气虚寒、肝风内动型患者取得较好的治疗效果，未见不良反应；夏氏还报道了对牙痛症属胃肠积热者用清热通便药配细辛 5g 治愈的一则案例。谢氏用小青龙汤加细辛 12 ~ 15g 治愈顽固性痰饮，未出现不良反应。曲氏报道处方以细辛为主，细辛用量从 6g 开始，以 3 ~ 5g 逐次增加，直至 31g，用以治疗缓慢性心律失常 60 例，总有效率 93%，也未发现中毒反应。苏氏报道用香砂六君子汤加细辛 5g、厚朴 10g、生薏苡仁 15g 治愈一慢性糜烂性浅表性胃炎轻度肠腺化生的病例，亦未见不良反应。李氏报道以自拟驱痹汤（组成：细辛 12 ~ 15g，制川乌 12g，制草乌 12g，麻黄 12g，牛膝 20g，木瓜 20g，乳香 10g，没药 10g）治疗坐骨神经痛百余例，均取得较好效果，未发现不良反应。冯恒善治疗类风湿关节炎，用细辛 30 ~ 160g，服用半年之久，疗效显著，未见任何不良反应[1]。蒋氏报道 55 例四肢骨折、脱位、身体各部位软组织损伤之肿痛重者，在活血化瘀方中加入细辛 6 ~ 9g，后加大量至 12 ~ 18g，取得较好疗效。王氏报道用细辛 10g，炙甘草 30g，治愈阳痿之证属寒邪外袭、肾窍郁闭、宗筋失用痛案 1 例。谢氏临证以定痫丸加细辛 5g 长服，减少癫痫患者发作次数，缩短发作时间。刘氏报道以阳和汤、桂枝附子汤、麻黄附子细辛汤化裁（方中细辛用量 20g）治愈血栓性闭塞性脉管炎 1 例。以上均未发现不良反应。高氏在临证时用大剂量细辛（初始量 6g，每 3 天加 1 次量 3g，直至总量为 18g 维持量）治愈风湿性关节炎、心室传导阻滞、面神经炎、自主神经功能紊乱、变应性皮肤血管炎多例，亦未发现毒性反应。

何永田报告，在治疗痛证时，细辛的用量增至 15g 方能奏效，部分病例需 30g 始获良效[2]。刘逢臣治多种疼痛及咳逆上气证，细辛的每方用量为 10 ~ 15g，取得满意结果[3]。周玉朱治慢性鼻炎、支气管炎、关节炎、缩窄性心包炎等病时，每用细辛 30 ~ 35g，疗效显

1 冯恒善. 重用细辛治疗类风湿关节炎 100 例分析 [J]. 河北中医，1984（1）：16-17.

2 何永田. 细辛止痛作用与剂量的研究 [J]. 浙江中医，1984（2）：70.

3 刘逢臣. 细辛用量与剂型的关系 [J]. 中成药研究，1983（2）：41.

著，且未见毒副作用[1]。张玉连治三叉神经痛，每日用细辛20g[2]。曲家珍等治慢性心律失常，细辛的用量每日最小6g，最大31g，最佳治疗量为10～13g[3]。谢海洲认为，治顽固性头痛，细辛每日用15g，而治顽固性痰饮咳喘，细辛的用量为12～15g[4]。党铎治心动过缓，细辛的用量，少则15g，多则50g[5]。高家骏治疗痹证重用细辛高达200g，不但抗炎、镇痛效果明显，而且激素撤除率高，无反跳现象[6]。

综上所述，细辛单用作散剂时，安全起见，用量最好不超过一钱，入汤剂时，则无此限制。临床医生可根据病人的体质、病情，以及煎服法，加大细辛的用量，从而发挥细辛的作用，更有效地治疗疾病。

7.3 功效概述

7.3.1 细辛功用历代论述

《神农本草经》：主咳逆，头痛脑动，百节拘挛，风湿痹痛，死肌，久服明目，利九窍。晋代张华：细辛，辛温能散，故主风寒风湿头痛，胸中滞气，惊痫者，宜用之。口疮、喉痹、齿诸病用之，取其能散浮热，亦火郁则发之之义也，辛能泻肺，故风寒咳嗽上气者宜用之。辛能疏肝，故胆气不足，惊痫，眼目诸病宜用之。辛能温通，故通少阴之耳窍。便涩者宜用之（《博物志》）。梁代陶弘景：温中下气，破痰，利水道，开胸中滞结，除喉痹，鼻不闻香臭，风痫癫疾，下乳结、汗不出、血不行，安五脏。益肝胆，通精气（《名医别录》）。患口臭者，含之多效，最能除痰明目（《本草经集注》）。唐代甄权：添胆气，治嗽，去皮风湿痒，风眼泪下，除齿痛血闭，妇人血沥痛（《药性论》）。唐代日华子：治嗽，消死肌疮肉，胸中结聚。宋代寇宗奭：治头面风痛不可缺此。金元时期王好古：润肝燥，并治督脉为病，脊强而厥。元代张元素：治少阴头痛如神，亦止诸阳头痛，诸风通用之。明代李时珍：诸风寒风湿头痛……治口舌生疮，大便燥结，起目中倒睫（《本草纲目》）。明代杜文燮：予尝用之，以利水道何哉？不知诸辛入肺，肺气赖辛以通畅，则渗下之官得令，所以能利水道也。明代缪希雍：细辛，风药也。风性升、升则上行，辛则横走，温则发散，故主咳逆，头痛脑动，百节拘挛风湿痹痛，死肌。盖痹及死肌，皆是感地之湿气，或兼风寒所成，风能除湿，温能散寒，辛能开窍，故疗如上诸风寒湿疾也，《别录》又谓温中下气，破痰开胸中，除喉痹，下乳结，汗不出，血不行，益肝胆，通精气，皆升发辛散，开通诸窍之功也（《本草经疏》）。清代黄元御：细辛，降冲逆

1 周玉朱.重用细辛举隅[J].安徽中医学院学报，1985（3）：32-33.
2 张玉连."细辛不过钱"是一种误解[J].中医药学报，1986（6）：27.
3 张淑云，曲家珍.麻黄附子细辛汤加味治疗缓慢型心律失常60例[J].中医杂志，2003（6）：423.
4 谢海洲.细辛用于顽固性咳喘及癫痫[J].中医杂志，1993（7）：389.
5 党铎.心动过缓唯重细辛[J].中医杂志，1993（7）：390-391.
6 高家骏.含不同剂量细辛的三参消痹汤与氨甲喋呤合用治疗类风湿关节炎临床对照观察[C]//中国中西医结合学会.世界中西医结合大会论文摘要集.北京：中国中西医结合学会，1997：1.

而止咳，驱寒湿而荡浊，最清气道，兼通水源，温燥开通，利肺胃之壅阻。驱水饮而逐湿寒，润大肠而行小便、善降冲逆，专止咳嗽，其诸主治，收眼泪、利鼻壅，去口臭、除齿痛，通经脉，皆其行郁破结，下冲降逆之力也（《长沙药解》）。清代徐洄溪：细辛以气为治也，凡药香者，皆能疏散风邪，细辛气盛而味烈，其疏散之力更大。且风必挟寒以来，而又本热而标寒，细辛性温又能驱逐寒气，故其疏散上下之风邪，能无微不入，无处不到也（《神农本草经百种录》）。清代邹澍：细辛味极烈似之，故凡风气、寒气，依于精血、津液、便溺、涕唾以为患者，并能曳而出之，使相离而不相附，则精血、津液、便溺、涕唾各复其常，风气、寒气自无所容。如本经所载之，治咳逆者，风寒依于胸中之饮；头痛脑动者，风寒依于脑中髓；百节拘挛者，风寒依于骨节屈伸之液；风湿痹痛死肌者，风寒依于肌肉中之津。推而广之，随地皆有津液。有津液处，风寒皆能依附，细辛能驱除依附津液之风寒。民国张山雷：细辛，芳香最烈，故善开结气。易泄郁滞，而能上达颠顶，通利耳目，旁达百骸，无微不至，内之宣络脉而疏通百节，外之行孔窍而旨透肌肤（《本草正义》）。

7.3.2 从方剂中解读细辛功用

《伤寒论》真武汤条后有：若咳者加细辛、五味子、干姜，以启少阴伏饮；防己黄芪汤方后：下有陈寒者加细辛，是逐寒湿。

救阴剂中，如当归四逆加吴茱萸生姜汤，以此通药性之迟滞。散寒剂中，如大黄附子汤，以此破伏寒之凝结。温解剂中，如小青龙汤，以此温经达邪，散滞逐饮。涤饮理气剂中，如射干麻黄汤、厚朴麻黄汤，以此助气逐饮。宣和剂中，如苓甘五味姜辛汤、苓甘五味姜辛半夏汤等，以此升冲气，藉助涤邪。厥阴剂中，如乌梅丸，以此发少阳之初阳，以助厥阴之化。散邪剂中，如侯氏黑散，千金三黄汤，以此散邪气之结。和血散结剂中，如大圣散，以此和血脉之壅，逐隧道之涩。散寒祛风剂中，如茵芋酒方（茵芋、附子、天雄、乌头、秦艽、葳蕤、防风、防己、踯躅、石楠藤、细辛、桂心），以此窜走关窍。痹剂中，如小草丸（小草、桂心、蜀椒、干姜、细辛、附子），以此宣气降逆。补剂中，如再造散，以此行补药之滞。补中兼散剂中，如独活寄生汤，借取补剂之行，而增散药之烈。和解偏散剂中，如神术散，以借行羁留之陈。寒邪在里剂中，如九味羌活汤，借以托出散邪快捷。

7.3.3 细辛临床治疗病谱

细辛味极辛而性温，香窜而烈，入肺经，既能外散风寒以解表邪，又能温肺脏以化寒饮，且善宣肺气而通鼻窍；入肾经以温散少阴之寒邪。本品虽有较好的散寒作用，但发汗力量较弱，故一般解表方剂中不作主药，临床用于风寒表证主要有下列两个方面：一是外助麻黄以发汗解表，内助附子以扶阳温肾，治疗阳虚外感风寒之恶寒发热，但欲寐而脉沉者；二是取其温肺化饮，止痛作用，用于风寒表证兼有头痛或痰多色白等症。此外，取其辛香走窜之功，研末吹鼻，以通窍取嚏，古方多作开关醒神救急之用。

细辛辛温解表、祛风散寒、温通经窍、化痰饮，临床上常用于风寒感冒、鼻塞头痛、痰饮咳嗽、牙痛、关节痛等症。现代药理研究其具有抑菌、降压、局部麻醉等临床用途。

历代用细辛方剂不胜枚举，如丹溪独活汤、羌活愈风汤、二痹汤等等，用于外科、眼科的方剂，如宣明石膏羌活散、东垣神效明目汤、大发散等。《金鉴》眼科方用细辛有 39 首之多。

燕赵名医刘沛然用细辛广泛治疗各种血管疾病。如对栓塞性脉管炎、静脉脉管炎、血管神经性头痛、三叉神经痛等等，都重用细辛，效果显著。

7.4 应用指南

7.4.1 应用指征

细辛寒证选用。绝大多数情况下，用于寒证，若有热证用细辛时，必须与寒凉药同用，而且药量要轻[1]。

吉林高凤兰认为，"有故无殒"。临证时确实为阴寒重证及痛甚者，方可大量使用细辛。并注意地域、季节、患者体质强弱，以及机体对药物耐受性等情况，灵活调整用量，确保药物的有效性和安全性。许国振认为：细辛温经止痛，治疗痛证、痹证等证时可以超大剂量应用，而用以治疗表证时宜按常规剂量应用[2]。

刘沛然的经验：细辛辛温，入肺、肾二经，可通脉络，疗死肌、顽痹等，还可用于偏寒、偏冷之冷疾，冷痹、冷风、冷癖、痰饮等症，此皆是认症定药之关键。其使用细辛临床治疗多种病症，在用量上无一例失效，无一次过失，亦未发现不良反应。

7.4.2 配伍使用

应用细辛不仅要以辨证为依据，还宜配伍酸寒或咸寒之品缓解其不良反应。有报告伍用白芍、甘草。白芍滋阴以和细辛之辛烈，甘草"调和诸药而解百毒"[3]。

细辛辛温解表，散寒止痛，可治疗风冷头痛，风寒齿痛，《本草正义》载"能散浮热"，谓其于清热药中佐入细辛，可升阳散火，开泄其郁，解其表邪，有"火郁发之"之意。

细辛不可单用，而应当与其他药相配伍使用，这样不仅能降低其毒性，还能增强药效。明代倪朱谟《本草汇言》：细辛，佐姜、桂能驱脏腑之寒，佐附子能散诸疾之冷，佐独活能除少阴头痛，佐荆、防能散诸经之风，佐芩、连、菊、薄又能治风火齿痛而散诸郁热最验也。值得指出的是，细辛若用于热证则必须配伍寒凉药，且用量宜轻。

清代陈士铎《本草新编》：细辛散人真气，何以头痛反能取效，盖头为六阳之首，清气升而浊气降则头目清爽；唯浊气升而清气降，头目沉沉欲痛矣，细辛气清而不浊，故善降浊气而升清气。所以治头痛如神也。但味辛而性散，必须佐之以补血之药，使气得血而不散也。

细辛配附子：附子，大辛大热，通行十二经，为纯阳炽烈之品，其性走而不守，峻补

1 刘喜新，杨烈彪，孔祥梅．大剂量细辛临床应用 [J]．新乡医学院学报，1993（1）：58-60.

2 许国振，谢守敦．古今中药超大剂量应用集萃 [M]．北京：中国医药科技出版社，2005.

3 刘喜新，杨烈彪，孔祥梅．大剂量细辛临床应用 [J]．新乡医学院学报，1993（1）：58-60.

下焦之元阳，攻逐在里之寒湿，外达皮毛，内温脏腑，回阳复脉，补肾壮阳，散寒止痛，功效卓著。二者配伍，细辛助附子温在里之寒，祛邪外达，治疗阳虚感寒，太少两感及风湿痹痛，细辛宣肺，附子温肾，肺气宣则肾气降，肾得温则水气行，故治阳虚水肿。

配五味子：五味子酸温，五味俱备，唯酸独胜，且曰性温，然温而能润，上能收敛肺气而止咳喘，下能滋肾水而固涩下焦，内能益气生津，宁心止烦，外能收敛止汗。二药合用，一酸一辛，一开一合，一升一降，调节肺气升降开合，且均具温肺散寒之用，故用于外寒内饮，寒痰咳喘。

配生石膏：生石膏，辛甘大寒，清热泻火，止渴除烦，内清肺胃之火，外解肌表之热，为治肺胃二经气分实热要药。二药合用，一寒一热，生石膏大清胃火，细辛散寒止痛，用于胃火齿痛，相得益彰。

7.4.3　用药剂量

细辛与各药之相伍，大有精义。正作用加强，主将传令得彰，真乃"相门必有相"，也就是说相门之下应有辅相之臣（量）。否则，如不谈其量，同一病、同一症，"限量"用与"适量"用，天壤之别。

细辛作丸散剂直接吞服应牢记"细辛不过钱"的警语，以确保用药安全；细辛用作汤剂时可用大剂量，但宜久煎，时间以 30～60 分钟为好，以防中毒，还可采取煎浓汁少量频服的方法。

郭诚杰临床使用细辛均为辽细辛的根，认为"细辛不过钱"之说是指在用单味细辛或入丸散剂时的细辛用量，若入汤剂服用可根据患者体质状况、主证、兼证则不可拘泥于此，否则难以奏效，因此必须加大其量。为了降低其毒性，必须增加煎煮的时间。如治疗寒性疼痛将细辛研末，用已煎的汤剂冲服或吞服，其量必须控制在 1～3g；若治疗风寒头痛、牙痛、过敏性鼻炎、三叉神经痛等位于头面部的疾患，一般用量为 3～6g，嘱患者将细辛与其他药同煮同服；若用于体质偏寒无热象且疼痛较重的乳腺增生病，一般用6～9g，有很好的通络止痛效果；若用于寒饮内停之咳嗽等肺系疾患，一般用 9～12g；若治疗痹证，其不同的部位用量不一，颈部及肩部一般用 9～15g，常配伍葛根、黄芪、丹参、赤芍和地龙等；腰腿痛用 12～15g，常配伍川乌、草乌、乳香、没药、木瓜和牛膝等；顽痹可用至 20g，常配伍附子、豨莶草、狗脊、牛膝、川断等。郭老指出，凡细辛用量在 9g 以上，均应嘱患者将其在砂锅先煎不少于 30min，且将煎煮锅锅盖打开，以利于毒性成分——黄樟醚的挥发。[1]

张任城认为"细辛不过钱"，乃指细辛为散或单用不过钱，入汤剂不可拘泥于此，否则难以取效。治疗痛症尤其痛痹及血虚寒凝之"厥"，要发挥其温经通脉之效，必用至9～10g，不必先煎；治疗痰饮咳喘，取其温肺化饮之效，多用 5～6g；对兼有里热虚火牙痛、三叉神经痛、过敏性鼻炎、复发性口腔溃疡等头面疾患，多用 3～5g，细辛辛温性

1　冯伟，张卫华.国医大师郭诚杰教授临床应用细辛的经验[J].浙江中医药大学学报，2016，40（3）：194-195，199.

烈，可佐清热泻火之剂[1]。

朱良春积多年经验认为，不可拘泥于前人旧说，头痛、腹痛、咳嗽、牙痛、口腔溃疡、肾炎，一般用 3～6g；类风湿关节炎、肥大性脊椎炎，则可用 10～20g，以上均为汤剂用量。为求稳当计，也可先煎半小时。但若研末吞服，则需特别慎重，以小剂量为宜[2]。

盛国荣认为细辛辛烈窜透，功能通阳气，散寒结。临床应用要注意体质，对肝肾阳虚、寒湿凝结，或病久虚寒较重的咳喘、泄泻或顽痹患者，可用较大剂量，一般在 15g 左右；对风寒外侵而阳气未虚者，用中剂量，一般 6g 左右；对体弱阴虚火旺者则忌用。某些患者服大剂量后，常有烘热、口干等不良反应，每可渐渐适应，自行消失。或适当减少其他辛热之品，或伍以白芍等滋阴之味，均可。总之，凡属细辛的适应证，投以较大剂量每可收到满意的疗效，而并无"气闭不通致死"之虞。而且细辛的汤剂与散剂不同，陈承所诫是单用末不可过钱，但若经水煎后，其辛烈之性实已大减，故不必拘泥"用不过钱"之说。[3]

谢海洲认为细辛用量要重视体质、地域气候、病证之差异，分辨是否顽疾等具体情况，具体分析，灵活运用。如脑部肿瘤头痛剧烈者，可用至 5～10g；顽固性头痛证属阳虚者，可与沙参、麦冬、天冬、川芎等同用，细辛用量可至 3～9g；顽固性痰饮喘咳，常与麻黄、桂枝、干姜、半夏、白芍、五味子、甘草、杏仁等配伍，用量可至 5～6g。[4]

黄宗勖经验细辛主治：寒性哮喘，肺寒咳喘，头痛，身痛，牙痛。应用指征：哮喘或咳喘，痰液清稀，叩诊胸部呈明显鼓音，听诊两肺有明显哮鸣音。血管性头痛，双侧太阳穴血管怒张，双侧瞳孔等大同圆，对光反射存在。配伍：细辛 5～7g（喘剧用至 9g），配麻黄、附子，治寒性哮喘；细辛 5～7g，配干姜、半夏、五味子，治肺寒咳喘，痰液清稀；细辛 3～5g，配羌活、防风、白芷，治风寒感冒或风湿所致之头痛、身痛及牙痛。禁忌：阴虚阳亢头痛及肺热咳喘不宜使用。体会：细辛通阳平喘，喘息甚时非此不克，必须重用，喘剧者可用至 9g 以上。所谓"辛不过钱"之说，实系指细辛入散剂而言，复方汤剂酌用 5～9g，水煎，每日 2～3 次分服，多无碍。临床常见顽固性哮喘，用大量激素不效，投以麻黄附子细辛汤 1 剂，即见显效。细辛既能散在表风寒，又除入里之寒邪，还有较强的止痛作用。[5]

黄教授认为哮喘剧作，多因寒痰胶滞，气失升降，投以麻黄附子细辛汤有立竿见影之效。麻黄宣肺平喘，附子温肾散寒，相得益彰，麻黄得附子平喘而不伤正，附子又能制麻黄之辛散。黄教授治哮喘偏于寒盛者用此方，颇有得心应手之效。细辛通阳平喘，喘息甚

1 王磊，和晓春，李桂芬. 张任城应用细辛经验 [J]. 辽宁中医杂志，2007（1）：15-16.

2 朱良春. 朱良春医集 [M]. 长沙：中南大学出版社，2008.

3 陈国源，柯联才，盛云鹤. 盛国荣临证经验集 [M]. 长沙：湖南科学技术出版社，2007.

4 谢海洲. 谢海洲用药心悟 [M]. 北京：人民卫生出版社，2006.

5 黄煌，濮传文. 方药传真：全国老中医药专家学术经验精选 [M]. 南京：江苏科学技术出版社，2003.

时非此不可，量必重用，一般用 3g，喘剧者可用至 9g 以上。临床常见顽固性哮喘，用大量激素无效，端坐喘息，夜以继日，投麻黄、附子、细辛各 9g，1 剂而安。黄教授认为脾肾阳虚、寒湿重的咳喘，细辛可用至 9g 以上。虽用量较大，但在临床实践中很少见到有不良反应，反而效果良好，少用则效差。但是阴虚火旺和热性哮喘者忌用。[1]

张鸣鹤经验：对于细辛使用的剂量，认为水煎入药不必拘泥于"不过钱"的说法，临床上 3g 以内的保守用药往往效果不佳。张教授常用细辛的剂量为 6 ~ 15g。有是证可用是药，同时应根据病人年龄的大小、体质的强弱、病邪轻重或季节寒暑不同，而应用不同剂量。"细辛不过钱"，一是散剂不过钱，二是盛夏季节用量不过钱，这符合中医强调的"必先岁气，毋伐天和"。医生必须明乎时令节候，审察病因，治疗才能得到其要领。张教授临床上还发现，细辛的剂量不完全与疗效成正相关关系，如果细辛用至 15g 效果仍不佳，即使在冬令季节也不必再加大剂量使用。[2]

贾传春经验：贾氏根据中医药前辈及同道的临床经验，结合自己的实际观察，认为可将细辛剂量分为三等。重剂每日 20 ~ 30g 入汤剂，可适于阳衰邪实，寒湿久蕴，脉络阻痹之重证，取其辛散温中而镇痛；中等剂量 10 ~ 20g 入汤剂，可用于虚寒咳嗽、哮喘等证；小剂量 2 ~ 10g 入汤剂，可用于一般性痛证，鼻炎等。作散剂用，细辛仍宜控制在每日 3g 以下。[3]

韩冠先等经验对于阳光不足、寒饮内凝之心悸怔忡等，需用细辛，其量宜小，每用 3 ~ 5g 已足，过大则易耗散阳气，寒反不解。对于风寒袭表、寒痰阻肺之风冷头眩，喘咳气壅之疾，用量宜在 6 ~ 12g，用量过小则不足以胜寒。对于风湿痹痛诸证，细辛用量应大，量不足则往往杯水车薪，无济于事。综上所述，可见细辛小量通阳，中量散寒，大量止痛，临床运用，宜谨遵之。[4]

罗少锋体会，临床只要辨证准确，适当选方用药，细辛较大剂量（10 ~ 20g），每每能使剧痛缓解，沉疴顿起。较大剂量使用细辛，在顽固的寒湿痹痛、头痛、腹痛及危急阳虚病人中，往往能力挽沉疴。较大剂量的细辛用于临床，只要注意两点，其毒性及不良反应完全可避免。一是久煎（指煎药半小时以上）；二是注意配伍，如可配芍药、甘草。罗氏体会白芍滋阴之品可中和细辛之辛烈，配甘草可调和诸药而解百毒。[5]

甘肃名老中医王自立对细辛的应用有独到的认识。王氏常常运用大剂量细辛治疗痹证，剂量均在 15 ~ 40g，最大量曾达 60g。少数人有轻微舌麻、咽干，但不影响继续治疗，多数人无明显不适或毒副反应，对伴有明显疼痛的风寒湿痹，采用大剂量的细辛，配伍于王氏自创的羌防通痹汤中，具有显著的止痛效果。细辛所含毒性多由挥发油所致，考

1 黄宗勖 . 中国百年百名中医临床家：黄宗勖 [M]. 北京：中国中医药出版社，2004.

2 张立亭，傅新利，王占奎 . 张鸣鹤应用细辛的经验 [J]. 山东中医杂志，2000（8）：489-490.

3 贾传春 . 细辛剂量古今谈 [J]. 中医药学报，1989（6）：30-32.

4 韩冠先，连华敏 . 略谈细辛的量效差异 [J]. 浙江中医杂志，1995（1）：9.

5 陈云志，刘俊 . 中医不传之秘在于量 寻找中药重剂取效的秘诀 [M]. 北京：人民军医出版社，2014.

虑可能在细辛煎煮过程中，由于其所含挥发油的散逸而降低了毒性反应。故每用细辛时必嘱患者久煎。但细辛入散剂吞服时当慎用，最大不超过 3g，以防中毒。[1]

梁氏临床观察认为细辛用 6 ~ 15g 为安全剂量，超过 20g 会产生心悸不良反应。小量渐增，此法符合有毒药物疗病的传统服药方法[2]。

河北刘兴武三十年临床体会，只有将治疗风寒痹痛、外寒内饮、溢饮、支饮、冷哮等方剂中的细辛用量上升到 9g，疗效才会显著；若据病渐增至 15g，则疗效更著，并未出现任何不良反应。

河南毛进军临床体会，细辛按经方用法，应以复方入药，煎汤使用，非常安全，当和干姜为伍时，即使用 15g 或者再大一些都可以。如用细辛走上焦，可以从少量开始，逐渐加量。如治疗风寒湿痹、顽痰痼疾时，细辛之量须在 30g 以上，疗效方显[3]。

萧泽民认为细辛辛烈走窜，能通阳气，消散寒结，对久病邪实之寒性泄泻、喘、咳必用，一般用 8 ~ 10g，对风寒入侵阳气未虚者用 6g 左右，对阴虚火旺者应慎用。有些病人服药后有烘热感、口干等不良反应，若配伍滋阴之品可自行消除，细辛对肾脏有一定的毒性，故肾功能不全者应掌握剂量，中病即止。细辛入丸、散剂每日用量 0.5 ~ 1g 为宜，且不宜久服[4]。

对寒湿痛痹较甚，加之体壮，服少量细辛疗效不佳的患者，可大胆应用之，不必拘谨；而对于阴虚内热，体弱多病，肾功能减退者，不论散剂、煎剂，皆应慎用。另外，细辛单用末时，仍应遵循"细辛不过钱"的古训。

天津金梦贤在临床数十年一直按着同等分量使用，例如小青龙汤的干姜细辛五味子和当归四逆汤的归、芍、细辛都是相同的分量，如五味子用三钱，细辛也用三钱，归芍用五钱，细辛也用五钱，这样疗效较好，如果把细辛减量，疗效就差，在治疗外伤性截瘫和手足冻伤之患者，身体强壮无其他内伤疾病，有时用到一两，并未发现不良反应，而且疗效还是比较满意的[5]。

7.4.4 煎煮方法

细辛经过蜜炙，一可减缓其燥散之性，二可解其毒性。汤剂煎服。细辛其所含挥发油特别是黄樟醚的含量，随着煎煮时间的增加而减少，适当地延长煎煮时间，能够有效地减缓甚至于消除其毒性。

7.4.5 应用禁忌

刘沛然在《细辛与临床》中提出了 6 条慎用细辛的情况：①劳瘵失血非所宜，反能引血化热。②寒化口渴者慎用，外感风寒已解或未解口渴亦慎用。③目疾胬肉有障翳者，赤

1 陈云志，刘俊. 中医不传之秘在于量 寻找中药重剂取效的秘诀 [M]. 北京：人民军医出版社，2014.

2 梁金凤，陆在圣. 细辛临床应用体会 [J]. 山东中医杂志，1996（3）：114.

3 毛进军. "细辛不过钱"值得商榷 [J]. 中国中医药报，2009.

4 萧泽民. 对"细辛用不过钱"之我见 [J]. 四川中医，1990（3）：52.

5 金梦贤. "细辛不过钱"之我见 [J]. 陕西中医，1983（3）：34.

白膜肤皆不用（注：眼暗不明泪出者，眦赤者多用之）。④衄血、溺血、便血及咯、咳、呕、吐血，皆不用。⑤久病阴虚灼热，非所宜。⑥凡病内热火盛及气虚、血虚、阴虚，并慎之。

清代凌奂在《本草害利》中说：凡病内热及火升炎上，上盛下虚，气虚有汗，血虚头痛，阴虚咳嗽，法皆禁用。即入风药，亦不可过五分，服过一钱，使人闷绝，因其气厚而性烈耳。双叶者，服之害人。恶黄芪、狼毒、山茱萸，忌生菜，畏硝石、滑石，反藜芦。

综合各家的观点可以看出，证属阴血虚、气虚、实热等，临床见口渴、汗出、血证等情况，均应慎用或忌用细辛。

7.5 医案精选

7.5.1 癃闭——再造散法（刘沛然医案）

谷某，男，71岁，丰润小谷庄人，1943年6月27日。因外出被雨淋，体表恶寒，随即小便闭。凤质体弱，形瘦，面暗黄、两下肢浮肿，时方6月，着衣重裹，无汗，不欲食饮，嗳哕。气壅咳嗽，舌体薄，质淡，舌本濡，薄白苔，肢凉，脉细紧象，脐腹下满畏扪。年老感淫邪客肺，邪不解，肺失清肃，凤质阴液亏虚，阴阳不相营运，肾气被侮，气化不及州都，关津不利，尿闭。此中馁客竹，玄府不得交通，肺气不宣，州府不利，仿再造散法。

红参15g，麻黄10g，黄芪15g，桂枝12g，杏仁18g，细辛（后入）15g，附子3g，甘草10g，葱根寸许，鲜姜20片。

一剂汗出，尿亦下，通阳而愈。

[按语]本案利用细辛能"利水道"（《名医别录》）重用治疗癃闭。所用方剂为麻黄附子细辛汤加味，刘老喜欢用该方加减治疗伤寒之少阴证，寒邪在肾经。以麻黄发其表寒，附子祛其里寒，细辛降其阴邪，故有"鼎三并立"之说。并疗风冷腰痛，风冷头痛，慢性寒喘及吊阴、阴缩（睾丸上吊）等。

7.5.2 过敏性鼻炎——仲景竹叶汤加味（刘沛然医案）

潘某，女，31岁，1964年11月18日就诊。患者过敏性鼻炎已2年余，鼻涕不时流下，遇冷热刺激，不停喷嚏，甚则眼泪清涕齐下，伴有头痛，左眼外眦下掣。形气尚可，舌质绛苔薄，脉濡不足指下。鼻孔红充，近半年加重。

风邪冷客，内膜越充，冷邪不泄，鼻痒喷嚏，久而继着，邪客膜面，不得防御。治欲表里双解，重在清源，方用仲景竹叶汤加味。竹叶30g，葛根21g，防风6g，桂枝10g，党参12g，细辛（后入）30g，甘草6g，独活12g，附子21g，鲜姜20片，大枣15枚，6剂。

1964年12月12日，服完15剂，清涕、喷嚏显著减轻，仅晨发作一二次。头已不痛。更方仓卒散合交加散。

芥穗12g，当归10g，生地21g，干姜6g，焦栀子15g，附子6g，细辛（后入）45g，炒苍术10g，盐柏6g，煎服6剂。

1965年1月20日来看掉眩风，询及鼻炎问题，说药后未作。至1976年地震伤，访问鼻炎，永未发作。

评：本案利用细辛能"利九窍"（《本经》）重用其治疗过敏性鼻炎，梁·陶弘景说细辛能治"鼻不闻香臭"，细辛味极辛而性温，香窜而烈，入肺经，既能外散风寒以解表邪，又能温肺脏以化寒饮，且善宣肺气而通鼻窍。临床可为散治疗鼻息肉，可单用，也常配合瓜蒂、木通、白芷等药为散吹鼻或绵裹纳鼻用。

7.5.3 暴盲——益气斡旋清阳（刘沛然医案）

刘某，男，28 岁。1977 年 12 月 11 日住院，于 20 天前突然双目失明。眼科检查：双外眼（-），瞳孔、眼底、眼压、眼肌运动、面部感觉皆正常，双眼晶体透明，双眼无光感，对光反射直、间接正常，血压正常。1977 年 12 月 15 日，眼科邀会诊。诉小便偶尔余沥，两星期无大便，头涨、头晕、耳发堵，不欲食饮，四末清冷。

素质情绪不定，怒遏气逆，五志违和，悒折中阳，清阳不升，目不得视。先投黄龙汤加芥穗、蔓荆子、辛夷，3 剂。1977 年 12 月 19 日，药后便调，仍不得视，更法：益气斡旋清阳。草决明 15g，米香附 24g，菊花 21g，蔓荆子 12g，升麻 10g，葛根 18g，赤芍 18g，细辛（后入）24g，僵蚕 10g，茶叶一小撮（后入），煎服。

1977 年 12 月 23 日，连服 9 剂，于是日晚 11 点突然视物明了。29 日查视力：右 0.9，近 1，左 0.8，近 1.2。出院。

评：本案利用细辛能"明目"（《本经》）重用其治疗暴盲，《金鉴》眼科方用细辛有39 首之多，刘氏受此启发广泛用细辛治疗球后神经炎、视网膜炎、弱视、色盲等眼部疾病，医案中用细辛治疗眼肌麻痹别具一格，援引如下：

陈某，男，49 岁，本院耳鼻喉科医师。1975 年 4 月 5 日，左眼肌麻痹，重视（双影），形气不荣，黄瘦、舌淡、虚于气，脉细小。

经云：气脱者目不明。所谓气脱乃脏腑之气，不能受于阳，受于阳则注于目，气脱则目失其用。拟法：通阳、济阴、壮水以荣、辛开阳化，重固其源，宣升外窍，通达神明。葳蕤仁 15g，女贞子 24g，淫羊藿 15g，荆芥穗 3g，细辛（后入）30g，葛根 15g，楮实 12g，黑芝麻 15g，蔓荆子 10g，钩藤（后入）15g，3 剂。

二诊：4 月 12 日，原药服 6 剂后，眼肌显著恢复。再法重济肾源，添水濡目。

菟丝子 5g，车前草 15g，楮实 12g，葳蕤仁 12g，黑芝麻 12g，细辛（后入）60g，蔓荆子 12g，荆芥穗 3g，3 剂，水煎服。

三诊：5 月 10 日，上方服 18 剂后，眼肌已完全恢复。5 月 16 日上班，至今未作。

[按语] 荣与气贯注于颠，目得荣，必受气于阳，非辛不得，故重用细辛，疗效甚佳。

7.5.4 动脉栓塞脉管炎——当归四逆加味（刘沛然医案）

李秀华，女，48 岁。1963 年 3 月 12 日住院：右足趾坏死，已露骨，部分皮肉黑暗，疼痛难忍，尽夜不得休息。查：冷厥，足背脉及踝骨脉未摸到，几次要求截肢。

此症阳微血弱，足厥冷，血不达其络，久而荣涸肌腐坏死脱疽。零落症。治宜重回阳通渗复脉，当归四逆加味：当归 60g，桂枝 20g，赤芍 21g，细辛（后入）90～120g，通草 10g，天仙藤 21g，路路通 5g，红花 21g，嫩桑枝 60g，茜草 15g，卷柏 21g，草薢

21g，附子 15g，甘草 10g，大枣 20 枚。

4 月 30 日起连服 40 剂（有时 6 小时一次，每次须药液量 400ml）。逐而坏死愈合，病早已止，温度及色泽恢复，脉取可见但微弱。出院继服 50 剂（原方时加蔓荆子 21g，浮萍 30g），1978 年复查，健康无恙，至今偶在街上遇见，仍未复作。

［按语］本案利用细辛主"痹痛死肌"（《本经》），所用当归四逆汤。日本医家亦主张此方治冻疮（伤），刘氏受此方多益，如本例治疗动脉栓塞脉管炎等，皆加大细辛量，启示于阴阳不相顺接及痹痛死肌。

7.5.5 血管神经性头痛——半夏白术天麻汤加味（刘沛然医案）

霍宏明，男，40 岁，头涨头晕头痛，约 4 个月之久。痛时不能忍，眼不能睁视，头震动感，时流清涕，时畏冷，无虚汗，二便正常，不欲食饮。形气虚，舌红淡，脉弦，肝大剑突下 2.5cm，胆区畏扪（胆道蛔虫手术史），颈椎片正常；颅骨侧位片正常；颅神经正常；眼科查：双眼结膜乳头肥厚、球结膜无充血。角膜有血管翳。瞳孔正常；眼压正常，眼底无异常发现。

风虚夹痰，中阳滞脾，太阴痰厥，太阴头病。治宜调气升阳，化滞助脾，渗湿导水，以利生机。半夏 21g，天麻 12g，白术 10g，明党参 15g，蜜芪 30g，菊花 21g，盐柏 6g，干姜 6g，细辛（后入）30g，茯苓 21g，泽泻 15g，葛根 15g。

前方守服 38 剂后停药，于今未作。

评：本案利用细辛主"头痛脑动"（《本经》）重用其治疗头痛。元代张元素谓细辛"治少阴头痛如神，亦止诸阳头痛，诸风通用之"。

7.5.6 心动过缓——三附加味（刘沛然医案）

邢某，男，56 岁，因心悸、眩晕，1975 年 5 月曾两次住院，6 月 16 日因眩晕、心律不齐再次住院。病房常规治疗仍未收效。6 月 25 日会诊：胃纳差，气短，心虚悸，少寐，动则眩晕增剧，恶心，呕吐，自汗，小便清长，大便稀薄，面苍白，暗滞少华，畏寒，肢冷，舌体胖嫩，质淡，苔白润，脉沉结过迟不整，心率每分钟 38～40 次，心电图提示：窦性心律不齐。伴交界性心律，每分钟 38 次。Q-T 间期延长 0.44 秒，最高值 0.41～0.42 秒，慢性冠状动脉供血不足。

心阳相失，卫阳不固，脾阳郁遏，脾阳不运，虚寒肌冷，伏滞阴气，土衰心自缓，脾运火自安，三阳浮，故现是症。拟三附加味：贡术 10g，莲房 24g，升麻 6g，附子 15g，白人参 10g，蜜黄芪 40g，半夏 6g，吴茱萸 10 粒，茯苓 30g，细辛（后入）30g，蔓荆子 15g，甘松 10g，另外随汤药冲服六神丸，每次 10 粒。

1975 年 7 月 11 日服药 15 剂，眩晕等症减轻，时气短，心率 64～70 次 /min，律齐。再法加附子至 24g，加薤白头 10g。7 月 30 日连服 15 剂，症状基本消失，反复心电图，恢复至正常，痊愈出院。随访至今未复发。

评：本案利用细辛能"开胸中滞结"（梁陶弘景）重用其配伍治疗心脏病，刘氏还曾用麻黄附子细辛汤加味治疗厥阳独行，阴阳失守型室性期前收缩、阵发性心动过速（心悸）；用辛温扶阳、重镇摄阳的方法治疗心阳外脱型频发性室性期前收缩。

7.5.7 坐骨神经痛——鼓旋疏化，奋阳苏复（刘沛然医案）

朱某，男，35岁，1978年2月27日。右臀部及股、腿疼痛，约1年之久。曾诊坐骨神经痛住院治疗。曾患关节炎，韧带炎，近半年右臀、腿肌肉渐萎缩，走路斜身于左，跛行，有时疼痛较重，痛时由臀、股后面向小腿外侧到脚外缘及足背，身体斜向对侧疼痛加剧，睡卧不敢翻身。形气虚黄，舌淡，存津，脉虚濡。

劳损肢阳，精筋厥极，碍其道络，发为肌萎，以鼓旋之势，疏化络滞，奋阳苏复。

三棱15g，黄芩12g，蚕沙（包煎）30g，当归21g，炙川乌6g，浮萍24g，金毛狗脊18g，防己6g，防风10g，炙草乌6g，细辛（后入）60g，伸筋草21g，川椒3g，薏苡仁30g，煎服。

1978年5月22日，上方继服55剂，早已运动自如，无何痛楚，肌肉渐复，仍原方巩固之。

评：细辛不光可以治疗上述各种血管疾病，临床也用于神经性疾病，尤其用于神经痛。

7.5.8 颜面神经麻痹——小续命汤加味（刘沛然医案）

魏某，男，38岁，1966年4月11日。由昨天左颜面瘫痪，急于外地开会，口眼㖞斜，口㖞于右，局部不知痛痒，口角流涎，鼓嘴吹哨漏气，不能喝水，眼阖不紧，露睛，鼻中沟变浅，语言不变，外恶风盛，肌表酸痛，舌本强，舌苔薄白，脉取紧急。

春令阳升，汗出当风，风阳夹邪，掣动阳气，风中经络，散见颜颤，发为掉眩。治宜温经达邪，续命肌源。

桂枝15g，附子6g，川芎10g，麻黄6g，赤芍10g，杏仁10g，防风10g，防己10g，细辛（后入）30g，升麻6g，蝉蜕10g，僵蚕12g，甘草4.5g，煎服。

1966年4月20日服完6剂，完全牵正。1989年相遇，仍健康，病未作。

评：本案利用细辛治"风湿痹痛，死肌"（《本经》），细辛气盛而味烈，能疏散风邪，清·徐洄溪说，"其疏散上下之风邪，能无微不入，无处不到也"。本例用细辛配伍治疗风阳夹邪，掣动阳气之"掉眩风"（颜面神经麻痹），以下再举"风湿痹痛，死肌"的病例，进一步论述。

7.5.9 肌痹肌劳——防己黄芪汤加味（刘沛然医案）

李某，女，48岁，1974年5月6日。腰痛1~2年。痛则不能直腰，掣及两下肢，活动受限，二便蹲位受限。近几月痛则掣及右臀股，下肢冷厥，末梢尤甚，双腿肌肉渐萎缩。形容憔悴，舌质淡无苔，肢凉，肌萎，血沉正常，脉沉小。曾诊：肌纤维炎。

肢阳淫侵，虚则风客，留恋成痹，肌损成萎，宜温以养肌，辛通其痹，只宜通补，不宜守补，方用防己黄芪汤加味。

防己12g，黄芪21g，薏苡仁30g，骨碎补15g，党参12g，贡白术10g，附子21g，细辛（后入）21g，羌活10g，白蕲蛇15g，金毛狗脊21g，桂枝4.5g，甘草10g，葱根寸许，鲜姜10片，煎服。

1974年10月21日来诊头痛，煎药服60剂，形机全然改变，体重增加，痛楚消失，肌肉恢复。

评：细辛祛风散寒，通络止痛。云南杨建宏用细辛止痛的心得是：细辛用量要大，凡因外邪循经乘虚侵袭，致使经络壅闭不通，神经传导功能发生障碍所致的痛证，只要在辨证处方中酌加细辛15~30g，即可明显提高疗效，缩短疗程，减少复发。其所治的腰腿痛病案则可窥见一斑。

7.5.10 类风湿关节炎——通络化湿，静中求动（刘沛然医案）

白某，女，28岁，1978年6月17日。风湿肿痛已3年。产后各关节疼痛较重，经常低热，易汗，食欲减退，大便不整，畏寒，手足发冷，疲劳，膝、腕类风湿结节，右手腕关节强直、肿痛，如半个鸡蛋大小2处，指关节如梭形改变，右手大小鱼际呈现萎缩，左手腕亦肿较轻，左、右膝，右内踝关节肿胀，晨起不得动转，肿胀疼痛较厉害。验血：血沉34mm/h，类风湿因子阳性，X线典型的类风湿关节炎表现。舌体薄被黄苔，脉濡涩。

劳怵、形气夺，肌肉消，阳微风寒，损及营络，湿浊化热，络外着积，湿热阻遏，关薮瘀肿，血为气之依旧，湿热着附，升降无权，理从营议，通络化湿，加辛以散风寒。

片姜黄12g，金毛狗脊15g，骨碎补30g，苏赤木15g，晚蚕沙（包煎）60g，红花12g，刘寄奴30g，泽兰21g，细辛（后入）24g，独活6g，防己12g，煎服。

1978年7月13日服完21剂，关节肿胀及红斑结节消退，体温正常，尚有疼痛。较重部位未得全复，仍肌萎。拟前法加有情之属以静中求动，加血竭花6g（为细面，开水均两次冲服），鹿角霜60g（先煎），全蝎6g，蕲蛇30g，细辛加至45g。

1978年8月19日，继服28剂，肌力恢复，关节无任何不适；化验、X线皆正常。至1989年11月16日追访，说一直未作，身体健康。

评：本案利用细辛主"百节拘挛"（《本经》），细辛渐重用至45g，这种逐渐加量用细辛的方法值得借鉴，静中求动的治法值得学习。

7.5.11 痤疮——大剂量细辛用法

关某，女，24岁，2011年10月7日初诊。主诉"四肢冰冷10年余，痤疮1年"。患者10余年前即有怕冷，平时因爱美而着衣甚少，怕冷症状渐重，虽至盛夏亦喜饮温水，后来出现面部痤疮，此起彼伏。服了许多抗生素消痘，无明显效果。来诊时见：形瘦怕冷明显，面色发白，手足冰凉，搭脉时如触冰块，额部、下颏多处痤疮，部分甚至连结成片，色暗、触硬；平素月经紊乱，量少色暗，痛经明显。喜饮温热水，大便偏稀烂，小便可，舌淡瘦薄，苔薄白，脉细沉，双尺脉极细沉无力。考虑患者四逆之证明显，久病下焦俱已受累，故用当归四逆汤合桂附理中汤加减。随症状变化进行调整，细辛用量渐至30g。除了最初因患者煎煮时间不够，细辛走窜之性较猛而耐受欠佳，后把细辛煎煮时间改为30分钟以上，后下诸药，坚持服用1月余。患者怕冷、四肢逆冷症状明显改善，而无任何不适，更值得一提的是，患者原来满脸的硬结块样的痘疹明显改善。[1]

---

1 陈党红，杨志敏，颜芳，等.细辛运用的临证思考 [J].成都中医药大学学报，2012，35（2）：13-15.

[按语] 本案属阳虚寒凝。患者素体阳虚，陈寒久积，寒性凝滞，气血凝结于面部则生痤疮，非重用温热之剂难解痼疾。方中细辛逐渐加量用至 30g，以患者耐受为度，通阳散寒，配伍附子、干姜等温热之品，彻底消散寒结。

评：细辛性烈宣通走窜，通彻表里上下，本案正是利用细辛"通达走窜"之性，配合温经散寒之附桂、四逆，解除患者面部痤疮以及四肢冰冷的症状。其用量视患者病情、体质及耐受度加减。

7.5.12 神经性耳鸣

王某，男，48 岁，工人。2012 年 3 月 29 日来诊，1 年前耳前部曾受外伤，近 1 月耳鸣响，昼夜不停，夜静后鸣响宏亮，越静响声越大，难以入睡，心烦，伴头晕，周身不适，影响工作，口干，大便先干后不成形。西医诊断"神经性耳鸣"，应用改善循环、神经营养药兼高压氧舱治疗无效。脉虚弦，舌淡暗，舌苔垢不黄。辨证为肝肾阳闭，清阳不升，痰湿中阻，瘀阻脑窍，虚火不降。治法：通阳窍，散结闭，降浊逆，升清阳。处方药：辽细辛 30g，半夏 15g，生地 30g，白芍 30g，甘草 15g，枳实 30g，葛根 50g，3 剂。用法：取 1 剂水泡 3 煎混合，分 3 次，食远服，2 次 /d。忌生冷油腻。

2012 年 4 月 7 日二诊：服上方 1 周诸症明显好转，但出现左耳内有轻度疼痛感。分析：1 年前左耳外伤后遗，服药后"瞑眩"反应，属通之好兆。有轻微瓮闷感，做吞咽动作稍轻，属清气将透发。脉弦稍数，舌由淡暗稍转红，苔薄微黄。治法：降逆，通阳，开窍，祛邪，兼引火归原。方药：辽细辛 30g，天南星 10g，生地 20g，郁金 20g，白芍 30g，葛根 30g，枳实 30g，旋覆花（包煎）20g，甘草 15g，川芎 3g，盐肉桂 6g。3 剂。服上方 1 周后来电告知诸症全无，一切如常，精力充沛。3 个月访健康。

[按语] 本案以邪实者多，属清阳闭阻于肝肾，浊邪不行，瘀阻耳窍，虚火占位，三焦不畅，上下交通受阻，故在理气化瘀通利三焦的基础上，重用细辛开窍启闭，通理上下，耳鸣得愈。方中配伍白芍，白芍酸而微寒，入厥阴，柔肝潜阳而伏火，且制诸药之辛燥，有相反相成之妙。本案虽没从调补肝、肾着手，实为肝肾之清阴清阳通路而设，使清阳得升、清阴得布，浊邪得降。按虚、实从治，虚补实泻，用于治疗效果总是欠佳，今用细辛，扬清阳动清波腾泉下之水，浮济于脑，虚火得降，在化瘀理气之上瘀阴得通，补之用补，泻之用泻，参于细辛总能启窍闭而强药力。

评：《本草分经》细辛"性烈"的描述正是细辛的果断作用，入阳经温散表邪，入阴经祛散内寒。动阴，动阳利弊皆存，全在辨准而用。[1]

1 常道儒，朱立鸣 . 大剂量细辛治疗脑鸣耳鸣体会 [J]. 内蒙古中医药，2015，34（2）：39.

8　黄芪

黄芪始载于《神农本草经》：黄芪味甘，微温，主痈疽，久败疮。排脓止痛，大风癞疾，五痔鼠瘘。补虚，小儿百病。何绍奇先生讲："临床上若见久疮或伤口久不愈者，都可以重用黄芪，其药量可至60~90g。我以前曾经治疗一位小腿开放性骨折的病人，这个病人骨头虽已愈合，但伤口却始终不愈，结果我就用大剂量的黄芪加以治疗，病人很快就痊愈了。又有一位病人，其大腿处长了一个瘤，如手掌般大，到了英国诊治，当地的西医认为此瘤很可能为恶性，因而决定以手术切除，手术过程顺利，唯如掌大般的伤口经历数周后却始终不愈，后来病人找我诊治，我仍是用大剂量的黄芪，结果服药仅仅数天伤口就愈合了。我用黄芪的理据，就是从《本经》来的。临床上，当我遇到伤口久不愈的病人，常用一个经验方——参芪归杞汤，其中用大剂量的黄芪，配伍党参、当归、枸杞等药，并可加老母鸡（无老母鸡，可用小鸡或排骨等）一起煎服，因为老母鸡是血肉有情之品，有助于伤口组织的生长（正因如此，肿瘤病人反而不适宜吃老母鸡）。若伤口有脓的话，则可加白芷、桔梗及金银花等药物以排脓。"

8.1　应用广泛

黄芪一直为临床历代医家所推崇和重用。如《伤寒论》之黄芪桂枝五物汤治疗血痹之身体不仁。《三因极一病证方论》（卷九）玉屑膏，黄芪、人参各等份为末吃，不拘时候，以盐汤送下治疗尿血并五淋砂石，疼痛不可忍受之证。《重订严氏济生方·痈疽疔肿门》有排脓散方，谓治肺痈得吐脓后，宜以此药排脓补肺，取绵黄芪（去芦，生用）二两。《普济方》所载的"三能散"和"涌泉神应散"两方皆以黄芪为主药治疗乳痈，黄芪散治疗伤折之恶血凝滞肿痛，桔梗黄芪汤治胸痹。《太平圣惠方》之黄芪粥，黄芪一两，粳米二合治疗五痔下血不止。《圣济总录》之必效丸，用枳壳、黄芪各一两制丸服用，治气痔脱肛不收者；萆薢酒治血痹及五脏六腑，皮肤骨髓，肌肉筋脉等疾，皆有黄芪。《济阴纲目》中当归补血加葱白汤，当归二钱，黄芪一两，葱白10根，用于治疗产后乳少或无乳。王清任《医林改错》补阳还五汤重用黄芪治疗中风后之半身不遂；黄芪防风汤中大剂量黄芪佐以少量防风治疗脱肛；黄芪甘草汤中生黄芪四两，甘草八钱，水煎服，治老人溺尿，玉茎痛如刀割，不论年月深久，皆可服用。清初陈士铎在其《石室秘录》中详细介绍大剂量黄芪治疗鹤膝风的特效方：黄芪150g，肉桂5g，薏苡仁200g，茯苓100g，白术100g，防风25g，水十余碗，煎二碗，分作二服，上午一服，临睡一服，服后以厚被盖之，必出大汗，不可轻去其被，令其汗自干而愈，一服可也，不必再服。张锡纯创有黄芪膏、清金益气汤治疗虚劳，大剂量黄芪之生肌散补气托毒治疗疮疡，用升麻黄芪汤治疗妇人产后之转胞。现代名医邓铁涛用自拟的强肌健力饮，其中以大剂量黄芪为主治疗重症肌无力，取得了较好的疗效；朱良春用大剂量黄芪治疗慢性肾炎，陆德铭用大剂量黄芪治疗复发性口腔溃疡等，都是现代医家对黄芪应用的发挥和拓展。

8.2 名医集萃

8.2.1 岳美中之用黄芪

在《岳美中论医集》中，岳美中先生详细地论述了黄芪的应用：①治疗慢性虚弱症，对于急性衰弱性疾病，绝无像附子那样救亡于顷刻的力量，对于慢性衰弱性疾病则有一定的疗效。②治疗衰弱性肌表病，黄芪对于神经系统疾病瘫痪麻木消削肌肉等确有良效，且大症必须从数钱至数两，为一日量，持久服之，其效乃显。③治中气下陷，认为中气下陷的患者，常有小腹坠重感，在劳作时更明显，且同时表现呼吸短促，此时投以补中益气汤或张锡纯之升阳汤颇有捷效。岳美中认为脾胃内伤，谷气不旺，中乏虚馁，体力为之不足，东垣补中益气汤补脾胃的虚馁，乃方中参术的职事，黄芪则是负鼓荡谷气以充肌表力量之职责者。④黄芪善于治疮疽久败[1]。

8.2.2 朱良春之用黄芪

朱良春应用黄芪时，常与地龙相配治疗慢性肾炎，黄芪每日用 30～60g，地龙每日用 10～15g，朱老认为治疗慢性肾炎气、血、水相互影响，导致气虚水病，络脉瘀滞，益气化瘀为行之有效的方法。以黄芪为补气的主药，以其能充养大气，调整肺脾肾三脏的功能，促进全身血液循环，提高机体免疫力，同时兼有利尿的作用，化瘀以地龙为要品，能走窜通络，利尿降压。在辨证论治的前提下，以两药为主组成方剂，药后可收浮肿消退、血压趋常、蛋白转阴的效果[2]。朱老也常用生黄芪 20～30g、莪术 6～10g 配伍为主，治疗慢性萎缩性胃炎、消化性溃疡、肝脾大及肝或胰癌肿患者，认为二者相合颇能改善病灶的血液循环和新陈代谢，以使某些溃疡、炎性病灶消失，肝脾缩小，甚至使癌症患者病情好转，延长存活期。朱老临床具体运用这两味药物时，根据辨证施治原则，灵活掌握其剂量配伍，若以益气为主，黄芪可用至 30～60g，也可酌情佐以党参或太子参[3]。

8.2.3 邓铁涛之用黄芪

邓铁涛也善用黄芪，认为：①重用黄芪以升陷，可用于脏器下垂，重症肌无力，肌肉痿软，呼吸困难，眩晕等气下陷者。②治疗气虚痰浊型高血压，重用黄芪合温胆汤进行治疗。且此时黄芪的用量必用至 30g 以上，同时可加潜阳镇坠之品。③与张锡纯认为黄芪之升补，尤善治流产、崩漏和带下不同。邓氏经验认为，重用黄芪可下死胎。邓氏曾治胎死腹中之患者，经辨证，借用王清任治难产之加味开骨散，重用黄芪 120g，外加针灸，一剂而死胎产下。对于黄芪使用的指征，邓氏认为舌见淡有齿印，脉虚大或寸部弱，再参察有否其他气虚之证，便可考虑使用[4]。

8.2.4 张琪之用黄芪

张琪认为应用黄芪主要有九大方面：①益气升阳治疗虚热；②益气固表止自汗；③益

1 中国中医研究院.岳美中论医集 [M].北京：人民卫生出版社，2006.

2 朱步先，何绍奇，朱胜华，等.朱良春用药经验集 [M].长沙：湖南科学技术出版社，1998.

3 朱步先，何绍奇，朱胜华，等.朱良春用药经验集 [M].长沙：湖南科学技术出版社，1998.

4 刘立昌.治补两益话黄芪 [M].长春：吉林科学技术出版社，2002.

营卫气血以调气血之偏颇；④益气与补肾相结合治疗肢体之痿废；⑤益气与升麻、柴胡配伍治疗大气下陷；⑥益卫气和营通络，治疗肢体麻木不仁；⑦助气化达州都，治劳淋及肾炎蛋白尿；⑧益气血、补心脾治血虚及妄行；⑨益气为主，活血为辅，治疗心绞痛及心律失常[1]。

8.2.5 陆德铭之用黄芪

中医外科名家陆德铭教授深谙中医理论，临床治疗多种外科疾病时善于运用黄芪。①治疗复发性口腔溃疡时，主张应益气养阴，重用黄芪与女贞子，辨证时从气阴入手，重视肺肾两脏，治疗时善用生黄芪和女贞子，认为二者是复发性口腔炎治本的要药。并且认为黄芪有补益肺肾之气，固表卫外，敛疮托毒，生肌收口之功效，为外科托毒生肌之精品；而女贞子滋补肝肾之阴，滋而不腻，两药合用又可以益气养阴，生肌托毒，促进疮面愈合。临床上生黄芪常用 45~60g，女贞子用至 15g，陆氏认为非重用此二药而气阴不能得复，疮面难以愈合[2]。②陆老治疗疣病时有一经验方——消疣方，组成：生黄芪 60g，白术 9g，生甘草 6g，莪术 30g，马齿苋 30g，大青叶 30g，白花蛇舌草 30g，板蓝根 30g。用法：每日煎服 1 剂。头煎、二煎内服，第三煎外洗患处，并轻轻按摩。具有益气活血清热的功效，可用于治疗：寻常疣、扁平疣、跖疣、尖锐湿疣等。③认为气阴虚弱是甲状腺发病中的重要病理过程，临证治疗时以益气养阴为主，化痰疏气为佐，常以黄芪为君，且强调重用，用至 60g 以上时方能取效，取黄芪补气升阳、化气回津之效。④益气活血，宗王清任补阳还五汤之法，用黄芪治疗带状疱疹后遗神经痛。⑤补气调肝，妙用黄芪治疗乳癖，用黄芪培养中宫，使肝木自理，从而达到补气调肝的目的[3]。

8.2.6 黄煌之用黄芪

黄煌认为黄芪主治"汗出而肿"。患者平时汗出比较多，稍有体力活动，就容易出汗，或者皮肤比较湿润。所谓"肿"，主要为全身性的浮肿，但以下肢为明显。患者多表现为肌肉松软，体型肥胖，犹如浮肿貌。由于浮肿，患者常常自觉身体沉重，活动不灵活，关节重痛。其总结黄芪应用经验包括：

（1）使用黄芪应当注意患者的体型：黄芪体质——面色黄白或黄红隐隐，或黄暗，都缺乏光泽。浮肿貌，目无光彩。肌肉松软，腹壁软弱无力，犹如棉花枕头，按之无抵抗感以及痛胀感，他称之为"黄芪腹"。平时易于出汗，畏风，遇风冷易于过敏，或鼻塞，或咳喘，或感冒。大便不成形，或先干后溏。易于浮肿，特别是足肿，手足易麻木。舌质淡胖，舌苔润。

（2）中老年人应用黄芪的机会较多：缺乏运动，营养不良，疾病、衰老，均可导致肌肉松软，腹部尤为明显，腹肌萎缩而脂肪堆积，并可伴有水肿等。这种人即《金匮要略》所谓的"骨弱肌肤盛"的"尊容人"。中老年中这种体型尤为多见。因此黄芪应用于中老

1 张琪余，新华. 张琪临床经验辑要 [M]. 北京：中国医药科技出版社，1998.

2 邱德文，沙凤桐. 中国名老中医药专家学术经验集 [M]. 贵阳：贵州科技出版社，1995.

3 何春梅，刘胜. 陆德铭应用黄芪经验举隅 [J]. 中医杂志，2000（10）：596-597.

年较多。

黄煌认为黄芪主要用于：①慢性肾病；②心脑血管疾病，包括高血压病、缺血性心脏病、脑血管意外等；③糖尿病；④肿瘤化疗放疗以及术后；⑤慢性鼻炎；⑥骨质疏松；⑦经久不愈的溃疡，包括上消化道溃疡，如胃及十二指肠溃疡等[1]。

因此，综合以上诸位医家的认识，我们认为黄芪经过适当的配伍可广泛用于各种虚证，以及虚实夹杂诸症，具有益气升提、补气活血、收口敛疮之功，不论是内科、外科或妇儿等科疾病，都可发挥较好的作用。关于黄芪用于疮疡，近人张宗祥《医药浅说》云："此药尚有消炎化脓之功，不独痈疽内陷者宜重用，即脏腑化脓亦宜重用也。"

8.3 配伍应用

黄芪具有补气升阳、固表止汗、利水消肿、生津养血、行滞通痹、托毒排脓、敛疮生肌等功效，在历代经典名方中有诸多配伍，发挥其不同作用。

（1）配伍乌头：如乌头汤，黄芪补益气血，实腠理，固卫气，助麻黄、制川乌驱散寒邪，温经止痛，亦可防麻黄发散太过，使邪去而正不伤。

（2）配伍桂枝：如桂枝加黄芪汤，黄芪益气固卫，助正祛邪，使病去而表不伤，合桂枝汤共奏益气固表、通阳除湿之效；又如黄芪桂枝五物汤，黄芪为君，补在表之卫气，伍桂枝散风寒而温经通痹，桂枝得黄芪益气，使卫阳得以振奋，黄芪得桂枝，固表而不留邪，二者共奏益气温经、和血通痹之效。

（3）配伍饴糖：如黄芪建中汤，黄芪为益气生血、益卫固表之要药，配伍饴糖以补中益气，健脾和胃，缓急止痛，治疗劳倦内伤，里急腹痛等虚劳不足之证。

（4）配伍白芍：如黄芪芍药桂枝苦酒汤，黄芪温分肉，实腠理，利小便，泻阴火，解肌热，配伍白芍益阴和营，治疗黄汗表虚津伤甚者。

（5）配伍白术：如玉屏风散，以黄芪为君，内可补脾肺之气，外可固表止汗，配伍白术健脾益气，脾气旺则土能生金，肺金足则可助黄芪固表实卫，使汗不外泄，外邪难侵。

（6）配伍当归：如当归补血汤，重用黄芪一则大补脾肺之气，专固肌表，二则资气血生化之源，使气旺血生，配伍当归养血和营，则浮阳秘敛，阳生阴长，气旺血生。

（7）配伍防己：如防己黄芪汤，黄芪益气固表，兼以健脾行水消肿，配伍防己祛风除湿，益气固表而不恋邪，使风湿俱去而正气不伤。

（8）配伍龙眼肉：如归脾汤，黄芪补脾益气以生血，使气旺则血生，配伍龙眼肉心脾同治，既补脾气，又养心血，治疗脾不统血之血液妄行、心神失养诸症。

（9）配伍升麻、柴胡：如补中益气汤，黄芪补中益气，升阳固表为君药，配伍少量升麻、柴胡升阳举陷，助以升提下陷之中气，三药合用，为补气升阳的基本结构。

（10）配伍牡蛎：如牡蛎散，生黄芪益气实卫，固表止汗，配伍煅牡蛎咸涩微寒，敛

---

1 黄煌. 黄芪[J]. 中国社区医师，2002（13）：34-35.

阴潜阳，固涩止汗，兼潜心阳，二药补敛并用，共奏益气固表，敛阴止汗之功，使气阴得复，汗出自止。

（11）配伍地龙：如补阳还五汤，重用生黄芪大补脾胃之元气，使气旺血行，瘀去络通。配伍地龙通经活络，该药力专善走，周行全身，助行药力，重用补气药与少量活血药相伍，使气旺血行以治本，祛瘀通络以治标，标本兼顾，使补气而不壅滞，活血又不伤正。

薛盟应用黄芪时常通过合适的配伍来治疗不同的疾病，常用大剂黄芪与三七配伍治疗冠心病之心痛期前收缩或心房纤颤，在活血化瘀的同时又补益正气；治疗胃病时常用黄芪与党参、白芍、甘草等相配，在重视养护胃气的同时也兼顾肝脾；治疗肾炎时常用黄芪与防己相配，从益肾阳以消阴翳，升脾阳以治内湿立法[1]。许占民教授应用黄芪时常根据病症的不同，灵活进行配伍。益元气，补肺脾，多与人参、肉桂合用；补元气，升阳气，多与白术、柴胡同用；补虚劳，解肌热，多与桂枝、丹皮配用；固表止汗，多与牡蛎、浮小麦同用；利水消肿，多与汉防己、白术配用；化生荣血，多与当归合用；通调血脉，多与川芎、赤芍配伍[2]。

黄芪配生地，乃夏翔教授的经验药对[3]。在临床见舌质红者，用甘温之黄芪加生地黄配成药对，以制约黄芪温燥之药性。黄芪此味，李杲言其"既补三焦，实卫气"，《本草汇言》记为"驱风运毒"之品，《本经》谓之"通调血脉，流行经络，可无碍于壅滞也"。生地一药，《本草逢原》载其"内专凉血滋阴，外润皮肤荣泽，病人虚而有热者宜加用之"，《本经》云其"逐血痹，填骨髓，长肌肉……生者尤良"。黄芪甘温，补益肺脾气阳，生地黄甘寒，滋养肝肾阴血。一阴一阳，相辅相成，共奏滋阴凉血、益气培元、蠲痹生肌、达邪祛毒之功，现代药理报道生地黄具类激素样作用，黄芪有提高及调节免疫的功能，故二者配伍又在一定程度上起到了调节机体免疫状态，拮抗变态反应性炎症，抑制变态反应，改善循环，促进代谢等药理作用，在治疗与免疫密切相关的疑难杂病中发挥重要功效。可广泛用于风湿热、类风湿关节炎、干燥综合征及系统性红斑狼疮等自身免疫性疾病。此类疾病属疑难顽症，常有肝肾气阴两伤、邪热深入营血的病理阶段，临床多有共同的特点，如低热起伏，关节疼痛，皮肤、内脏损害，免疫指标异常等。黄芪性温，阴虚阳亢者忌用，生地甘寒，脾胃薄弱者慎服，二药同施，则能扬长抑短，使临床应用更为广泛，较少禁忌。生地剂量因病因证而调整变化，一般复发性口腔溃疡，慢性炎症如肾盂肾炎、咽喉炎等，黄芪剂量大于生地；自身免疫性疾病、过敏性皮肤病等，大多生地剂量胜于黄芪。黄芪用量 15 ~ 60g，生地剂量 15 ~ 120g。脾胃薄弱者，生地剂量由少渐多，以适为度。

1 储水鑫. 薛盟运用黄芪配方的经验 [J]. 中医杂志，2000（3）：147.

2 张一昕，张会珍. 许占民教授运用黄芪的临床经验 [J]. 河北中医药学报，2003（4）：33-34.

3 肖燕倩，陈昊，夏冰. 夏翔重用对药黄芪生地验案举隅 [J]. 四川中医，1999（6）：5-6.

8.4 用量煎煮

李东垣《脾胃论》升发脾阳，必用黄芪；张锡纯《医学衷中参西录》之升陷汤治胸中大气下陷以生箭芪八钱为主药。张氏认为黄芪补气兼能升气，善治胸中大气下陷，又说黄芪之升补，尤善治流产崩带。中医理论一贯认为黄芪是升阳之药，是否就升高血压呢？然而药理证明，大剂量黄芪能降血压。那么怎样解释黄芪降压与升陷之理呢？有人会说中药往往有"双向作用"，故黄芪既能升提又能降压。但如何掌握升降之机？邓铁涛的经验是，黄芪轻用则升压，重用则降压。为什么药理只得到一个降压的结果呢？邓老认为动物实验都是大剂量用药进行研究的，所以得出降压的结果。邓老治疗低血压症，常用补中益气汤，汤中黄芪的分量不超过15g。治疗气虚痰浊型高血压，黄芪分量必用30g以上。虽说黄芪重用可以降压，但黄芪仍然是益气升阳之药，在辨证为肝阳上亢或有内热之高血压时，如果用黄芪来降压就犯"实实之诫"了！[1]关于黄芪的升提作用，上文讲对高血压之属于气虚痰浊者，重用可降；但对于脏器下垂者，又宜重用黄芪以升之，血压之升降与脏器之升提不同。如子宫脱垂，治以补中益气汤加首乌，黄芪必须重用30g以上。曾治胃黏膜脱垂之患者，用四君子汤加黄芪30g，配枳壳3g作为反佐，一升一降，升多降少，未用一味止痛之药，再诊时已无胃痛。《中药大辞典》黄芪条目内载内蒙古《中草药新医疗法资料选编》治脱肛方，用黄芪四两，防风三钱。此方实出王清任治脱肛之黄芪防风汤，王氏方：黄芪四两、防风一钱。李东垣认为：防风能制黄芪，黄芪得防风其功愈大，乃相畏而相使也。则王清任之黄芪防风汤原出于东垣，防风之分量不宜多用。曾治一气阴两虚之胎死腹中患者，用平胃散加芒硝不效，后借用王清任治产难之加味开骨散，外加针灸，一剂而死胎产下。该方即开骨散（当归两，川芎五钱，血余炭三钱，龟甲八钱）加黄芪四两，龟甲缺货未用。此例说明黄芪重用又可以下死胎，可上可下皆在于气虚故也[2]。

中医理论认为黄芪既能升阳举陷，又能利尿；现代药理黄芪能增强心肌的收缩力，保护心肌细胞，扩张血管和冠状动脉，降低血压。黄芪是一味能提高机体的免疫力、增强细胞的生理性代谢的双向调节药物，其既能升高低血糖，又能降低高血糖。黄芪不同调节作用主要通过不同的配伍和剂量实现。黄芪用量差异很大，轻者10～20g即可；若配伍桂枝、甘草等益气升阳升压，中等15～30g；补中益气，降压摄血，大量30～60g，甚至更大剂量，可补气化瘀。

黄煌认为张仲景用黄芪有三个剂量段：黄芪大量治疗水气、黄汗、浮肿（五两），中量治疗风痹、身体不仁（三两），小量治疗虚劳不足（一两半）。现代应用可以根据张仲景的用药经验适当变化。如用于治疗浮肿，量可达60～100g，治疗半身不遂，骨质增生疼痛等，可用30～60g；用于上消化道溃疡，可用15～30g。

临床上黄芪有生用和炙用之分，焦树德认为黄芪生用偏于走表，能固表止汗，托里排

1 邓铁涛. 耕云医话[J]. 新中医，1986（12）：31，47.

2 邓铁涛. 耕云医话[J]. 新中医，1987（1）：41.

脓，敛疮收口；炙用重在走里，能补中益气，升提中焦清气，补气生血，利尿。而黄芪皮功用同黄芪，但善于走表，偏于固表止汗以及气虚水肿。黄芪一般用量为 3 ~ 10g，重病或需要时，可用至 30 ~ 120g，对于胸闷胃满，表实邪旺，气实多怒者勿用[1]。钟洪等认为正盛邪实时黄芪用量偏少，正虚邪少时黄芪用量偏大，一般来说黄芪用量 5 ~ 10g 能升阳举陷，15 ~ 30g 利尿作用显著，但用至 50 ~ 60g 则尿量反减少，老年人气虚不摄、夜尿或尿频清长则需用 50 ~ 80g 以益气固摄，脑中风后遗弛缓性瘫痪宜 30 ~ 50g 方能发挥其益气活血通络之效[2]。郑虎占认为黄芪与不同的药配伍时，也有剂量的差异。具体为：①生黄芪与知母相配，按 1：1 的比例时功能益阴清热，治疗阴虚内热证；若按 2：1 或 3：1 时，重在补气，变温补为平补，用小剂量的知母相配，制黄芪之偏温，使其补而无温燥太过之虑。②黄芪与当归相配，当用量比例为 5：1 时，可补气生血，治疗血虚证或气血两虚证。③生黄芪配防风按 1：1 的比例使用，可走表扶正祛邪，按 4：1 的比例使用时，则入里补气升阳。④黄芪与人参等分大剂量使用，可补肺肾，定喘嗽，治疗肺肾两虚之喘咳；而当黄芪量大时，可领人参出表，人参量大则领黄芪入里。⑤生黄芪与甘草按 6：1 的比例配伍，大剂量做汤剂入药，可以补气通淋；小剂量作散剂入药时，可以安和五脏。⑥黄芪与茯苓的比例为 1：2 时，治疗气虚水肿，小便不利效果较好，此时，黄芪用量不可过大，否则其升提之性可能会影响茯苓渗利之功。⑦黄芪与升麻相配，当剂量比约为 5：1 ~ 3：1 时，重在补中益气；当比例为 5：3 时，升提力强，重在治上焦之虚。⑧黄芪与桃仁、红花、当归尾、赤芍、川芎、地龙相配，当黄芪的剂量达到全方的 84% 时，治疗气虚血瘀之中风半身不遂具有较好的疗效。

8.5　医案精选

8.5.1　再生障碍性贫血——甘温益气，酸甘化阴（张琪医案）

王某，男，农民。1972 年 8 月 17 日外院会诊。病人诊断为再生障碍性贫血，经治疗不效。血红蛋白 2.5g/dl、红细胞 180 万 /mm³、白细胞 2 900/mm³，血小板 5 万 /mm³，中医诊察：面色苍白，口唇舌淡白，爪甲淡，气短不续，心悸，头眩视物不清，腹胀便溏，日行 1 ~ 2 次，全身气力不支，脉沉弱而数，每周需输血 500ml，否则不能支持。

据脉证分析，当属心脾阳虚、气血双亏之证。"心生血""脾统血"，阳气虚则不能生，宜甘温益气以扶心脾之阳为主，辅以酸甘之品以益阴。处方：黄芪45g，党参40g，白术15g，云苓20g，当归25g，酸枣仁20g，龙眼肉15g，远志15g，首乌25g，菟丝子20g，甘草10g，水煎服，日二次服。治疗经过：自1972年8月17日投上方治疗，开始每周仍需输血一次500ml，服药至1972年12月，不需输血即能支持，症状皆明显好转，腹胀便溏已愈，面色转润，心悸睡眠皆好转，全身较前有力，脉沉舌淡红，血红蛋白

1　焦树德.用药心得十讲 [M]. 北京：人民卫生出版社，2005.

2　钟洪，赵洁，臧堃堂.黄芪临床妙用 [J]. 第一军医大学学报，2005（1）：52-53.

8.5g/dl，红细胞 261 万 /mm³，白细胞 3 100/mm³，血小板 8 万 /mm³。用上方无大增减，到 1973 年 3 月血红蛋白上升至 12g/dl，红细胞 400 万 /mm³，白细胞 5 000/mm³，血小板 9 万 /mm³，症状全消失，脉舌皆恢复如常人而出院 [1]。

[按语] 本案属心脾阳虚，气血双亏型，有面色苍白，唇甲淡白，腹胀便溏，心悸气短，脉沉弱等心脾阳气虚证候。方中黄芪、党参、白术甘温补益脾气，远志、龙眼肉、茯苓、酸枣仁、首乌、菟丝子补血养心。虽然本病临床检验表现为血细胞减少，但张教授并非直接使用大量补血剂，而是根据患者的症状辨证施治，辨证为心脾两虚，处以归脾汤加味，其中黄芪用至 45g，补气生血、升阳止泻，改善患者便溏、乏力、脉沉弱等症状。现代临床药理研究也表明，黄芪具有调节免疫的功能，其水煎液对造血功能有保护和促进作用。

评：黄芪为补气升阳之要药，气能生血，气能摄血。黄芪既补气又升中焦脾阳，脾为后天之本，主运化，乃气血生化之源，故《内经》云："中焦受气取汁，变化而赤，是谓血。"中医认为，血液先天生成在于肾，后天之来源在于脾，黄芪与党参相须为用，通过益气升阳健脾达到补气生血之效。

8.5.2 冠心病、心功能不全——黄芪桂枝五物汤（黄煌医案）

白某，东北大汉。因心绞痛频发，安装支架。痛虽缓，仍无力，稍用力即气喘吁吁。时已秋凉，依然汗出湿衣。其人肤白而肉松，下肢按之有压痕。此《金匮》所谓尊荣人也。遂投黄芪桂枝五物汤加玉屏风散、葛根、川芎。岳美中先生经验，黄芪非大量久服不效。王清任补阳还五汤中黄芪用至四两，可见黄芪量当大。本方用 50g，服后甚适，气喘大平，精神亦振，本是畏服中药者一变为乐此不疲者。观当今治疗心脏病，每见大量活血化瘀，或补气养阴，不知其中有作血痹治者，不可不知。

评：黄煌先生曾用黄芪桂枝五物汤合桂枝茯苓丸治疗王某冠状动脉搭桥术后，多发性肌炎病例，患者，男，58 岁，处方：生黄芪 80g，桂枝 20g，肉桂 10g，赤芍 40g，白芍 20g，丹参 20g，丹皮 12g，桃仁 20g，怀牛膝 60g，紫草 20g，生姜 4 片，红枣 20 枚。凡能食而无力者，是用大剂量黄芪的指征，王清任补阳还五汤中黄芪用到四两，相当于 120g。牛膝用大量，是借鉴江苏省名中医徐文华先生的经验，他用牛膝治疗嗜铬细胞瘤、腹腔恶性肿瘤等，用量极大，高达 250g。曾煎服 200g，发现无异常感觉。赤芍活血，可以消除血栓，故重用。桂枝是通阳药，心功能不全者，桂是必用，张仲景当年治疗严重心悸的桂枝加桂汤，则桂枝用至五两。用黄芪治疗心功能不全，或者心衰，多有记载 [2]。

8.5.3 心衰案——大剂量黄芪（郭谦亨医案）

余某，女，80 岁。1994 年 4 月 12 日初诊。自诉患冠心病时发房颤已 10 年余，近年来常于冬季加重，发生水肿。此次复发，住院诊断为冠心病，心房颤动，左心衰竭，给予地高辛、呋塞米等药，患者觉以往服这类药效果不佳，自动出院求治，现症：头眩晕，心

---

1 张佩清，朱永志 . 张琪临证经验荟要 [M]. 北京：中国中医药出版社，1993.

2 黄煌 . 黄煌经方沙龙（第一期）[M]. 北京：中国中医药出版社，2007.

悸，心慌，有时心前区隐痛，气甚短，不能行走，小便短黄，大便三日未解，腹胀满，两腿灼热难当，口燥咽干不欲饮，查其形体枯瘦而水肿，面苍，神清，懒言，语言低微而不断续，两足高度水肿至膝以上，按之如泥，右胁下痞块（肝大），舌质光剥无苔，而少津紫暗，脉呈雀啄之象，辨证：气阴衰竭，浊水停聚，瘀血阻滞，格阳于下，有脱竭之势，病险。治宜益气滋阴，利水通津，辅以通下活血之法，方用生脉饮加防己茯苓汤化裁，处方：①红参 25g，五味子 15g，麦冬 30g，生地黄 15g，黄芪 90g，白术 20g，泽泻 20g，茯苓 20g，薏苡仁 15g，丹参 20g，浓煎 2 日 1 剂，服 4 剂，嘱进低盐饮食。②大黄 10g，泡服，便解则停后服。4 月 25 日复诊，上方服 4 剂，大便通，小便逐日增加，水肿渐消，两腿灼热大减，诸症均有明显缓解，又自配①方 2 剂服用，水肿全消，能在室内走动，诸症消失，但仍感头晕乏力，查其头前倾似无力支持，一身枯槁似皮包骨状，舌质光剥无苔而有津，脉沉细而不调，未见雀啄之象，是气阴回复，浊水消退，阳气通达，但病根未除，元气大伤，以麦味地黄丸加参芪与服，调养善后，随诊 1 月余，病情稳定[1]。

评：此案患者 80 岁，患冠心病并房颤已 10 年，不仅阴阳俱虚，体枯水肿，心悸心慌，瘀血阻滞，且气虚尤为突出，郭老先生采用生脉饮加防己茯苓汤治疗，重用黄芪 90g，既可与红参相须为用，增强补气之功，又可配苓术泽泻促进利水之效，还可以伍丹参加强化瘀通络，可谓一药三得。

8.5.4 唇部高分化鳞状细胞癌——重用黄芪

患者杨某，男，88 岁。患者于 2014 年 5 月初无明显诱因下出现右下唇肿痛，初起以口腔溃疡治疗，效果欠佳。后因右下唇肿痛较前明显加重，行右下唇肿物活检，病理示（病理号：1409564）：（右下唇肿物）高分化鳞状细胞癌。2014 年 8 月初患者就诊。现诊：患者右下唇肿物处时有血液渗出，色黑，纳眠一般，小便黄，大便硬结，舌质淡胖，苔黄腻，脉弦滑。患者既往有高血压病史 20 余年，平素胃口极好，体质较同龄老人强壮。家属要求行一般保守治疗。

患者中医辨证为气滞血瘀，痰热互结，以标实为主，正气尚足，且病变表浅，与患者家属沟通后采用中药重剂（包括虫类药物）治疗。中药处方治疗期间有所变化，方用四妙勇安汤合仙方活命饮加减，药物如下：黄芪 100g，金银花 50g（后下），酒大黄 30g，莪术 30g，皂角刺 30g，天花粉 30g，玄参 30g，壁虎 15g，地龙 15g，全蝎 15g，蜈蚣 8 条，僵蚕 20g，黄芩 15g，黄连 15g，干姜 10g，白芷 15g，当归 20g，白芍 15g，浙贝母 30g，炙甘草 15g。水煎服，每日 3 次，饭后服用。患者从 2014 年 8 月初开始服用中药，11 月 6 日复查 MRI 提示：右下唇高分化鳞癌治疗后复查，病灶基本消失。之后每隔 3 个月复查 MRI 均显示病灶消失。

[按语] 本例患者虽然高龄，但体质壮实，采用中药重剂治疗未见任何毒副反应，黄芪最大量用到 120g，血压也未见明显升高，大黄最大量用到 60g，未见明显不良反应，安

1　田元祥. 中医名家诊断医案精选导读 [M]. 北京：人民军医出版社，2007.

全性得到了很好体现。此外，本例患者入院之初，虽无老年痴呆，但明显反应迟钝，在治疗过程中，患者的反应明显提高，体现了中医药多靶点多效应的优势[1]。

评：许多癌症病人，其脉象或虚大无力，或两尺脉浮，皆为元气亏虚、正气不足之象，而黄芪能增加人体的免疫功能。

8.5.5 肾病综合征——大剂量黄芪治疗大量蛋白尿（张昱医案）

王某某，男，46岁，初诊时双下肢凹陷性水肿，疲乏，小便泡沫多，舌淡红，苔白腻，脉沉细。尿检：蛋白（++++），潜血（++），生化：Scr 56μmol/L，ALB 34.2g/L，TC 6.86mmol/L，24h尿蛋白定量7.38g。西医诊断：肾病综合征。中医辨证为脾肾气虚。处方：生黄芪60g，赤芍20g，防风10g，金樱子30g，芡实30g，白花蛇舌草20g，鱼腥草20g，金银花12g，川牛膝15g，怀牛膝15g，生杜仲20g，丹参30g，川芎15g，生山楂12g，穿山龙30g，地龙10g。7剂，水煎服，日1剂。二诊，患者双下肢轻度浮肿，体重减轻，舌暗，苔白，脉沉细。24h尿蛋白定量：3.27g。尿检：蛋白（++），潜血（-）。处方：上方生黄芪加至100g，加乌梢蛇10g，红景天20g。14剂。三诊，一个月后患者复诊，诸症减轻，咽喉不适。24h尿蛋白定量：1.45g，生化：ALB 38.7g/L。处方：上方生黄芪加至200g，加蝉蜕15g。14剂，水煎服，日1剂。四诊，患者体力可，双下肢无水肿，小便泡沫减少，纳眠可，舌红，苔白腻，脉沉细。尿检：蛋白（+-），潜血（-），24h尿蛋白定量：625mg。处方：上方加制何首乌15g，地肤子20g。14剂，水煎服，日1剂。五诊，继服上方两周，尿检：蛋白（+-），潜血（-），24小时尿蛋白定量：238mg。随访三个月未见复发。

[按语]慢性肾病病因病机较为复杂，蛋白尿反复出现，精微物质大量流失，机体功能受损颇多，多为正气亏虚为主，兼有湿邪和瘀血。其病变过程与肺、脾、肾三脏关系最为密切，脾肾气虚兼有血瘀型为常见证型。该案采用加味黄芪赤风汤倍用黄芪，补肾益气，健脾利水，祛风活血。黄芪健脾和中，补肾益气，为补气之圣药，大剂量黄芪，效专力宏，脾得健则精微留，水湿去，配合其余诸药攻补兼施，药到病除，疗效显著。[2]

8.5.6 特发性水肿——大剂量黄芪补气利水（雷根平医案）

刘东，女，45岁，患者反复全身浮肿4年余，经期加重，曾就诊于多家医院，效果不佳。诊见头面及四肢水肿，活动后为重，休息后缓解，伴神疲乏力，脘腹胀满，纳差，心悸气短，小便无力，大便稀溏，日1~2次，舌淡胖暗，苔薄白，脉弦细涩。月经经期正常，血块较多。血常规、尿常规、肝功能、肾功能、腹部B超、甲状腺功能等检查均未见明显异常。西医诊断：特发性水肿。中医证属气虚血瘀，水湿停留。治当健脾益气，活血利水。处方：生黄芪120g，益母草100g，7剂，水煎服，日1剂。药后肿消，诸症亦相继消失，随访1年未发。

---

1 徐立群.中药重剂治疗恶性肿瘤的文献研究与临床应用[J].中国民族民间医药，2018，27（14）：68-70.

2 张秋，张昱.张昱运用大剂量黄芪治疗肾病蛋白尿的经验[J].中国中医药现代远程教育，2013，11（20）：104-105.

[按语] 在治疗水肿时，若单用利水之法，虽有一时之效，但终难获愈。须水瘀并治，气血兼调，三者兼顾，相得益彰，留瘀得消则水邪自散。利水而气不足，犹无弓射箭；消肿而血不畅，似无水行舟[1]。

8.5.7 癃闭——宣肺启癃（乔保钧医案）[2]

郭某，男，1993 年 5 月 9 日由家人以担架抬入诊室。症见：面色不华，气短乏力，舌质淡，苔黄，脉滑。问其所苦，答曰：3 个月来尿量日少，渐至淋沥而行，终致点滴不出。10 日前医以抗生素及中药八正散治之，症状缓解一时。3 日前迄今病情如故，少腹胀隆如鼓，疼痛难忍，昼夜不寐，呻吟之声不绝。仍用前药，病不为所动，复用西药利尿之品，亦未获一效。以导尿管导之，仅可排出少量尿液。乔老令弟子执笔下药：黄芪 40g，麻黄 20g，赤小豆 30g，猪苓 60g，穿山甲 15g，王不留行 30g，萆薢 30g，白术 10g，石菖蒲 15g，莲子 15g。嘱其家人：武火煎至沸，置文火上，再煎 15 分钟，温服 250ml，早、中、晚各 1 次。4 日内服 5 剂尽。药进 1 剂，尿可点滴而出；3 剂，尿量盈盆，少腹松软；5 剂，告愈。

[按语] 癃闭乃湿热蕴结膀胱所致。肾主水液，主二阴，且肾与膀胱相表里。久病必虚，肾之主水功能不足，遂成本虚标实之疾。以黄芪为君者，意在大补正气，以固其本，驾驭三焦有权，则水道自通；白术健脾以培土，莲子清热以宁心，一健一清，一培一宁，乃标本兼顾之法；穿山甲、王不留行活血祛瘀以导滞；萆薢、赤小豆利水以缓急；病程已久，顽垒难摧，故以稳妥力平之猪苓大量投之，以重兵强取而一战可胜也；石菖蒲行气开窍以拓膀胱之路。《素问·灵兰秘典论》谓："膀胱者，州都之官，津液藏焉，气化则能出矣。"妙在重用麻黄助黄芪强气化而宣肺行水。肺为水之上源，肾为水之下源，脾为水之中枢。上宣下行，转输无碍，津液四布，五经并行，膀胱开阖自然，故尿液畅通也。[3]

8.5.8 双手发热案——甘温除热法（刘静庵医案）

患者，女，52 岁，小学教师。1981 年 2 月开始，渐觉双手发热，其热从手颈至指尖，延至月余，双手烧灼如火炙，难以忍耐，同时伴有心烦。虽用冷水浸泡，烧灼感仍不觉缓。曾服药多剂未应，同年 4 月初来我处诊治。察患者面色微赤，唇色涂红，舌质紫暗，无苔，脉洪大，按之稍软，二便饮食如常，只小水略频微烫，尿色略黄。当时认为是心经气阴虚，拟用育阴清邪之剂：太子参 30g，旱莲草 25g，女贞子 25g，牡蛎 25g，莲子心 6g，浮小麦 30g，栀子 12g，胡黄连 4g，何首乌 30g，菖蒲 6g，泡参 25g。服三剂无效，心烦反而加重，口苦舌燥，双手更较前烧灼。详审脉搏，仍洪大，但重按乏力，独左手较初诊时尤为洪大，指甲青白无华，血虚之象甚明，遂改用甘温退热法：黄芪 25g，当归 10g。服此方仍无效，但无不良反应。断定病重药轻，方加重剂量，再服三剂：黄芪 120g，当归 25g。加量服后，双手烧灼和心慌之象明显减轻，洪大之脉亦渐收，细按之，

1 吴瑾，宋晓梦，王朝霞，等. 雷根平用重剂黄芪益母草治疗特发性水肿经验 [J]. 四川中医，2014，32（9）：11-12.

2 胡永信. 乔保钧老中医运用黄芪的经验 [J]. 河南中医药学刊，1998，13（2）：19-21.

3 胡永信. 乔保钧老中医运用黄芪的经验 [J]. 河南中医药学刊，1998，13（2）：19-21.

略现涩象，继用上方加枸杞、炮姜、党参、大枣、炙甘草、桂枝、桂圆肉等出入加减，服十余剂，诸症消失如常人[1]。

[按语] 本案心烦、口燥、脉洪大而上肢灼热不解，断为血虚发热而用大剂甘温益气补血之品治愈。此证虽心烦、口燥而无大渴；脉洪大而乏力，且无大汗，令人称之为"类白虎证"，若作实热治之则误矣。《杂病广要》引璜溪隐者，治一人得热病，虽祁寒，四肢亦以水浸手，握冰轮转，众以为热，曰：此寒极似热，非真热也，治以附子辛热之剂而愈。因脾主四肢，如脾阳不足，阳气不能温煦四末，常见四肢厥冷，而四肢发热亦主阳虚者，是寒极似热，乃假热也。本案单上肢发热如火灸而主血虚，与阳虚之发热怎么区别呢？阳虚发热的显著特点是舌质淡白胖嫩而润，唇亦淡白，而本案症象则符合血虚发热之特点。

8.5.9 吉兰—巴雷综合征——升陷汤（张秋才医案）

张某，男性，29岁。症见呼吸无力依赖呼吸机，上肢痿软，二便可，脉浮而无力，苔薄舌质偏淡，口唇干。诊断为吉兰—巴雷综合征，证属大气下陷。治以升陷法，处方：升陷汤加减。黄芪120g，升麻、柴胡各3g，知母、桔梗、炙甘草各10g，水煎服，日1剂，10剂。炙马钱子粉每次0.5g装胶囊，随药液口服，日2次。二诊：上肢痿软稍好转，呼吸差，脉虚数，苔薄白，舌淡嫩，上方加沙参、鹿角霜各15g，枳壳10g，4剂后呼吸症状明显好转，可间断离开呼吸机，脉右弱左弦，舌红，上方加麦冬10g，12剂后再诊：已脱离呼吸机8天，自主呼吸正常，两手指小关节可活动，下肢尚可，但上肢大关节尚不能自主活动，口唇干，苔薄白，脉浮细无力，尺弱，上方加山萸肉、生地各15g，10剂后患者肢体功能逐渐恢复[2]。

[按语] 该患者以呼吸无力，上肢痿软为主证，并已依赖呼吸机，结合舌苔脉象，病属肺痿，证属胸中大气虚陷。《内经》曰："诸痿喘呕，皆属于上。"故用张锡纯升陷汤益气升陷。《医学衷中参西录》中升陷汤治"胸中大气下陷，气短不足以息。或努力呼吸，有似乎喘。或气息将停，危在顷刻。或寒热往来，或咽作渴，或满闷怔忡，或神昏健忘，种种症状，诚难悉数……"方中重用黄芪，大补肺气，益气运阳，振奋气机，畅通上下，对整个方起统领作用；桔梗载药上行；升麻、柴胡举陷升提；知母滋养肺、肾之阴。诸药合用，使肺气得升，气机得畅。对呼吸肌麻痹或四肢痿废不用者，张氏善用马钱子，该药有起痿振颓之功，并可兴奋延髓中的呼吸中枢，亦用来治疗肢体痿软，因其有毒，且用量偏大，临床应密切观察，一般用量：每日0.5～1g。

8.5.10 重症肌无力——邓氏强肌健力饮（邓铁涛医案）

病案一：温某，女，25岁，1989年4月7日因全身无力，伴复视，视物模糊4个月入院。患者于4个月前反复患"流行性结膜炎"后，渐觉全身乏力，行走易跌倒，上下公共汽车困难，伴视物模糊，复视，病情以午后及夜晚为甚，偶有咀嚼乏力，无吞咽困难及

---

1 刘静庵. 五例"上肢疾患"治验介绍[J]. 陕西中医学院学报，1982（4）：40-42.

2 王威，袁曙光. 张秋才主任医师临床经验举隅[J]. 河北中医药学报，2006（3）：29-30.

呼吸困难。3月13日本院肌电图检查，注射新斯的明前肌疲劳试验左三角肌平均衰减20.3%，左小指展肌平均衰减13.3%，注射新斯的明后1小时复查，左三角肌平均衰减13%，左小指展肌平均衰减11%，肌疲劳试验和新斯的明试验均阳性。入院诊断：重症肌无力（成人Ⅱa型）。中医症见全身乏力，视物模糊，咀嚼乏力，舌淡红，边有齿印，苔薄白，脉细弱。诊断为虚劳，辨证为脾胃气虚，法宜健脾益气，予强肌健力饮，方中黄芪用至120g。治疗112天，全身乏力、视物模糊及复视等俱消失。于7月27日出院。7月31日复查肌电图，肌疲劳试验左三角肌衰减10.5%，左小指展肌平均衰减5%，肌疲劳试验阴性，肌电图检查结果与临床观察结果相一致。出院后继续以强肌健力饮为巩固治疗，恢复正常上班。

病案二：沈某，女，18岁。因吞咽困难，构音不清4个月于1989年7月14日入院。患者于3月起出现吞咽困难，每餐时间1~2小时，时有饮水反呛，继见讲话带鼻音，自感发音困难，甚则讲话断断续续。近来四肢无力，尤以活动后为甚。舌淡红，苔白，脉细弱。6月1日本院肌电图结果，肌疲劳试验左眼轮匝肌平均衰减14.3%，左三角肌平均衰减15%，左腓肠肌平均衰减12.8%。入院诊断：重症肌无力（成人Ⅱb型），中医诊断：虚劳，辨证为脾胃气虚，法当益气健脾，予强肌健力饮，北芪用至90g，病情日渐好转，北芪用量减至60g，最后45g。住院43天，吞咽困难、构音不清均消失，仅时感乏力。8月23日复查肌电图，肌疲劳试验左眼轮匝肌和左腓肠肌均无衰减，左三角肌平均衰减4%，肌疲劳试验阴性，于8月25日出院。出院后继续服强肌健力饮巩固治疗，现继续在大学二年级学习[1]。

[按语] 重症肌无力，邓氏立"重补脾胃，益气升陷，兼治五脏"为治疗大法。并以强肌健力饮一方统治，随证加减。强肌健力饮为邓氏自拟方，主要药物有黄芪30~200g，五爪龙（南黄芪）50g，党参30~90g，白术、怀山药各30g，当归、柴胡、升麻各10g，陈皮5g，生甘草3g。功能补脾益气，强肌健力。方中重用黄芪，甘温大补脾气，以作君药。五爪龙，性味甘平，功能益气健脾，补虚疗损。有人称之为南芪，以代北芪之用。但性缓，补而不燥。在多种慢性病（如冠心病等）中，凡需补气者，则五爪龙为邓老常用之品。重症肌无力用之，不仅可增强黄芪大补脾气之功，而且又不至过分温阳致燥，确为佳品。与党参、白术同助黄芪，加强补气之功；因血为气母，故用当归以养血生气，与上3药共助黄芪以为臣。脾虚气陷，故用升麻、柴胡司升阳举陷之职；脾虚气陷，脾失健运，且重用补气之品，则须防气滞，故用陈皮以反佐，达理气滞之目的，与升柴共为佐药，甘草和中，调和诸药，任使药之职。本方源于李东垣之补中益气汤，且又有异于原方，东垣用药偏轻，意在升发脾阳，以补益中气，健运脾胃。邓氏之强肌健力饮中参芪术之用量较大，专为脾胃虚损之病机而设，虽只增五爪龙一味，其益气强肌之力倍增。故为统治重症肌无力之主方。凡重症肌无力见眼睑下垂，复视斜视、四肢无力、咀嚼乏力、吞

1 张世平. 邓铁涛教授治疗重症肌无力之经验总结 [J]. 广州中医学院学报，1991（Z1）：70-74，255-256.

咽困难、饮水反呛、气短体倦，或呼吸困难，或肌肉萎缩者，均可以此方治之。临床实践证明，疗效甚佳。重症肌无力可与红斑狼疮、多发性肌炎、风湿性关节炎、类风湿关节炎、胸腺瘤、甲状腺功能亢进等十几种疾病伴存，按照标本同治，对于这类病人的治疗，邓氏仍不离健脾益损之旨，常在强肌健力饮的基础上因不同病症加减用药。如伴甲状腺功能亢进者，合消瘰丸加山慈菇；伴乙型肝炎者，合慢肝六味饮（四君子汤加川萆薢、黄皮树叶）；伴风湿或类风湿关节炎者，加鸡血藤、威灵仙、宽筋藤；伴高血压者，加草决明、牛膝、鳖甲。遣方用药，总是以治脾为主，随症加减[1]。

评：此两案例皆重用黄芪，大补脾气，脾主运化，水谷精微皆由脾气运输至四肢百骸，重症肌无力是当今难治之病，邓老抓住健脾益损之病机，总以治脾为主，终取良效，值得推崇。

8.5.11 一氧化碳中毒后遗症案——补阳还五汤合可保立苏汤加减（张琪医案）

马某，男，22 岁，工人。1980 年 5 月 29 日初诊。1 年前救火时被烟熏倒，意识丧失，经抢救 4 天意识转清，现表情淡漠，语言不清，智力及记忆力减退，两手臂阵发性缓缓徐动，两下肢颤抖，行路不稳。曾至多家医院神经科诊治，一致认为系一氧化碳中毒后遗症，因中毒较重、时间已久、脑细胞已变性，难以恢复。来诊时症状同前，舌润脉缓，始用地黄饮子补肝肾、息内风法施治，初获小效，但后无进展，反复构思《灵枢·口问》谓："上气不足，脑为之不满，耳为之苦鸣，头为之苦倾，目为之眩。"王清任、张锡纯氏对肢体痿废皆资之于气虚，诚以气为血之帅，气行则血行，该患由于气虚无力推动血液上行灌注于脑，故出现肢体不遂颤抖等症，依此准则，以补阳还五汤、可保立苏汤二方化裁，益气补肾以平息内风。

黄芪 75g，赤芍 15g，川芎 15g，当归 20g，地龙 15g，丹参 15g，补骨脂 15g，枸杞 20g，肉苁蓉 20g，菟丝子 20g，巴戟天 15g，核桃 1 个（带壳捣）。

服上方 100 剂，面容僵木淡漠消失，已有笑容，两腿有力，步履已恢复正常，两手臂阵发性徐动基本消失，仅时有小动，智力及记忆力皆有明显恢复，已能上班工作，并于1982 年结婚后生一男孩。

[按语] 本案即属于宗气亏虚，不能上荣于脑，精明之府失去气血之营养，而出现上述一系列证候。大补宗气以黄芪为首选药物，气足则血充，故诸症向愈。

---

1 李顺民. 邓铁涛治疗重症肌无力的思路与方法 [J]. 中国医药学报，1991（3）：54-56.

9　柴胡

9.1 古今用量

历代医家应用柴胡十分广泛，以中医现存第一部临床著作《伤寒杂病论》为例，《伤寒论》《金匮要略》中含柴胡的经方有 9 个，大柴胡汤、小柴胡汤、柴胡桂枝干姜汤、柴胡去半夏加瓜蒌汤中柴胡用量均多达半斤（即八两），柴胡桂枝汤、柴胡加龙骨牡蛎汤中用至四两，四逆散中柴胡用量为十分，诸药捣筛，白饮和服方寸匕。按 1 两 =24 株，1 两 = 13.8g，经方中汤剂用柴胡为 36.8 ~ 110g，丸散剂虽言明具体剂量，应属小剂量范畴。然诸汤剂皆为单日服用量，故二两十六铢至半斤（即 36.8 ~ 110g）为柴胡在汤剂中常用剂量。纵观《伤寒论》大柴胡汤、小柴胡汤、柴胡桂枝干姜汤三方条文，发现均可治疗发热，小柴胡汤更有"往来寒热"之症，为少阳病特有的发热类型；再看李东垣创升阳散火汤，柴胡用量八钱（约 32.8g），入肝经，疏肝解郁，升举阳气；升麻入胃经，发表透疹，升清解毒，二药配合使升提之力更增，"火郁发之"，共同治疗气虚气郁发热。可见大剂量使用柴胡多为 20g 以上（小柴胡汤中用量为 24g），主要作用为和解少阳，疏散半表半里之邪而达到解肌退热的目的。柴胡用于和解少阳，多与善清泄少阳之黄芩相配，宣透内外，使气机复常。中剂量柴胡运用典型当推四逆散，该方由甘草（炙）、枳实（破，水渍，炙干）、柴胡、芍药各十分组成，治疗外邪传经入里，气机郁遏不得疏泄，而导致的手足逆冷。方中取柴胡开郁以通阳，正所谓清阳不升，浊阴不降，且《药性论》谓其能"宣畅血气"，气血运行则手足得温。又如出自《医学发明》卷三的复元活血汤。本方用柴胡半两，一方面引药入肝经，一方面疏肝行气，与酒大黄并用使升降相因，共同行气祛瘀，推陈致新。可见中等剂量柴胡多用 6 ~ 15g，功效主要为疏肝行气、条畅气机。与枳实配伍，和酒大黄同用，皆为升降同施，使气机升降有常。用柴胡配伍当归、芍药等补血活血、敛阴之品，则在宣畅气道的同时不致耗伤津血，防其"劫肝阴"之弊。小量柴胡常与升麻配伍应用，左右相须，两升相辅，发挥其升阳举陷之力。补中益气汤为升阳益气的代表方剂，其中柴胡用量为二、三分，《药品化义》中有"柴胡引肝气从左而上，升麻引胃气从右而上，入补中益气汤有鼓舞脾元之妙，使清阳之气上升而浊阴之气下降"之言。《本草新编》言此："补中益气汤之妙，全在用柴胡，不可与升麻并论也。"《医学衷中参西录》中记载的升陷汤与补中益气汤有异曲同工之妙，以一钱五分的柴胡与一钱升麻辅佐黄芪，助脾阳之气升发，益气升陷。《傅青主女科》中著名方剂完带汤。原方用柴胡六分，善治由于肝郁脾虚，带脉失约，湿浊下注导致的带下病。此方中白术、山药用量高达 30g，柴胡用量却不到 2g，如傅氏认为"治法宜大补脾胃之气，稍佐以疏肝之品，使风木不闭塞于地中，则地气自升腾于天上，脾气健而湿气消，自无白带之患矣"。小剂量使用柴胡多用 2 ~ 6g，主要功效有二：一是作为引经药，例如"普济消毒饮"中与升麻配伍，疏散风热，引诸药入少阳、阳明二经，上达头面；二是升举清阳，提其下陷，助脾土运化，提升中气，多与升麻同用。[1]

近代临床医家的大量实践，对认识柴胡用量有着借鉴参考的价值，如黑龙江张琪认为：以柴胡为主治疗发热，一般皆在20g以上，屡用屡效[2]；彭培初用柴胡20～30g，退热作用明显，无不良反应，重用柴胡120g分4次的服法，对病毒性感冒出现高热、大叶性肺炎现高热起伏伴胸闷泛恶等症有效；罗元恺："对于伤寒早中期的发热，可用柴胡作为退热之主药，则剂量宜稍重，可用至15～18g，同时应配伍黄芩、芍药类以助其退热之功……逍遥散、四逆散等方中柴胡宣散气机，用量宜适中，与配伍药分量大体相同，一般可用6～9g……柴胡升举阳气用量以3g左右为宜。"[3]李文瑞："一般用量3～10g，重用15～60g，最大用至120g。重剂用于发热性疾病，方可获效。常在小柴胡汤、柴葛解肌汤等方中重用。临床主要用于原因不明发热，以及感冒、肝炎、血液病等所致之发热，一般服药2～5天，多则2周，即可热平。"[4]等等。

9.2 应用指南

9.2.1 柴胡的应用指征

许占民："外感热病见邪郁不散化热之证，用柴胡伍葛根透解肌肤间郁热，以发热恶寒不重并见无汗者为宜，若症见恶寒重，发热轻，或邪已入里，但热不寒并汗出者，皆非柴胡所宜；外感病见往来寒热者及内伤杂病、疟疾、黄疸见症者均可宗仲景小柴胡汤之法用柴胡与黄芩相伍；合白芍以条达肝气养血柔肝而散郁火而解肝气不舒或气郁化火所致诸症，加柴胡于糖尿病及甲状腺功能亢进等内分泌疾病的治疗方中多获良效。于子宫脱垂、胃下垂、肾下垂、肝下垂、脱肛以及遗尿、久泻不止、气短乏力等用柴胡须与黄芪、人参等配伍，妇女更年期综合征用柴胡伍香附佐以地黄知母可畅阳气调寒热。"[5]上海邵长荣治久咳必用柴胡，还常与前胡配合，取柴胡疏肝止咳，散发外邪，前胡下气化痰，一升一降，相辅相成[6]。黄煌常以柴胡加龙骨牡蛎汤加减治疗神经系统疾病，如抑郁症、神经症、痴呆及脑萎缩等，柴胡多为12～20g，龙骨、牡蛎则以15g居多[7]；大柴胡汤治疗心脑血管疾病、代谢性疾病、胆胰疾病、过敏性疾病，柴胡多为15～20g，大黄使用制大黄，多为10g[8]；小柴胡汤治疗以寒热往来、胸胁苦满、食欲不振为主症的慢性疾病，如慢性支气管炎、肿瘤等，多为10～20g，其中6g为小剂量段，12g为中剂量段，20g为大剂量段。

1 陈爽，李岩，程素利，等．不同柴胡剂量在方剂中作用规律初探[J]．四川中医，2014（1）：46-47.

2 孙元莹，郭茂松，姜德友．张琪教授治疗高热经验[J]．四川中医，2005（8）：6-9.

3 罗元恺．略谈柴胡的运用[J]．新中医，1982（2）：51-52.

4 北京医院．李文瑞教授重用单味药的临床经验[J]．辽宁中医杂志，1994（10）：446-448.

5 张会珍，张一昕，李进龙．许占民教授应用柴胡的临床经验[J]．新中医，2004（4）：69.

6 郑敏宇，李欣．邵长荣从五脏论治久咳的经验[J]．上海中医药杂志，2004（5）：15-17.

7 陈建芳，黄煌．黄煌运用柴胡加龙骨牡蛎汤经验[J]．山东中医杂志，2012（12）：899-901.

8 毛科明．黄煌教授运用大柴胡汤经验[J]．光明中医，2014（12）：2641，2648.

对于退热，柴胡用量要大，如治病毒性感冒及类风湿关节炎，柴胡 20g 以上方能收效。四逆散治以四肢冷、失眠、腹胀为主症的慢性胃炎、失眠症等，柴胡多用 6～12g（《黄煌经方医学思想整理研究暨 2004—2007 临证病案分析》）。柴归汤（当归芍药散加小柴胡汤）治疗系统性红斑狼疮、自身免疫性肝病、干燥症，用量则多在 20g 左右。石氏伤科擅用柴胡以疗伤，临症见内伤诸疾、新伤宿损总不离肝经，以柴胡为厥少两经的引经药且味苦性微寒而质轻，在脏则主血，在经则主气，振举清气，宣畅气血，推陈致新，是伤科内伤疾患的一味有效良药[1]。顾兆农则以柴胡之用与肝主疏泄之功互动，如用健脾运土剂久不奏效且伴见面色晦暗、舌苔厚腻、大便不爽者，在方中加入柴胡则可显著改善症状；三焦气化失司、水道不通诸症见于用治肝硬化腹水和尿毒症后期，在补肝肾活血利水方中加柴胡可使危重见症得以一缓；腑气不通之肠梗阻和阑尾炎在理气活血通腑药中入柴胡后 1～2 剂药后症除；活血化瘀治闭经不效加入柴胡多可调冲任而得效。[2]

柴胡主要含柴胡皂苷、柴胡醇、丁香酚及甾醇类等，现代药理认为柴胡有退热、抗炎、抗惊厥、保肝、抗癌、抗抑郁等作用。柴胡毒性小，本品制剂在临床上多用于感冒发热、寒热往来、疟疾、胸胁胀痛、月经不调、子宫脱垂、脱肛等症，对上呼吸道感染性发热、咳嗽、病毒性肝炎、高脂血症、流行性腮腺炎及对单疱病毒性角膜炎、多形红斑、扁平疣、寻常疣、癌症发热等均有一定的疗效。

9.2.2 柴胡劫肝阴的理解

有关柴胡讨论最多的还是"柴胡劫肝阴"的问题。"柴胡劫肝阴"之说，最早见于明代张凤逵的《伤暑全书》中，其序言有"柴胡劫肝阴，葛根竭胃汁"之论。《景岳全书》中言"愚谓柴胡之性，善泄善散，所以大能走汗，大能泄气，断非滋补之药。凡病阴虚水亏而孤阳劳热者，不可再损营气，盖未有用散而不泄营气者，未有动汗而不伤营血者"，叶天士在《三时伏气外感篇》中云："若幼科庸俗，但以小柴胡去参，或香薷、葛根之属，不知柴胡劫肝阴，葛根竭胃汁，致变屡矣。"按照王孟英的说法，"柴、葛之弊二语，见林北海《重刊张司农治暑全书》，叶氏引用，原非杜撰"。叶天士原意似是指小柴胡汤等不宜泛用于儿科暑疟诸症，后世温病学派等不少医家持此说法。民国张山雷："浅者犹因此而误认柴胡能统治肝病，遂于肝火凌厉之头痛、耳鸣、耳胀、目痛、耳聋、胁痛腹胀等证，亦复以柴胡为必须之品……治更以增病。"虽说柴胡性能生发，如遇水不涵木而致肝阳上越者，以大量柴胡之升散，多可致阴亏不能潜阳而化风动血。但言劫肝阴，诸多学者认为不可离开肝的特点而论肝。

9.3 医案精选

9.3.1 大剂量柴胡治疗外感高热

梁某，女，23 岁，1988 年 9 月 26 日入院。患者于 1987 年 12 月因轻咳，咽部及遍身

---

1 邱德华，石仰山 . 石氏伤科柴胡香附药对的临床应用 [J]. 江苏中医，1997（10）：6-7.

2 李丽 . 顾兆农老中医妙用柴胡 [J]. 山西中医，1990（1）：11-12.

疼痛，继则高热不退，住市某医院经骨髓穿刺、淋巴结活检等检查，确诊为"变应性亚败血症"予以泼尼松等治疗，仍反复发热，历经 11 个月，遂求中医治疗。现症见：神倦，高热畏风，微汗出，胸背部散见红色丘疹，皮肤划痕试验阳性，四肢关节酸楚，咽痛纳少，口涩干但饮少，恶心不呕，大便溏，溲少，舌红苔黄厚腻，脉虚数。体温 39.1℃，咽充血，心肺（-），血白细胞总数稍高，80% 的中性粒细胞可见中毒颗粒。中医拟诊"湿温病"。给予苍术白虎加人参汤、蒿芩清胆汤等多方治疗 50 天，发热仍在 38～40℃，再三揣摩，似属感受时邪，羁留少阳、太阳，复因药物太过，伤及中阳，当以大剂柴胡桂枝干姜汤试之。处方：柴胡 30g，黄芩 12g，干姜 3g，桂枝、白芍各 20g，炙甘草、白术、炮山甲各 10g，薏苡仁 15g，太子参 30g，生姜 20g，红枣 12 枚，1 剂，水煎 2 遍，分次饮之。药后翌日皮疹消失三分有二，体温降至 38.7℃，大便仍溏。上方加附子 5g，续 2 剂，诸症消失，上方出入共服 1 剂。改调理剂善后，随访至今无再发。

[按语] 本例反复发热，延续近 1 年，终予大剂柴胡剂（13 日共用柴胡 390g）痊愈而无不良反应。临床应用大剂柴胡的辨证依据：外感热病体温在 39℃ 以上，病人自觉高热，寒热往来，或畏冷发热，或高热微感恶风（寒）为主症即可应用。另还需因人因症不同恰当配伍组方，笔者常以小柴胡汤为基础方化裁。对持续高热，热势缠绵者，经用大剂柴胡，热势渐平之后，视临床见症需续服 3～5 剂或更长时间，或逐渐减量，不可骤然停药，以防发热复燃。[1]

9.3.2 大剂量柴胡治疗低热

江某，女，34 岁，1977 年 4 月 21 日初诊。低热已半年余（37.7℃ 左右）。曾做过肝功能、血沉、尿常规、X 线胸透等多项检查，均无异常。低热原因不明。门诊曾予西药解热、抗感染等治疗，低热仍持续不退，故求治于中医。诊见：午后寒热往来，头晕目眩，口苦咽干，胸闷胁胀，纳谷不香，小便黄。舌红、苔薄白，脉弦细。此系血弱气虚，腠理开，邪气因入，一与正气相搏，结于胁下，正邪分争所致。治以和解少阳枢机、益气扶正。

处方：柴胡 30g，黄芩 9g，半夏、草果各 10g，党参、茯苓各 12g，陈皮、甘草各 6g，生姜 2 片，红枣 5 枚。5 剂，水煎服。

二诊：药后热势渐退，头晕、胸闷、胁胀减轻。守方续服 5 剂。

三诊：发热已退，精神好转，食欲增加，余症亦见好转。宗上方将柴胡减为 15g，迭进 10 剂。体温正常，诸恙悉除，经年随访未再发热。

[按语] 低热多与肝脾失调有关。"肝为罢极之本"，以血为体，以气为用；血宜充盈，气宜条达。如受病邪影响，便会产生肝虚、肝郁、肝脾不和、肝经郁热等病理变化，均可导致低热。而柴胡乃祛表邪，升清气，疏肝解郁，理气和血，和解少阳枢机之良药。通过临床观察，柴胡治疗低热，配伍用量一般为 20～30g，最大量不宜超过 45g。药物作用于

---

1 王致道，余天福. 谈外感高热用大剂量柴胡的体会 [J]. 福建中医药，1995（4）：50.

人体，有病则病受之，其功效可因配伍不同而有所变易。例如：柴胡配黄芩，撤热之功更大，配伍党参、黄芪、甘草能疗气虚之热；配黄芩、栀子、生地、龙胆草等，可解肝胆郁火之热而无升阳之害。实则以大剂量柴胡配伍应用，不仅不显柴胡偏颇之弊病，反而起到相得益彰的妙用。当然，柴胡必须在辨证论治的理论指导下应用，斟酌病情，据症加减，中病即止，不可久服，否则会耗散阳气导致气虚和其他不良后果。[1]

10　其他药物

10.1　白术

治疗带下兼痹痛 [2]

患者谢某之女李氏，腰、肚、足跟痛，头昏，白带。中医诊断带下兼痹痛，辨证为湿浊。处方予：白术 90g，菟丝子 9g，生黄芪 15g，柴胡 1.5g，干姜 3g，杜仲 15g，枳壳 3g，葛根 6g，阿胶 15g，乌贼骨 24g，泽泻 6g，3 付。（《圣余医案诠解》卷四《女科类》）

[按语]《本经逢原》：白术生用有除湿益燥，消痰利水，治风寒湿痹，死肌痉疸，散腰脐间血及冲脉为病，逆气里急之功；制熟则有和中补气，止渴生津，止汗除热，进饮食，安胎之效。缪希雍："白带多是脾虚，肝气郁则脾受伤，脾伤则湿土之气下陷，是脾精不守，不能输为荣血，而下滑之物，皆由肝木郁于地中使然。"湿邪是导致本病及兼症的主要原因，脾肝肾三脏功能失调是产生内湿之因，要邪有出处，故重用生白术祛湿而不选炒白术。

10.2　白头翁

何祖旺：鲜白头翁治疗咯血 [3]

张某，38 岁，1996 年 7 月 4 日初诊。反复咳嗽、咯血半年。近因饮食不当，咳嗽咯血 3 天，西医诊断支气管扩张症，经西药抗炎止血无效。诊见：咳嗽，痰黄，咯血色鲜红，量中等，口干口苦，舌红苔黄，脉弦数。辨证为肝火犯肺。处方予：鲜白头翁 50g，洗净捣烂，以冷开水 250ml 搅拌，去渣顿服，每天 2 次。连服 2 剂，咯血即止，咳嗽减轻。再予以清热泻火、止咳化痰药调治 1 周，随访 3 个月，未见复发。

[按语] 何氏言鲜白头翁治咯血为当地民间流传的验方，古今未载此特效，白头翁虽无毒，但鲜全草捣烂内服可引起若干不良反应，如流涎、呕吐、腹痛等，大剂量使用鲜品

1　王立忠.大剂量柴胡治疗低热 [J].广西中医药，1984（5）：30-31.

2　李佳，秦玉龙.《圣余医案》大剂量应用白术的经验 [J].湖北中医杂志，2017，39（9）：34-36.

3　何祖旺.白头翁治疗咯血 [J].新中医，2000（10）：10.

宜注意斟酌。

杨媛：白头翁治疗过敏性紫癜[1]

王某某，男，15 岁，2002 年 6 月 2 日初诊。患者昨日晚进食虾若干，2 小时后，双下肢出现紫红色出血点，1 ~ 2mm 大小，今晨开始弥漫至臀部。检查：局部呈紫红色、3 ~ 4mm 大小的荨麻疹样斑片，伴有下肢胀痛、关节痛，体温 37.8℃，舌红苔黄，脉弦数。西医诊断为过敏性紫癜。处方予白头翁 100g，加水 600ml，煎至 200ml，每次服 50ml，每日 4 次。治疗 1 天后明显好转，4 天后皮肤紫癜消失。

[按语] 过敏性紫癜中医诊疗可参考"血证"及"斑疹"范畴。《证治要诀》：有人一生不可食鸡及獐鱼动风等物，才食则丹随发，以此见得系是脾风，脾主一身之肌肉。食入鱼鲜之毒，致脾胃运化失司，升降失调，内热聚生，迫血外溢发斑。白头翁苦寒，归胃、大肠经，能清热解毒并凉血。

10.3 白及

任继然：白及膏治肺痨[2]

某男，38 岁，1958 年 8 月 5 日入院。患者于 1955 年在本院透视即发现有肺结核，1 个月前开始胸痛，咳嗽痰多，痰中带血，一天 10 次左右，食欲减退，失眠，无发热盗汗现象。7 月 30 日，X 线拍片检查，诊断为：浸润型肺结核，右上肺厚壁空洞形成，直径约 3cm。血沉较快（33mm/h），痰中有结核杆菌。入院后开始经西医肺科治疗，症状有所改善，但其食欲始终不好，胸口饱胀，痰中带血，9 月 23 日开始使用中药治疗，初进调理脾胃，化瘀补肺药，病人咯血停止，食欲增加。10 月 24 日后即开始服白及膏（白及 500g，蜂蜜 250g，先以清河水将白及煎熬，去渣澄清，后入蜂蜜收膏），每日 50g，病人逐渐精神食欲大大好转，睡眠转入正常，于 12 月 23 日 X 线胸片复查：右上肺见条索状纤维影，已无空洞可见，病变趋向纤维硬结，血沉复查是 2mm/h，在正常值以内。痰中复查多次亦无结核杆菌可见。于 1959 年 1 月 5 日出院。

[按语] 选用收敛止血、填补肺阴的白及，大剂量使用则肺、胃出血之证可止，可疗虚损久咳吐血诸症；配合蜂蜜润肺止咳、补中缓急，以加强疗效。

10.4 白茅根

张锡纯：六两茅根治温病喘证（《医学衷中参西录》）

邑中王某之女，年 15 岁，于仲春得温病久不愈。仲春上旬，感受风温，医者诊治失宜，迁延旬余，病益增剧，医者皆为不治，始延愚为诊视。心下胀满甚剧，喘不能卧，自觉心中干甚，似难支持。其舌苔白而微黄。小便赤少，大便从前滑泻，此时虽不滑泻，然

---

1 杨媛. 白头翁善治过敏性紫癜 [J]. 中医杂志，2006，47（11）：812.

2 苏北人民医院中医内科. 任继然临床经验录 [M]. 扬州：江苏扬州人民出版社，1960：104-105.

仍每日下行。脉搏一息五至强，左部弦而有力，右部似大而有力，然皆不任重按。此其温病之热，本不甚剧。因病人真阴亏损致小便不利，所饮之水停于肠胃则胀满，迫于心下则作喘。其心中自觉干甚，因系温病之热未清，亦足证其真阴亏损阴精不能上奉也（《内经》谓"阴精上奉，其人寿"）。当滋其真阴，利其小便，真阴足则以水济火，而胀满喘促自愈。至于有些温病之余热，亦可偕随小便泻出而不治自愈矣。鲜茅根去净皮及节间细根（六两，锉碎），用水三大碗，煎一沸，俟半点钟，视其茅根若不沉水底，再煎一沸，至茅根皆沉水底其汤即成。去渣当茶，徐徐温饮之。如法煎饮茅根两日，其病霍然痊愈。

［按语］该患者感受风温，加之误治，致病症增剧，张锡纯认为外感、内伤皆是喘证病因。因患者真阴耗损，水停于内而阴精不能上奉，故应滋真阴、利小便，大剂量白茅根清金利水，又清肺胃热以养津、除温热之邪。

汪九生：大剂量白茅根治鼻衄[1]

刘某，男，48岁。突发鼻衄伴有头痛、目眩、耳鸣、烦躁、口苦，舌红，脉弦数。诊断为肝火上炎之鼻衄。用生茅根50g煎水频饮而衄止。

［按语］鼻衄多由火热迫血妄行所致，其中尤以肺热、胃热、肝火为常见。白茅根功效凉血止血、清热利尿。用其生品煎服治火热所致鼻衄获效甚佳。

10.5 半夏

大剂量半夏治疗失眠[2]

聂女士，41岁。因严重失眠，长期靠服大量安眠药才能入睡，痛苦非常，后再服几百元的安眠药都无效。现症失眠，心悸，腰酸痛。处方：女贞子12g，百合12g，半夏60g，薏苡仁60g，夜交藤15g，桑寄生15g，牛膝12g，酸枣仁15g，川芎9g，茯苓9g，知母9g，丹参15g，珍珠母30g，柴胡3g，2剂。每天1剂，水泡30分钟后煎服。

大约半月后复诊：自诉服1剂当晚安睡，2剂服完，一星期内夜夜甜睡，处原方2剂。

［按语］其经验：所有失眠都用半夏。脾湿，湿痰，眉棱骨痛，胁痛，瘿病情况下失眠必用半夏。一般无湿情况下不用半夏；孕妇不用，若用必与参术并行，但有开胃之功亦不损胎。古人半夏有三禁，即血家、渴家、汗家，口燥咽干，肾水亏者慎用半夏。盖半夏为治湿痰之主药，最能治疗脾湿之证，其性燥烈，无湿情况下用半夏反能燥血而加重病情。书有"若非脾湿，有肺燥的误服半夏悔不可追"的记载。但其经验：临床中有无湿均可用半夏，因其燥可用其他药物去制约，如生地、熟地、玄参、百合、酸枣仁、大剂麦冬、天花粉等养阴、养血药，方有增液汤、金水六君煎等。长期服药才能入睡者或曾经服大剂量安眠药者，要大剂量使用半夏。在临床上半夏最大用量为120g。临床未见不良反应，大剂量半夏使用必与等量薏苡仁同用，水泡30~60分钟后煎，一日3次或睡前1小

1 汪九生.单味药临床治验举隅 [J].安徽中医学院学报，1996，15（4）：34.

2 黄煌.黄煌经方沙龙（第一期）[M].北京：中国中医药出版社，2007：122-124.

时煎服。生半夏、制半夏、法半夏、姜半夏均可用，但法半夏为好（法半夏对中枢神经有良好的镇静和安定作用）。长期使用半夏要加生姜同煎或姜汁拌炒（性畏生姜，用之以制其毒），柴胡、射干为使。服半夏忌羊肉与鳖。江西万友生先生的经验：糯米、半夏同用重用治疗失眠；重庆长寿区的熊永厚医师擅长使用薏苡仁、半夏同用重用治疗失眠。

10.6 败酱草

朱形：大量败酱草治疗不孕[1]

刘某，女，27 岁，2000 年 6 月 5 日因婚后 3 年未孕就诊。男方外生殖器及精液分析均无异常，夫妻性生活正常。女方行双侧输卵管通液术示：双侧输卵管通而不畅，曾用替硝唑、康妇消炎栓、环丙沙星等药治疗半年未果。舌暗红、苔根部薄黄，脉弦细涩。辨证气滞血瘀，湿热下注。处方予：败酱草 400g，每取 40g，加水 600ml 水煎 2 次，煎至 300ml，兑红糖 2 汤匙，每日分 2 次服。后让其自行采集败酱草，用 100g 鲜品煎汤服如前法，经治 3 月余，妇科通液术显示，双侧输卵管通畅。又 1 月后妊娠，足月顺产一子。

[按语] 败酱草消痈排脓，虽善治肠痈，其祛瘀止痛之效亦适用于妇科或血瘀而致诸症；《卫生易简方》单用败酱草治疗产后瘀阻，腹中刺痛。《本草纲目》：败酱，善排脓破血，故仲景治痈及古方妇人科皆用之。

刘宇富：败酱草治疗胆囊炎[2]

张某某，女，42 岁，1988 年 11 月 8 日初诊。B 超提示：胆囊炎伴水肿。症见：恶心欲吐，右上腹不适、隐痛，口苦，尿黄便秘，不思食，舌苔黄腻，舌质胖，目微黄，脉弦而数。辨证为中清郁热，中正失决。处方予：败酱草 60g，夏枯草 15g，枳实、赤芍各 10g，郁金、茵陈、连翘各 15g，法半夏、酒大黄、柴胡各 8g。水煎服，每日 1 剂，每 4 小时服 1 次。

药服 4 剂，恶心减，右胁胀痛缓，大便已通，尿清，且纳谷不佳，守方化裁。处方：败酱草 40g，薏苡仁、山药各 20g，生麦芽、生谷芽、黄精、生山楂、冬瓜子各 15g，蒲公英、郁金各 18g，甘草 5g。水煎服，每日 1 剂。守方服治月余而瘳。

10.7 柏子仁

张锡纯：一两柏子仁治胁痛

曾治邻村毛姓少年，其肝素有伤损，左关脉独微弱。一日忽胁下作疼，俾单用柏子仁一两，煎汤服之立愈（《医学衷中参西录》）。

---

1 朱形.败酱草治疗输卵管不畅 [J]. 中医杂志，2002，43（12）：893.

2 刘宇富.败酱草在临床上的运用 [J]. 中医杂志，2002，43（12）：893.

10.8 萹蓄

张兴仕：新鲜萹蓄治疗胆道蛔虫病 [1]

罗某，女，26 岁。1974 年 6 月 18 日诊。既往常患腹痛，三天前旧病复发，住院治疗。体温 38℃，大便常规：蛔虫卵 61/Lp。血常规：白细胞 12 688。疼痛缓解后，服驱虫净驱虫未效，自动出院。回家后乃用萹蓄治疗。予新鲜萹蓄 1 500g，除去杂草、洗净晾干，杵绒挤汁 200ml，若不够量可加适量冷开水，再挤汁，以达足量。另取菜籽油 150ml 煎至无气泡，冷却后用。先服萹蓄汁，再服清油。服药后第二天排出大小蛔虫数条告瘥，至今十三年未再复发。

[按语]《神农本草经》："主浸淫疥瘙，疽痔，杀三虫。"萹蓄苦寒燥湿清热，善治蛔虫病，煎汤空腹服增效。

许长照：鲜萹蓄全草治疗前列腺肥大 [2]

孙某，男，69 岁。1972 年因患前列腺肥大合并前列腺炎引起尿潴留，经用大量抗生素及长期保留导尿 3 月及做膀胱造瘘术住院半年，暂缓解。出院后前列腺肥大反复感染，越发严重。鲜萹蓄全草 500g，煎服，随意当茶饮。3 日后小便即能自解，1 个月后已无任何异常感觉。复查前列腺已恢复正常大小。服药观察 4 年余，未见复发。

[按语] 急则治其标，萹蓄利尿通淋减轻患者痛苦，标本兼治，萹蓄清利下焦湿热，症遂病解。现代药理研究报道其用治急性泌尿系感染有一定功效，因其对多种细菌具有抑制作用。

10.9 槟榔

王海江，王建平：大量槟榔驱虫 [3]

赵某，男，51 岁。1993 年 5 月稍觉乏力，四肢酸软，有时头晕，随到医院做血液检查，无异常发现，并服药对症治疗，效不明显，延治半年，大便化验，可见绦虫卵，从此每大便后注意观察，发现有绦虫节片排出。取槟榔 500 ~ 600g（视体质强弱而定量），加水 1 500ml 左右，煎煮半个小时，取药液 500 ~ 700ml 备用。南瓜子 200g，研为粗末，芒硝 50g（或硫酸镁），化水 100ml。令其头天晚上少食和不食油腻，服药日之早上禁食，驱虫时患者需停止工作或劳动。早 8 点开始服药，先将南瓜子末服下，接着服用槟榔液，9 点服用硫酸镁液，待有排便感时，要坐在事先准备之温水盆上（水温在 20 ~ 30℃），待开始排虫时，就固定坐位不再移动，10 点 15 分开始排便并有虫体随之下降，直至下午 2 点许，才把 1 条完整的绦虫体排出。

1 张兴仕 . 萹蓄治疗胆道蛔虫病 [J]. 四川中医，1987（3）：31.

2 许长照 . 萹蓄治愈前列腺肥大一例 [J]. 江苏中医杂志，1982（5）：63.

3 王海江，王建平 . 大剂量槟榔驱绦虫 32 例观察 [J]. 中医函授通讯，1997，16（5）：25-26.

10.10 巴豆

黄仁礼：巴豆治疗气积腹痛休克 [1]

曾某，女，26岁，护士，1987年3月16日初诊。剧烈腹痛。患者腹痛反复发作，每次腹痛在左中上腹，无固定痛点，经B超检查肝、胆、脾、胰、肾、血、尿常规无异常。痛点较集中在左肋下，服阿托品疼痛未缓解，呈进行性加剧至休克，即收住院救治。血压51/31mmHg（6.8/4.2kPa），检测各项指标均正常，肌内注射盐酸哌替啶后稍缓解，延余会诊。诊见：患者面青无华，少气懒言，精神疲惫，冷汗淋漓，脉沉细弦。每发则大便3~4天不解。证属寒凝气滞痰结。治宜温经破结，散寒行气。方以化滞丸加减。处方：巴豆（炒至焦黑，加醋半汤匙炒干）3g，三棱、莪术、青皮、陈皮、木香各10g，黄连5g，法半夏15g，丁香（后下）6g，水煎服。服1剂，痛止。再服之，恶心欲吐，坐卧不宁，少顷，呕出黄涎，腹中鸣响，大便得通，霍然轻快。至今17年未复发。

[按语] 中医认为痛证主因"不通则痛""不荣则痛"，患者面青无华，冷汗淋漓，脉沉细弦等症辨为寒凝气滞证，治宜温阳散寒，行气止痛，选用破寒热气滞之积的化滞丸。方中巴豆气热味辛，诚如烈火，主破结聚坚积，利水谷道；半夏味辛性燥，辛取其开结，燥取其助阳；三棱、莪术、青皮、陈皮、木香等合用增强行气破滞之功。诸药配伍，痛减较著。

10.11 白矾

孔凡涵等：白矾治疗痰证 [2]

马某，男，46岁，农民。自诉患咳喘3年，秋冬加重。5天前在秋忙夜战1周后，突发胸腔作痒，自服"氨茶碱""安定"后缓解而未在意。2天后胸腔内痒复大发，再服前药无效，经医院按"过敏性支气管炎"诊治未效，痒益甚，坐立不安。诊见精神疲惫，形体消瘦，善叹息，时吐涎沫，胸部有抓痕及渗血，舌淡苔白腻，脉弦滑。处方予白矾10g，白芥子8g，煎服。药毕40分钟，患者吐出涎沫约200ml，作痒立减过半。效不更方，再进一剂，又吐涎30ml，胸胁渐舒，大便始粪后泻下黄白夹杂恶臭难闻的黏液便，精神转佳，自述作痒感已除。以其余证乃邪祛正虚之候，遂予六君子汤加减调理，连服9剂而痊愈。

[按语] 此案宜以痰为据，按痰论治，重用白矾为君燥湿祛涎，澄清荡浊。现代研究，明矾浓溶液对皮肤黏膜有明显刺激性，大剂量内服可引起不良反应甚至死亡。临床重剂使用需慎重。

---

1 黄仁礼.巴豆临证运用心得[J].新中医，2004，36（10）：68.

2 孔凡涵，孙丽华，李凤英.白矾白芥子治疗胸腔内作痒[J].中国民间疗法，1997（1）：47.

10.12 白芍

李文艳：重用白芍治疗胆道蛔虫病[1]

郭某，女，22 岁，待业，1999 年 3 月 3 日就诊。述阵发性腹痛 38 天，加重 3 天，腹痛呈阵发性绞痛，以上腹及脐周为甚，最初伴有钻顶感，发作时常有恶心呕吐，呕吐物为黄绿苦水及黏液，严重时出现四肢厥冷，昏不知人。曾多次住院，行胃镜、钡餐透视，B 超及腹部 CT 检查，均未明确诊断。曾按"腹型紫癜、急性胰腺炎"治疗，但疗效不显。入院后查体：痛苦面容，形体消瘦，心肺无明显异常，腹呈舟状，按之柔软，上腹及脐周压痛明显，无反跳痛，肝脾未及，墨菲征（-），肠鸣音正常，舌质淡，边有齿痕，苔白，脉沉细弱。B 超提示：肝体积稍大，被膜光滑整齐，内回声均匀，胆囊壁光滑整齐，内未见异常回声，胆总管上段内双线连续条索高回声，胆总管内径 5mm，胰腺及肾脏未见异常。西医诊断为胆道蛔虫病。处方重用白芍、枳壳配合乌梅丸化裁：白芍 60g，枳壳60g，乌梅 30g，细辛 10g，黄连 10g，桂枝 10g，党参 30g，香附 10g，郁金 30g，花椒10g，甘草 6g。浓煎成 300ml，日服 2 剂。5 剂后疼痛缓解。复查 B 超提示蛔虫仍在胆总管，但胆管内径扩张为 7mm，胆囊体积减小。上方基础上加大黄 3g，芒硝 15g，以加速蛔虫排出，3 剂后复查 B超示：蛔虫排出胆管，胆总管内径恢复正常为 3mm，管腔内未见异常回声，肝内外胆管不扩张。

[按语] 李氏重用白芍取其缓急止痛之功。现代药理研究表明：白芍可松弛奥迪括约肌，收缩胆囊，促进胆汁分泌排泄。

孙万华：大量白芍治疗呃逆[2]

王某，男，45 岁，1999 年 8 月 16 日初诊。患者自述 10 天前因天气炎热而饮用冰镇啤酒，复与家人吵嘴，遂出现呃逆，声响不断有力。曾先后在他院接受针灸，中药丁香柿蒂汤及西药镇静药物治疗，疗效欠佳。10 天来痛苦不堪，夜间难以入眠。现症见患者呃声不断，音低弱，胃脘不舒，食欲不振，舌苔白润，脉迟弦。治疗以温中缓急，降逆止呃。处方予白芍 100g，边肉桂 5g，丁香 5g，代赭石 30g，枳壳 20g，半夏 10g，炒麦芽15g，甘草 10g。3 剂，水煎服，每日 1 剂，早晚分 2 次温服。8 月 21 日复诊，服上方3 剂后症状明显减轻，但自感体倦乏力，考虑为呃逆日久，耗伤正气所致。上方加党参30g，续服 5 剂，呃声逐渐停止，病告痊愈。

10.13 百合

张河占：百合治疗癔病性瘫痪[3]

马某，女，34 岁，1983 年 7 月 28 日入院。因屡受精神刺激，郁闷寡言。今冒暑汗出后，突感肢软不能任地。生命体征正常，神志清楚，被动卧位，腰以下痛觉消失，双下肢

1 李文艳. 重用白芍枳壳治疗胆道蛔虫症的体会 [J]. 甘肃中医，1999，12（5）：35.

2 孙万华. 重用白芍治疗顽固性呃逆 [J]. 河南中医，2001，21（2）：29.

3 张河占. 重用百合治疗癔病性瘫痪 [J]. 新疆中医药，1986（3）：63.

软瘫，神经系统无异常。诊断为"癔病性瘫痪"，予暗示、药物治疗周余无效，又增发热，故于8月6日改服中药。症见发热（38.6℃）汗出，神情恍惚，心烦懊恼，颈项强硬，臀痛难卧，下肢若废，恶心呆食，舌质红，苔黄白相兼，脉浮细数。中医诊断为百合病，处方予百合知母汤加味：百合100g，知母、滑石、黑二花、连翘、白芍各15g，香薷6g，西瓜翠衣150g。2剂后热退身和，能扶物行走，余症大减，脉细数，两尺沉。上方减香薷、连翘，加生地、黑枣仁各15g。又服2剂，可自行活动。述肢软溲频，以上方加益肾固摄之品，调理半月出院，至今未再复发。

[按语]《本草纲目》谓百合"养五脏"，为百合病之要药，张氏重用之以滋五脏真阴，益心肺诸气。

10.14 补骨脂

温伟强：大剂量补骨脂治疗无症状性蛋白尿[1]

患者肖某，男，23岁。半年前体检时发现尿蛋白（++），红细胞（－），无主诉不适，无水肿，无高血压病史，血总蛋白68g/L，白蛋白33g/L，球蛋白35g/L，免疫球蛋白IgA 4.06g/L。某医院诊断为慢性隐匿性肾炎。药用补骨脂60g，兑水250ml，文火煎至150ml，分3次服，每日1剂。服用1个月后复查尿蛋白（－），IgA 3.06g/L。续用补骨脂40g，服用1个月。复查小便未见蛋白，IgA 1.08g/L，随访1年未见复发。

[按语]无症状性蛋白尿患者，大多数属慢性隐匿性肾炎，常在体检时发现。现代药理研究证实，补骨脂含补骨脂素、异补骨脂素、补骨脂甲素、补骨脂乙素、树脂、挥发油，具有扩张血管，改善循环，降低IgG、IgA、IgM，促进循环免疫复合物阴转作用，有抗菌、升白细胞作用，故用补骨脂治疗慢性隐匿性肾炎效果良好。温氏发现，长期服用补骨脂易出现便秘，如加用女贞子30g，可防止出现便秘。

10.15 白花蛇舌草

王邦鼎：白花蛇舌草治疗鼻窦炎[2]

刘某，男，23岁。2003年5月16日初诊。患者流黄稠涕10个月。5个月前，曾在某医院耳鼻喉科检查：鼻黏膜充血溃烂，中鼻甲稍肥大，鼻腔底有脓性分泌物。诊断为鼻窦炎。曾用阿莫西林、藿胆丸等药治疗，效果不明显。刻诊：鼻塞，鼻涕浓稠，色黄量多，偶有咳嗽，大便秘，小便黄，舌质红、苔黄稍腻，脉滑略数。处方予白花蛇舌草80g，鱼腥草20g，黄芩10g，浙贝母15g，桔梗10g，炮穿山甲10g，苍耳子10g，白芷10g，辛夷6g，冬瓜子20g，连翘15g，生甘草6g。5剂，每日1剂，水煎分2次服。5月21日复诊：病有好转，前方继服5剂。5月26日三诊：鼻涕量大减，色转淡，质转稀，

1 温伟强. 补骨脂治疗无症状性蛋白尿[J]. 中医杂志，2002，43（6）：414.
2 王邦鼎. 白花蛇舌草治疗鼻窦炎[J]. 中医杂志，2007，48（4）：341.

鼻塞好转。上方加减再服 5 剂而愈，随访半年未复发。

　　[按语] 王氏认为：鼻窦炎属中医学的鼻渊范畴，多由肺胃热毒熏鼻所致。白花蛇舌草具有很强的清热解毒、利湿消肿之功，现代药理研究表明，它能刺激网状内皮系统增生，增强吞噬细胞活力，达到灭菌消炎的目的。故重用白花蛇舌草（如用鲜品则更佳，剂量可用至 150～200g）治疗鼻窦炎具有很好的效果。

　　张兴茂等：白花蛇舌草治疗传染性单核细胞增多症 [1]

　　王某，男，17 岁，因发热伴咽部疼痛 3 天，在某医院诊断为传染性单核细胞增多症，经静脉滴注青霉素、利巴韦林等药物仍高热不退而来我院。查体：体温 40.2℃，咽部充血，双侧扁桃体 Ⅱ 度肿大，双侧颈部前后及腹股沟部均可触及多个肿大的淋巴结，直径 0.5～3cm 不等，无明显压痛，中等硬度，无粘连，舌质红、苔黄糙，脉滑数。实验室检查：外周血白细胞总数 $15.6×10^9/L$，淋巴细胞 0.63，其中异型淋巴细胞 0.25，EB 病毒抗体（＋），嗜异性凝集试验（＋），肝功能检查：丙氨酸氨基转移酶 50U/L，尿常规：蛋白（＋），白细胞（＋）。处方予白花蛇舌草 90g，柴胡 20g，蝉蜕 20g，僵蚕 15g，浙贝母 15g，牡丹皮 15g，甘草 6g，水煎服，每日 1 剂。服 3 剂后体温降至 37.5℃，各处淋巴结明显缩小。原方加海浮石 30g，射干 10g，佛手 10g。续服 3 剂后未再发热，仅颈后可触及 2～3 个如豆粒大的淋巴结。复查血、尿常规正常，其余症状基本消失。

　　王武兴：白花蛇舌草治疗肠痈 [2]

　　患者男，19 岁，1984 年 5 月 12 日诊。患者于 5 天前突起上腹部疼痛，逐渐加重，3 天后疼痛移向右下腹部，经厂医务室打针服药无效转入我院外科。查右下腹麦氏点压痛明显，有反跳痛，白细胞 $22×10^9/L$（22 000/mm³），中性 0.90。因患者惧怕手术乃来中医科求治。查其脉象滑数，舌质红、苔黄干，遍身灼热，腹部拘急疼痛，右侧为甚，大便秘结，小便短赤。

　　治疗予清肠解毒，凉血消痈。处方予白花蛇舌草 120g，大黄、桃仁各 10g，牡丹皮 15g，冬瓜仁、败酱草各 30g。急煎，日服 2 剂。服药后于傍晚泻下脓血样便 2 次，随即腹痛明显减轻，发热渐退；2 剂药服完，腹痛减轻。本方去大黄加金银花 15g，日 1 剂。药过 3 剂，血象已转正常，腹痛完全消失，舌转正红，苔薄黄，脉浮。虑其热病伤阴，以沙参麦门冬汤善其后，其病获愈。追访二年余，病未复发。

　　王武兴：白花蛇舌草治疗淋证 [3]

　　田某，女，35 岁。1983 年 8 月 9 日诊。患慢性肾盂肾炎已近十年，每年发作 1～2 次。半月前病又复发，腰痛，尿频、尿急、尿痛、尿色赤红，口干口苦，渴不欲饮，经厂医院治疗一周，症情未见明显改善，乃来我科求治。白细胞 $12.8×10^9/L$（12 800/mm³），中性 0.84。尿检：红细胞（＋），白细胞（＋＋），脓球（＋＋）。脉象弦细，舌质干红、薄黄苔少

1　张兴茂，张敬苹 . 重用白花蛇舌草治疗传染性单核细胞增多症 [J]. 中医杂志，2007，48（2）：154.

2　王武兴 . 重用白花蛇舌草治疗急性感染性疾病 [J]. 四川中医，1988（6）：19.

3　王武兴 . 重用白花蛇舌草治疗急性感染性疾病 [J]. 四川中医，1988（6）：19.

津，两侧腰部叩击痛明显。治法益阴清热，解毒利湿。处方予化阴煎加白花蛇舌草：生地、熟地、牛膝、猪苓、泽泻、黄柏、知母、车前子各6g，龙胆草4.5g，白花蛇舌草120g，绿豆一把。先以绿豆煎汤，然后入上药再煎，每日2剂。服药2天后，症状大减，腰痛、尿痛明显减轻，尿次减少，服完10剂，症状基本控制，唯觉腰部仍有酸痛感，复查血、尿常规均转为正常。为防其复发，将上方白花蛇舌草减为60g，加入肉桂3g，每日1剂，并配服六味地黄丸，巩固治疗一月，诸症痊愈，随访至今未复发。

10.16 半枝莲

陈素霞：重用半枝莲治疗癌性腹水 [1]

刘某，男，50岁。1997年12月13日初诊。就诊前曾以肝硬化并腹水住内科，经腹腔穿刺引流出肉眼血性腹水，经病理检查找到癌细胞（腺癌），B超及甲胎蛋白电泳检查报告均支持为肝癌。诊见面色黄垢，目睛黄染，腹部胀大，腹皮绷急，撑腹拒按，脉络怒张，下肢浮肿，烦躁不安，口苦口臭，食后胀甚，大便溏垢，小便赤涩，舌尖边红，苔黄腻，脉弦滑。腹围140cm，观前医曾予五苓散、导水处方，诸症未见改善，反觉腹胀更甚。余细思前法为何无效，反而腹水加重，观其病因，乃为病势恶化，湿热蒸蕴、瘀热水怒之候，此时非集清利湿热、化瘀逐水之剂，决不能急挫病势。药用半枝莲60g，泽兰30g，薏苡仁30g，黄芪30g。水煎日1剂，1周后小便量渐增，胃纳略见转馨，自觉腹胀松减，药现中病，守方再服2周后，24小时小便计量2 600～3 000ml，腹水明显消退，腹围80cm，坚持服药6周，腹水尽消。

[按语] 癌性腹水是指恶性肿瘤发生腹腔积液的晚期表现，该病因湿热互结、浊水停聚而致腹部胀大、腹皮绷急、撑胀拒按、下肢浮肿；湿热瘀结，胆汁不循常轨，外溢肌肤，则面色黄垢，皆是湿热瘀结，病在肝脾之候。故重用半枝莲清热解毒、利湿导水，切中病机；伍以泽兰活血化瘀、利水消胀和薏苡仁淡渗利湿、分消湿热，加强全方之排水力量，使决渎之气化通畅；佐以黄芪益气健脾、扶正固本，乃取法于祛邪之中，佐以扶正，有分消湿热而不伤正之意。全方四味，药简力专，共奏清利湿热、活血利水、益气健脾、分消胀满之效。

10.17 北沙参

何昌生等：北沙参治疗口干症 [2]

某女68岁，教师。因"口干咽燥异常，夜间明显半年"来求治，自述需每晚起床喝水四五次，入睡后感手足心发热，常将手脚伸出被子外，多梦易醒，偶有潮热、便秘，大便两三日1行，舌深红苔薄少，舌底静脉紫暗迂曲，脉细数。月经史正常，50岁绝经。

1 陈素霞. 重用半枝莲治疗癌性腹水29例 [J]. 实用中医内科杂志，2003，17（4）：317-318.

2 何昌生，贾晨光，刘丽杰. 王明福使用北沙参经验 [J]. 中医药临床杂志，2012，24（12）：1198-1199.

血常规、甲状腺功能、自身抗体系列等检查均正常。空腹及餐后血糖，口服葡萄糖耐量试验提示 2 型糖尿病。处方予加味玉液汤：北沙参 60g，天花粉 20g，粉葛根 30g，肥知母 10g，生黄芪 15g，鸡内金 15g，怀山药 30g，玄参 15g，五味子 10g，酸枣仁 20g。3 剂后二诊，口干明显减轻，夜间起床喝水减为 1 ~ 2 次，潮热消失，手足心热减轻，睡眠改善，大便通畅，每日 1 次。上方续服。连续服药 7 剂后三诊，症状消失。

［按语］"沙参补五脏之阴"，北沙参善养阴清肺，益胃生津，用于上中二消之肺热津伤、胃热炽盛出现的口干口渴尤为合适。

10.18　苍术

李新发等：苍术配麻黄治疗阳痿[1]

薛某，46 岁，工人，1993 年 7 月 16 日就诊。素嗜辛辣烟酒二十余年，每餐不食辛辣味或饮酒则食欲全无。于三年前酗酒后渐发阴茎举而不坚，曾服中药近百剂，几经易医未愈。一个月前闻听羊肉大补，于是每日以余羊肉佐餐，非但未效，且病日甚，一有欲念，阴茎尚未举，而其精自泄。苦不堪言，伴见臀部多汗，龟头时有白垢，纳少，小便黄，困倦身重，舌体胖大，苔白厚少津，脉濡滑。处方予苍术 45g，麻黄 15g，薏苡仁 20g，滑石 15g（包煎），厚朴 10g，杏仁 10g，白蔻 10g，半夏 10g，通草 10g，竹叶 10g。水煎每日 1 剂 2 次口服。嘱忌烟酒、辛辣厚味，饮食清淡。7 日后复诊，自述药后小便明显增多，日前有欲念，阴茎已能举但不坚，未发早泄。臀部已无汗，食欲渐增，脉觉有力。前方加女贞子 10g，旱莲草 10g。续服 14 剂告愈。

［按语］作者依据《名中医治病绝招》中"苍术三倍于麻黄利尿"的经验，用治湿热阳痿，达利尿通阳之效。合《外感温热篇》"通阳不在温，而在利小便"之旨。

顾文忠：苍术治疗泄泻[2]

陆某，男，48 岁，1996 年 2 月 5 日初诊。患者近 3 个月来经常晨起时腹泻，曾服中、西药四神丸、补脾益肠丸、氟哌酸、复方地芬诺酯片等治疗 2 个月余，疗效不佳。刻诊：身体较瘦，形寒肢冷，面色苍白，食欲不振，头重身困，全身乏力，腰膝酸软，口中"毛糙"不适。每日晨起即发生腹泻 2 次，早餐后腹泻 1 ~ 2 次。粪便为糊状，夹杂较多黏液。每次泻前在左中下腹部有轻微疼痛。舌质淡，苔白厚腻，脉细滑。粪便镜检：有黏液及少量白细胞，隐血试验（-），血沉正常。乙状结肠镜检见乙状结肠痉挛，黏液增多。西医诊断为肠易激综合征。处方予炒苍术、炒党参各 30g，茯苓、焦六曲各 20g，木香、台乌、补骨脂、炒白术、肉豆蔻各 15g，炮附子、淡干姜、炙甘草各 10g。服上方 7 剂后，患者晨起腹泻减少为 1 次，早餐后仍腹泻 1 ~ 2 次，头重身困不减，舌苔依然白厚腻，未见丝毫减退。遂将上方中炒苍术量增至 50g，再进 7 剂。至 2 月 20 日来诊时，见患者面色转

1 李新发，刘华，李秀东，等 . 重用苍术、麻黄治疗湿热阳痿 [J]. 齐齐哈尔医学院学报，1997，18（1）：58.
2 顾文忠 . 重用苍术治疗顽固性湿证举隅 [J]. 实用中医药杂志，2001，17（9）：43.

红润，精神较爽，诉头重身困、畏寒肢冷消失，口中已无"毛糙"感，腹泻已止，大便成形。舌质淡红，苔为正常薄白苔，脉缓，病告痊愈。为巩固疗效，给服桂附理中丸2周收功。随访1年余，未见复发。

10.19 川芎

赵绍琴：大剂量川芎治疗头痛[1]

王某，女，60岁，初诊：头痛经常发作，痛在颠顶，连及前额。常自购止痛片或止痛粉止痛，颇效。脉象沉细无力，舌润质胖嫩，有齿痕，经查血压偏低，禀赋素弱，清阳不升，治宜升和清阳之法，用代茶饮。川芎40g，白芷10g，水煎代茶饮，不拘时候，上方服之止痛，可与止痛片媲美。

[按语] 患者颠顶及前额痛，与厥阴和阳明经不利有关，因足厥阴肝经上出额，与督脉会于颠顶，足阳明胃经循经前额，故重用入肝脏升血分中阳气的川芎，除头痛寒痹，佐以白芷芳香上达，祛风止痛，主治阳明经头痛，则二经条达，头痛可止。

10.20 蝉蜕

蝉蜕内服治疗新生儿破伤风[2]

刘某，男，1995年10月出生。出生1周后出现破伤风征象，收住院。5天后病情加重，告病危，诸医已失去治疗信心。舒华斌老中医得知后予以诊治。诊见患儿气息奄奄，苦笑面容，牙紧口撮，角弓反张，四肢搐搦，颈项强急，脐突腹紧，指纹青紫，射关透甲。予蝉蜕200g分两次水煎汁，频频喂服。次日下午，患儿家长欣喜相告，言病有转机，已可吮乳。效不更方，继投200g，如前法，渐见起色。如此者共4投，终使患儿转危为安。

10.21 川楝子

吴树忠：重用川楝子治淋证[3]

徐某，男性，47岁。患者有尿道炎病史，尿频、尿急、尿痛症状时有发作，近日因公务出差，途中劳累，加之饮酒，症情加重，经口服环丙沙星等抗生素治疗，自觉症状未见明显改善，尿痛加剧，遂于1990年4月16日来院中医门诊求余诊疗，症见尿频，约过15分钟即登厕1次，尿短色赤，尿道痒，尿时灼热而痛，尤其是尿终末时疼痛更甚，自阴茎向会阴部放散，伴有腰痛，食欲不振，舌质稍红，苔黄，脉象弦滑，尿常规检查：脓细胞（+++）。证属湿热下注膀胱，气机阻滞，治宜清热利湿，理气导滞，予川楝子30g，水煎，日分3次服。连用3日，4月19日复诊，服药尽后已不尿痛，诸症亦见明显改善，但仍有尿频现象，小便每晚4~5次，白天次数更多，再服3日，继续观察。4月22日三

1 田元祥，张星平，王天芳.中医名家诊断医案精选导读[M].北京：人民军医出版社，2007：36.

2 肖本农.大剂量蝉蜕治愈新生儿破伤风[J].浙江中医杂志，1996（9）：428.

3 吴树忠.川楝子治疗淋证36例临床疗效观察[J].中国中医急症，1994，3（2）：67-68.

诊，自觉症状消失，尿常规阴性，嘱再服 3 日，以巩固疗效，随诊 1 年，未见复发。

[按语] 本病因湿热下注膀胱，气化阻滞，膀胱气化不利，而见小便频而短涩，少腹拘痛，诸症丛生。因此，清利下焦湿热为治疗本病的关键。川楝子味苦性寒，善清肝、小肠及膀胱之火，重用既可导湿热下行，又能理气止痛，膀胱湿热得清，气化功能正常，开阖有度，则诸症可除。现代药理实验证明，川楝子对白念珠菌、大肠杆菌等有较强的抑制作用，故对治疗急性泌尿道感染有较好的临床疗效，其消除尿道灼痛等症状和镇痛的作用，更有效验。

10.22 车前草

徐鑫：车前草治疗小儿尿血 [1]

金某，女，5 岁。1995 年 6 月 12 日初诊。3 天前因感受风邪而发热、恶风、咳嗽、尿血，曾到西医医院接受治疗，注射抗生素 3 日，症状减轻，随来我院就诊，患儿现尿血，小便少，尿时不畅，舌苔薄黄，脉浮数。尿常规示红细胞（++）。予鲜车前草 150 ~ 250g，洗净捣烂绞汁，每服 30 ~ 50ml，炖温空腹服，1 日 2 次，平日可用车前草煎汤代茶饮。患儿服 3 日后，尿血已基本控制，查尿常规示红细胞少许，嘱再服 2 日，以巩固疗效。三诊时患儿痊愈。

10.23 赤芍

潘小琴：赤芍治疗淤胆型肝炎 [2]

孟某，女，38 岁，2016 年 10 月 4 日初诊。身目俱黄，色鲜明，全身皮肤瘙痒难忍，脘腹痞胀，纳差，口干而苦，胁肋疼痛，恶心欲呕，小便短小黄赤，便秘，3 日 1 行，量少。舌质暗红、苔黄腻，脉弦滑。尿常规：尿蛋白（+-），胆红素（++），尿胆原（+）；肝功能：丙氨酸转氨酶（ALT）675U/L，天冬氨酸转氨酶（AST）527U/L，谷氨酰转肽酶（GGT）86U/L，总胆红素 134.5μmol/L，直接胆红素 108.9μmol/L，间接胆红素 25.6μmol/L；肝炎系列、乙肝三系、肝自身免疫性抗体、病毒系列全阴性。既往无嗜酒及长期药物服用史。西医诊断为急性淤胆型肝炎。处方予赤芍 120g，丹参、茵陈各 30g，黄柏、牡丹皮、郁金、焦栀子各 12g，北柴胡、制大黄、炒枳壳各 10g，虎杖 20g，泽泻 15g。7 剂，每天 1 剂，水煎服。

10 月 11 日二诊：身、目、小便黄色较前稍退，皮肤瘙痒、腹胀、纳差较前好转，无恶心，烂便，每天 2 ~ 3 次。舌暗红、苔薄黄，脉滑。复查肝功能：ALT 520U/L，AST 432U/L，GGT 43U/L，总胆红素 98.8μmol/L，直接胆红素 75.4μmol/L，间接胆红素 23.4μmol/L。症状较前有所好转，但黄疸指数仍较高，赤芍减量至 100g，续用 7 剂。

1 徐鑫.车前草儿科临床应用举隅 [J].四川中医，1997，15，（9）：18.

2 潘小琴.顾国柱重用赤芍治疗淤胆型肝炎经验介绍 [J].新中医，2008，50（10）：265-266.

10 月 18 日三诊：身、目、小便黄色较前明显减退，无皮肤瘙痒、腹胀、纳差、胁痛等不适，烂便，每天 2～3 次。舌红、苔薄白，脉滑。复查肝功能：ALT263U/L，AST 146 U/L，TBIL 66.0μmol/L，DBIL 57.6μmol/L，IBIL 8.4μmol/L。上方赤芍减量至 50g，续用 7 剂。

10 月 25 日四诊：身、目颜色近常人，未诉尿色黄及其他不适，大便每天 1～2 次，成形。舌红、苔薄白，脉细。复查肝功能：ALT 101U/L，AST 68U/L，总胆红素 22.0μmol/L，直接胆红素 15.5μmol/L。上方赤芍减量至 30g，去茵陈、黄柏、虎杖，加白术、陈皮各 12g，薏苡仁 30g，茯苓 15g。理气健脾、化湿和胃。11 月 1 日五诊：患者无不适，前来复查，肝功能：ALT 59U/L，AST 45U/L，总胆红素 18.9μmol/L，直接胆红素 11.4μmol/L。停药后随访 1 年余，患者肝功能正常，疗效满意。

[按语] 现代研究表明，赤芍对肝细胞 DNA 的合成有明显增强作用，对多种病原微生物有较强的抑制作用。

10.24 穿山龙

陈信义：穿山龙治疗免疫性血小板减少症 [1]

患者，女，36 岁。5 年前因广泛皮肤瘀斑、瘀点就诊于某院，诊断为免疫性血小板减少性紫癜，服用肾上腺皮质激素治疗（每天 40mg），血小板恢复正常后逐渐减量至每天 5mg 时，血小板计数复下降，维持在（10～20）×10^9/L，并有皮肤瘀斑、瘀点。刻下症见：形体肥胖，面目虚浮，疲乏无力、倦怠自汗、脘腹胀满，大便溏、稀，身有瘀斑；舌体胖大，舌质暗淡，舌苔薄白；脉象细弱。西医诊断为免疫性血小板减少症。处方予人参 10g，白术 10g，茯苓 30g，甘草 6g，穿山龙 30g，阿胶 15g，仙鹤草 19g。每日 1 剂。连服 3 个月，症状消失，血小板计数恢复正常，观察数年，病无反复。

朱良春：穿山龙治疗燥痹 [2]

刘某某，女，41 岁。2009 年 4 月 6 日初诊。患者口干伴四肢关节疼痛反复 10 年。10 年前曾在当地医院确诊为干燥综合征，予泼尼松等治疗，因效不显而停用。刻诊：患者口干，易出汗，双目干涩，四肢关节疼痛，手指皮肤发红，散在红斑，时隐时现，舌红、苔薄，脉细弦。查 ENA（+），SSA（+）。西医诊断为干燥综合征。处方予穿山龙 50g，生地黄 20g，川石斛 20g，鬼箭羽 30g，甘杞子 20g，蜂房 10g，地龙 15g，女贞子 20g，玄参 20g，赤白芍（各）15g，甘草 6g。20 剂。常法煎服。

2009 年 4 月 27 日二诊：服药后口眼干燥及全身关节疼痛较前明显好转，唯双膝关节疼痛明显，舌质红、苔薄腻，脉细弦。守前法治之，佐以益肾通络之品。上方加淫羊藿 15g，炒延胡索 30g。继服 14 剂。2009 年 5 月 11 日三诊：口眼干燥基本消失，膝关节疼痛缓而未平，舌质红、苔薄白，脉细弦。继予前法调治两月余，病情明显改善。

1 史雯. 陈信义应用穿山龙临证经验 [J]. 北京中医药，2017，36（3）：245-248.
2 李靖. 朱良春治疗痹证验案 2 则 [J]. 江苏中医药，2012，44（10）：51-52.

10.25　大蓟

五华县医院科研小组：大蓟治疗肠系膜淋巴肉瘤 [1]

胡某，男，4 个月，五华县棉洋公社人，2 个月大时因"肠系膜淋巴肉瘤"行手术治疗，术中将空、回肠交界处系膜之肿物及肿物上下段约 40cm 的肠襻一并切除，行断端吻合，并将其他系膜可见肿物摘除，共 20 余个。出院后 1 个月，病情复发，重新出现多个肿物，显著消瘦，再次检查，诊断为"肠系膜淋巴肉瘤复发"，当时认为无法医治，建议用草药牛之脉（即中药大蓟）试行治疗。大蓟（鲜品全草）三两，加瘦猪肉等量煎服，每天一剂。连服 45 天，病情好转，腹胀减轻，肿物逐渐缩小，连续服 75 天，肿物消失，大便正常，精神、食欲明显好转，以后每 15 天服一剂，共 3 年，追踪观察 9 年，至今健在，一般情况良好，现读书。

傅汝林：大剂量大蓟治疗真性红细胞增多症 [2]

患者焦某，女，48 岁，农民。就诊前经某医院确诊为真性红细胞增多症。并运用羟基脲等治疗 2 月余，疗效不满意，多次化验血红蛋白仍在 200g/L 以上。遂于 2003 年 8 月 15 日就诊。诊见：头晕、头痛，脸色呈棕红色，口唇紫黑，自觉乏力、困倦、汗多，食纳可，睡眠尚可，二便调，舌红苔黄，脉细数。傅氏辨证为阴虚内热，瘀血内阻；治以滋阴清热，活血消瘀。处方：生地 15g，白芍 15g，女贞子 12g，旱莲草 15g，丹皮 15g，丹参 15g，桃仁 10g，红花 6g，郁金 12g，土鳖虫 12g，竹叶 6g，黄连 6g，蒲公英 15g，太子参 30g，麦冬 30g，水蛭 10g。每 2 天 1 剂，服用 14 天。9 月 5 日二诊，病情好转，但血红蛋白仍为 190g/L。遂于上方加大蓟 120g，续服 7 剂，每 2 天 1 剂，继用 14 天。9 月 29 日三诊，头痛头晕明显好转，神疲乏力改善，自汗止。复查血常规：Hb 144g/L，WBC 3.7×10^9/L，N 69%，L 26%，E 1%，M 4%，BPC 140×10^9/L。服中药期间自停所有西药。效不更方，前方续服 14 天。此后患者病情稳定，未再前来诊治。

[按语] 真性红细胞增多症由血红细胞总容量增多，血液黏滞度增高，导致全身各脏器血流缓慢和组织缺氧而引起一系列临床症状和体征，属于中医血瘀证范畴，以活血化瘀为治疗原则。故重用性凉的大蓟清热利尿、清肝利胆、凉血消瘀，发挥降脂及降压的作用；与丹参、桃仁、红花、土鳖虫、水蛭等活血破瘀药配合运用，可增强活血破血之功，改善血液的高凝高黏滞状态，降低血中红细胞数量，从而消除诸症。

10.26　代赭石

万昌俭：代赭石治鼻衄 [3]

刘某，男，50 岁，教师。因双侧鼻腔出血 1 天于 1994 年 3 月 2 日收入本院五官科病房治疗。入院后给予凡士林纱条深部鼻腔填塞止血及静脉滴注氨甲苯酸、酚磺乙胺等治疗

1　五华县医院科研小组.中药大蓟治愈一例肠系膜淋巴肉瘤报告 [J].广东医药资料，1975（4）：42.

2　刘育明，傅汝林.大剂大蓟为主辨证治疗真性红细胞增多症一例 [J].贵阳中医学院学报，2004，26（4）：46-47.

3　万昌俭.重用代赭石治鼻衄 [J].实用内科中医杂志，1995，9（4）：41.

7天，鼻腔仍流血不止，时有鲜血从口中流出及从双眼中溢出，尤以夜间为重。刻诊：双侧鼻孔塞满棉球，双眼胞红肿，白睛红赤，舌红，苔黄腻，脉弦滑有力。处方予龙胆泻肝汤加减并重用代赭石：

龙胆草10g，柴胡12g，栀子12g，黄芩12g，车前子（包）20g，生地20g，木通9g，丹皮12g，白茅根30g，仙鹤草15g，牛膝15g，代赭石60g，甘草6g。3剂，水煎服，日1剂。服1剂后出血即停止，药尽后神志清，眼胞红肿消失，苔转薄黄，脉弦。上方去仙鹤草，代赭石减至30g，黄芩、栀子各减至9g，继服3剂后痊愈出院。嘱服逍遥丸以善后，随访1年未见复发。

[按语]代赭石苦寒，凉血止血，又善降气降火，用治气火上逆，迫血妄行之出血证。《斗门方》单用代赭石治吐血衄血。本品含微量砷，不宜长期服用。[1]

10.27 丹参

孙鲁川：一味丹参治疗不孕[2]

某女，26岁，结婚4年未孕，伴行经期腰腹疼痛，经量少，色黑有瘀块，脉弦细兼数，舌红，苔薄黄。处方予单味丹参90g，每月月经来潮第1日即煎服此药，连服3日。3个月后报以喜讯，届期举1子。

[按语]《妇科明理论》"一味丹参散，功同四物汤"，丹参善活血祛瘀，性微寒而缓，能祛瘀生新而不伤正，善调经水。[3]

10.28 淡竹叶

宋和平：大剂量淡竹叶治阴道炎[4]

张某，28岁，患阴道炎3年，每因劳累、性生活后加重，阴道痒痛，带下黄稠，小便短赤，心烦口干，坐卧不安，舌质红，苔黄，脉弦数。曾经阴道冲洗及抗菌治疗，疗效欠佳。余嘱下法：取淡竹叶100g，砂锅内浸泡10分钟，先用武火煎沸后，再用文火慢煎10分钟，早晚分2次冷服。服药10天，诸症悉除，妇检炎症消失。随访1年未复发。

10.29 党参

刘九环：重用党参治疗胃痛[5]

谢某某，女，40岁，2010年4月16日就诊。自诉胃痛5年，曾以胃炎、十二指肠球部炎症服西咪替丁、颠茄片等治疗，时轻时重疗效不佳。近日来因精神刺激，旧病复发，

1 周祯祥，唐德才. 中药学[M]. 北京：中国中医药出版社，2016：275.

2 邢斌. 孙鲁川遣方用药经验[J]. 上海中医药杂志，2006，40（6）：38-39.

3 周祯祥，唐德才. 中药学[M]. 北京：中国中医药出版社，2016：275.

4 宋和平. 淡竹叶治阴道炎效良[J]. 国医论坛，1994（3）：22.

5 刘九环. 四磨汤治疗气虚性痛症举隅[J]. 光明中医，2012，27（8）：1655-1656.

服逍遥汤加减，25 剂后痛仍不除。详审其面色不华、食欲不振、四肢酸楚、气短乏力，上腹部胀闷疼痛，时胀时消，劳则痛甚，舌淡红苔薄白，脉缓无力。处方予党参 90g，槟榔 10g，沉香 10g，乌药 10g，木香 10g，红花 6g，每日 1 剂，水煎服。3 剂痛止病愈。嘱其服补中益气丸一月，巩固疗效。2 年来得知未再复发。

吴敏慧：大剂补中益气汤治疗崩漏（重用党参）[1]

赵某，女，38 岁，工人。1984 年 6 月 13 日初诊。经期劳伤，经后复见阴道出血，淋漓半月未净。血色淡红、质清稀，面色㿠白，头昏目眩，语声低微，纳呆，舌淡、苔薄白，脉细弱无力，证属脾气虚崩漏。处方：党参、黄芪各 60g，炒升麻、益母草各 30g，柴胡 9g，独活 6g，桔梗、血余炭各 10g，仙鹤草 30g，白术 10g，当归 12g。进药 3 剂，出血减少，食纳转可。效不更方，增入陈皮 12g 易益母草，再服 4 剂，出血始止，诸症消失，追访 7 年未见复发。

[按语] 崩漏，临床有血热、血瘀、脾虚、肾虚之分。其中，脾虚致崩漏者多见。脾主运化而又统血，若素体脾虚，或饮食劳倦，损伤脾气，气虚下陷，统摄无权，冲任不固，则崩漏由生。本方重用参芪，意在力宏，如《景岳全书·妇人规》有云"凡见血脱等证，必当用甘药先补脾胃，以益发生之气"，脾胃气强，则阳生阴长，而血自归经矣。脾土喜甘而恶苦，喜升而恶降，观东垣善治脾胃，得力在于升清阳，故在甘温之剂中，佐以升柴。风药善疏而能胜湿，脾土喜燥恶湿，疏则通，滞则壅，故增入气味雄烈、芳香四溢之独活，宣通百脉，助脾气运化，可防过补致壅之弊。诸药合参，补而不滞，脾气复充，冲任得养，经血自归统摄。

10.30 地骨皮

文智：地骨皮治疗崩漏[2]

许某，女，51 岁，教师。1986 年 9 月 5 日诊。患者自初潮起，经量较多。近 3 年经量更增，甚时血崩如注，突然昏仆。常感头晕失眠，神疲乏力，腰酸肢麻，心烦胸闷，终日忧郁恐惧，不能正常工作。曾因月经紊乱，崩漏时发，诊断为"更年期功能性子宫出血""继发性贫血"，先后 3 次住院治疗。经西医多法治疗仅获效于一时，出院后复发如故。为根除病源，医院建议其做子宫摘除术，患者虑多未允，要求中药治疗。症见月经先期而至，量多如崩，下蹲时尤甚，夹有小血块伴头晕神疲，心悸肢麻，小腹稍胀痛，面色萎黄，舌淡、苔白，脉细数。治法以养阴清热，凉血止血，兼补气血，稍佐化瘀。处方予炒地骨皮 60g，生地、怀山药、黄芪、丹参各 12g，山茱萸、茯苓、泽泻、白芍、茜草各 10g，丹皮 6g。3 剂服后，腹痛消失，经量大减，已无血块，经色转淡，他症亦减轻。将原方炒地骨皮改为生用，量减至 30g，去茜草，加当归、党参、杜仲，守服 10 余剂，诸

1 吴敏慧.大剂补中益气汤治疗崩漏 50 例 [J].陕西中医，1989，10（8）：340-341.
2 文智.大剂地骨皮为主治疗更年期崩漏体会 [J].湖南中医杂志，1996，12（5）：44.

症悉除。后在原方基础上出入调服 2 个月而告痊愈。

10.31 地锦草

郭吟龙：单味地锦草治疗老年性皮肤瘙痒症 [1]

庞某，男，72 岁，农民，1996 年 9 月就诊。患皮肤瘙痒已 3 年，晚间睡前尤甚，常需服马来酸氯苯那敏片方能入睡。患者消瘦，皮肤粗糙干涩，随处可见搔痕。脉弦细，舌淡红苔白。西医诊断为老年性皮肤瘙痒症。予自采鲜地锦草 200g，水煎服，每日 1 剂，分 2 次服。药渣加水再煎，用煎液乘热擦洗皮肤，每晚睡前 1 次。7 天为一疗程，休息 1～2 天，开始下一个疗程。7 天后痒止，嘱其又服 7 天，病愈。随访 2 年未复发。

李雪尧等：地锦草治疗急性菌痢 [2]

王某，男，21 岁。发病 1 天，体温 38.5℃，腹痛，腹泻黏液脓血便，一日 30 多次，里急后重明显，左下腹压痛，精神差。大便镜检：红细胞（+++），脓细胞（+++），吞噬细胞（+）。西医诊断为急性细菌性痢疾。处方予地锦草 100g，青木香 20g，均系干品。加水约 1 500ml，煎至 300～400ml，每日 1 剂，分 3 次服。服上方 1 剂后，症状减轻，大便减少至 1 日 8 次，服 3 剂后，体温恢复正常，大便每日 1 次，成形，临床症状消失，大便镜检正常。

肖金东：单味大剂鲜地锦草治泌尿系结石 [3]

付某，男，40 岁，工人。1976 年经 X 线片证实为双侧输尿管中下段结石，曾多次发作住院治疗。1980 年 8 月 13 日因腰腹部突发绞痛，伴尿频、尿急、尿痛、血尿而来诊。当即嘱用鲜地锦草 200g（置容器中捣烂，再注入 300ml 煮沸之米酒，待温服用），服药后不久诸症缓解，是夜排出绿豆大结石 1 颗，续服上药，于第 3 天、第 5 天又分别排出 2 颗。10 天后 X 线片复查，结石阴影消失。随访 3 年，未见复发。

[按语] 泌尿系结石属中医学"石淋""砂淋""血淋""腹痛"等范畴，该病主要由于湿热蕴结下焦，膀胱气化不利，而见腹痛，小便频而急痛，甚则血尿等症。故使用大剂地锦草清热解毒、活血利湿，唐容川在《血证论》中提出"气与水本属一家，治气即治水""气行水亦行"，地锦草长于调气活血、流通血脉，既能利尿通淋，又具活血止痛、止血而不留瘀之效，故结石可除。

10.32 地龙 [4]

卢穗万：重剂地龙治疗癫证

王某，男，31 岁，已婚，1993 年 3 月 12 日入院。病起失眠，喃喃自语，无故傻笑，

1 郭吟龙. 单味地锦草治疗老年性皮肤瘙痒症 [J]. 中医药研究，2001，17（2）：30-31.

2 李雪尧，车家文. 地锦草青木香治疗急性菌痢 [J]. 四川中医，1990（1）：31.

3 肖金东. 单味地锦草治泌尿系结石 [J]. 新中医，1984（12）：14.

4 卢穗万. 重用地龙治疗精神疾患的体会 [J]. 中国中医急症，2001，10（6）：377-378.

痴呆，懒散。诊时身体消瘦，表情淡漠，有幻觉存在，诉耳常闻父救命之声，目常睹其父被杀之景。有思维被洞悉感存在，诉怕见人，总感到头脑里所想之事还未说出来就被旁人窥见；行为怪异，无自知力存在；舌质红，苔黄腻，脉细数。处方予地龙60g，磁石60g（先煎），礞石30g（先煎），远志6g，郁金10g，石菖蒲10g，知母10g，黄柏10g，茯苓10g，甘草3g。5剂，水煎服。药后症减一二，再按原方加大地龙用量为120g，就诊3次，连服15剂，诸症悉除，自知力恢复。痊愈出院后参加工作，至今未复发。

卢穗万：重剂地龙治疗狂证

叶某，男，26岁，未婚，1992年11月19日入院。病起失恋，先感不乐，头重痛，后不眠，夜乱跑，少卧不饥，行举紊乱，语无伦次，哭笑无常，大便数日不解，小便黄赤。诊时面红，情感不协调，表情多变，哭笑无常，时而故做鬼脸，烦躁不安，思维涣散，无自知力存在；舌质红，尖起芒刺，苔黄腻，脉弦数。处方予地龙120g，大黄30g（后下），芒硝10g（冲服），柴胡10g，竹沥10g，天竺黄10g，龙胆草10g，栀子10g，龙牡各30g（先煎），青皮10g。5剂，水煎服（每天晚上服地西泮10g治疗）。11月24日复诊，症状明显减轻，按原方再治疗15天左右，精神症状全部消失，自知力恢复，痊愈出院。

10.33 地榆

唐元平：地榆治疗胃小弯、十二指肠溃疡[1]

郭某，女，38岁。2008年3月5日初诊。胃脘痛5年，食后2小时疼痛发作，吞酸，冬春较剧，便难不爽。2年前做电子内镜检查确诊为胃小弯、十二指肠溃疡。半年前曾吐血，上腹疼痛；昨日又发作，量多，色紫成块，静脉滴注奥美拉唑，症状缓解。今日来诊。症见口干欲饮，口苦，舌苔黄质红，脉弦。处方予地榆汤：生地榆45g，茜草根15g，黄芩15g，黄连6g，山栀15g，茯苓10g，2剂，每日1剂，水煎分3次服。3月7日二诊：服上药后胃部颇适，吐血渐止，苔黄稍化，质红略淡，脉小弦。前法既合，继进2剂，并用生地榆240g，延胡索120g，乌贼骨120g，共研细末，每服3g，每日3次，食前服，以善其后。3个月后，电子内镜检查，胃部未见异常，痊愈。

朱良春：大剂量地榆治胃痛[2]

赵某，男，42岁，干部。胃脘痛已8年余，经常胃痛吞酸，食后2小时许痛作，冬春较剧，便难不爽。3年前经钡餐检查确诊为胃小弯溃疡。去年曾吐血，今又发作，量多盈盂，色紫成块，口干欲饮，苔黄质红，脉弦。证属胃有郁热，迫血妄行，予地榆汤以凉血止血。生地榆45g，水煎服，2剂。

二诊：药后胃部颇适，吐血渐止，苔黄稍化，质红略淡，脉小弦。前法既合，继进2

1 唐元平．地榆加味临床应用举隅[J]．中国中医药现代远程教育，2011，9（10）：83.

2 朱步先，何绍奇．朱良春用药经验[M]．上海：上海中医学院出版社，1989：103-104.

剂并用生地榆 60g，延胡索 30g，乌贼骨 30g，共研细末，每服 3g；每天 3 次，食前服，以善其后。4 个月后钡餐检查，壁龛已告愈合。

[按语] 患者胃痛吐酸日久不愈，致胃中郁热，胃火炽盛，迫血妄行，见吐血，血色深且凝结成块，故应以大剂量味苦微寒的地榆凉血止血，生用可增强其寒凉清热、凉营止血的功效。

10.34 冬瓜皮

池月枝：重用鲜冬瓜皮治疗妊娠高血压综合征 [1]

姚某，30 岁，教师。曾怀孕 2 次而未有生育。本次妊娠 20 周时，现下肢水肿，继而全身水肿，血压升高至 140/90mmHg（基础血压 100/60mmHg），验小便见尿蛋白（+），并感头晕。经服西药无效。予食用之冬瓜皮 250g，水煎 30min（煮沸后，文火煮 30min），取汁代茶饮。3 天后水肿消退，血压降至 120/80mmHg，尿蛋白转阴，头晕消失。继以巩固治疗半月，未再出现水肿，血压恢复正常，而后改为每周服 1 剂，行间断治疗，妊娠顺利达 40 周零 6 天。因胎儿体大，行剖宫产，娩出一 4 500g 重男婴，母子均健康。1 年后追访，未再出现高血压症。

10.35 杜仲

一两杜仲治脚软

庞元英《谈薮》：一少年得脚软病，且痛甚。医作脚气治不效。路铃医孙琳诊之，用杜仲一味，寸断片折，每以一两，用半酒半水一大盏煎服，三日能行，又三日痊愈（《本草纲目》）。

10.36 防风

严冰：重用防风治疗慢性结肠炎 [2]

杨某，女，34 岁。初诊 2004 年 8 月 20 日。泻下赤白黏冻，或间有腹痛，或夹有泡沫，业已两年，反复不已。经用抗生素治疗或效或不效，今前来就诊。刻诊：少腹两侧常疼痛，大便稀溏，日 2～3 次或 3～4 次，夹有泡沫或夹黏冻色白，亦间见红白黏冻相杂，腹或痛或不痛，泻后觉舒。西医诊断为慢性结肠炎。处方予槟榔 30g，防风 30g，生大黄 10g（后下），干姜 10g，枳壳 10g，黄连 5g，赤芍 12g，白芍 15g，木香 10g，甘草 5g。3 剂，水煎，日 2 次分服。首进 1 剂，日泻下 6 次，泻下酱色黏冻，接而黏液，每次泻时皆兼见腹痛，泻后痛减。3 剂药进黏冻黏液渐少，大便见有黄色，生大黄改制大黄 10g，加莪术 10g，台乌药 12g，焦白术 12g，继进 3 剂，诸症减至七八，大便完全转黄，但仍未

1　池月枝.鲜冬瓜皮治疗妊娠高血压综合征 20 例 [J].浙江中医杂志，1995（10）：477.

2　丁勇，严晓枫.严冰用药技巧探析 [J].辽宁中医药大学学报，2010，12（11）：145-147.

成形，后以此方配合参苓白术散、赤石脂、禹余粮调治 1 个月而收全功。

[按语] 防风辛、甘、微温，功主发表、祛风、胜湿、解痉。《本草备要》谓为"去风胜湿之妙药"。常用于感冒风寒、风寒湿痹、风湿瘙痒等症，亦用于牙关紧闭、抽搐痉挛等症，病如感冒、咳嗽、头痛、身痛、银屑病、破伤风等。夫肠道乃机体唯一多弯曲器官，湿邪入内，滞留肠间，实难祛之。严师取防风味辛微温，升浮为阳善行，走太阳而达肺通肝，又行脾胃二经，为祛风胜湿之要药。"湿胜则濡泻"，湿去则泻止。临床上治慢性泄泻、慢性痢疾，即西医诊谓"肠道菌群失调症"，用皆效佳。药后初见大便泻下如酱色或夹黏冻或泻下次数增多，或稍见腹痛勿惧，继用则至大便转为黄色粪便，即为正常而病告愈。

10.37 防己

王国三：大剂量汉防己治疗水臌[1]

巴某，男，62 岁。1989 年 4 月 16 日初诊。以腹满胀大，尿少短涩来我院就诊。曾经患肝硬化 20 余年。2 个月前感觉周身乏力，纳呆食少，继之腹胀，肝区隐痛，尿少短赤，双下肢水肿。在当地医务室就诊，给予口服氢氯噻嗪 25mg，3 次 /d，症状无缓解，日渐沉重。同时伴有气短乏力，自汗，舌胖质淡红、苔薄白、脉沉滑。查血压 110/70mmHg，体重 64kg，巩膜无黄染，心肺未见异常，肝脏大，于右锁骨中线肋下缘 2cm，质稍硬，有压痛，腹围 78cm，腹水征阳性。肝功能：谷丙转氨酶 110U/L，谷草转氨酶 80U/L，总蛋白 50g/L，白蛋白 30g/L，球蛋白 38g/L。中医辨证诊断为脾肾阳虚型水鼓，治宜健脾益肾、利水消肿之法，方药选用自拟消水饮，处方：汉防己 60g，苍术 30g，川牛膝 30g，白术 30g，女贞子 30g，旱莲草 60g。水煎 300ml，分 2 次温服，每日 1 剂。

服药 10 剂，患者腹胀减轻，双下肢水肿消退，体重 63kg，腹围 76cm。又服原方 20 余剂，腹胀病除，纳食增加，体重 58kg，腹围 74cm。原方去汉防己、苍术，加龟甲 20g，鳖甲 20g，柴胡 15g，郁金 10g，川楝子 15g，白芍 15g，丹参 15g，五味子 6g，以养肝柔肝之法治之。共住院治疗两月，病情好转出院。回家以原方加减巩固治疗。随访一年，病情稳定，未见复发。

[按语] 肝硬化腹水属中医"臌胀""水臌"范畴，臌胀为临床疑难重症之一，初起多为气滞湿阻致使腹水形成，日久脾肾亦虚，肝肾阴虚，肝脾肾三脏功能失调，气滞血瘀，水饮停留于腹中，本虚而标实。治法当健脾益肾，利水消肿。"消水方"中汉防己苦寒，入膀胱经、肺经，有利水消肿之功效，为君药。王老认为汉防己有很好的利水消肿的功效，不仅对肝硬化腹水有很好的疗效，同时对肾性水肿、心源性水肿都有很好的消肿作用。汉防己用量宜大，至少在 30g，最大量可用至 120g，视病情而定，这样才可获奇效。苍术、白术健脾利湿，川牛膝益肾活血通络，佐女贞子、旱莲草补肾养肝，以达到阴阳共

---

1 邓铁涛.中华名老中医学验传承宝库 [M].北京：中国科学技术出版社，2008（4）：80.

济，除湿而不伤正，消除水臌的目的。此病日久属顽疾，使用一般的剂量常难以奏效，故投以大剂量汉防己为君药，以增加利水消肿之功，此乃取药之大剂治大病之寓意也。

吴沛田：大剂量汉防己治疗风寒湿痹 [1]

邹某，男，68岁，双膝关节肿痛，遇寒加重2年余。诊时下肢轻度浮肿，午后加重，按之凹陷不起、尿少腰酸、手足欠温、身困乏力。尿常规：尿蛋白微量，草酸盐少许，血沉64mm/h，抗"O"大于500，舌淡胖，苔薄白水滑，脉弦滑沉弱。处方予防己黄芪汤重用防己加减：防己30g，白术12g，薏苡仁30g，防风12g，细辛4g，制附片6g，杜仲12g，川牛膝12g，茯苓12g，肉桂6g，丹参15g，白芥子6g，生黄芪15g。二诊：连服十剂后，腰膝活动较前灵活，疼痛减轻，手足已温，尿量增加。血沉26mm/h，抗"O"正常，尿常规无异常，续服六剂，血沉10mm/h，诸症消失，随访一年，未见发作。

［按语］本例用药以防己为主，因其能"去下焦湿肿及痛"（《珍珠囊》），"去湿风……手足拘痛"（《药性本草》），"泄腠理，疗风水，通治风湿、皮水二证"（《古方选注》王晋三），通行十二经。临证湿偏重者加羌独活、桑寄生、薏苡仁等；寒偏重者入附子、细辛、桂枝。

10.38 茯苓

仝小林：重用茯苓治疗难治性心衰 [2]

患者，男，45岁，2010年2月15日初诊。患者18岁时诊断为2型糖尿病，2004年诊断为糖尿病肾病。2009年12月因咳嗽、胸闷、不能平躺入院，西医诊断：心包、胸腔积液，心功能不全。2010年1月病情复发，再次入院仍诊断为心功能不全。刻下症：咳嗽，少量白色痰，现可平躺，但平躺时间过长则咳嗽；性功能下降，阳痿严重；下肢肌肉僵硬，眠差，入睡困难，有效睡眠时间3～4小时；纳食可，白天汗多，夜尿3～4次，大便成形，日1次。舌细颤、淡，苔略腐腻，底滞，脉沉弦。目前服用托拉塞米片80mg，1次/d；单硝酸异山梨酯片20mg，2次/d；地高辛片0.125mg，1次/d等。处方予酒大黄3g，附子30g（先煎6h），云苓120g，白术30g，川桂枝30g，炙甘草15g，红参15g，山萸肉30g，葶苈子30g，威灵仙30g，五味子15g，水煎服，7剂，日2次。

二诊：服上方1周。平躺时咳嗽，较前有缓解；睡眠有改善，有效睡眠时间5～6小时，时夜间因咳嗽而醒；纳食可；大便3～4次每日，成形，夜尿每晚2～3次。舌有裂痕，细颤，苔厚腐腻，脉偏数，沉弱。方药：云苓120g，川桂枝30g，生白术120g，炙甘草15g，酒大黄3g，附子30g（先煎6h），红参15g，黄连30g，生姜5大片自备。

三诊：平躺时咳嗽、气短、胸闷疼痛有所减轻，背痛，行走时间长后下肢酸疼；大便1～2次每日，成形；夜尿1～2次。血压130/90mmHg，FBG 5.3mmol/L，2hPG 8.7mmol/L；

1 吴沛田.《金匮》防己黄芪汤运用一得 [J]. 中医药学报，1986（4）：44-45.

2 逄冰，赵锡艳，刘阳，等. 仝小林教授以苓桂术甘汤治疗难治性心衰验案一则 [J]. 世界中西医结合杂志，2013（1）：82-83.

舌红，苔黄厚腐腻。方药：云苓 120g，川桂枝 30g，生白术 120g，炙甘草 15g，酒大黄 3g，附子 30g（先煎 2h），红参 15g，葶苈子 30g，杏仁 15g（后下），生姜 5 大片自备。此后患者每月看诊一次，以此方加减，随访半年，病情稳定，收效良好。

[按语] 实验表明，苓桂术甘汤可明显阻抑心衰大鼠心室重构，从而改善心肌舒缩功能；现代药理显示，桂枝、白术、茯苓中的有效成分具有利尿作用；配黄连、生姜以辛开苦降，起到迅速降糖的作用；用茯苓 120g，白术 120g，加强燥湿利尿之功，力度可见一斑，药专力宏才可克敌制胜。

10.39 瓜蒌

张锡纯：大剂量瓜蒌仁治疗胸痹[1]

邻村高鲁轩，邑之宿医也。甲午仲夏，忽来相访，言第三子年十三岁，于数日之间，痰涎郁于胸中，烦闷异常，剧时气不上达，呼吸即停，目翻身挺，有危在顷刻之状。连次用药，分毫无效，敢乞往为诊视，施以良方。时愚有急务未办，欲迟数点钟再去，彼谓此病已至极点，若稍迟延恐无及矣。于是遂与急往诊视，其脉关前浮滑，舌苔色白，肌肤有热，知其为温病结胸，使用瓜蒌仁四两，炒熟（新炒者其气香而能通），捣碎，煎汤两茶盅，分两次温饮下，其病顿愈。

[按语] 张锡纯的"大气"理论是其《医学衷中参西录》中的精髓，胸中之大气，即《内经》所谓之宗气，其积于胸中，出于喉咽，以贯心脉而行呼吸。患者痰涎壅盛郁于胸中，气机受阻，脉络不畅，致气不上达，故宜宣肺化痰，使气得通。凡仁皆润，其中瓜蒌仁力专润肺下气，开胸中之痰结兼能降胃，量大力专，痰除气通，其病顿愈。

10.40 枸杞子

张锡纯：大剂量枸杞子治疗心中发热[2]

愚自五旬后，脏腑间阳分偏盛，每夜眠时，无论冬夏床头置凉水一壶，每醒一次，觉心中发热，即饮凉水数口，至明则壶中水所余无几。惟临睡时，嚼服枸杞子一两，凉水即可少饮一半，且晨起后觉心中格外镇静，精神格外充足。

10.41 甘草

白恒慧：重用甘草治疗淋证[3]

马某某，女，35 岁，主诉小便淋沥涩痛半年余，经用抗生素、呋喃妥因类药物疗效不显著，时轻时重，缠绵不愈。现尿频尿急，小便短赤，便后尿道灼痛，痛连少腹，胸肋胀满，口干口苦，大便干燥，腰酸神疲，舌质红，苔黄腻，脉滑数。处方予甘草 60g，栀

1 张锡纯.医学衷中参西录 [M].2 版.石家庄：河北科学技术出版社，2001：296.
2 张锡纯.医学衷中参西录 [M].2 版.石家庄：河北科学技术出版社，2001：307.
3 白恒慧.临床重用甘草治验举隅 [J].内蒙古中医药，2012，31（21）：45-46.

子 10g，木通 10g，车前子 15g（包煎），泽泻 10g，黄芩 10g，当归 15g，生地 15g，柴胡 10g，大青叶 15g。二诊：服 3 剂诸症缓解，再服 3 剂尿频、尿急、尿痛等症消失，腰腹舒展，精神转佳，舌苔转白，上方去黄芩，加菟丝子 15g，桑寄生 15g，枸杞 15g，连服 9 剂以巩固疗效。

[按语] 八正散原方中甘草用量与其他 7 味药分量相同，考虑到甘草较强的补气益中、清热解毒、缓急止痛、调和诸药之性，重用甘草为主药，收效良好。

白恒慧：重用甘草治疗十二指肠球部溃疡 [1]

靳某某，女，46 岁。以烧心吞酸、胃脘胀痛牵胁彻背 1 年余，加重 2 个月为主诉就诊。曾服多种西药和中成药效果不显。近期胃脘灼胀痛，痛势急迫不得卧，烦躁易怒，泛酸烧心，口干口苦，舌红苔黄，脉弦数。钡餐造影提示：十二指肠球部溃疡。处方予化肝煎加减：甘草 45g，陈皮 15g，青皮 10g，栀子 15g，丹皮 10g，白芍 15g，延胡索 10g，黄连 10g，柴胡 10g，蒲黄 10g，五灵脂 10g（包煎）。连服 10 剂，吞酸消失，胃脘胀痛减轻，得以安卧。上方去五灵脂、蒲黄，加党参 15g，茯苓 10g，白术 10g，焦三仙各 10g，服 10 剂后疼痛消失，各症改善。上方去栀子，黄连减半，再服 10 余剂善后。

[按语] 胃脘痛古称心痛，如《素问·至真要大论篇》曰："木郁之发……民病胃脘当心而痛。"说明肝木偏盛影响心下胃脘而疼痛。本证患者长期心情郁闷，气郁伤肝，肝气失于疏泄，久郁化火，肝火横逆犯胃，灼伤胃阴，胃络失于濡养而作痛。肝胆互为表里，肝热则胆火上乘，故见口干口苦等症。本证的治疗，以疏肝泄热、和胃止痛为大法。方中甘草健脾和胃、泻火止痛为主药，较大的用量提高了其作为主药的实力。陈皮、青皮理气，柴胡疏肝，白芍敛肝，丹皮、栀子泻肝热，黄连清心火，再配合延胡索和五灵脂、蒲黄（失笑散）活血止痛，患者于不知不觉中诸症悉除。

何成先：重用甘草治疗心脏期前收缩 [2]

欧某某，男，65 岁，2007 年 2 月 12 日初诊。因去年秋收时节在收割水稻时突然晕倒，当即被送往医院，抢救治疗，经检查心脏期前收缩，脑供血不足，住院治疗静脉滴注血塞通、丹参、黄芪注射液等，未能控制病情。诊见：胸闷气短，身疲肢软，舌苔薄红，脉结代。处方予大剂量炙甘草汤加味：炙甘草 60g，党参 50g，桂枝 45g，麦冬 30g，生地黄 250g，麻仁 15g，阿胶 30g，干姜 45g，丹参 30g，大枣 30 枚。3 剂，水煎服。先用冷水 3 000ml，浸泡 30min，大火煮沸再用文火煎成 1 000ml，每服 200ml，1 日 3 次。3 剂药服完，胸闷气短大有改善，脉搏由 20 至一止到 40 至一止，药已见效，守方续服，服 10 剂药脉已平和，无结代，共服药 20 剂，治疗一个月，追访至今未复发。

[按语] 患者出现结代脉是心阴心阳两虚，气血俱虚所致心不足则鼓动无力，气血运行艰涩，心血不足则无以充盈血脉，因而脉搏不续，故于缓慢之中而有歇止，阴阳不足气

1 白恒慧. 临床重用甘草治验举隅 [J]. 内蒙古中医药，2012，31（21）：45-46.

2 何成先. 大剂量"炙甘草汤"临床运用心得 [J]. 中医杂志，2010（S2）：10-11.

血俱衰，心脏本身失于温煦、阴血滋养则见动悸不已，难以自制，大剂量炙甘草汤救治，否则病重药轻，如杯水车薪无济于事。

史锁芳：重用甘草治疗支气管哮喘[1]

张某，40岁，女，教师，2005年4月初诊，素患哮喘20年，有过敏性鼻炎，每次犯喘用布地奈德气雾剂、硫酸特布他林气雾剂喷吸，并口服定喘止咳片、美普清等平喘西药，时有缓解，但不能平复，且苦于西药种种不良反应，遂求治于中医。来诊时诉：气喘，喉鸣，胸满闷有堵塞感，夜间为甚，咳痰白黏，鼻塞，咽痒，胃口较差，大便偏干，舌偏红苔白腻，脉滑数。处方予甘草50g，麻黄6g，射干15g，杏仁10g，桃仁10g，桔梗6g，桑叶10g，桑白皮10g，茯苓20g，白术10g，太子参15g，柴胡10g，郁金10g，枳壳10g，半夏10g，生大黄5g（后下），黄芩10g，7剂。二诊气喘、喉鸣症状明显减轻，后又调整中药，连续服药90天，至今1年未发。

[按语]在哮喘的急性发作期，运用大剂量甘草配伍其他中药，有缓解病情、镇咳祛痰的作用。由于甘草与激素在结构和药理作用有相似性，应用大剂量甘草，不仅可以控制哮喘的发作，还减少了长期运用激素的不良反应。对于哮喘急性发作兼有脾胃虚弱者，生、炙甘草同用，用量大，达30～60g，既控制了哮喘的急性发作，又可以培土生金，健脾宣肺化痰。老师治疗哮喘过程中，喜用生甘草，用量达到40～100g，不仅因为其有激素样作用，还有补脾益气，祛痰止咳，清热解毒等多重功效。

10.42　葛根

陈双四：重用葛根治疗痛风性关节炎[2]

钟某，男，75岁。1993年4月26日诊。主诉双足小关节疼痛伴肿胀1周。有痛风性关节炎史15年，曾用秋水仙碱、别嘌醇治疗，因不良反应大已停服半年余，并有高血压、冠心病、慢性支气管炎、肺气肿病史。刻诊：面红体胖，呼吸急促，两足第一跖趾关节肥大僵硬，足跟及其他小趾关节轻度肿胀、触痛，两下肢沉重无力，不能行走，纳差，大便干，脉微弦数，舌质红，苔微黄厚腻。西医诊断为痛风性关节炎。处方予生葛根50g，苍白术各10g，薏苡仁30g，怀牛膝12g，黄柏10g，丹参20g，地龙15g，秦艽15g，独活12g，防己12g，豨莶草15g。服15剂后，除第一跖趾关节肥大外，其他小趾关节肿胀消失。嘱其每日用生葛根100g，水煎代茶饮。2年后随访未复发。

[按语]葛根治疗痛风作用机制，与葛根能扩张心脑血管，促进体内血液循环，增加对体内尿酸的排泄有关。陈氏常以生葛根50～100g嘱病人水煎代茶饮，预防痛风性关节炎的复发，效果良好。

1　刘华平．史锁芳教授应用大剂量甘草治疗支气管哮喘探讨经验[J]．中医学报，2010，25（2）：230-231．
2　陈双四．葛根治疗痛风性关节炎[J]．中医杂志，1999（6）：325．

徐子华：重用葛根治疗急性风湿热 [1]

金某某，女，13 岁，学生。因发热、四肢关节游走性红肿热痛 1 周而来诊。症见：发热 38.5℃，右足踝及两手腕红肿疼痛，痛处手不可近，伴咽痛、口干、汗出、纳差、舌红、苔腻、脉数。体检：扁桃体充血肿大、咽红。心尖区有 1 级吹风样收缩期杂音，实验室检查：血白细胞 $0.5 \times 10^9/L$，中性粒细胞 $0.78 \times 10^9/L$，淋巴细胞 $0.20 \times 10^9/L$；血沉 26mm/h；抗 "O" 1 500U。西医诊断为急性风湿热。初诊白虎加桂枝汤加减，服药 3 剂，热势稍退为 38℃，咽痛等症减轻，但关节红肿热痛未减，并又现腹痛、泄泻（大便日行 3 次、质稀）、尿赤，苔黄腻，遂改用葛根芩连汤加味（葛根 20g，黄芩 10g，黄连 6g，忍冬藤 15g，赤芍 6g，知母 6g）治疗。服上方 3 剂，发热、腹痛、泄泻、咽痛等症消失，关节红肿热痛明显减轻。再在原方基础上重用葛根为 60g。续服 5 剂，关节红肿热痛等症消失，为巩固疗效嘱继续用上方。连服 15 剂后，实验室检查：血常规、血沉、抗 "O" 均属正常值范围。

[按语] 急性风湿热多属中医热痹，常用白虎加桂枝汤为主方临床加减治疗，然未取效，遂改为葛根芩连汤，效佳。由此，徐氏悟出葛根不但具有清热、生津、止泻之效，而且具有散风湿、清湿热、止痹痛之功。于是每遇急性风湿热痹证的患者，均在辨证施治的基础方中加入并重用葛根 60g，每能获较好疗效。

顾仲明：大剂量葛根治疗局限性硬皮病 [2]

黄某，男，44 岁，农民，1995 年 4 月就诊。患者两前臂皮肤变硬半年余。发病初有劳累后受凉感冒史。经皮质激素及维生素等西药治疗，病情时轻时重，但近月来病情加剧，前臂屈伸困难。皮肤科检查两前臂外侧皮肤呈黄白色，光滑发亮，触之发硬，周缘皮肤不能捏起。实验室检查血常规：Hb 105g/L，WBC $7.5 \times 10^9/L$。血沉 55mm/h，尿常规无殊，肝肾功能、胸部 X 线、腹部 B 超检查未见异常。诊断局限性硬皮病。处方：葛根 50g，白芍 30g，桂枝、甘草、大枣各 15g，麻黄、生姜各 10g。用药 15 剂后，患处皮肤潮红，有出汗感；用药 30 剂后，患处皮肤红润变软；4 个疗程之后患处皮肤的弹性、色泽基本正常，前臂屈伸自如，复查血常规无殊，血沉 10mm/h。后间断用药 3 月余以巩固疗效，1 年后随访无复发。

[按语] 局限性硬皮病，现代医学认为属自身免疫性疾病，多使用皮质激素及血管扩张剂等治疗，但疗效欠佳而不良反应却多见。中医学认为本病多属于寒，如《素问·痹论》篇中指出"在于肉则不仁，在于皮则寒"，是因素有阳虚气亏，复因风寒湿邪所侵，致使气血不畅、寒凝血滞、脉络不通，以致肌肤失濡，发硬成痹。总观葛根汤中重用葛根解肌除痹，生津润肤，配以桂枝汤解肌发汗，调和营卫，温运肌肤气血，佐以麻黄发汗散寒，引药直达肌肤，兼能利水化湿。诸药合用，解肌表之风寒湿邪，运肌肤之气血津液，

---

1 徐子华 . 重用葛根治疗急性风湿热 [J]. 中医杂志，1999（6）：325-326.

2 顾仲明 . 葛根汤治疗局限性硬皮病 [J]. 浙江中医杂志，1997（4）：176.

皮痹除也。且现代药理研究表明，葛根、桂枝均有扩张血管、改善微循环的作用，甘草有类似皮质激素样的作用，不失为治疗局限性硬皮病的有效药物。

10.43 贯众

孟庆华：重用贯众治疗慢性肾炎血尿[1]

李某，男，17岁，2004年7月初诊。患者于3年前始感腰酸、腰痛、眼睑浮肿等，曾被当地医院诊断为急性肾小球肾炎，经治疗后症状好转，但后每因劳累、感冒而症状加重并出现眼睑浮肿，全身乏力，反复发作，2个月前尿色暗红，前往人民医院求治，尿常规检查：肉眼血尿，尿蛋白（++），潜血（++++）；尿沉淀物：红细胞满布视野；尿蛋白定量：1.58g/24h。诊断为慢性肾小球肾炎，经住院治疗后症状缓解而出院。近2周来患者又因感冒、全身乏力、尿赤，前来求诊，时症见腰酸乏力，感冒、劳累后加重，面色萎黄，小便红赤，舌红苔薄而腻，脉细数。处方：贯众30g，车前子20g，生地黄20g，茯苓15g，女贞子15g，白花蛇舌草20g，泽泻10g，旱莲草10g，白茅根20g，蒲黄10g，益母草15g，玉竹15g。服用7剂后症状明显改善，1个月后查尿常规潜血（-）、尿蛋白（-）。守方加减续服，尿检未再见明显血尿出现。

[按语]血尿属于中医学"尿血""腰痛"等范畴。其发病机制最早见于《黄帝内经》"热移下焦"和《金匮要略》"热在下焦"。笔者认为血尿发病早期应责之于热毒，火热毒邪壅滞于内，灼伤肾与膀胱脉络，迫血妄行，导致血尿的发生；病久入络致瘀，血瘀生热或久病脾肾亏虚，阴虚火旺而致虚火，在整个疾病过程中，热毒贯穿始终。现代药理研究表明，贯众具抗病毒、抗细菌、抗真菌及止血等作用。因此，诊治急慢性肾炎血尿时，认识到热毒是血尿发生过程中的关键，并治以清热解毒、凉血止血为主，重用清热解毒止血之贯众加减配伍，标本兼治，将会收到良好的疗效。

10.44 桂枝

丁德正：重用桂枝治疗精神分裂症妄想型[2]

黄某，男，28岁。1981年3月19日入所。患者惶恐紧张，起卧不安，频频窥向四周，突然踉踉跄跄，奔走逃去。且边跑边惊呼："救命啊！要杀我了！"据查：患者患此症已九年，迭经治疗未愈。具被迫害妄想及幻觉症状，妄见妄闻，捕风捉影，坚信已遭他人诬陷、暗算，亲属亦欲害他。因而惶恐万状，大有旦不保夕之势。察患者肤瘦形悴，神色惶惧而疲乏，面苍白，舌质淡，润而无苔，脉细弱。处方予桂枝救逆汤加减：桂枝50g，炙甘草40g，党参30g，黄芪30g，茯神12g，酸枣仁18g，龙骨、牡蛎、灵磁石各60g，远志、石菖蒲各5g，生姜15g，大枣9枚，水煎服，日1剂。上方服10剂，夜能稍

1 孟庆华，王硕.清热化湿重用贯众治疗肾炎血尿临床经验[J].中医学报，2011，26（11）：1346-1347.

2 丁德正.桂枝救逆汤在精神病临床上的运用[J].河南中医，1885（6）：16-19.

寐，起卧不安、惊狂欲奔之象略减，然仍谓已遭迫害，仍服上方。又服16剂，症象大减。妄见妄闻消失，自知能力恢复，此时方知"被害"之事原系病态反应。为巩固疗效，再予上方10剂。出所时，又按上方加减，取15剂制散，续服月余以善后。随访迄今良好。

[按语] 此方原为"伤寒脉浮，医以火迫劫之，亡阳"之变证而设。然临证不必拘泥于此。凡属心阳不足，神气浮越所致之"惊狂，卧起不安"等急发性精神紊乱症状，用之甚佳。欲速挽心阳之虚，以救神气散乱、惊狂之逆象，方中主起温复心阳重任之桂、甘，二味药用量须大，常规量难能取效。若再加补气温阳之黄芪、党参以助之，则其力更宏。《灵枢·九针十二原》云"夺阳者狂"。《金匮·五脏风寒积聚病脉证并治》谓"阳气衰者为狂"。盖心之气，阳也。阳气耗夺衰少，则无精以食于神，心神失养，则离其舍而浮越散乱。因而神怯惶恐，妄见妄闻，惊呼狂奔之状相继发生。故投以助壮心阳、敛正安神之桂枝救逆汤化裁，效如桴鼓，取效甚著。

赵立栋：重用桂枝治疗阴躁 [1]

李某，男，18岁，学生。1980年9月15日初诊。自诉：于5月间患鼻衄一月余，血色紫暗，血量时多时少，时断时续。此后每天头痛、眩晕、胸闷、烦热，身冷倦怠，时出冷汗，手足发凉，并有麻木感，纳差，喉中似常有物梗塞，大便稍干，小便清长，口和不欲饮水。入秋以来，烦躁加剧，每天须到大江中冷浴两三次，每次1～2小时，始觉舒适，否则坐立不安，烦闷难以忍受。症见精神尚好，面色苍白，两颧淡红，语言清晰，胸腹未见异常，四肢动作自如，唯手足逆冷，舌质淡红胖嫩、苔薄白，脉浮弦细数，沉取无力。中医诊断为阴躁。处方予桂枝50g，熟附片25g（先煎2h），黄芪30g，白芍25g，白术25g，柴胡10g，生甘草6g，2剂，水煎服。

二诊：9月20日复诊，药后胃觉舒适，知饥思食，头痛，手足麻木稍减，仍有烦躁，又去洗浴两次，脉如前，稍有力，宗原方加茯苓25g，川芎15g，日进1剂。

三诊：10月8日来诊，服药后病情日见好转，已不到江中洗浴，自觉症状消失，唯口燥鼻干，舌质微红，脉沉细稍数。照方加入丹皮20g，麦冬15g，2剂，水煎服，以巩固疗效。

经随访未再发。

[按语] 该患者禀赋素弱，阴精不足，中气亦虚，内寒独胜，致虚阳上越，由于络伤血溢为衄，衄久血虚，清阳失营则头痛、眩晕、胸闷、心烦躁热，但扪之不热，是为虚烦，手足逆冷，麻木，系气血虚弱，血循不达四末之故，身冷汗出，乃阳虚征兆，胸闷不舒，纳少，是中气不足，脾胃虚寒。面色苍白，独颧淡红，系阴盛格阳，真寒假热，戴阳征象。古人有谓，阴盛格阳，此证身冷汗出，阴躁欲坐水泥中之说，本症甚为合拍。方中以桂枝、附子温阳化气疏通脉络；黄芪补气助阳固表；白芍敛阴和营，制桂附之燥性；白

1 赵立栋. 阴躁治验 [J]. 新中医，1982（9）：20.

术、甘草健脾和中；柴胡达腠理，以和解表里；又加茯苓渗湿利窍；川芎以助通络脉之力，药中病机，守方不变。且本症桂枝、附子用量较大，意在急于救阳抑阴，虽有鼻衄病史，不致过于伤阴。《内经知要》云"大虚者补之，宜峻宜温，缓则无功也"。后期始略有口干鼻燥，津伤之象，故于原方加丹皮、麦冬以滋阴敛阳而愈。

孙华周：重用桂枝治疗汗证 [1]

宫某，女，47 岁，1973 年 8 月来诊。主诉：久病腰疼，2 个月前继发功能性子宫出血经刮宫血止。但身体逐渐虚弱多病，周身关节疼痛。初为走窜，近 1 个月痛有定处，手背及腕关节肿痛。继而肌肉隐有红色斑片，掣痛不得屈伸，触之则痛剧，夜重有碍睡眠。汗出渗透衬衣及被单，恶寒喜暖，头晕乏力。尿涩，尿道痛。面色晦暗，痛苦病容，舌苔薄白而燥，脉象弦。初诊予党参 40g，二术各 15g，附子 15g，桂枝 20g，白芍 20g，当归 30g，川芎 15g，红花 15g，防己 15g，大艽 20g，甘草 15g，滑石 20g，元柏 15g，仙遗粮 40g，水煎服，日 1 剂。连服 4 剂，手腕肿痛、尿涩减轻，但周身痛与汗出不解，仍按上方加黄芪、龙骨、牡蛎等品。连服数日不效，改为桂枝 50g，附子 15g（先煎 1h），白术 25g，甘草 25g，水煎服。1 剂痛止得寐，汗出大减，连服 8 剂，痊愈出院。

[按语] 此证首方也有桂附术甘，何故不效？因方药配伍杂而不纯，分量轻重主次不明，是故不效。

谭俊臣：重用桂枝治疗术后癃闭 [2]

赵某，64 岁，女性，社员。因多发子宫肌瘤于 1980 年 7 月 12 日住我院外科进行手术，术后给予止痛、抗炎、输液等处理，数小时后，患者诉下腹部胀痛，欲解小便而不能自如。检查膀胱充盈，在耻骨联合上三指。当时给以热敷、按摩、滴水诱导、注射新斯的明及针灸等，均未缓解，反复导尿数次，然后保留导尿管，定时开放，12 天后拔出导尿管，但依然不能自行排尿。诊视：病者面色㿠白，形寒怯冷，语言低微，四肢不温，腰膝酸软，神倦气短，小腹部隆起，形如覆碗，拒按，自觉小腹胀痛，无尿意，舌质淡，苔薄白，脉细涩。处方予桂枝 24g，云苓 10g，郁李仁 10g，丹皮 10g，赤芍 10g，川牛膝 5g。一剂。服药后仍无尿意，原方以桃仁 30g 易郁李仁，未效。嘱在原药内再加入桂枝 24g，共计 48g，浓煎。服后 1h 即有尿意，继而自动排尿 250ml 左右，第二天上午又自溲 400ml 以上，诸恙悉解，痊愈出院。

[按语] 本例患者阳气不足，且适值术后，气血难免损伤。气血流通失畅，腑气为其所阻，决渎无权、气化不行，遂癃闭。《灵枢》云："血浊气涩，疾泻之，则经可通也。"重用桂枝，取其温通，辛散凝聚而消结滞，沟通上下而振奋气血，使肾气得以温通，小便自出。

1　孙华周 . 甘草附子汤止汗三例 [J]. 辽宁中医杂志，1980（5）：15-16.

2　谭俊臣 . 术后癃闭验案一则 [J]. 中医杂志，1983（8）：19.

10.45 龟甲

刘政：重用龟甲治疗心痛 [1]

赵某，男，72岁。1996年5月4日初诊，患高血压、心脏病病史20年，间断治疗。近1月又频发心中憋闷痛，日渐为重，甚则痛连后背及左上肢，并心悸怔忡，脸面虚浮，舌暗红瘀点，苔薄白，脉弦紧兼有结代。处方予龟甲30g，熟地25g，淫羊藿10g，丹参3g，桃仁10g。上5味，加水文火久煮2遍，取汁300ml，日分2次温服。上方连服18剂，病祛大半，精神好转，步履灵活，唯心痛偶有轻度发作。续用原方加桂枝6g，当归10g。调治月余，诸症消除，随访半年，疼痛未作。

[按语]《难经》所谓"阴维为病苦心痛"，阴维脉为奇经八脉之一，隶属于肝肾，入通于心，能引少阴精血上归于心。若肝肾阴亏，肾之精血不足，则阴维失去滋养，不能导引精血以滋荣心脏，则"心中憺憺大动，则心中疼痛"，故通补肾与阴维之脉，是治疗胸痹心痛的又一法门。

梁祖建等：重用龟甲治疗膝骨性关节炎 [2]

林某，女，62岁，2003年3月22日初诊。左膝关节疼痛年余。行走及上下楼梯痛甚，弯腰及下蹲困难，舌淡暗、苔薄，脉弦细。左膝X线片示左膝关节踝间隆突变尖、增生，关节间隙变窄，关节缘呈唇样增生改变。予以理疗及适当休息，效果不佳。处方龟甲50g，黄芪20g，补骨脂、怀牛膝、白芍、仙鹤草、当归、女贞子、山茱萸、威灵仙各12g，川芎、枳壳、甘草各10g。每天1剂，水煎2次，分服。服7剂，左膝疼痛明显减轻，行走及上下楼梯痛减。守方去山茱萸，加丹参、泽泻各12g，续服7剂，左膝疼痛进一步减轻、活动改善。继续服30余剂，左膝疼痛消失。随访2年未复发。

[按语]膝骨性关节炎属中医学骨痹范畴，病机多属肝肾不足、气血亏虚。患者肾气虚衰，不能温煦脾阳，脾失健运，气血生成不足，则见弯腰、下蹲困难；气血不足，运化失畅，瘀阻经络，致骨失濡养而成骨痹。方以龟甲为主药，具有滋阴潜阳、补肾健骨之功，主治肾阴不足之腰痛、骨痿等病症；佐以黄芪、补骨脂、怀牛膝、仙鹤草以扶正益气；又伍当归、川芎、枳壳等药增强行气活血之功。经临床观察，重用龟甲治疗骨性关节炎等衰老性疾病，效果颇佳。

10.46 干蟾皮

杨福敏等：重用蟾蜍治疗食管癌 [3]

某男，32岁，患食管癌，经手术切除。半年后病情进一步恶化，周身疼痛，不能进食，靠盐酸哌替啶及输液维持。诊见患者呈恶病质，颈、腋下淋巴结肿大，有触痛。予蟾蜍焙干研细末，按3：1比例加壁虎末，混合次服6g，每日3次，饭前半小时服，亦可装

1 刘政，孙松生.孙朝宗临床用药经验[J].中医杂志，2004（4）：260-262.

2 梁祖建，潘伟军，陈希.重用龟板治疗膝骨性关节炎[J].新中医，2008，40（3）：23.

3 杨福敏，刘井志，姚家荣.蟾蜍临床应用举隅[J].中国民间疗法，2001（12）：43-44.

入胶囊中服。如服后无不适则可将每次剂量渐加至 9g。经用上方治疗 3 周后食欲增加，疼痛明显减轻，可停用输液和盐酸哌替啶。继续治疗半年后体重明显增加，并能参加轻微体力劳动。

[按语] 杨氏用本方治疗数十例消化道癌症患者，均能收改善进食状况、减轻疼痛、增进食欲、缩小瘤肿、消除腹水、延长生存期之效。蟾蜍辛凉有毒，功能破结行水、化毒杀虫、定痛，能散、能行、能渗、能软坚而锐于攻毒。其药源广泛，取之方便。但因其有毒，应在具有确切的适应证时，谨慎使用。发现中毒症状时，及时解救。

朱树宽等：大剂量干蟾皮治疗带状疱疹、荨麻疹 [1]

带状疱疹：许某，女，66 岁。2000 年 1 月 3 日初诊。患者 7 天前因心情郁闷，而出现脘腹胀痛，食欲不振，自购一些行气止痛、消食和胃药以求缓解。2 天后，左侧胁肋部出现烧灼感，旋即出现红色丘疹，簇状分布，晶莹透明，疼痛不堪，难以入眠。急赴当地医院，诊为带状疱疹，予聚肌胞、B$_{12}$ 肌内注射，龙胆泻肝汤、丸口服，不效。诊见舌苔厚腻微黄，脉象沉弦有力，询知纳差、呕恶、口苦，小便短赤，大便数日未解，此湿热毒邪，内蕴肝胆，外泛肌肤，下滞肠腑，遂用龙胆泻肝汤加干蟾皮、生大黄各 30g，生甘草 10g。服药 1 剂，大便畅通，泻下物臭秽难闻，疼痛大为缓解。上方去大黄，改干蟾皮 20g，生甘草 5g，再服 3 剂，疼痛消失，疱疹结痂，纳可眠安。上方干蟾皮改为 10g，继服 7 剂，患处痂皮脱落，遂以逍遥丸和龙胆泻肝丸巩固治疗半月。1 年后随访，病人康复，未留任何后遗症。

[按语] 带状疱疹，多由于情志怫郁，化火生湿，湿热酿毒，结于肝胆，渗于肌肤而成。本例邪毒内蕴肝胆，外泛肌肤，下结肠腑，故疱疹累累，胁痛难忍，纳差、呕恶、大便不通，方用龙胆泻肝汤清利肝胆湿热，加干蟾皮 30g 以皮达皮，清热解毒，通络止痛，重用生大黄合生甘草，取大黄甘草汤之意，通腑泻热，给邪以出路，故收毒消痛止之速效。

荨麻疹：张某，女，15 岁。2001 年 10 月 10 日初诊。患者 3 年前不明原因出现皮肤瘙痒，斑块风团，此起彼伏。当地医院诊为荨麻疹，予葡萄糖酸钙静推，口服地塞米松、马来酸氯苯那敏等，仅得一时之效，停药后仍复发。曾服中药消风散、过敏煎等，亦不效。诊见皮肤瘙痒，身起疹块，色红高起，遇热痒甚，夜卧难眠，心烦不宁，小便尚可，大便稍干，舌质淡红苔稍腻，脉沉弦微数，诊为邪热内蕴，风热外扰，予解荨汤：葛根、白鲜皮各 30g，苦参、竹叶、栀子、大黄、丹皮、地骨皮、桑白皮、蝉蜕各 10g，水煎服。服药 3 剂，大便畅行，身痒缓解，但停药后病发如初。且诊见患处夜间奇痒，抓破流水，诊为湿毒内蕴，化风外扰，遂于上方加入干蟾皮 30g，连服 3 剂，瘙痒大减，守方继服 10 余剂，诸症尽消。再取干蟾皮 30g，青黛、滑石各 20g，甘草 10g，共研细末，每次 3g，日 2 次，温开水送服，以资巩固。随访 1 年，未见复发。

[按语] 荨麻疹常顽固难消，缠绵难愈，多为邪毒内蕴，外泛肌肤。或伴有风热、或伴

---

1 朱树宽，郭新 . 干蟾皮在顽固性皮肤病中的应用 [J]. 浙江中医杂志，2005（10）：457-458.

有风湿、或伴有风毒，极少伴有风寒者，治宜对内清解邪毒，兼利湿热，对外通经活络，祛风止痒。然病久不解，多邪毒夹风，内伏外扰，故需以干蟾皮解毒利湿、活血祛风。本例证属湿热邪毒内蕴，兼风热外扰，故治以解荨汤内清邪毒，外祛贼风，干蟾皮内可清热解毒利湿，外可祛风活血止痒。诸药相配，湿祛热清毒解，瘀化络通风自消，故诸症得愈。

10.47 旱莲草

黎柳松：重用旱莲草治疗气管炎 [1]

李某某，男，10岁，学生。2001年5月14日初诊。患者于4天前即出现咳嗽，咳痰，痰多、质稠、色白，持续咳嗽时，伴气急、气喘，曾服用抗生素及止咳化痰药治疗，未见明显好转。检查：咽红，咽壁充血，双扁桃体不大，双肺可闻及较粗糙的呼吸音，舌质红、苔白略黄，脉浮，X线检查提示为"气管炎改变"，即用鲜旱莲草200g，橘红5g，水煎服，每日1剂，治疗5天后诸症消失。

[按语] 气管炎属中医学"咳嗽""哮喘"范畴，其病机是肺失宣肃，肺气上逆。旱莲草味甘、酸，性寒，归肝、肾经，滋阴益肾，凉血止血，旱莲草与橘红相配伍主治气管炎，能止咳化痰，平喘。颇有《伤寒论》麻杏石甘汤中石膏与麻黄配伍之意。

兰友明：重用旱莲草治疗老年夜间口干症 [2]

方某，女，62岁，1993年2月16日就诊。诉入夜口舌干燥已6年，甚时夜起5~6次，以水润之，曾服中药10余剂无效。诊为老年夜间口干症。予旱莲草饮，处方：旱莲草40g，生地黄12g。水煎代茶饮，每日1剂。患者服药7天后，口干明显减轻，服药14天后，夜间口干症消失。随访半年未复发，后又间断服之，以巩固疗效。

杨德明：重用旱莲草治疗细菌性痢疾 [3]

汪某，女，19岁，2001年3月4日初诊。脓血便3天，每日10余次，大便黄黏，腹痛，伴有低热。化验大便有红细胞、白细胞。诊断为细菌性痢疾。用旱莲草100g，百部50g，3剂，每剂煎水300ml，每次服100ml，每日3次。3天后低热腹痛消失，又服7天，化验大便正常。

[按语] 旱莲草，性微寒，味甘酸，益肾阴、清肝热、凉血止血。临床多用于各种出血及阴虚血热，须发早白。杨氏在临床上配百部，治疗细菌性痢疾，收效满意。

10.48 虎杖

卢灿辉：重用虎杖治疗肝右叶巨块型肝癌 [4]

患者，男，54岁。自觉右上腹胀痛并似有块状物，1991年5月23日住院，做CT检

1 黎柳松.大剂量鲜旱莲草治疗气管炎 [J].中医杂志，2004（2）：92.

2 兰友明，兰义明，鲍雪娇.旱莲草治疗口干 [J].中医杂志，2004（2）：92.

3 杨德明.旱莲草治疗细菌性痢疾 [J].中医杂志，2004（2）：93.

4 卢灿辉.虎杖临床应用举隅 [N].中国中医药报，2017-05-01（005）.

查：肝右叶隆鼓，实质密度减低，范围 12cm×13cm，密度不均，诊为肝右叶巨块型肝癌。经其亲戚介绍前来治疗。患者面色晦暗，右上腹胀痛，时有刺痛，右上腹肿块质硬，表面凹凸不平，体乏，纳少，溲赤，舌密布瘀点，舌下静脉扭曲。处方予虎杖 80g，穿山甲 20g，鳖甲 30g，丹参 20g，田七 30g，柴胡 20g，桃仁 15g，水蛭 15g，黄芪 30g，水煎服，日 1 剂。1 个月后疼痛减轻，纳增。5 个月后疼痛等症状基本消失，肿块逐步缩小。1992 年 12 月 12 日 B 超检查：肝肋下不大，上下斜径 12cm，肝未见明显结节，肝内管道行径清，脾不大，结论：肝脏未见明显异常。1992 年 12 月 15 日到医院 CT 复查：肝脏体积基本正常，原肝内低密度灶基本消失，边缘清晰。上方加太子参 50g，熟地 50g，杞子 30g，白术 30g，大枣 30 枚，浓煎去渣制成蜜丸分次内服。五诊身体无不适，生活正常，恢复工作。追踪二年，一切正常。越三年，车祸身亡。

[按语] 虎杖既可清热凉血解毒，又有活血化瘀、祛风通络去湿功效，此药药性平和，药味微苦带甘，无毒，临床稍大剂量无碍。《药性论》说虎杖"尝之甘美……似茶啜之……且尊于茗"。但由于此药无补益作用，虚人之体久用此药应适当配补益药。正如《本草述》所说：谓虚人服之有损者，与补剂并行。临床观察，配黄芪尤佳。

10.49　海桐皮

高冰：重用海桐皮治疗急性痛风性关节炎 [1]

患者男，53 岁，有痛风性关节炎病史 7 年，右手指关节有痛风结石，饮食不当致痛风性关节炎急性发作，手指红肿疼痛不能活动，伴脘腹胀满，口苦口黏，小便黄，大便 2 日未解。患者体型胖，观其舌脉，舌红苔腻，有裂纹，脉滑数，属痰湿内蕴，湿热留滞关节，予苍术 10g，黄柏 15g，薏苡仁 30g，川牛膝 15g，海桐皮 80g，威灵仙 15g，姜黄 20g，车前子 60g，土茯苓 50g，草薢 20g，三棱 20g，莪术 20g，桃仁 20g，红花 15g，桑枝 30g，蚕沙 30g（包煎），生大黄 10g，厚朴 15g，陈皮 10g，生甘草 5g，1 剂，急煎。服后 40min 肠鸣增加，伴矢气，随即大便 1 次，疼痛渐除。嘱患者多预留此方 1～2 剂，如有发作迹象及时服用以期缓解症状、阻止病情恶化。

[按语] 海桐皮在本方中起到镇痛的关键作用。海桐皮味苦，性辛、平，祛风湿，通经络。现代研究表明海桐皮主要含生物碱刺桐灵碱、氨基酸和有机酸，所含生物碱能麻痹和松弛横纹肌，对中枢有镇静作用。临床有医者认为海桐皮会引起患者胃脘部不适，甚至引起十二指肠溃疡，且有发汗作用，但查阅文献，未见相关记载。在临床观察逾千例患者，未发现有明显的不良反应如胃脘部不适、发汗等现象，而若去掉海桐皮，则镇痛效果明显下降。方中海桐皮需大剂量使用，至少使用 50g，镇痛效果才好，最大量曾用至120g，未见不良反应，且取得了良好的镇痛效果，海桐皮镇痛具有量效一致的关系，对于

1　米婧，高冰，彭平华，等.高冰教授治疗急性痛风性关节炎的临床经验[J].世界最新医学信息文摘，2018，18（98）：240-241.

久病体虚的老年人可适当减量，但最低仍需 30g，否则镇痛效果不佳，镇痛作用起效时间长。

10.50 厚朴

全小林：重用厚朴治疗十二指肠穿孔术后 [1]

杨某，男，38 岁，2009 年 6 月 3 日初诊。患者 2000 年因十二指肠穿孔手术治疗，术后自觉刀口处发凉发紧，腰不能伸直 2 年余。刻下症见：右下腹坠胀，刀口凉、紧感明显，食欲差，失眠，睾丸与阴囊有小包块、时发痒，小便少，口干，偶有腹痛。舌苔厚偏黄，脉偏沉。处方予厚朴三物汤加减：厚朴 30g，枳实 15g，生大黄 9g，公丁香 6g，广郁金 12g，三七 12g，桃仁 12g。14 剂，配制水丸，每次 6g，2 次每日，服用 3 个月。

二诊：患者服用水丸 3 个月，右下腹坠胀感减轻，刀口发凉发紧感减轻 50%，食欲、睡眠明显改善，术后瘢痕有软化，阴部仍有小包块，基本不痒，口干，大便偏稀量少，双足踝服药 2～3 剂后出现疱疹、发痒。舌暗红、底瘀、体胖大，苔黄厚，脉沉弱。上方基础上加西洋参 30g，三七增至 30g，配制水丸每次 6g，2 次每日，服用 3 个月。

三诊：3 个月后复诊，已无坠胀感，刀口发凉已明显减轻，发紧感仅抬腿时出现，其他次要症状亦基本消除，后在此基础上稍事加减，服用水丸而愈。

[按语] 患者因十二指肠穿孔术后以"右下腹坠胀"为主要临床表现，是典型的术后腑气不畅，气机郁滞所致。腑气不畅，气机运行逆乱，从而出现食欲减退、失眠，气机郁滞，血液不能正常运行濡润伤口，甚则瘀滞于此，表现为刀口发凉、发紧，睾丸与阴囊有小包块亦乃气滞血瘀所致，气滞血瘀致津液不能上承故而出现口干。腑气不畅，肠道气滞血瘀当首选厚朴三物汤，厚朴三物汤的病位在肠道，且以行气消胀见长，故大剂量运用厚朴为方中主药。

10.51 滑石

王乃汉：重用滑石治疗产后缺乳 [2]

袁某，26 岁。1998 年 2 月 6 日初诊。分娩 1 周后，乳汁仍浓稠涩少，乳房胀硬，乳头痛，胸胁胃脘胀闷不舒，情志抑郁，食欲不振。舌质稍红、苔薄黄，脉弦数。处方：滑石粉 60g（包、先煎），炒冬葵子 30g（杵碎）。服药 3 剂，乳下渐多，余症均减，又服 3 剂，乳下正常，神爽纳增。

[按语] 女子乳头属肝，乳房属胃，患者情志不畅，胃脘胀闷不舒，脉弦数，可知肝气瘀滞且胃中积热，《神农本草经》言滑石主"女子乳难……荡胃中积聚寒热"，故重用味甘性寒的滑石，裹水气，清外内之热，发挥利尿、渗湿、清热之功，作用较和缓，临床

1 彭智平，张琳琳，赵锡艳，等. 仝小林应用厚朴三物汤验案举隅 [J]. 辽宁中医杂志，2013（5）：1014-1015.

2 王乃汉. 重用滑石治疗产后缺乳 [J]. 中医杂志，2000，41（5）：267.

有通络达乳之效。现代药理研究认为冬葵子含脂肪、蛋白质，并有催乳作用，两药合用，相得益彰。

马华强：重用滑石治疗顽固腹泻 [1]

患者，男，32 岁，工人，因腹泻日行 10 余次，呈水样便，疲乏无力，动则汗出，饮食难下，伴恶心，发热，体温达 39℃，舌苔腻罩黄质红，试以滑石粉 90g 开水泡服，当茶饮，每渴必服，当晚尿量渐增，日尿量正常，大便明显减少，日行 2～3 次，体温 37℃，继以健脾益气调整自愈。

[按语] 患者舌苔厚腻，大便次数较多，导致疲乏无力。试以大剂量滑石泡茶饮。原拟利尿祛湿而设，不料尿量增多后反将大便次数减少至接近正常，可谓养阴不滋腻，利尿无伤阴之弊。

马华强：重用滑石治疗脏躁 [2]

李某，女，55 岁，农民。因头晕目眩，两目红赤就诊。口黏口干。悲伤欲哭，胃脘胀满，舌苔根腻垢，脉沉。方用：滑石 60g，淮小麦 30g，大枣 7 枚，炙甘草 10g，柴胡 10g，香附 10g。服 3 剂症状缓解，服药 1 剂，额头微汗，尿稍增。面带笑容，又服 5 剂而愈。

[按语]《本草求真》云："滑石利湿通上、中、下三焦。"此患者烦闷腹胀，欲悲。说明三焦堵塞，湿郁而烦。湿邪类似现代医学所讲的病毒，毒邪作祟，导致脏躁，湿邪停留，使人懊恼，说不出的难受，故而悲伤。今滑石 60g，通渗三焦郁热，邪从尿、汗而解，患者得安。

10.52 胡荽子

陈松元：重用胡荽子治疗胆道蛔虫 [3]

陈某，女，9 岁。患者上腹部阵发性剧痛已 5 天，痛时手捂心口，满地乱滚，痛止后一切如常，恶心呕吐，曾吐出蛔虫 2 条，经饮用食醋，注射阿托品等药，仅收一时之效。体检体温 37.5℃，剑突右下方明显压痛，腹壁稍紧张，巩膜无黄染。"胡荽子"一两（相当于 50g），捣碎。加水 300ml，浓煎取汁，一次服（5 岁以下儿童药量减半）。约 3 小时痛止，次晨便蛔虫 20 余条。

10.53 黄芩

仝小林：重用黄芩治疗直肠炎 [4]

梁某，男性，19 岁。2009 年 9 月 11 日初诊。患者 1 个月前无明显诱因出现腹痛腹泻，

1 马华强 . 使用大剂量滑石粉验案 [J]. 首都医药，2010（10）：55.

2 马华强 . 使用大剂量滑石粉验案 [J]. 首都医药，2010（10）：55.

3 陈松元 . 胡荽子治疗胆道蛔虫 11 例 [J]. 新医学，1974（6）：298.

4 周强，逄冰，彭智平，等 . 仝小林教授应用大剂量葛根芩连汤治疗直肠炎经验 [J]. 中国中医急症，2013（1）：55-56.

伴有脓血便。入院查便常规黏液（++++），便潜血（+），脓细胞（+），红细胞（++）。肠镜示：直肠出血、炎症。诊断为直肠炎，给予消炎药治疗（具体不详），服用14天，诸症未缓解，自行停药，求诊中医。查看前中医治疗方以清热解毒之金银花、穿心莲、败酱草等为主，服用10剂，未缓解，今日求诊。刻症：腹痛欲便、腹泻，里急后重，大便10余次每日，脓血便，伴有大量黏液，腰骶部疼痛。纳食可，眠安。小便正常。苔黄厚腻，脉弦滑数。处方予葛根30g，黄芩60g，黄连60g，炙甘草30g，炒白术30g，白芍60g，黄芪30g，白头翁30g，白矾9g，生姜3片。服上方14剂，腹痛消失，脓血便消失，大便3～4次每日。处方：上方加木香15g。水煎服，每日1剂。患者继服14剂，来诊，腹痛、腹泻已愈，大便1～2次每日，便常规查均为阴性。纳眠正常，小便正常。

[按语] 患者以"腹痛、腹泻、脓血便"为主诉来诊，诊断为"直肠炎"，诊断明确，主症明确，腹痛为里急后重，见黄厚腻苔，本病是由湿热塞滞肠中，气血失调所致。湿热蕴结肠道，搏结气血，酿为脓血，而为脓血便；湿热阻滞肠道气机、灼炼肠道，则见腹痛、里急后重；舌苔黄腻，脉弦滑数等俱为湿热内蕴之象。治疗当清热燥湿，调和气血之法。

处方以葛根芩连汤为主方，合黄芩汤、白头翁汤。葛根芩连汤为《伤寒论》治疗协热下利而设，为清理肠道湿热之主方。黄芩汤为《伤寒论》太阳少阳合病下利而设，由黄芩、芍药、甘草、大枣组成，养血清热利湿。白头翁汤为《伤寒论》治热毒痢疾所设，由白头翁、黄连、黄柏、秦皮组成，清热利湿止痢。三方合方，清热燥湿、调气行血。重用黄芩60g、黄连60g、白头翁30g清利肠道湿热，燥湿止痢。炙甘草30g，炒白术30g，益气健脾，增强脾胃运化湿热之功。白矾酸涩性寒，能消痰，燥湿，止泻，止血，《神农本草经》载其"主寒热泄痢"。葛根生津止渴以养阴液，防止重泻伤阴，又升阳举陷，防止气耗脱肛，又升发阳气，透邪于外。重用白芍60g，刘完素在《素问病机气宜保命集》载芍药汤，重用芍药重在清热燥湿、调气和血，治疗里急便脓之湿热痢疾，又芍药微寒，泄热养血和营，为"行血则便脓自愈"之义，又防湿热邪毒熏灼肠络，伤耗阴血；芍药与炙甘草合用，芍药甘草汤缓急止痛，笔者每用此药对治疗腹痛，芍药量可以至90g；黄芪健脾益气，升阳举陷，与白芍同用，气血同补，调气和血。生姜行肠道水湿，又佐制芩、连等苦寒药之寒凉。二诊诸症好转，加木香行气导滞，芳香醒脾，鼓舞脾气的运化，以恢复肠道功能，且性温以佐制诸药之寒凉。

10.54 槐米

孙文亮：重用槐花治疗血栓性静脉炎[1]

张某某，男，46岁，2000年5月3日初诊，主诉双下肢反复出现硬条索状物3个月。硬条索状物伴针刺样疼痛，局部灼热，可自行缓解，遗留有棕褐色色素沉着，无脱屑，无

---

1 左艳敏.孙文亮主任医师重用槐花治疗血栓性静脉炎经验[J].健康之路，2018（12）：194.

瘙痒，随后又在他处出现。此起彼伏，呈游走性，但不伴有关节痛，与天气变化无关。双下肢皮下浅静脉有多处呈条索状，长短不一，1～8cm不等，稍微隆起，按之硬紧，且与皮肤粘连，颜色发红，皮温高，压痛明显。实验室检查：血常规正常，血沉12mm/h。舌质红有瘀斑、苔薄黄、脉涩。西医诊断为游走性血栓性浅静脉炎，处方予四妙勇安汤加味：槐花90g，金银花30g，玄参15g，当归15g，生甘草12g，全蝎3g（研末冲服）。连续服用21剂而痊愈，随访2年，未见复发。

[按语]槐花，别名槐蕊，花蕾称为"槐米"。槐花味苦，性微寒，归肝、大肠经，功能凉血止血，清热泻火。《药品化义》：槐花味苦，苦能直下，且味厚而沉，主清肠红下血，痔疮肿痛，脏毒淋沥，此凉血之功能独在大肠也，大肠与肺为表里，能疏皮肤风热，是泄肺金之气也。现代药理研究显示：槐花能改善毛细血管的功能，保持毛细血管正常的抵抗力，降低血管通透性，可使因脆性增加而出血的毛细血管恢复正常的弹性。有抗炎、镇痛、降压、改善动脉硬化等作用。血栓性静脉炎属中医"恶脉、脉痹、血痹、肿胀"等范畴，是由湿热之邪外侵，以致气血瘀滞，脉络滞塞不通；或外伤、染毒或经脉创伤等导致气血瘀滞而引发本病。槐花具有凉血止血、清热泻火作用，故重用槐花治疗血栓性静脉炎往往具有很好的疗效。槐花用量一般在30～120g。

10.55 桔梗

赵文生：重用桔梗治肺痈[1]

王某，男，35岁。1981年11月25日诊。患者半月前感冒发热之后遗留咳嗽低热，吐黄色无臭脓痰，伴胸中隐隐作痛，体质逐渐消瘦，精神日差，饮食减退，舌质淡红，舌苔薄白，脉浮数。经X线透视诊断为右上肺脓肿。此乃肺热结而成痈。宜祛痰排脓、清热解毒。仿《金匮》桔梗汤加味：桔梗、甘草、鱼腥草、半枝莲各30g，法夏、苡仁各18g，紫菀、黄芩各15g，金银花20g，桃仁10g。连服3剂，咳嗽吐痰显著减少，食欲改善。继用上方去半枝莲，加白及15g。服6剂后痊愈，胸透复查肺部脓肿已被吸收钙化。

[按语]患者因热毒蕴蓄于肺，致热结成痈，而肺为娇脏，宜排脓解毒。甘草之大甘微凉以解毒，合用宣肺祛痰之桔梗开提以排脓，佐力专排脓解毒之鱼腥草和清热解毒、消痈散瘀之半枝莲。初服可使药力包围痈外，再服可深入痈中，则咳嗽咳痰显著减少，而后痊愈。故临床上，凡遇因热壅瘀滞所致的痈脓，皆可重用桔梗，配伍活血化瘀、清热解毒、祛痰排脓之品，确能提高疗效、缩短病程。

卜平：重用桔梗治疗支气管扩张[2]

王某，女，40岁。患者以"咳嗽咯血（每日150ml以上）3天"急诊入院。诊断：支气管扩张。入院后，经中西结合止血治疗，5天后咯血停止，转为痰中夹紫暗色血丝。至

1 赵文生.重用桔梗治肺痈[J].四川中医，1987（2）：21.

2 卜平.咳血用桔梗一得[J].四川中医，1987（2）：22.

入院第8天患者感胸闷不适，呼吸欠畅，咳嗽心慌。听诊右下肺呼吸音减弱。胸透见右下肺实质性变，提示肺不张。考虑为血块阻塞引起。西医诊断：支气管扩张；中医诊断：咳嗽，血证。辨证：瘀血阻滞，肺气不宣。处方：泻火凉血止咳化痰方中加桔梗30g，1日2剂。二诊：次日上午咯血量增多，为棕黑色陈旧性血块，下午3时咯出一4.5cm×1.0cm大小的管状血块。随之胸闷咳嗽锐减。胸透复查：右下肺实质变阴影消散。

三诊：次日咯血完全停止，调理3日后治愈出院。

[按语] 清·徐灵胎在眉批《续名医类案·吐血》汪案时云："桔梗升提，凡咳症血症非降纳不可，此品却与相反，用之无不受害。其故由于仲景治少阴喉症用甘桔汤，遂以桔梗为清肺降火之品，不知仲景之方，乃专以甘草治少阴犯肺之火，恐甘草留入中宫，不能留于上焦，故少用桔梗以载甘草，存留上焦，后人不知，竟以为咳嗽之要药，岂不大缪。故桔梗同清火疏痰之药，犹无大害，若同辛燥等药用之，无不气逆痰升，涎潮血涌。余目视甚多。"纵观临床，徐氏之见决非欺世之言，肝肾阴亏气火上冲之嗽血，用桔梗升提确有加重出血之弊，故常在临证禁忌之列。本例患者虽系咯血未止，但确有肺气不宣之征，用桔梗乃取其"有故无殒"之意，重用桔梗，宣通肺气，行气则血行瘀散，故效如桴鼓。

10.56 金荞麦

董振华：重用金荞麦治疗弥散性结缔组织病并发肺脏损害[1]

患者男，35岁，教师。2009年1月4日初诊。患者主诉多关节痛伴皮疹1年半，声嘶伴咳痰、肌无力3个月余，发热、呼吸困难2周。诊断为：无肌病性皮肌炎，肺间质病变，肺部感染，银屑病关节炎。予泼尼松60mg/d、环孢素A 100mg/d口服，环磷酰胺静脉注射及止咳化痰、超声雾化治疗，症状好转出院。但3周后泼尼松减至45mg/d时又发热39℃，伴咳嗽、咳痰、胸闷憋气明显加重。胸部CT：左肺感染，予盐酸莫西沙星、氟康唑治疗后体温正常。现症：活动后气短不足以息、乏力、口干、汗多。声嘶咳嗽，痰白黏不利，舌红暗，苔白腻厚，脉沉细无力。处方予升陷汤加味：生黄芪、鱼腥草、冬瓜子、海浮石各30g，茯苓20g，知母、柴胡、升麻、桔梗、麦冬、五味子、半夏、陈皮、桃杏仁、黄芩各10g，金荞麦50g，沙参、红景天各15g。服药7剂，未再发热，仍气短不足以息，出虚汗多，活动加重，但可步行200~300米。守方生黄芪加至50g，再加白僵蚕10g。服上方2个月。一直未发热，气短不明显，可步行1km，已上全班。唯痰量时有增多，或白或黄。口服泼尼松10mg/d，复方环磷酰胺50mg/d。以上方加减治疗半年，无不适主诉，复查血沉、C反应蛋白、肌酶谱均正常。随诊至今，病情稳定。

[按语] 结缔组织病继发肺间质疾病可归属于中医"肺痹""肺痿"等范畴。基本病机为本虚标实，虚实夹杂。本虚主要指五脏亏虚，尤其是肺肾气虚为主；标实主要指痰浊、瘀血等病理产物，痰瘀互结，互为因果，或因虚致实，或因实致虚。金荞麦微辛、涩、

1 董振华. 风湿病多系统损害的中医治疗 [J]. 中国临床医生杂志，2014（11）：5-8.

凉，功能清热解毒，活血消痈，祛风除湿。

10.57　橘皮

吴德强：重用陈皮治疗急性乳腺炎 [1]

温某，女，25岁，第二胎产后哺乳期，主诉：右侧乳房胀痛，局部潮红，发冷发热，头昏头痛已 2 天，体温 38℃，右乳房表面潮红，触之发硬，约如鸭蛋大，压痛明显，无波动感。就诊当天给陈草汤内服，次日体温降至正常，乳房胀痛减轻，再服第二剂后胀痛及红肿消失，小儿授乳正常，无任何反应。

[按语] 急性乳腺炎，中医名为乳痈，是哺乳期妇女的多发病，以初产妇多见，发病迅速。其病因有二：一为邪毒外袭，乳汁瘀滞，乳管阻塞，邪郁化热而起，二为肝胃积热，肝失疏泄所致。总由经络阻塞，气血瘀滞而成。如治疗不当，往往造成乳腺化脓或术后乳腺萎缩和遗留瘢痕等不良后果。药物配方：广陈皮一两、生甘草二钱，加水三碗煎成一碗半，一日一剂，分 2 次服。如有发热、脉数而弦、局部红肿热痛明显者，可加金银花三钱、山栀子二钱。如痛在初期不发热，单投陈草汤即可。陈皮，性辛温味苦，入脾肺二经，用于寒痰壅塞，胸膈不舒，脾气不和，冷气壅遏等，有理气健胃、燥湿祛痰之功。

10.58　菊花

李步满：侯氏黑散治疗发作性眩晕 [2]

刘某，女，64岁，患者近 1 月来反复发作头晕恶心伴入睡困难，于西医内科就诊，服用降糖、降压及镇静安神药后未见明显缓解。刻下症：头晕头沉，恶心欲吐，心烦不寐，彻夜不眠，耳鸣目胀，口干口苦，咳嗽痰黄，气短乏力，纳呆，大便稀溏。查体：血压 140/90mmHg，未见其他阳性体征；舌质暗，苔腻微黄，脉滑略数。既往 2 型糖尿病，高血压病，高脂血症病史。处方予《金匮要略》侯氏黑散加减：太子参 20g，炒白术 20g，茯苓 20g，干姜 3g，细辛 3g，桂枝 6g，防风 20g，甘草 3g，当归 6g，川芎 10g，炒僵蚕 15g，黄芩 15g，菊花 60g，珍珠母 40g，白前 15g，白矾 3g，7 剂，每日 1 剂，水煎服。二诊头晕显缓，入睡容易，无恶心欲吐，精神体力转佳，仍纳呆，口干口苦，大便正常。舌质暗、苔薄黄，脉小滑。症情大减，药中肯綮，守方调治，减菊花至 40g，加石斛 20g 以养阴清热，14 剂，每日 1 剂，水煎服。三诊头晕未再发作，睡眠佳，血压、血糖均平稳，唯觉口苦、便干，前方去珍珠母、白矾，加决明子 30g，续服 7 日收功。

[按语] 本案患者反复发作头晕、恶心，伴心烦不寐、耳鸣目胀、口干口苦、咳嗽痰黄、气短乏力、纳呆便溏等症，结合舌脉特点，可见此证包括了土虚、肝风、痰热等证候表现，既非单纯肝风上逆，又非单纯痰浊上蒙，且脾虚之象明显，病在肝脾，"土虚木

1　吴德强 . 陈草汤治疗急性乳腺炎 13 例介绍 [J]. 广东医学（祖国医学版），1965（6）：18.

2　李雪民，杨曼，庞磊，等 . 李步满经方验案举隅 [J]. 光明中医，2018，33（14）：2011-2014.

胜，内风动跃"（《柳选四家医案·评选环溪草堂医案》），此证病机关键为"土虚风动"，清代医家王旭高治肝十三法中"培土宁风法"即为此证而设。故本案治法以培土补虚为本，同时兼以平肝潜阳息风、化痰清热宁神，选用仲景方侯氏黑散化裁。方中重用菊花平肝息风为君，白术、茯苓、人参、干姜培土补虚，细辛、桂枝、防风、白矾燥湿祛风，牡蛎、桔梗、黄芩清热化痰，当归、川芎养血活血，此"治风先治血，血行风自灭"之义。

10.59 金钱草

张小萍等：大剂量金钱草治疗胆结石[1]

周某，男，38岁。左肾结石已1年，经常腰酸痛，甚则绞痛，时有尿血。舌净，脉沉细。西医诊断为胆管结石。处方为金钱草60g，海金沙30g，鸡内金15g，车前子9g，瞿麦15g，萹蓄15g，甘草3g，白茅根30g，麦芽30g。7剂。

二诊：腰痛略缓，舌脉同上。

金钱草60g，海金沙30g，鸡内金15g，车前子9g，瞿麦15g，萹蓄15g，甘草梢6g，麦芽30g，滑石15g，川牛膝9g。7剂。

三诊：腰痛减轻，血尿不见，精神尚可，舌脉同上。继予上方7剂。

四诊：服药3剂后出现左肾剧痛如刀绞，小便不畅，尿中有血，舌净，脉弦。

金钱草60g，海金沙30g，鸡内金15g，车前子9g，瞿麦15g，萹蓄15g，甘草梢6g，麦芽30g，滑石15g，川牛膝9g，炒白芍30g，延胡索10g。3剂。

五诊：1剂后顺利排下一绿豆大小结石，小便仍感不适，尿中有血，腰痛隐隐，舌净，脉细略弦。嘱服三诊方。

[按语] 湿热久羁，煎熬津液，而成结石。湿热阻滞，气化不利，则小溲频多而不畅。湿热阻滞脉络，络脉猝急发为腰痛。热灼血脉，迫血外出而尿中夹血。患者久病不愈，热伤阴液，则肾阴亏虚，成为虚实夹杂之疾。采取清热凉血、利尿通淋的方法，用石韦、金钱草、瞿麦、鸡内金、海金沙、车前子、萹蓄等利尿通淋排石药物，有肾阴不足的表现，故加枸杞子、川牛膝补肾，牛膝还有引药下行，导湿热从小便而出之效。金钱草可用60～90g。

叶橘泉：大剂量金钱草治疗肾结石[2]

某人，患左侧肾脏结石，经手术而愈。数月后，右肾部觉痛，经X线检查，又有结石，但不宜再施手术治疗。后经人介绍，用鲜品金钱草，每日30g煎服，2星期后，排尿时尿道不适，于尿中发现砂粒甚多，腰痛渐减，后续服，每日增至180g，约服2个月，尿中不见砂粒，腰痛亦不再作，经X线透视，右肾之结石已杳然无存矣。

[按语] 肾结石属中医"石淋"范畴，因下焦湿热内蕴，煎熬水液，久而聚成砂石，

1 张小萍，张经生.中国百年百名中医临床家丛书：张海峰[M].北京：中国中医药出版社，2008：141-149.
2 杨鹏举.中医单药奇效真传[M].北京：学苑出版社，2005：146-147.

砂石结聚水道，致气血运行不畅，且砂石为坚硬之物，易损伤血络，瘀石互结，见小便时尿道不适、腰痛等症，治疗应以清热利湿通淋、活血化瘀、缓急止痛为原则。故用大剂量金钱草清热解毒、利湿排石，且逐步增量，以除膀胱结石。现代药理研究显示，金钱草通过促进尿中草酸钙排泄而减少草酸钙结晶在肾集合系统的形成和堆积，阻止肾结石的形成，也有利于推动较小结石从尿路排出。

10.60　金银花

蒋健：重用金银花治疗慢性扁桃体炎急性发作 [1]

董女，30岁，2006年6月16日就诊。自述自幼反复发作扁桃体炎，每年发作1次，但今年2月以来发作频繁，平均每月1～2次，每于倦怠时更易发作，发作时咽喉疼痛难忍，难以吞咽，曾数次化脓。刻诊：扁桃体红肿，咽痛甚，咽干。平素易乏力、头涨痛，并有痛经，舌红，舌下络脉瘀曲显露，苔黄腻，脉细弦。自拟处方一：金银花60g，蒲公英30g，黄芩30g，桔梗10g，甘草10g，6剂，嘱现在并以后扁桃体炎发作期间服用，每日1剂，分4次服用；处方二：生地黄15g，玄参15g，麦冬15g，熟地黄15g，山药15g，山茱萸12g，黄精30g，黄芪30g，金银花15g，开金锁30g，7剂，嘱平时或扁桃体炎发作缓解期间服用。二诊：处方一服用2～3剂咽痛即止，唯略有头昏；继服处方二。三诊：扁桃体炎3周未发作，咽干、头涨痛、疲劳诸症均有好转，头昏亦止，舌转淡红，苔转薄，脉细弦。续服处方二至八诊（10月20日），就诊以来已有4月余，自觉服用处方二则不易疲劳，精神倍增，扁桃体炎几无发作，唯在7月20日略有咽痛、扁桃体炎似有发作时服处方一加射干10g，山豆根6g，3剂即愈。2007年10月随访得知自此以后再未有过发作，直至2010年12月14日因咽痛来诊时得知，过去4年多扁桃体炎一直未再有发作。

[按语]针对扁桃体炎反复发作的疾病特点，分不同病期进行治疗。在急性发作期以大剂量金银花以及蒲公英、黄芩祛邪治标为主（处方一），患者自幼扁桃体炎反复发作，不如此不足以清邪热解顽毒，其组方与服药方法的特点是药味少，剂量大，每日服用次数多。在缓解期以益气养阴扶正为主（处方二），仍用金银花、开金锁清解余邪，通过扶持正气防患于未然。

米伯让：大剂量金银花等治疗右耳及颈部肿痛 [2]

患者徐某，女，13岁。初诊：述耳下肿痛，发热，一身痛已3天。3天前右耳下及颈部疼痛，恶寒发热，服中药1剂未效，即来就诊。现症：头痛，发热，右耳下肿至颈部及后颈窝，疼痛剧烈，汗多，口渴喜饮，咽痛，咳嗽，身痛，大小腿疼，大便秘，尿少，脉滑数，舌尖红，苔黄。体温39.9℃，面潮红，结膜充血，腓肠肌压痛。微生物学检查：血

1　蒋健.超大剂量稳准狠（二）[N].上海中医药报，2013-08-09（007）.

2　米烈汉.中国百年百名中医临床家丛书：米伯让[M].北京：中国中医药出版社，2001：30-31.

清暗视野镜检钩端螺旋体阳性。辨证：温毒热郁化火，蕴结少阳经络证。治法：清热解毒，疏风散邪。方用普济消毒饮去陈皮加金银花 70g，蝉蜕 17.5g，2 剂。加水煎出约 800ml，分 4 次服，4 小时 1 次。

二诊：仍高热，颈及耳下肿痛，彻夜未眠。检查：右耳下及颈部肿痛，触痛显著，向后延至后颈窝，前至耳前，上至耳尖平行处；锁骨窝淋巴结肿大，有明显压痛。体温 39.6℃，脉滑数有力，舌尖红苔黄。继前方加蒲公英 35g，紫花地丁 35g，2 剂，加水煎出约 800ml，分 4 次服。外用梅花点舌丹 2 粒，凉开水化开敷患处，1 日数次。

三诊：右耳下肿的范围开始缩小，界限变清楚，有压痛，触之有弹性感。汗多，大便稀，尿深黄，体温 38.8℃，脉滑数，舌红。继服上方 2 剂，日 1 剂，每剂分 4 次服。

四诊：耳下肿痛基本减退，体温正常。前晚便蛔虫 1 条，有阵发性腹痛，每痛伴头汗出，四肢发凉，出现荨麻疹，肝可触及，有压痛，脉弦紧。前症基本好转，继发诱起蛔厥证。按照蛔厥证给予椒梅汤随症加味，3 剂，排出蛔虫 10 余条后腹痛消失。

五诊：前症悉退。感困倦，口微干，饮食增进。余热未尽，予竹叶石膏汤 2 剂善后。

[按语] 患者体内热毒壅盛，灼津为痰，痰热互结于耳及颈部，则出现该部位疼痛剧烈、咽痛等症，治宜清热解毒，疏风散邪。故以《东垣试效方》中的普济消毒饮为基础方。因患者有发热汗多、烦渴尿少、舌红苔黄等症，故重剂泻火解毒力强又兼顾轻宣疏散之效的金银花，该药消热毒神效，宜多用，非重剂则毒不易消。

10.61　决明子

刘民元等：重用决明子治疗男性乳房发育症 [1]

周某，男，18 岁，部队战士，于 1969 年 9 月 10 日就诊。主诉双侧乳房增大，活动时疼痛半年。外观似少女乳房，约 8cm×8cm×4cm，乳头可挤出白色乳汁样分泌物，曾在某地区医院诊断为男性乳房发育症，给用雄性激素治疗 2 月余，无明显效果。予以决明子 50g 开水冲泡代茶饮服用半月，肿块全消，随访 2 年无复发。

[按语] 男性乳房发育症，表现为一侧或双侧乳房呈女性样发育、增生、肥大，有轻度的胀痛或压痛，一般不破溃，与中医的"乳疬"相似。刘氏自 1969 年 9 月以来，用决明子冲服治疗男性乳房发育症 12 例，全部治愈。

10.62　鸡血藤

陈素云等：重用鸡血藤治疗痛风 [2]

范某，女，35 岁，1998 年 3 月 25 日初诊。周身筋骨关节肿痛剧烈，双腿酸软无力 3 个月，腰痛，经当地医院查尿酸 620μmol/L。脉弦缓，舌苔白浊。处方：鸡血藤 50g，

1 刘民元，王秀英.单味草决明治男性乳房发育症 [J].新中医，1993（8）：51.

2 陈素云，陈素玉，陈知行.中国百年百名中医临床家丛书：陈景河 [M].北京：中国中医药出版社，2006：151-153.

防风 20g，麻黄 6g，桂枝 10g，伸筋草 50g，何首乌 40g，赤芍 15g，独活 20g，豨莶草 50g，木瓜 20g，牛膝 10g，薏苡仁 50g，千年健 20g，白术 40g，7 剂。

二诊：周身关节肿痛略减，但下肢关节仍疼痛剧烈，腰痛，食欲及二便正常，脉沉弦，舌苔薄白。处方：鸡血藤 50g，防风 20g，威灵仙 40g，白芍 50g，伸筋草 50g，延胡索 20g，丹参 20g，薏苡仁 40g，青风藤 20g，牛膝 15g，桂枝 10g，䗪虫 5g，菟丝子 20g，何首乌 40g，7 剂。

三诊：周身关节肿痛减轻，下肢关节疼痛减轻，可做轻微的跑步运动，食欲及二便正常，脉弦缓，苔薄白。上方加减服用 2 月余，尿酸已恢复正常，双腿下肢关节不疼痛，无其他症状，随访 1 年未再发，病告治愈。

［按语］鸡血藤苦涩性温，苦入心，甘入脾，心主血，脾为气血生化之源，温则能升发，能通行，涩则能固摄收敛。故鸡血藤以补血为主，又能化瘀止血，是补血而不留瘀之品。本方中活血补血、通经活络为主药。

10.63　款冬花

蒋健：大剂量款冬花治疗咳嗽[1]

王某，女，44 岁。2008 年 11 月 18 日就诊。主诉：咳嗽 2 周余。患者近日咳嗽，咽痒而咳，无痰，夜重于昼。舌淡红，苔薄，脉细弦。处方：款冬花 30g。7 剂，水煎服。此后患者因他症前来就诊，诉服上药后咳嗽日减，服至第 5 剂时咳止，7 剂后遂自行停药。至今停药已近 1 月，咳嗽未见反复。

［按语］款冬花辛甘温润，为润肺、化痰、止嗽之良药。凡咳嗽不论外感内伤、寒热虚实皆可施用，肺虚久嗽、肺寒痰多咳嗽尤宜。一般用量为 6～15g，单用可至 30g 或 50g，迄今未见明显不良反应。款冬花煎剂及其乙醇提取物有明显的镇咳、祛痰和平喘作用。

10.64　苦参

张天栋等：重用苦参治疗手足癣[2]

崔某，女，38 岁，于 1980 年 5 月 23 日就诊。自述生手足癣已 6 年之久，时轻时重，久经治疗，均无显效。现症：两手掌与中间三指皮肤燥裂，表层白屑脱落，裂缝处似有脂水，两足掌与手之癣相类，时痒彻心，其脉象沉而有力，舌赤苔薄白。处方予蒲公英 30g，苦参 30g，蝉蜕 10g，蜈蚣 2 条，生地 12g，玄参 12g，牡丹皮 10g，当归 10g，白芍 10g，甘草 5g。3 剂，水煎服，日 1 剂。

二诊（1980 年 5 月 27 日）：脉象略有缓和，症状明显改善，白屑小面积脱落。仍用

1　蒋健. 单味药内服治验举隅 [J]. 江苏中医药，2015，47（8）：51-53.

2　张天栋，李雅芳，薛捍臣. 中国百年百名中医临床家丛书：张子维 [M]. 北京：中国中医药出版社，2011：155-156.

原方加减，继服 5 剂。

三诊（1980 年 6 月 2 日）：患处已不甚痒，手足掌之燥痂基本脱落，皮肤白屑亦无存矣，但边缘仍起微小白色鳞片。仍用原方继服 5 剂。

四诊（1980 年 6 月 18 日）：已不痒不疼，活动自如，鳞片已退，痊愈停药。

[按语] 邪客于皮则腠理开，开则邪入，客于络脉，络脉满则注于经脉，经脉满则入舍于脏腑也。患者血虚风燥、湿热蕴阻肌肤，故长期不愈。方中蒲公英、苦参清热燥湿解毒；蝉蜕、蜈蚣、生地、玄参、牡丹皮、当归、白芍养血活血，祛风止痒；甘草解毒，缓和诸药。

10.65 昆布

舒奇占：重用昆布治疗滴虫性阴道炎 [1]

用法：取昆布 150g，再取青头白萝卜 1 000g，猪泡泡肉（即猪的肚皮肉）250g，花椒 20 粒、食盐少量，加水炖汤。分 2 次服，每天 1 剂，连服 3 剂为 1 个疗程。服药期间忌食辛辣。每晚更换内裤，用开水烫洗。服药期间不宜同居。据舒奇占报道，应用本方治疗滴虫性阴道炎效果甚佳。

10.66 漏芦

单耀辉等：重用漏芦治疗缺乳 [2]

高某，女，27 岁，二胎二产，产后哺乳期，1989 年 4 月 13 日来诊。平素体弱，清瘦，产后乳汁不足，虽改善膳食，亦无效果。刻诊：乳汁清稀，问之乳房无胀痛感，观其面色少华，神疲乏力，舌淡少苔，脉虚细。处方予人参 10g，黄芪 25g，当归 15g，王不留行 50g，穿山甲 10g，漏芦 50g，通草 15g，丹参 15g，川芎 5g，白芷 5g，桃仁 5g，红花 5g，水煎服，3 剂。乳汁分泌基本能满足婴儿需要，减桃仁、红花服 4 剂，症状消失，乳汁供婴儿需要有余而愈。

[按语] 产后缺乳主要分为三大证型：气血虚弱型，肝气瘀滞型，血脉壅滞型。该患者为气血虚弱型缺乳患者，以当归、人参、黄芪补其气血，气血虚弱，脉络失养相对难通，再重用王不留行、漏芦，加大通草用量，以增通络下乳之力，脉络不通，必兼有瘀滞，佐以丹参、川芎、桃仁、红花活血化瘀以助通络，"男子乳头属肝，乳房属肾；女子乳头属肝，乳房属胃"，乳络布乳房之中，此处白芷归阳明胃经，为使引药入胃经达乳络，增强疗效，患者未见肝气郁滞症状，亦不见乳房胀痛，故稍用柴胡、陈皮疏理气机，不用青皮、丝瓜络，诸药配伍，以达到补气养血，通络下乳，兼活血化瘀之效。

---

1 薛建国 . 实用单方大全 [M]. 南京：江苏科学技术出版社，2002：417.

2 单耀辉，孙中忱，张万洪 . 治疗缺乳的体会 [J]. 中国社区医师，1994（12）：27.

10.67　刘寄奴

常占杰：重用刘寄奴治疗各型黄疸[1]

李某，男，67岁，2016年7月初诊。主诉：身目小便色黄1周。患者2个月前出现乏力，纳差，恶心，便溏等症，遂前往当地医院，诊断为"慢性萎缩性胃炎"，给予静脉输液，口服药物（具体不详）治疗，未见明显改善。1周前上症加重，且出现身目小便色黄。患者及家属要求中医治疗。现症见：极度乏力，不欲饮食，皮肤瘙痒，厌油，腹泻，3～4次每日，夜眠差，舌淡红，苔微黄厚腻，有齿痕，脉弦细弱。辅助检查乙肝六项：HBsAg（＋），HBeAg（＋），HBcAb（＋）；HBV（－）；肝功能：ALT 177U/L，AST 188U/L，ALP 184U/L，TBIL 320.7μmol/L，DBIL 263.1μmol/L，IBIL 57.6μmol/L。西医诊断为慢性病毒性肝炎乙型重度。处方予降黄合剂2号加减：茵陈20g，党参15g，茯苓20g，炒白术20g，刘寄奴50g，酒大黄10g，炒麦芽30g，桂枝10g，仙鹤草20g，升麻10g，葛根20g。7剂，水煎，日1剂，分2次温服。

1周后患者诉极度乏力改善，有饥饿感，常索食；皮肤及小便颜色变浅，巩膜仍黄染，泄泻减轻，小便色浅。方证对应，继以上法加减调治。2个月后来诊症见：巩膜黄染变浅，仍困倦乏力，口渴，食后腹胀，舌淡红，苔少，有齿痕，脉弦细。病去大半，余邪残留，气阴不足，故减少刘寄奴、茵陈用量，易党参为太子参，加补气养阴之药方调理数日，黄疸消退，诸症基本消失。复查乙肝六项、肝功能，HBV-DNA：e抗原转阴；ALT、TBIL均略高于正常值上限；病毒阴性。

[按语]患者黄疸，与饮食、情志、时邪疫毒等病因相关，湿、瘀、热相结，由脾胃熏蒸肝胆，胆汁外溢，发为黄疸。脾胃运化有赖于肝胆疏泄功能，肝失调达，故消化道症状明显：乏力，厌油、恶心、不欲饮食；胆汁上逆则口苦；湿性下趋则泄泻；舌淡红，苔厚腻，有齿痕，脉弦细，为土壅木郁、湿浊阻滞之象。四诊合参，辨为脾虚湿阻瘀毒型。治以健脾养肝，排毒散瘀。方选降黄合剂2号：茵陈、郁金清热利胆退黄，四君子健运脾胃，刘寄奴、酒大黄逐瘀通经。此外，患者初诊症见泄泻，治疗中虽用大黄，但药后反而泻止。此一则"通因通用"，泄泻既因湿热内蕴，大黄清热利湿，泻下通腑，正给邪气出路。二则药用酒大黄，首先泻下作用减缓，故达到"已而微利"，非下利不止；同时逐瘀通经作用增强；此外，大黄可利胆退黄。桂枝温阳化气，防苦寒败胃；仙鹤草补虚止泻；升麻、葛根解毒升阳。2个月后，患者显现气阴不足之证，乃大病瘥后，正气未复，故减攻下伤阴药物，清补祛除余邪。生活调护对预后也很重要，嘱患者畅情志、节饮食、勿劳累。将息调养得当，则疾病易愈。

1　杨静，焦俊喆，王轲，等.常占杰教授肝病用药经验总结[J].陕西中医药大学学报，2018，41（2）：15-17，210.

10.68 蝼蛄

朱良春：蝼蛄治疗癃闭[1]

谢某，男，28岁，工人。患者在腰麻下施行阑尾切除术，术后3小时少腹胀痛欲尿，历4小时仍不能排出，呻吟不已，给蝼蛄去头、足、翼，20只煎汤1小碗顿服，1小时后排尿甚畅，腹胀痛随之缓解。

10.69 莱菔子

刘伟志：重用莱菔子治疗老年习惯性便秘[2]

李某，女，59岁。自述患习惯性便秘已10余年，经各种检查未发现有器质性病变。常服润肠通便类药物取一时之效，一直苦无根治之良策。患者身困乏力，食少，腹部微胀，每6~7天大便一次，登厕十几分钟，便矢而坚硬。舌质嫩红而无苔，脉沉细。证属年老体弱，气阴两亏，津液缺乏而致便秘。遂用炒莱菔子50g煎服，每日1剂，分2次空腹服。用药1剂后腹中肠鸣，有数次肛门排气，并有排便感。服用2剂后，便通。食欲增加，腹胀消失。连服20余剂以巩固疗效。随访3年大便一直正常。

［按语］人到老年，精血渐衰，脏腑功能减弱。津液亏乏，大肠失濡，传化无力致发便秘，"津枯便秘"之例。笔者多年采用单味莱菔子50g煎服，每日1剂，治疗老年习惯性便秘获得满意效果。据《本草纲目》记载：炒莱菔子有"下气定喘，治痰消食除胀利大小便"等功用。另外，炒莱菔子含有丰富的油脂，油脂本身就有养阴益气、润肠通便之功能。临床服用最少16剂，最多35剂，平均26剂。单味炒莱菔子治疗老年习惯性便秘确有良效。此外，平日宜避免过食辛辣厚味，或饮酒嗜茶无度，亦不可过食寒凉生冷食品，宜多食富含粗纤维的蔬菜、水果等。经常参加体育锻炼，避免少动久坐。养成定时排便的习惯。戒忧思恼怒，保持心情舒畅也可预防便秘发生。

10.70 鹿仙草

李继昌：大剂量鹿仙草治疗遗精（《李继昌医案》）

王某，男，35岁，京剧演员。患遗精9年，屡服中西药无效，初时尚时发时止，后来竟不分昼夜，无梦自滑，伴有耳聋重听，头晕眼花，腰膝酸软，精神萎靡。余思病程已久，不仅阴精严重亏耗，肾气亦必然衰败，应急以单奇之方补虚固精，忆及先君明昌治疗此病，每以"鹿仙草"一味取奇效，因嘱其每日以鹿仙草60g煎服。方服完5剂，滑精即止。

---

1 朱步先，何绍奇.朱良春用药经验[M].上海：上海中医学院出版社，1989：139.

2 刘伟志.单味炒莱菔子治疗老年习惯性便秘49例[C]//中华中医药学会.中华中医药学会肛肠分会换届会议暨便秘专题研讨会论文专刊.北京：中华中医药学会，2007：1.

10.71　硫黄

张锡纯：大量服用硫黄治疗呕吐案 [1]

一人年十八九，常常呕吐涎沫，甚则吐食。诊其脉象甚迟濡，投以大热之剂毫不觉热，久服亦无效验。俾嚼服生硫黄如黄豆粒大，徐徐加多，以服后移时觉微温为度，后一日，两次服，每服至二钱，始觉温暖，共服生硫黄四斤，病始除根。

［按语］《本草纲目》："硫黄秉纯阳之精，赋大热之性，能补命门真火不足，且其性虽热而疏利大肠，又与燥涩者不同，盖亦救危妙药也。"一身之火，全系命门，脾胃阴寒格拒，化饮生涎，而阳气衰微，当壮阳气，然大热之剂之不效，概阴寒格拒，虚阳难壮，硫黄大热，补根源之火，且疏利大肠，流转气机，可开格拒，壮虚阳，虚阳渐长，阴寒水湿渐除，病方可愈。

10.72　老鹳草

柳崇典：大剂量老鹳草治疗乳腺增生 [2]

杨某，女，41 岁，干部。左侧乳房肿块及疼痛 2 年余。1976 年 9 月发现左侧乳房下肿块约 2cm×3cm，质硬，边界不清，表面不平，于 10 月去北京铁路医院与北医一附院，均疑诊为乳腺癌，10 月 26 日经北医一附院病理检查为良性导管皮细胞，未见癌细胞。至 1978 年 9 月肿块增大至 5cm×6cm，疼痛加重，开始服用老鹳草治疗。每日 30 ~ 60g，当茶冲服或煎服，1 日 2 ~ 3 次。服药至 10 天左右疼痛消失，共服药 30 余天，肿块消失。患者多年的慢性胃炎与口疮亦随之好转，随访已 4 年余。

［按语］老鹳草味苦辛、性平，《纲目拾遗》言其"去风，疏经活血，健筋骨，通络脉。治损伤，痹症，麻木，皮风，浸酒常饮"，《滇南本草》言其可"利小便，泻膀胱积热"。女子生乳癖，常为乳络不通，郁结成块而成，老鹳草味辛可散，苦可燥，可开郁结之邪，且其疏通经络，清热利湿，给邪以出路，故乳癖可治。

10.73　牡蛎

张锡纯：重用牡蛎治疗瘰疬 [3]

曾治一少年，颈侧起一瘰疬，其大如茄，上连耳，下至缺盆，求医治疗。言服药百剂，亦不能保其必愈。而其人家贫佣力，为人耘田，即服之亦不暇。然其人甚强壮，饮食甚多，俾于一日三餐之时，先用饭汤送服煅牡蛎细末七八钱，一月之间消无芥蒂。

1　张锡纯 . 医学衷中参西录 [M].2 版 . 石家庄：河北科学技术出版社，2001：284.

2　柳崇典 . 老鹳草治疗乳腺增生病 58 例的临床观察 [J]. 中医杂志，1983，9：32.

3　张锡纯 . 医学衷中参西录 [M].2 版 . 石家庄：河北科学技术出版社，2001：284.

10.74 蔓荆子

王万祖：蔓荆子治脑鸣症 [1]

李某，女，42 岁，1991 年 5 月 20 日诊。脑部如蝉鸣已 2 年。2 年前因夫妻关系不和，始现脑部声如蝉鸣，时作时止，每遇恼怒则加剧，时间长达 2 小时。前医多从补肾填精论治，服药数剂罔效。反现头目昏瞀，胁肋痞满，纳呆。后邀余诊治。刻见脑部声响如蝉鸣，每日发作数 10 次，胸胁胀满不舒，心烦意乱，太息后脑鸣稍减，小便黄，伴见口苦，咽干，舌红、苔黄，脉弦。处方予蔓荆子 50g，路路通 30g，郁金 15g，栀子、香附各 12g，川牛膝 20g。嘱日服 1 剂，分 3 次，每次服 100ml。服药 3 剂，脑鸣每日发作 2 次，为时 5 分钟，唯仍纳呆。药已对症，遵上方加焦三仙、山药各 20g，继服 3 剂后，诸恙悉除。嘱患者避免情志刺激，遇事乐观。后随访，脑鸣未见复作。

[按语] 蔓荆子一药，教科书归属于辛凉解表类，用以治疗脑鸣者鲜有报道。王万祖根据《别录》介绍蔓荆"去长虫，主头风痛，脑鸣"所言，重用蔓荆子，灵活化裁，故获捷效。诚如《药性歌诀》所说："蔓荆性味苦辛平，能入膀胱肝胃经，消耗头目风热证，又治头痛及脑鸣。"盖蔓荆子体轻力薄，藉之易于上升，故凡肝风及湿热上扰空窍形成之脑鸣症用之无不生效。

李浩儒：运用蔓荆子治疗神经根型颈椎病眩晕 [2]

彭某某，男，50 岁，主诉：眩晕、头痛反复发作 10 年，加重 1 周。1 周前因工作劳累突然头昏、眼花、耳鸣、呕吐、恶心、眩晕不止，X 线片示颈椎退行性改变。经神经科、骨科诊断为颈椎病（神经根型）。舌质淡、苔白滑，脉弦滑。处方予蔓荆子 40g，山茱萸 15g，山药 20g，黄芪 15g，白术 15g，南沙参 15g，白豆蔻 5g，甘草 6g。浓煎成300ml，频频服之。服药 1 剂后眩晕明显好转，再服 2 剂而愈。以后每因劳作后服上方1 剂预防本病，随访 6 年未发。

[按语] 蔓荆子性味辛苦、微寒。治疗头痛眩晕有很好疗效。已故名老中医李浩儒对蔓荆子治疗头痛、眩晕有独到之处。认为蔓荆子，蔓走经，荆主风，子下沉。故有专门走经祛风镇痛的作用。他治疗头痛、眩晕分虚实两类。如属实证者，用蔓荆子 50g，白芷10g，川芎 3g，荆芥 10g，黄芩 15g。如属虚证者，用蔓荆子 40g，防风 5g，黄芪 25g，苍术 10g，山茱萸 15g，山药 20g，白豆蔻 3g。方中蔓荆子需打碎或研碎，生用或微火炒均可用之。

10.75 芒硝

邓晶明：大量芒硝治疗癫狂 [3]

张某，男，25 岁，1990 年 7 月 24 日就诊。因离婚 3 个月来精神抑郁，表情淡漠，常

1 王万祖．蔓荆子治脑鸣症 [J]．新中医，1997（5）：50.

2 李观荣．蔓荆子治神经根型颈椎病眩晕 [J]．中医杂志，2000（12）：712.

3 邓晶明．芒硝萝卜汤治疗癫狂 [J]．浙江中医杂志，1995（8）：336.

喃喃独语，语无伦次，哭笑无常，离家出走，有幻觉、妄想，不避亲疏，不食不眠，拒绝服药。舌红，苔黄腻，脉弦滑数。以芒硝120g，白萝卜300g，作汤，患者不知是药，服下后时许，大便解下甚多，先为硬结如羊屎黑便，后为痰涎样稀便，便后1小时入睡。改芒硝60g，白萝卜300g，每日1剂，治疗半月，转如常人，随访未复发。

[按语]《别录》："主五脏积聚，久热胃闭，除邪气，破留血，腹中痰实结搏，通经脉，利大小便及月水，破五淋，推陈致新。"

10.76　猫爪草

宋琴：重用猫爪草治疗结核 [1]

陈某某，女，45岁。1968年8月诊。一年前左侧腰痛、尿频、尿急，镜检小便见红细胞。西医按尿路感染治疗，尚能勉强工作。一次强劳动后，腰痛加重，尿频，小便如洗肉水。逆行肾盂造影，尿浓缩查抗酸杆菌，确诊为左肾结核。曾用链霉素、异烟肼治疗二月余，效不明显，同时出现恶心、呕吐。处方予猫爪草50g，小蓟、白茅根各30g，淡竹叶、生地、藕节、滑石各15g，栀子10g，蒲黄、甘草各6g。水煎取汁1 500ml，2日分6次服。

5剂后，尿血逐渐减少，腰痛大减。继用猫爪草50g，知母、黄柏、女贞、旱莲各15g。水煎服，2日1剂。10剂后，诸症悉去，小便镜检正常。为巩固疗效，拟方猫爪草50g，知母、黄柏、夏枯草各10g。水煎浓缩成1 000ml，日服3次，每次30ml。服药三个月恢复如常人。观察一年，定期查小便未见抗酸杆菌。二年后复查肾功能正常，逆行肾盂造影，双肾未见异常。随访十五年，未复发。

[按语]患者尿有血色，兼有尿频、尿急，责之下焦有热，伤及血络而出血，故处方以小蓟饮子清热泻火，凉血止血，再加上大剂量猫爪草进行抗结核治疗，病症相对，疗效显著。

10.77　牛膝

刘同珍等：大剂量牛膝治疗高血压 [2]

李某，男，45岁，干部。2000年1月20日初诊。自述头晕目眩，不敢睁眼，阵阵欲倒，面色红润光泽，白睛充血，如醉酒状，头昏涨痛，烦躁易怒，耳鸣口苦，舌红苔黄，脉弦。测血压180/120mmHg。家属诉患高血压10余年，常年服西药降压药，近半月血压常在160～190/100～125mmHg之间，每于急骤升高时加服硝苯地平5～10mg，初服效捷，近3日少显灵验，故来中医就诊。辨证为肝阳暴亢，上扰清窍，急取川牛膝50g，牡丹皮30g，水煎顿服。药后入寐，服药4小时后测血压1次，为150/95mmHg，患者自觉

1　宋琴.猫爪草为主治结核[J].四川中医，1992（8）：32.

2　刘同珍，刘昭坤.川牛膝配牡丹皮治疗高血压[J].中医杂志，2004，45（5）：331.

诸症轻减，次日续服 1 剂，药后 4 小时血压 140/90mmHg，后以镇肝熄风汤及六味地黄汤变通善后，继服 30 余剂。随访 2 年，血压未超过 160/100mmHg。亦未出现上述诸症，仍坚持常服西药降压。

［按语］该法对一般高血压患者（以收缩压在 150mmHg 左右者）降压作用并不明显，而对急骤增高者收效尤捷，川牛膝可用至 60g。

10.78　女贞子

朱士伏：重用女贞子治疗慢性胃炎 [1]

陈某，男，39 岁，1992 年 4 月 4 日诊。患慢性萎缩性胃炎 9 年，在某医院做 3 次胃镜，病理均示胃窦黏膜糜烂、萎缩、肠化。诊为重度慢性萎缩性胃炎（活动期）。自觉头晕目眩，口干舌燥，胃脘灼痛，下肢酸困，面黄神疲，嘈杂嗳气，纳少泛恶、饱胀，尿频便干，苔少舌淡，脉细弱。处方：女贞子 50g，枸杞子 10g，丹参、黄芪、党参、薏苡仁、菝葜各 30g。24 剂后头目清爽，纳增，胃脘灼痛、嘈杂、腹胀有减。守方继服 69 剂后胃镜复查，示轻度浅表萎缩性胃炎，再以原方作丸缓服 1 年。诸症消失，观察 2 年，体健形丰，未见不适。

吕仕钧：重用女贞子治疗口腔溃疡 [2]

刘某，女，76 岁，1995 年 7 月 26 日初诊。患者口腔溃疡反复发作 3 年，复发 5 天，查见口腔上腭部 0.3cm×1.2cm 大溃疡面一个，伴咽干口燥、口苦，大便 4 天未解，头昏，舌质嫩红而干、苔薄黄，脉细。处方予女贞子 40g，麦冬、旱莲草各 15g，枳实、车前仁、川朴各 10g，玄参、槟榔各 30g，夏枯草、茵陈各 20g，白芷 2g。3 剂后诉已解出秽臭稀便量多，口苦口干好转，仅进食时稍感疼痛。服药 4 剂后诉近几日大便日解 1 次，查溃疡已全部消失，诸症亦瘥。后去枳实、白芷，又服 10 剂巩固。随访 2 年未复发。

［按语］口腔溃疡多为复发性，有寒热之分，临床上虚火居多。《本草正》言本品养阴气，平阴火，解烦热除骨蒸。故以女贞子养肝清阴火为主；玄参、麦冬滋阴润肠；旱莲草、茵陈、夏枯草清泄肝热；枳实、厚朴、槟榔理气散结通腑；白芷祛腐排脓；导热从小便而出，其病乃愈。

吕仕钧：重用女贞子治疗疖肿 [3]

周某，女，57 岁，1995 年 8 月 12 日初诊。患多发性疖肿已 6 年，每于夏秋之际而发，用先锋霉素等治疗效果均不佳。此次已复发 1 个月余，伴头昏头痛，头昏以两太阳穴处为主，纳食好，大便干结，舌干红，苔薄黄，脉关滑，尺脉细弦。处方予女贞子 40g，夏枯草 20g，茵陈 30g，柏子仁、槟榔、代赭石、连翘、白鲜皮、地肤子各 15g，玄参 30g，生地黄、皂角刺、车前草各 10g。4 剂，水煎服。诉服本方第 1 剂当晚即解出大量秽臭大便，

---

1 朱士伏.以女贞子为主治疗慢性萎缩性胃炎 [J].吉林中医药，2003，23（12）：44.

2 吕仕钧.女贞子的临床应用 [J].陕西中医，1998，19（8）：376.

3 吕仕钧.女贞子的临床应用 [J].陕西中医，1998，19（8）：376.

头痛头昏症状明显好转，近几日每天大便解 1 次，头部疖肿逐渐消散。嘱每日煎服女贞子 30g，茵陈 15g，连服 10 天以巩固。至今 2 年未再发。

[按语] 多发性疖肿有虚实之分，然其反复发作多以虚火为主，治疗上重治其本，兼顾其标。故以女贞子养肝清阴火为主药，玄参、柏子仁、生地黄助女贞子养肝滋阴，白鲜皮、地肤子、连翘、夏枯草、茵陈助清泄火热，槟榔、皂角刺、代赭石以理气疏通蕴热，车前草泻火从小便而出。全方标本同治，相得益彰，故不易复发。

10.79 蒲公英

蒲昭和：蒲公英汤治疗慢性前列腺炎 [1]

曾某，男，62 岁，患慢性前列腺炎 6 年，病情时轻时重，近期症状表现为尿频、尿急、尿痛、尿道灼热感、余沥不尽，会阴、腰骶及睾丸疼痛，且伴有性功能障碍、失眠、多梦；经前列腺触诊和前列腺液检查，确诊为慢性前列腺炎。处方予蒲公英 45g，萆薢 15g，丹参 25g，甘草 6g。加水 800ml 煎煮，浓缩药液 300ml 左右，分 2 次服完，早晚各 1 次，连续服 4 周为 1 个疗程。1 个疗程后，曾某尿急、尿频、尿痛消失，前列腺触诊压痛明显减轻，原有其他症状得到明显改善或消失。

[按语] 中医认为，慢性前列腺炎主要与湿热、瘀阻密切相关，随着病程增加或变化，湿热和瘀阻会互相转化，互为因果。其以清热利湿、化瘀通络为基本治疗原则。方中蒲公英味苦，性寒，功能清热解毒、利湿通淋，具有广谱抗菌作用，临床上常用于治疗多种病原微生物感染性疾病，为全方主药；萆薢味苦，性平，善于利湿、分清化浊，主治腰膝疼痛、小便不利、淋浊等，且有抗菌、扩张末梢血管等功效；丹参为活血化瘀要药，具有扩血管、改善微循环、镇痛、抑菌、抗炎等作用；甘草能调和诸药，且有清热消炎之效。诸药合用，共奏清热解毒、利湿祛浊、活血化瘀之功。本方对缓解慢性前列腺炎症状具有较好效果。蒲公英还可用以治疗顽固性尿路感染，顽固性尿路感染的特点是：多年经常出现尿频、尿急、尿痛等症，时愈时发。尿常规可查出白细胞呈阳性，但要排除有泌尿系肿瘤、结核等病变。治法：鲜蒲公英 250g（或干品 30～60g），水煎服，每日 1 剂，分 3 次服，连用 3～7 天。鲜品较干品效果更佳，一般服药后 5 天内症状消失，也不易复发。

10.80 瞿麦

李春棠：以瞿麦为主治疗囊肿性疾病 [2]

罗某，男，52 岁，1990 年 7 月 23 日初诊。主诉上腹部胀满疼痛半年余，目黄 20 天。伴恶心，厌食油腻，口渴不欲饮，小便黄赤，大便不爽。体检：双侧巩膜黄染，于左上腹部可触及一肿物，表面光滑。舌质红，苔黄微腻，脉弦数。B 超示：胰腺囊肿，

1　蒲昭和. 蒲公英汤治疗慢性前列腺炎 [N]. 上海中医药报，2018-11-23（004）. 蒲昭和. 蒲公英治顽固性尿路感染效果佳 [J]. 农村百事通，2018（11）：47.

2　成秀梅. 李春棠以瞿麦为主治疗囊肿性疾病的经验 [J]. 中医杂志，1999（8）：505.

4.5cm×3.2cm 大小。处方：瞿麦 50g，厚朴 10g，香附 25g，郁金 22g，金钱草 20g，玄明粉 3g，延胡索 10g，牡丹皮 10g，甘草 3g。水煎服，每日 1 剂。服 20 剂后，上腹疼痛及黄疸症状减轻。原方加苍术、黄柏各 15g，服 40 剂后黄疸消退，B 超复查囊肿 2.0cm×1.1cm。由于患者长期吃中药不便，故改为单味瞿麦煎汁代茶饮服用。3 个月后 B 超复查囊肿消失。

[按语] 李老治胰腺囊肿，除大量应用瞿麦外，还善于配伍厚朴、枳实、香附、郁金、玄明粉等药，以加强理气散结功效。

李某，男，50 岁，1991 年 8 月 3 日初诊。主诉腰痛反复发作，间断血尿 2 年余，加重伴双下肢水肿 10 天。纳食欠佳，小便不利，神疲体倦，面色㿠白。2 年前 B 超示：多囊肾、肾积水。舌质淡、苔白滑，脉沉。处方予瞿麦 60g，白茅根 30g，茯苓 10g，牡丹皮 10g，丹参 20g，当归 10g，白芍 10g，附子 5g，黄芪 50g，桂枝 10g，泽泻 20g，甘草 3g。水煎服，每日 1 剂。服用 15 剂，血尿控制，其他症状减轻。上方去白茅根、牡丹皮，加淫羊藿 15g，继服半年，水肿消失，B 超复查示肾体积较前缩小，积水减少。以后改为瞿麦煎汁代茶饮长期服用，随访至 1998 年初病情未继续发展。

[按语] 李老治疗肾囊肿性疾病在重用瞿麦的同时，配伍温阳利水益气之品，如附子、桂枝、黄芪、茯苓、白茅根等。还酌情加入牡丹皮、丹参、当归、芍药等凉血活血药物。

10.81 全蝎

张锡纯：二两全蝎治中风案 [1]

邻庄张马村一壮年，中风半身麻木。后得一方。用药房中蝎子二两，盐炒轧细，调红糖水中顿服之，其半身即出汗，麻木遂愈。然未免药力太过，非壮实之人不可重用。

[按语] 张寿颐论述蝎乃毒虫，味辛。其能治风者，盖亦以善于走窜之故，则风淫可祛，而湿痹可利。若内动之风，宜静不宜动，似非此大毒之虫所可妄试。然古人恒用以治大人风涎、小儿惊痫者，良以内风暴动及幼科风痫，皆挟痰浊上升，必降气开痰，始可暂平其焰。观古方多用蝎尾，盖以此虫之力，全在于尾，性情下行，且药肆中此物皆以盐渍，则盐亦润下，正与气血上菀之病情针锋相对。

10.82 青蒿

田逸之：大剂量青蒿治疗肺结核发热案 [2]

田某，女，19 岁。1974 年 8 月 3 日初诊。患血行播散型肺结核，住某医院治疗 3 个月，结核病灶得到控制，但发热由稽留热转为间歇热，每于中午先寒战，继而高热，持续 3～4 个小时，大汗出而热退。多次血检未见疟原虫，西医治疗无效，而延余诊治。现见，

---

1 张锡纯 . 医学衷中参西录 [M].2 版 . 石家庄：河北科学技术出版社，2001：321.

2 吴章穆 . 百家名医临证经验谈 [M]. 杭州：浙江科学技术出版社，2006：473-474.

寒热如疟，日一发，面色青黑，唇紫舌暗，舌苔薄白，脉弦紧而数。处方予青蒿 50g，黄芩、柴胡、赤芍、枳壳、川芎、桃仁、红花各 10g，当归 12g，鳖甲 30g，甘草 6g。服用 3 剂后，诸症大减，9 剂后体温恢复正常。继用抗结核药治疗，热未再发。

[按语] 田氏治疗湿温、暑温、四时感冒等症，邪热久羁不解者，每以青蒿为主药治之。其用量少则 20g，多则 60g，恒多效验。青蒿集宣气、化湿、透邪、清热于一身。柴、葛、羌、防等入三阳经，其性刚，行亦速，速则不能走络，所以偏于散三阳经之表邪。青蒿，气香，香则散，其行则缓，缓散则能行入络，可达三阴经，能兼透三阴、三阳经及络道之邪。顽固性发热，多因邪气久羁，络道壅遏所致，故用青蒿治疗，实为对症良药。

10.83　茜草

张丽君等：重用茜草促发排卵[1]

患者，女，32 岁。月经初潮 15 岁，周期一贯推迟，40 天至 3 个月 1 行，量可，色淡，痛经（－）。结婚后，因不孕求治于西医，经克罗米芬促发排卵等治疗后，内分泌检查仍提示为多囊卵巢综合征。2009 年 4 月开始服用炔雌醇环丙孕酮片已 3 个周期，服药期间月经正常，但量少，色红，3 天即净。处方予丹皮、栀子、柴胡、当归、丹参、赤芍、白芍、香附、郁金、鸡血藤、益母草、女贞、墨旱莲、黄芪、太子参、枸杞。服药 40 余天，仍无月经来潮，基础体温仍低温相，病人甚焦虑。于是嘱其在服用中药膏剂的同时，加用 50g 茜草，黄酒与水各半煎服，每日 1 剂，2 次分服，连续 7 天。经上述治疗后，患者基础体温上升，高温相持续 12 天后月经来潮，经色经量正常，5 天干净。

[按语]《本草纲目》载：茜根，气温行滞，味酸入肝而咸走血，专于行血活血。俗方用治女子经水不通，以一两煎酒服之，一日即通，甚效。现代著名医家朱良春，亦云"茜草行血，其效最著者为妇女血滞经闭，单用此味 30g，黄酒与水各半煎服，每日 1 剂，2 次分服，一般数剂即可收通经之效"。

10.84　肉苁蓉

顾松园：大剂量肉苁蓉治疗老年便秘（《顾松园医镜》）

一老人大便燥结，胸中作闷，仲淳曰：此血液枯槁之候。用肉苁蓉三两，煎汤顿饮，大便通，胸中快然。

李仁生等：大剂量肉苁蓉治疗更年期综合征[2]

高某，女，49 岁，2000 年 3 月 6 日初诊。患更年期综合征 5 年，病情逐年加重。症见：头昏涨痛，甚则眩晕耳鸣，潮热汗出，日夜阵发 10 余次，未发时畏风身凉，心烦躁扰，失眠多梦，月经周期紊乱，经量少，神疲形瘦，腰酸肢软，纳呆，大便结，小便黄

1　张丽君，李琳．重用茜草促发排卵 [J]．北京中医药，2011，30（10）：793．

2　李仁生，周敬蓉．肉苁蓉治疗更年期综合征 [J]．中医杂志，2003，44（2）：93．

少，咽干口渴不欲饮，舌红少苔欠润，脉弦细数。处方予肉苁蓉60g，熟地黄20g，山茱萸20g，天冬20g，白芍20g，酸枣仁15g，制何首乌10g，山药20g，炙甘草10g，石决明30g，龙骨30g，每日1剂。服6剂后诸症大减，畏风肢凉症除，但仍感神疲乏力。续用上方去石决明、龙骨，肉苁蓉减为30g，加人参15g。守方治疗2个月后，体质增强，诸症消失。近2年中如情绪不好或遇炎热、闷热天时，潮热头昏痛偶发，但症轻微，用上述方加减调治，数剂即愈。

[按语]更年期综合征以肝肾精血亏虚证多见，日久病深者，阴损累及阳气化生不足，可致机体阴阳二气低水平的不平衡，脏腑气血不相协调，单纯滋补阴精收效欠佳。张景岳谓："善补阴者必于阳中求阴，则阴得阳生，泉源不竭。"选用温性平和的肉苁蓉于滋补阴精之剂中使阳生阴充，阴阳平衡，脏腑之气自和。肉苁蓉，甘、咸、温，补肾助阳、润肠通便，具有阴阳相济之功效。《本草汇言》说："养命门，滋肾气，补精血，此乃平补之剂，温而不热，补而不峻，暖而不燥，滑而不泄，故有从容之名。"

杨德明：大剂量肉苁蓉治疗妇人癥瘕[1]

王某，女，25岁，已婚，1998年5月4日初诊。半年前发觉左下腹有块物，不痛不胀，月经周期无异常，经量中等，每次持续4天，唯经色暗黑有块，经前腰酸痛。右侧附件（−），左侧触及囊样组织约8cm×12cm×10cm大小，无压痛。B超示：左侧卵巢囊肿。舌淡，苔白，脉弦数。拟攻补兼施之法。药用：当归10g，赤芍12g，桂枝10g，茯苓10g，桃仁10g，牡丹皮10g，黄芪25g，萹蓄10g，干姜8g，水煎服。连用20天，附件检查依旧，上方加肉苁蓉50g，服药20天后，自扪癥块日渐缩小，上方再服60剂，内诊检查子宫附件：两侧阴性，左侧囊性组织未触及；B超检查，未见异常。

[按语]癥瘕，其病有形，在血分者为多。肉苁蓉治疗癥瘕在《神农本草经》中载"除茎中寒热……妇人癥瘕"，现今少有报道，但民间常用之。肉苁蓉为补精血之要药，血盛则行，行则消癥瘕；又入血分，咸能软坚，其性滑利，亦可消癥瘕，况本品又善温养阳气，气壮则血流畅，气血流利则痞塞通，癥瘕消。

10.85 升麻

李春贵：大剂量升麻解毒[2]

温某，女，22岁，学生。主诉1年前因发热、咳嗽在某院诊断为肺结核，用卡那霉素、链霉素、对氨基水杨酸钠等治疗1个月余，出现耳堵、耳聋、恶心、嘴唇发麻、视物模糊等症状，终止抗结核治疗，但停药后症状未好转。半年前诊断为前庭功能丧失、链霉素中毒性耳聋。经用西药治疗1个月，耳聋未见改善，中医以补肾之剂配合针灸治疗近3个月，亦未见明显进步。细察其证，除两耳失聪外，并时见轻微的头晕耳鸣，舌苔薄白，

1 杨德明 . 肉苁蓉善治妇人癥瘕 [J]. 中医杂志, 2003, 44（2）: 93.
2 李春贵 . 重用升麻解药毒 [J]. 中医杂志, 2006, 47（3）: 177.

脉弦缓。综合脉证分析，肝虽开窍于耳，心亦开窍于耳，突然耳聋，心气闭塞也，脉弦缓者，肝虚也，治宜补肝之精，益心之阴，开心之窍。处方：升麻35g，鳖甲30g，龙骨30g，远志15g，菖蒲20g。服药4剂后，两耳已有听觉，且头晕症状减轻，耳鸣有所好转，效不更方，加减进退20余剂，听力恢复。后嘱其用散剂，每服5g以善后。

[按语]《神农本草经》言升麻"主解百毒"，指出该药能解多种毒，使毒随木升而畅发，即为解毒也。升麻为疏散风热药，发汗力较弱，故在小剂量应用时，无伤阴耗液之弊，大剂量应用，应注意阴虚火旺及喘满气逆者慎用。临床治疗由于药物引起的中毒患者，在辨证论治的同时，升麻用量为30～40g，效果颇佳。

朱树宽：大剂量升麻治疗乙肝[1]

张某，男，38岁，2000年3月10日初诊。患者为乙肝病毒携带者，已10年。近1个月来，由于工作劳累，心情郁闷，出现周身疲倦乏力，腹胀，纳差，厌油，巩膜轻度黄染，肝功能检查：ALT 1 024U／L，AST 860U／L，TBIL 25μmol／L，DBIL 10μmol／L。乙型肝炎病毒标志物：HBsAg（＋）、HBeAg（＋）、抗HBc（＋），抗HBcIgM（＋）。诊为急性乙型肝炎。经住院给予降酶、保肝等治疗20余天，病情未见好转，故邀请中医诊治。诊见患者面色晦暗，巩膜黄染，食欲不振，呕恶腹胀，小便发黄，大便不爽，体温38℃，舌质暗红苔腻微黄，脉沉滑有力，诊为湿热疫毒，瘀阻气分，予升麻化瘀消毒饮：升麻、滑石、丹参、白花蛇舌草各30g，茵陈15g，郁金、栀子、大黄各10g，水煎服。服药5剂，热退纳增，腹胀均减，自我感觉良好。上方升麻加至45g，并配服化浊保肝散（冬虫夏草、升麻、黑豆、猪胆汁等），继服5剂，诸症均减。效不更方，继服30余剂，诸症消失。复查上述指标，包括HBV-DNA均在正常范围内。

10.86　石菖蒲

王晞星：重用石菖蒲治疗脑肿瘤[2]

患者，女，60岁。2013年1月初诊。2012年12月5日于某医院检查，CT示：第三脑室后中线区可见囊实性肿块，约3cm×4cm大小，室管膜瘤可能，未经任何治疗。就诊时头闷不适，偶意识不清，手抖，舌淡红、苔黄，脉沉。处方予生黄芪30g，太子参30g，蔓荆子30g，川芎30g，白芍30g，黄柏10g，石菖蒲15g，远志15g，胆南星30g，蜈蚣6g，地龙20g，鹿角霜10g，山萸肉15g，五味子10g，白花蛇舌草30g，甘草6g。30剂。

二诊：头闷不清好转，口苦，大便数日1行，寐差，舌红、瘀斑、苔黄厚，脉弦滑。治以清热化痰、软坚散结为主，黄连温胆汤加减：黄连6g，竹茹10g，枳实10g，半夏10g，陈皮10g，茯苓15g，僵蚕10g，天麻10g，石菖蒲30g，远志15g，蜈蚣6g，地龙

1 朱树宽.升麻善治乙型肝炎[J].中医杂志，2006，47（4）：255.
2 郝淑兰，李宜放，么新英.王晞星辨治脑肿瘤临证经验[J].中国民间疗法，2015，23（9）：8-10.

20g，山慈菇 15g，莪术 30g，三棱 10g，夏枯草 30g，胆南星 30g，甘草 6g。30 剂。

三诊：头闷好转，口中和，大便畅，舌质偏暗。以化痰活血为主，上方加桃仁 10g，红花 10g，川芎 15g。再进 30 剂。

四诊：头晕如踩棉花，舌淡红、苔薄黄。病情有所反复，益气升阳为主，遵初诊时处方 30 剂。

五诊：6 月 23 日复查 CT，示脑室囊实性肿物，大小约 2.5cm×1.8cm，与之前相比，肿物内囊性区变小，肿物体积减小。刻下症：寐差、头晕、心烦、耳聋、舌红苔黄。一派痰热之象，故治宜清降痰火，小柴胡汤合温胆汤为主：柴胡 10g，半夏 10g，黄芩 10g，竹茹 10g，枳实 10g，陈皮 10g，茯苓 15g，石菖蒲 30g，远志 15g，胆南星 30g，天竺黄 10g，水蛭 6g，地龙 30g，僵蚕 10g，山慈菇 20g，龙骨、牡蛎各 30g，甘草 6g。30 剂。

六诊：8 月 4 日来诊，仅诉偶有头晕，余无明显不适，舌淡红，苔薄黄。以益气化痰为主：生黄芪 30g，党参 15g，蔓荆子 30g，川芎 30g，白芍 30g，石菖蒲 30g，黄柏 10g，远志 10g，半夏 10g，陈皮 10g，茯苓 15g，山慈菇 30g，莪术 30g，三棱 10g。30 剂，继续巩固治疗。

瘤体明显缩小，已带瘤生存 8 月余，生活质量良好。

［按语］脑肿瘤的发生责之肝、脾、肾三脏功能不足，痰瘀互结，阻滞清窍。治疗应在辨证基础上，应用化痰活血药物。本例脑肿瘤未行手术切除，瘤体体积较大。在治疗过程中，并未一味祛邪抗癌，而是遵循中医对本病的认识及治疗原则，辨证辨病相结合，先后选用益气聪明汤、温胆汤、小柴胡汤等方剂，酌取地黄饮子、通窍活血汤之意，并始终加入化痰、活血之品，如天竺黄、胆南星、蜈蚣、地龙、山慈菇、郁金、石菖蒲、远志、僵蚕等。

10.87 生地黄

王长凯：重用鲜生地治疗紫癜性肾炎[1]

董某，女，16 岁。因发热 1 周，尿少 2 天，并见肉眼血尿、双下肢紫癜于 1988 年 4 月 11 日入院。患者头晕，咽干，烦热，口渴，月经量少。四肢对称性稀疏斑点，鲜红色，舌红少苔，脉细数。化验血常规、血小板计数、出凝血时间均正常，毛细血管脆性实验阳性，尿蛋白（++），红细胞满视野；尿素氮 58mg/dl；双肾完全梗阻性肾图。西医诊断为紫癜性肾炎。处方予鲜生地 120g，鲜大小蓟各 60g，鲜侧柏叶 40g，丹皮 15g，赤芍 15g，玄参 20g，知母 15g，黄柏 10g，地骨皮 15g，白茅根 30g，藕节 15g。每日 2 剂，水煎频服。服上方 46 剂，紫癜消退，尿蛋白（+），红细胞（++），患者腰酸，盗汗明显，舌红少苔，脉细。原方中鲜生地减为 50g，鲜大小蓟各为 30g，更加旱莲草 15g，女贞子 12g，山药 10g，泽泻 10g，继服 40 余剂，住院 70 天痊愈。

---

1 王长凯. 紫癜性肾炎治验 2 例 [J]. 河北中医，1991，13（2）：17.

[按语] 患者病初起由外感引发，见烦热、口渴等热症；起病突然，又因邪热耗气伤津，阴虚火旺，则咽干、舌红少苔、脉细数；热入营血，血随火动，渗于脉外，见血尿、紫癜。应祛邪治标，同时养阴清热，凉血止血。血乃真阴之化醇，阴能固则血不漏，故以重剂鲜生地泄其邪实，专填阴精，佐以玄参、知母助其滋阴以清热，大小蓟、丹皮等药入血分，凉血止血，诸药合用，标本同治。

10.88　桑叶

冯松杰：重用桑叶治疗汗证 [1]

韩某，女，23 岁，患者诉近 3 个月来情绪急躁易怒，时有胃痛，情绪激动时疼痛明显，口渴，日间出汗量多，夜间无盗汗，但头皮瘙痒，掉发，晨起可见枕边有大量落发。纳可，睡眠质量欠佳，夜间不易入睡，醒后不觉解乏。小便正常，大便干结难解，排便不规律，1～7 日 1 行。月经先后不定期。诊见，患者面色略白，舌质红，舌面略干，苔薄白，脉细微弦。辅助检查血、尿常规均阴性。详细询问患者病史，胃痛与饮食无关，疼痛部位为胃脘连及两侧胁肋，疼痛性质为胀痛，发病与情绪关系密切。经期感冒刚愈。处方予柴胡 10g，白芍 15g，当归 10g，玄参 15g，熟地黄 15g，制大黄 10g，麦冬 15g，丹参 15g，牡丹皮 15g，金银花 15g，川芎 5g，防风 10g，桑叶 45g。14 剂，水煎服，每日 1 剂，早晚温服。并嘱其调畅情志，减轻压力，辅以适量运动。

2 周后复诊，患者自觉胁痛症状明显减轻，排便通畅，睡眠较前略有改善，但汗证改善不显。原方去大黄，桑叶加量至 90g，再服 21 剂后，患者自觉睡眠质量好，无异常出汗，胁痛不作，无落发，月经周期正常，诸不适症状悉除。再半月后复诊，未复发。

[按语] 桑叶用于此方，其一可疏肝，其二可凉血养阴，其三润燥生津止渴，其四患者近来外感，可轻宣肺气，又可引药入腠理固表，其五止汗生发。冯师桑叶一味五用，用药精妙。患者前两周汗证改善不显，重用桑叶后汗证明显改善。冯师认为桑叶止汗用量宜大，每剂 30g 起用，视病情轻重加减，往往需加量至 60～90g 时见效显著，最多达 120g，一般低于 30g 止汗效果欠佳。桑叶虽性味偏于寒凉，但偏性较弱，非大寒苦降之品，故用量偏大尚不致于败胃伤阳。

10.89　桑白皮

王忠明：大剂量桑白皮治疗鼻衄 [2]

张某，男，12 岁。1985 年 6 月 28 日诊。患者经常鼻衄 1 年余。2 周前，因感冒后，鼻流黄浊涕，擤之不当则鼻衄，继则双侧鼻腔间断流血，每天 2～3 次。经西医检查诊断为："双侧鼻黏膜糜烂充血"。经用维生素 K 及抗生素治疗无效。诊时见左侧鼻腔流出少

1 蒋志达，冯松杰．冯松杰应用桑叶治疗汗证经验 [J]．河南中医，2013，33（2）：185-187.
2 王忠明．桑白皮治鼻衄 [J]．四川中医，1991（10）：48.

量血液，鼻塞不通，口干不渴，舌质红赤，舌苔薄黄，脉数。予以桑白皮 240g，每天 80g，加水煎煮 2 次（每次煎煮 20min 左右），取二次煎汁 500～800ml 混匀，装入保温瓶内，1 天服完。药后血止鼻通，至今未复发。

［按语］鼻为肺窍，肺有蕴热，邪热上行，灼伤血络发为鼻衄。《外科大成》曰："鼻衄者，鼻中出血也，由肺经血热妄行。"桑白皮味甘，性寒，具有"泻肺，降气……散血"之功（《本草纲目》）。热除气降则火息，火息则血宁，故能止鼻衄如神，更具有血止而无留瘀之弊，而且药源丰富，经济方便，老幼皆易接受，值得推广。

10.90 桑螵蛸

吴永勋：大剂量桑螵蛸治疗肾结石、膏淋 [1]

肾结石：1972 年冬，本乡某村有一李姓中年男子患双侧肾结石。经拍照后证实左肾有结石 11 枚，右肾有 8 枚，如绿豆大小，两家医院均以双侧结石手术有困难为由不予治疗。乃问治于余，余想螳螂子可治小便混浊，或许对于肾结石亦可治疗。遂告以服食螳螂子之法，仅服食 2 次，服螳螂子 60 枚，病即痊愈。据患者自述，服药后曾发现小便器内有细砂状沉淀物，并未见块状结石。可见其化结石之力甚佳，该患者 10 余年来一直情况良好，于 1984 年春因患其他病而死亡。

［按语］《神农本草经》言桑螵蛸可治腰痛，通五淋，利小便水道。肾结石之病，可见腰痛，砂石阻塞水道，与《本经》描述相符，吴永勋尝试以大剂量桑螵蛸治疗肾结石，取效甚佳，可见桑螵蛸化石通淋之效。

膏淋：1968 年秋，余曾一度患小便浑浊，类似米泔水，臊臭特别严重，因无其他不适之感，故未服药治疗。持续 2 个月有余，时序已入寒冬，症状仍无改善。余素冬季小便频数，影响夜间安眠。予螳螂子 30 多枚焙熟后 1 次嚼服，所谓嚼服，即将螳螂子嚼细吮吸净其中卵黄咽下，后将鞘壳残渣吐弃。服后 1 夜之间并未感到尿频减少，而天明之后却出现一个奇迹，即见到盆内之尿液清澈如水，臊臭之气全无。至今将达 19 年之久，未再出现尿混、尿臊现象。足证《本经》所载通淋利小便之说诚然信不可诬。

［按语］桑螵蛸味甘、咸，性平，归肝肾经，功可固精缩尿，补肾固阳，常用于治疗遗精滑精，遗尿尿频，小便白浊。《本经逢原》："桑螵蛸……功专收涩，故男子虚损，肾虚阳痿，梦中失精，遗溺白浊方多用之。"《本经》又言通五淋，利小便水道，可治疗淋证。

10.91 蛇床子

刘炳乾：大剂量蛇床子治疗脉管炎 [2]

郝某，男，61 岁，1996 年 4 月 8 日初诊。患脉管炎已 8 年。右下肢麻木，冷痛，前

1 吴永勋. 桑螵蛸"通五淋""利小便水道之我见"[J]. 中医杂志，1988（3）：70-71.

2 刘炳乾. 蛇床子治疗脉管炎、心律失常 [J]. 中医杂志，2000，41（8）：456-457.

下肢漫肿无边，皮肤呈灰黑色，有多处溃烂，如败絮状，不断有大量清稀物渗出。内外兼治多年，无明显效果。患者形体消瘦，面色萎黄，舌淡、苔白腻，脉沉缓。处方予鹿茸、黄芪、当归、川芎、地龙、鸡血藤、牛膝（剂量不明）、蛇床子40g。用药1周罔效。联想临床治疗渗出性皮肤病加用蛇床子，每能收到预期效果，随方加入蛇床子40g。日后患者来诊告知，病情大减，渗出物基本消失。巩固治疗计月余，溃疡愈合，皮色趋于正常，病告痊愈。

[按语] 脉管炎属脱疽范畴，由元气不足，脏腑功能失调，痰瘀凝聚，阻滞经脉，旧血不去，新血难至，肢端失养所致。《日华子本草》称蛇床子"治暴冷，暖丈夫阳气，仆损瘀血"，考《本经》又云"除痹气，利关节"。本案重用蛇床子，取其温阳燥湿、活血祛瘀，因其切中病因、病机，故而收效迅捷。由此可见，蛇床子用于脉管炎之治，不仅在于温阳燥湿之性，更在于其宣痹、托旧生新之能。实乃治脱疽不可多得的一味良药。

刘炳乾：大剂量蛇床子治疗心律失常 [1]

赵某，女，38岁。1997年1月9日初诊。患者无明显诱因心慌3个月。初未在意，后因发作频繁，曾就诊某医院，诊为吞咽性房性心动过速。经过溴丙胺太林、普萘洛尔等药治疗2周，未见明显效果。吞咽诱发心慌持续1～2秒；进餐后多持续1～2分钟。既往无心脏病史。心脏听诊：吞咽时，即刻闻及短阵快速心率。心电图：吞咽房性短暂心动过速。心脏彩超检查无异常。食管亦未见结构及功能异常。现进食心悸，头昏胸闷，气短乏力，睡眠偶被惊醒，腰酸膝软，月经错后，白带多，舌淡，苔白腻，脉沉滑。蛇床子60g，水煎，分2次服。药尽3剂，自觉心悸痊愈，吞咽时未闻及期前收缩及心动过速。再进3剂巩固疗效。随访月余未见复发。

[按语] 本例独用蛇床子，取其下能温肾助阳，中能健脾燥湿，上可宣痹通络。一药多能，标本兼治。既协调心、肾、脾胃脏腑之功能，又宣通经脉之痹阻，故而胃气和降，气行有序，虽无安神之功，但获安神之效。

10.92 商陆

刘百录：大剂量商陆治疗带下证 [2]

刘某，女，42岁。1978年6月15日初诊，15年前生产后，带下增多，黄白相兼，淋漓不断，伴少腹坠胀，腰骶酸楚，迭经治疗至今未愈，舌淡苔薄白，脉弦滑。处方予干商陆60g，小母鸡1只，炖烂，弃药渣，吃汤及肉（分2日4次，且加少许食盐调味服）。服2剂后，带下大减，余症亦消。

[按语] 商陆为峻下逐水药，常用其逐水、利尿、消肿。据文献报道常用量为3～9g，超过此量，常致中毒。刘百录初用商陆时，不敢贸然以超量用于病人，遂先以上法炖腊肉

1 刘炳乾.蛇床子治疗脉管炎、心律失常 [J].中医杂志，2000，41（8）：456-457.

2 刘百录.商陆炖肉治疗久带 [J].四川中医，1985（5）：19.

喂犬，未见反应后，又以法自服，服时咽部仅有轻微刺激感，后用于病人，亦未见中毒。当然，商陆毕竟是有毒之品，临床应用，尚需在严密观察下服用。一旦发生中毒应中西医结合救治为宜。

10.93 三七

张锡纯：大剂量三七治疗吐血

本邑高姓童子，年十四五岁，吐血甚剧，医治旬日无效，势甚危急，仓猝遣三人询方，俾单用三七末一两，分三次饮下，当日服完，其血自止（《医学衷中参西录》）。

穆晓红：三七方配合功能锻炼治疗颈椎病[1]

患者，女，48岁，小学教师，五年前因晨起颈椎部僵硬不适查X线示：颈椎变直，生理弯曲消失。因症状时轻时重，没有大碍，所以五年来没有坚持治疗，间断服药。近一个月来批阅作业时颈椎部僵硬不适加重，伴右手臂麻木不适，夜间尤甚。遂来中医科治疗，查X线示：生理弯曲消失，椎体间隙狭窄，韧带钙化。颈椎部右侧三四椎横突处压痛明显，放射到右臂至手指，活动颈椎有骨擦音，诊舌质暗，苔白，脉细涩。处方予三七20g，川芎10g，地龙10g，桃仁10g，红花10g，骨碎补20g，川续断20g，生白芍20g，伸筋草15g，威灵仙15g，麻黄10g，白芷20g，共5剂，日1剂，水泡1h，一煎1h，取300ml，分3次饭后半小时内服，二煎水醋各半煎15min，药渣装布袋外敷颈椎部，时间为30min，一日早晚各1次。配合每天早晚功能锻炼，以下颌在胸前向前向下、内收复原画圈10min。

二诊患者自述晨起僵硬减轻，夜间手臂麻木消失，白天还有困麻，药能对证，效不更方，原方10剂，煎服，外敷，锻炼依旧。三诊自述上述症状全部消失，但颈椎活动仍有骨擦音。嘱：持续功能锻炼，原方10剂以巩固疗效，纠正长时间伏案工作的不良习惯。

[按语] 张锡纯："若跌打损伤、内连脏腑、经络作痛者，外敷内服奏效尤捷，疮痈初起肿疼者，敷之可消。"三七对跌打损伤、瘀血肿痛者最多用，是伤科要药。

10.94 石韦

尤仲伟：石韦生地汤治疗血精[2]

杨某，38岁，工人。1979年8月12日就诊。3个多月来，每次房事出现血精，有时梦遗血精，曾去上海、南京等地医院检查治疗，未检出任何阳性体征，经西药治疗1个月，未见疗效，经他人介绍到吾处就诊：形体消瘦，口干不欲饮，平素有酗酒而入房史，房事频繁，腰酸耳鸣，舌红少苔，脉弦细数。处方予石韦生地汤加减：石韦、生地各60g，黄柏炭20g，凤尾草、女贞子、贯众炭、生石膏、煅刺猬皮各30g，炒丹皮、墨旱莲、知母、牛膝炭各10g，血琥珀粉12g（吞服），焦山栀10g，桑寄生20g。连服1个月

1 穆晓红，伏学.自拟三七方配合功能锻炼治疗颈椎病[J].中医临床研究，2018，10（25）：98-99.

2 尤仲伟.石韦生地汤治疗血精117例[J].陕西中医，2000，21（4）：160.

而痊愈，随访 3 个月未复发。

[按语] 经云"精血同源"，生殖之精由血化生，肾藏精，肾虚精竭或肾气不足，精关不固，动精伤血，故血精出。《神农本草经》云：石韦，"主劳热邪气，五癃闭不通，利小便水道。"患者因平素房事频繁，损伤肾气，暗耗肾精，精血同源，精变为血，阴虚火旺，加之肾气不固，遂迫精血外出，出现血精，尤氏用石韦生地汤滋肾育阴，解毒通淋，凉血止血，标本兼顾，遂收良效。

10.95 山茱萸

郑开明：老年危重病发热[1]

孙某某，男，85 岁。2018 年 2 月 3 日初诊。主诉：高热咳嗽 30 余天。患者有慢性支气管炎、脑梗死、帕金森综合征、冠心病、高血压病等。2017 年 12 月 29 日出现发热，体温波动在 37.5 ~ 38.0℃，咳嗽咳痰较前加重，痰质稀色白量中等，发热持续至 2018 年 1 月 7 日，以午后发热为主，2018 年 1 月 7 日后体温波动在 38.5 ~ 38.8℃，持续至 2018 年 1 月 21 日，后体温升高至 38.9 ~ 39.2℃，持续至 2018 年 2 月 3 日。WBC 11.04×10^9/L，NE% 88.9%，LY% 8.4%，MO% 2.7%，中性粒细胞绝对值 9.81×10^9/L，超敏 C 反应蛋白 220mg/L，胸部 CT：两肺间质性炎症伴纤维化；痰培养提示：复杂细菌感染。其间予左氧氟沙星＋美罗培南＋利奈唑胺＋卡泊芬净等多种抗生素静脉滴注抗感染及对症治疗。刻下：患者神志不清，嗜睡，精神萎靡，呼之不应，身体消瘦，身热，测体温 39.2℃，大汗出，面色潮红，张口呼吸，呼吸频率较快，气短，咳嗽咳痰频作，咳痰量少，质稀色白呈泡沫状，时有吞咽，无恶心呕吐，尿黄，舌淡红少津，脉沉细数。处方予来复汤合清骨散加减：山萸肉 50g，生龙牡（各）30g（先煎），白芍 15g，党参 10g，炙甘草 6g，银柴胡 12g，柴胡 12g，胡黄连 6g，秦艽 10g，鳖甲 10g（先煎），地骨皮 30g，青蒿 30g，知母 10g，玄参 10g，黄芩 10g。3 剂，每日 1 剂，水煎日 2 次鼻饲。患者抗生素持续使用，未做任何调整。药后患者夜间体温即降至 37.6℃，此后患者午后最高体温降至 37.6 ~ 38.2℃，出汗减少，腹泻稀便。持续鼻饲原方 7 剂。

二诊（2018 年 2 月 11 日）：患者突然出现痰窒息，经吸痰后好转，咳嗽大量泡沫痰，发热汗出，四肢逆冷，腹泻稀便，舌淡少津，脉沉细数。辨证为久汗伤阳，加之过服养阴清热药物，致肾阳虚衰，肾不纳气，胸中大气下陷，急宜温阳固脱、益气升陷。予人参四逆汤合升陷汤加减。处方：红参 20g，制附子 10g，干姜 10g，肉桂 5g，炙甘草 10g，生龙牡（各）30g（先煎），磁石 30g（先煎），山萸肉 50g，黄芪 30g，柴胡 12g，知母 10g，升麻 5g，桔梗 10g。2 剂，每日 1 剂，水煎，日 2 次鼻饲。服药后患者体温波动性逐渐降至正常，手足温，持续服用 10 余日，2 月 21 日后连续 10 余日未再发热，唯仍咳嗽，咳吐白色泡沫痰。

1 郑开明.老年危重病发热验案 2 则 [J].江苏中医药，2018，50（10）：39-41.

[按语]《神农本草经》山茱萸："主心下邪气，寒热，温中，逐寒湿痹，去三虫。"张锡纯认为山茱萸所主之寒热，即肝经虚极之寒热往来也。本患者初诊时属肝经阴虚发热，不可见热制热，应壮水之主以制阳光，予来复汤合清骨散加减补肝养阴清热；二诊为病久转为阳虚发热，宜甘温除热，予四逆汤加减。综观此案，重用山茱萸大补肝阴而除虚热，或可得锡纯真意矣。

吴健放：治疗腰椎术后脑脊液漏[1]

季某，男，42岁，于2013年11月17日在某县级医院行第1腰椎骨折内固定取出术，术后第16天切口全层裂开且伴脑脊液中等量渗漏，转某省级医院再次手术治疗。其间服用了百余剂活血化瘀、清热解毒中药，效果不明显。2014年6月17日来本院求诊。症见：切口部位有一扁平隆起，有波动感，站立位时包块增大，卧位尤其是头低脚高位包块明显变小。穿刺可抽出微黄色的液体。并见神疲身懒，动则气喘，纳呆，尿多，畏寒肢冷，腰膝冷痛，舌淡红、有瘀点，苔薄白，脉沉弱。处方：黄芪、山茱肉各90g，知母20g，升麻、桔梗各6g，枸杞子、菟丝子、淫羊藿、补骨脂各30g，生龙骨（先煎）、生牡蛎30g（先煎），制附子15g（先煎），红参、柴胡、五灵脂、炙甘草各10g。7剂，每天1剂，水煎服。患者取平卧位，行包块穿刺180ml加压包扎。

二诊（2014年6月24日）：患者动则气喘、畏寒、尿多症状基本消失，膝以下冷痛明显减轻，改黄芪、山茱肉各45g，余药不变，继服7剂。三诊（2014年7月3日）：卧床包块消失，但站立时包块隆起。守二诊方再服19剂，包块消失且无明显不适。2014年7月28日CT复查报告：切口及其周围无明显积液。随访1年无复发。

[按语] 张锡纯认为黄芪性温，味微甘，能补气兼能升气，善治胸中大气下陷；山茱肉味酸性温，大能收敛元气，振作精神，固涩滑脱。患者服用多剂活血化瘀、清热解毒中药，损伤阳气，致大气虚极下陷，吴氏用大剂量黄芪、山茱肉升陷固脱，药证对应，故收良效。

10.96 山药

余琴：重用山药治疗虚证腹泻[2]

王某，男，24岁。慢性腹泻2年，一般为黄色稀便，每日2～4次，食用辛辣油腻食物后加重，便次增加，为水样便，无明显腹痛，偶有轻微腹胀。多次查大便常规均正常。肠镜检查2次均未见异常。服用中西药效果欠佳。腹泻黄色稀便、每日3次，无腹痛、腹胀，伴神倦，纳差。查腹部平软，左下腹轻压痛。舌质淡红，苔薄白，脉濡。处方予参苓白术散加减：党参10g，白术10g，茯苓12g，白扁豆12g，陈皮10g，莲子10g，山药15g，砂仁5g，升麻5g。5剂，日1剂，中火煎熬，温服，1日3次，餐后0.5h服药。

---

1 吴健放，桂平，陈红梅，等.运用李可经验治疗腰椎术后脑脊液漏医案5则[J].新中医，2017，49（6）：202-204.

2 余琴.重用山药治疗虚证腹泻举隅[J].实用中医药杂志，2012，28（10）：870-871.

服药后大便次数减少为每日 2～3 次，但仍为黄色稀便。上方加重山药为 50g，服 5 剂后稀便逐渐转干，但仍不成形，原方加减共服 30 剂而愈，其中山药最大量用到 100g。服药期间忌食生冷辛辣肥腻食物。2 年后诉腹泻愈后未复发。

［按语］张锡纯认为山药色白入肺，味甘归脾，液浓益肾，可固摄气化。脾虚湿盛为泄泻的主要病机，泄久及肾，山药可平补肺、脾、肾三脏气阴，兼具涩性，符合病机，故重用见效，余氏认为用炒山药健脾止泻之功更强，有少数患者服药后有气壅、胃胀等不适，配用陈皮可预防。

朱璐璐等：一味薯蓣饮治疗恶露不尽 [1]

伍某，女，30 岁，文员。于 2015 年 9 月 14 日初诊，患者 9 月 2 日顺利产后出现阴道流血，量多色鲜红，偶有血块，无特殊气味，起床稍做活动则自感流血增多，伴有小腹隐痛，既往月经正常，产有一女。刻诊：阴道仍有流血，小腹隐痛但无坠感，喜温喜按，食欲不佳，面色无华，二便可，舌质淡红，苔白微腻，脉细。患者欲母乳喂养，因担心西药有不良反应，遂求中药调治。处方予一味薯蓣饮：新鲜山药 250g，水煎带药滓服下，日 1 剂，共 5 剂，可分多次温服。

二诊（2015 年 9 月 19 日），患者服药后流血量减少，偶有小腹隐痛，食欲及面色转佳。效不更方，3 剂，煎服法同前。2015 年 9 月 22 日电话随访，患者阴道流血已停，一般状况良好，已停药。

［按语］山药补中兼涩，标本兼顾，适合哺乳期对证用药。

10.97 山楂

顾丕荣：用自拟"二果汤"加味治疗过敏性紫癜 [2]

患者，女，45 岁，1982 年 11 月 13 日初诊。患者 2 周前发热 39℃，经当地卫生院用青霉素治疗后，热势稍退，10 天前双下肢出现数处瘀斑。血常规检查：Hb 100g/L，WBC 9×10^9/L，中性 0.65，淋巴 0.35，血小板 92×10^9/L，西医诊断为过敏性紫癜症，用激素及止血剂治疗效果不明显。刻诊：紫癜密布全身，双下肢为甚，反复出没，腹痛隐隐，大便干结，小溲微赤，舌红苔干黄少津，脉细数。自拟二果汤（红枣 60g，生山楂、焦山楂各 30g）加味：红枣 60g，生山楂、焦山楂各 30g，水牛角 30g（先煎），炒赤芍 12g，牡丹皮 12g，生地黄炭 15g，荆芥炭 6g，板蓝根、叶各 15g，生大黄、熟大黄各 6g。

上药迭进 10 剂，紫癜已消大半，热平便通，腹痛已止，改予二果汤合四物汤和营消瘀以调理之。

［按语］作者认为生山楂长于化滞敛营止血，焦山楂功擅消散离经之血，二果合用健脾和营，一补一消，使外溢之血得以消散，内虚之营得以化生，使血行故道，加清热凉血

1 朱璐璐，尚奇，谢一静．一味薯蓣饮治疗恶露不尽验案 1 则 [J].中国民族民间医药，2017，26（4）：82，87.
2 张志银．顾丕荣运用自拟"二果汤"加味治疗过敏性紫癜的经验 [J].世界中医药，2011，6（1）：53.

之品，紫癜自消。

王裕宽：妙用山楂 [1]

1967年3月，平遥城内张姓少妇来祖父处求诊。自诉：不思饮食，胃脘胀满，大便不畅，近半年来，月经延后，2月一行，经行量少，时有块下。观其人面黄肌瘦，精神不振。今正值月经来潮，量少，少腹痛而不适。舌淡苔白，脉沉而无力。

生山楂30g一味药水煎服之，连服五日以观其效。1周后，患者复诊，精神尚可，饮食有增，大便日解一次，月经4日后停，量中等。祖父以补中益气丸2盒，每日2丸，早晚温开水送服，并嘱加强营养。体渐趋康复。

[按语] 此妇人脾胃中土不和，脾胃升降失调，纳谷消化不良，难以化水谷精微为气血，故经水也失调。月经失调者一则血虚量少，无余可下，若流水断源。二者气虚，则血行不畅，聚可成瘀，瘀而成块。故此症乃中焦脾胃不和，气虚血瘀之故也。山楂味酸甘性微温，入脾胃经长于消食健胃，色红归肝经入血分善活血散瘀，肝脾同调，一味见效。

10.98 水蛭

徐丽英：浅静脉炎治验 [2]

张某，男，74岁，离休干部。因双下肢肿胀，疼痛，发痒，局部皮肤呈网状青褐色，行动受限，曾服多种中西药治疗均未获效。于1993年6月12日到我所门诊部求治，患者自觉怕冷乏力。局部检查：双下肢局部肿胀，布有网状青斑，局部皮肤发凉，舌质淡，苔薄白，脉沉细而数。处方予附片60g（煎透），麻黄10g，细辛10g，水蛭30g，土茯苓30g，紫花地丁30g，当归15g，玄参30g，白鲜皮10g，地肤子10g，苍术30g，金银花15g，蒲公英30g，佩兰10g，3剂，2日1剂。

二诊：服上方后自觉瘙痒明显减轻，疼痛缓解，脉症同前，治以前方去白鲜皮、地肤子、佩兰，加干姜10g，大枣10g，3剂，并配以外洗方：黄柏30g，苦参30g，花椒10g，川乌30g，煎汤外洗，2日1剂，共3剂。三诊：经上述治疗后，肿胀消退，双下肢青斑变浅，舌淡苔薄白，脉细数，再予二诊之药6剂后病瘥，能外出旅游，病未复发。

张佩青：水蛭治疗糖尿病肾病 [3]

夏某某，女，55岁。2型糖尿病病史20年，15年前发现尿蛋白（+），逐渐增多至（+++），糖尿病眼底改变，曾服雷公藤多苷片治疗，尿蛋白未曾转阴，临床诊断为：糖尿病肾病。现症腰膝酸软，乏力，尿白浊，时心前区不适，双下肢轻度水肿，舌紫，苔白，脉沉细。化验，尿液分析：尿蛋白（+++）；肾功能正常。处方：熟地黄15g，山芋20g，山药20g，丹皮15g，茯苓20g，泽泻15g，黄芪30g，党参20g，土茯苓30g，薏苡仁15g，桑椹20g，金樱子20g，枸杞20g，芡实20g，半枝莲30g，白花蛇舌草30g，水蛭

1 王金亮.妙用山楂 [N].中国中医药报，2012-09-07（004）.

2 徐丽英.浅静脉炎治验二则 [J].云南中医杂志，1994（6）：20.

3 杨馨，吕波.张佩青教授应用水蛭治疗慢性肾脏病经验 [J].黑龙江中医药，2014，43（4）：39-40.

15g。水煎，日1剂，早晚分服。

14剂后病人诸症明显减轻，复查尿液分析：尿蛋白（+），病情缓解。

刘君：水蛭治疗出血性中风[1]

某女，65岁。3h前突然昏倒在地，症见言语謇涩，口角㖞斜，右侧半身不遂，面赤气粗，略有躁动。查体：血压180/110mmHg，浅昏迷状态，双瞳孔等大正圆，对光反射存在，右侧中枢性面瘫，右侧上下肢肌力为0级，右侧下肢巴宾斯基征强阳性。头CT：左侧颞叶脑出血。

入院后除给予一般支持疗法和用20%甘露醇脱水外，主要用水蛭粉鼻饲，每日9g，分3次口服。2天后神志转清，7天后能言语，右下肢肌力为2级，右侧下肢巴宾斯基征阴性。半个月后病情稳定，1个月后复查头CT：左侧颞叶颅内血肿基本吸收，拄拐杖能行走，基本治愈出院。

[按语] 水蛭为破血逐瘀消癥之良药，张锡纯认为："其但破瘀血而不伤新血……破瘀血者乃此物之良能，非其性之猛烈也。"上述三案均用水蛭破血逐瘀之功效，改善血液循环而疗疾。

10.99　桑寄生

丁允敬：大剂量桑寄生治疗强直性脊柱炎[2]

吴某，男，32岁，农民，1994年3月12日初诊。腰项部僵痛10余年，加重3年。1991年3月无明显诱因渐见项部晨僵不适，1年后腰痛活动不利。1992年髋、膝亦痛，背驼，曾在县、地级医院给予非甾体抗炎药及激素治疗年余，停药后复发。目前腰背及项髋、膝部僵硬疼痛，痛处固定，有凉痛感，久坐及夜间痛僵明显，全身畏寒蜷屈。检查腰背驼，下肢肌肉轻度萎缩，形瘦，腰脊双髋活动受限，舌质暗淡、苔薄，脉弦滑。实验室检查血沉（ESR）18mm／h，抗链球菌溶血素O（AOS）阴性，类风湿因子（RA）阴性，白细胞抗原（HLA-B27）阴性。X线片腰椎间小关节模糊、骨质疏松，双髋双骶髂关节模糊、间隙变窄，诊断为肾痹（强直性脊柱炎），证属督虚邪闭。治以壮督去痹通络。处方：桑寄生90g，狗脊30g，牛膝20g，木瓜20g，巴戟天20g，五加皮20g，木香6g，甘草6g，10剂，每日1剂，水煎分2次服。注意保暖，适当进行功能锻炼。

3月22日二诊：经服上药后腰项等痛僵明显减轻，继服10剂。

4月3日三诊：腰髋等痛僵基本消失，目前髋关节活动受限，下蹲不便，行走如鸭步，舌脉如常，上方加炮穿山甲6g为末冲服，10剂。

4月4日四诊：经以上治疗后，右髋关节活动及下蹲不便较前明显减轻，炮穿山甲改12g，10剂。1995年6月追访，背驼较轻，体质尚好，已从事正常农业劳动。

1 刘君.活血化瘀法在出血性中风中的应用 [J].实用中医内科杂志，2013，27（1）：76，78.

2 丁允敬，丁志刚.桑寄生治疗强直性脊柱炎 [J].中医杂志，2002，43（11）：813.

[按语] 中医学认为强直性脊柱炎属"痹证"范畴，属于骨痹。桑寄生气味苦平、无毒，有治腰痛、充肌肤的功效，临床多用于肾气虚弱、受寒湿所致腰背疼痛、腰膝酸软痛者。如孙思邈《备急千金要方》中以桑寄生配伍独活、杜仲、牛膝、细辛等为治肾虚腰膝痛名方独活寄生汤，可见此药既可补益肝肾，又可祛风除湿，故将此药作为治疗强直性脊柱炎的君药，药量为 40～60g，最大量为 90g，尚未发现明显毒性反应。

10.100 酸枣仁

彭宽：重用酸枣仁治疗顽固性失眠[1]

刘某，女，49 岁。2012 年 5 月 28 日初诊。因焦虑伴失眠 15 年，加重 10 个月就诊。患者长期服用奥沙西泮等药物，焦虑失眠症状未见改善，去年 8 月份以来焦虑失眠症状加重，烦躁，出汗，伴有自杀倾向，开始于某院服用中药加氢溴酸西酞普兰片 20mg 每日 1 次治疗，仍终日焦虑不安，夜难成眠。现症见：焦虑，急躁易怒，心烦不寐，甚则彻夜难眠，咽中有异物感，心慌，易汗出，头晕，头痛发紧，如戴帽状，双手指麻木疼痛，大便次数增多，食后即泻，小便调，舌暗红，苔白厚，舌底瘀，脉弦涩。处方予大量酸枣仁合黄连温胆汤加减：炒酸枣仁 90g，黄连 20g，枳实 30g，竹茹 15g，半夏 20g，白芍 45g，炙甘草 15g，桃仁 20g，生姜 6g。

二诊（2012 年 6 月 7 日）：服上方 7 剂，患者心烦不寐症状较前好转，仍焦虑不安，咽中异物感减轻，其他症状也有所减轻。上方酸枣仁加至 140g，另加五味子 20g，继续服 2 周，患者失眠情况基本消失，睡眠踏实，精神较前大有好转，其他症状亦好转。

[按语] 酸枣仁汤出自张仲景《金匮要略》："虚劳虚烦不得眠，酸枣仁汤主之。"其中酸枣仁二升重用为君，养心益肝而安神。彭氏认为对于重度年久不愈之失眠，大剂量用酸枣仁方能速收奇功。

何庆勇：重用酸枣仁治疗重症失眠[2]

患者，女，53 岁，主诉：失眠 2 年，加重伴持续头晕 5 天。患者于 2 年前因住处附近大型机器声吵闹开始出现失眠，易醒，醒后难以入睡。曾反复在我院睡眠科、心理科就诊，服用中药汤剂治疗，未见明显效果。近 5 天出现失眠加重，入睡困难，持续头晕。刻下症：失眠，每晚能睡 2～4h，每每于凌晨 1—2 点醒来，就无法再次入睡，伴头晕、心悸、憋气、胸闷。颈背部发紧，左肩背部疼痛不适，局部有汗，头晕严重时持续一整天，伴恶心，纳差，食后有腹胀感，偶有反酸烧心，呃逆，大便 1～2 次每日，不成形，小便可。舌淡红，苔薄黄，脉弦细。酸枣仁汤合泽泻汤加减：酸枣仁 120g，川芎 15g，知母 18g，茯苓 18g，炙甘草 30g，泽泻 38g，炒白术 15g。水煎服，日 1 剂，分 2 次早晚服用，7 剂。

1 彭宽. 重用酸枣仁治疗顽固性失眠体会 [J]. 光明中医，2015，30（3）：636-637.

2 何庆勇. 经方治愈严重失眠采撷 [J]. 世界中医药，2014，9（8）：1042-1043，1047.

二诊：患者诉失眠改善，现能睡约 5h，近 3 天来仅 1 次出现凌晨 1—2 点醒来，伴头晕、心悸、憋气，但较前好转大半，然后大约 0.5h 后又入睡。仍颈背部发紧，左肩背部疼痛不适，局部有汗。方用酸枣仁汤合泽泻汤合桂枝加葛根汤：酸枣仁 224g，川芎 15g，知母 18g，茯苓 18g，炙甘草 30g，桂枝 12g，白芍 12g，生姜 12g，大枣 20g，葛根 60g，泽泻 38g，炒白术 15g。水煎服，日 1 剂，晚饭前及睡前 2h 各服用 1 次，7 剂。患者诉服药 1 剂后当晚从大约 9—10 时开始入睡，到第 2 日早上 5 时才醒，睡眠达 7～8h，患者诉这一晚是近 2 年来睡得最好的一晚，醒后精神好，头晕好转 90%。继服原方 3 剂，患者失眠、头晕、心悸均愈，现能睡约 8h，精神佳。

[按语] 何氏认为酸枣仁汤的关键之处有 2 点：一是酸枣仁的用量至少应该用 60g，一般用 90～112g，最多用 224g；二是酸枣仁汤的服药方法：中药汤剂，日 1 剂，分 2 次服用，让患者晚饭前服用 1 次，睡前 2h 服用 1 次，切不可早晚服用。

丁德正：酸枣仁汤治疗精神疾病[1]

患者，男，27 岁，1992 年 5 月 22 日入所。患者不断狠打自己的腿，询之，谓："我的身体不像是我的，打是为了激起真实感！"又谓："很熟悉的环境，我认不出来，整天像做梦一样，照镜认不出自己，我没有了感情，不会亲，不会恨，身体也变形了。"据询，素禀心血不足，易怔悸，少眠，多梦魇，头昏眼花；病起于 7 年前高考熬夜，上述症状曾短时出现，后持续出现，且日益严重，认为得了"怪病"，颇为焦急愁悴。诊之，肌瘦，肤色苍白无华而隐现枯黄，目光乏神，唇舌色淡，舌体瘦小，无苔，脉沉细无力。西医诊断为人格解体神经症。处方予加味酸枣仁汤：酸枣仁 90g，黄芪 30g，知母肉 6g，茯苓 15g，川芎 6g，郁金 6g，防风 6g，甘草 9g。首煎加水 1 300ml，煎约 450ml，第 2、3 煎均加水 1 000ml，煎约 400ml。并予针灸心俞、神堂、神门、通里等穴，平补平泻，针后艾灸，每日 1 次。嘱多做功能活动锻炼与劳动，多哼小曲儿。

治至第 65 日，诸症有所减轻，于方中加路路通 30g，甘松 9g，以透心启神达变。治至第 102 日，诸症大减，治至第 164 日获愈。后予归脾汤加减，嘱续服 4 年余以巩固之。月余前其胞妹亦患此症来诊，谓其兄经治获愈后，迄今很好。

[按语] 心血暗耗无以养神而出现上述症状，故投以养血安神之酸枣仁汤。酸枣仁养心补肝，宁心安神，敛汗生津，临床多用治疗失眠、虚汗等病，作者另辟蹊径，重用酸枣仁治疗精神类疾病，可谓举一反三，值得借鉴。

10.101 苏木

赵癸琴等：苏木复方治疗牙周炎引起的剧烈疼痛[2]

患者郑某，男，56 岁，2012 年 5 月 11 日就诊。患者右侧上颌第二磨牙剧烈疼痛，牙

1 丁德正.酸枣仁汤治疗精神疾病举隅 [J].中华中医药杂志，2014，29（1）：152-154.

2 赵癸琴，陈力平，曾建芳，等.苏木复方治疗牙周炎引起的剧烈疼痛快速祛痛 62 例 [J].江西中医药，2012（11）：40-41.

齿稍松动，牙龈稍肿，面部发热、烦躁，吃饭困难。西医诊断为急性牙周炎。予苏木复方：苏木25g，骨碎补15g，地榆15g，儿茶15g，刘寄奴10g，月季花5g，鸡血藤15g，牛膝10g，姜黄8g，生地5g，黄连3g，栀子5g，白芷5g，牡丹皮3g，土茯苓5g，枸杞子5g，桂枝5g，红花3g。每剂药连煎3次共300ml，含漱口，一次30ml，每次含漱8~10min后吐掉，连续漱约37min痛感全无，只有稍微不适，疼痛消失后，嘱回家继续反复含漱1h。

次日复诊，昨天治好后至今未痛过，1周回访，至今未痛过。

[按语]《日华子本草》苏木："治妇人血气心腹痛，月候不调及褥劳，排脓止痛，消痈肿、仆损瘀血。"苏木善活血祛瘀，消肿止痛。作者认为本方从镇静、镇痛，抑菌，化瘀消肿三大功效共同发挥作用治疗牙痛，标本兼顾。

10.102 菟丝子

祝远之：大剂量菟丝子治疗精液异常 [1]

孙某，男，29岁，结婚4年未育。于1993年4月就诊。其妻月经正常，妇科检查和B超检查均无异常。精液常规检查：精子量6ml，计数0.8亿/L，畸形、死精占55%，活动力差，1小时不液化。平素纳呆食少，晨起常解清稀大便，肢冷畏寒，腰腿酸痛，困倦乏力，舌质淡红，苔薄白，脉沉细。证属肾阳虚衰，先后给金匮肾气丸、右归丸、赞育丹及助阳诸药服之，断续治疗7个月，终未收功。又去外地治疗5个月，亦未效应。后遇一医，教将菟丝子炒黄为末，兑适量白面蒸饼服，每日3次，每次70g。病人出于无奈，果照服之，无一日间断。3个月后纳食增加，身健体胖，诸症全无。再次检查精液：精子量4.5ml，计数1.1亿/L，半小时液化，活动力一般，活动率55%，仍有死精和畸型。又继服2月余，其妻子受孕，生一男孩，体健。

[按语]菟丝子出土缠绕豆类等植物吸其精质而后成。《本经》列为上品，"主续绝伤，补不足，益气力，肥健"。《药性论》谓"治男女虚冷，添精益髓，去腰痛膝冷"。《本草从新》谓"止泻进食"。可见补益肝肾之功堪称良将。

崔占义：自拟菟丝子固根汤加减结合针灸疗法治疗女性不孕症 [2]

王某，女，29岁，2008年6月5日来诊。患者结婚3年6个月同居不孕，丈夫精液检查正常。该女14岁月经初潮，向来月经延后10余天，经色淡红，量少，有血块。末次月经2008年6月1日。4月6日在本院做过子宫内膜活检，病理报告为"分泌期子宫内膜，腺体分泌欠佳"。输卵管通水术结果是基本畅通，但一直不孕。结婚3年来常觉腰酸背痛，头晕乏力，纳差，近来脱发严重，怕冷，面青白虚浮，舌暗淡稍胖，苔白，脉沉细。自拟菟丝子固根汤加减：菟丝子60g，益智仁15g，当归30g，茯苓30g，山萸肉30g，陈

1 祝远之.单味菟丝子治疗精液异常1例[J].中医杂志，2000，41（10）：584-585.

2 崔占义，孙树枝.自拟菟丝子固根汤加减结合针灸疗法治疗女性不孕症86例[J].辽宁中医杂志，2010，37（12）：2367-2368.

皮 10g，人参 20g，鹿角霜 15g，川椒 8g，丹参 30g，香附 12g。日 1 剂，每剂 2 煎合汁，早晚分服。吩咐患者在月经过后第 7 天开始服药，并结合针灸疗法针刺关元、三阴交、包门、子户、脾俞、上髎、中极、归来、石关用补法，太冲用泄法。按常规消毒后，将普通不锈钢针刺入穴位使患者有酸、麻、胀、痛或闪电样感，10min 行针 1 次，留针 60min，每日 1 次，连续 7 天。

到下月月经准时来潮，血色正常。月经完后 7 天按上方继续中药针灸治疗。第 3 月月事未至，经查已受孕，一切指标正常。后经随访得知王某于 2009 年 6 月 8 日生一女婴。

[按语] 患者肾气损伤，冲任虚衰，胞脉失于温煦，故见腰酸背痛，怕冷面青，不能摄精成孕。治疗当以调补冲任，益气养精为主。故重用菟丝子、山萸肉、益智仁三药，调补肝肾，添精益髓之功颇强；当归补血和血，调经止痛；茯苓补五劳七伤，益气力，保神守中，暖腰膝之功；陈皮理气降逆、调中开胃、燥湿化痰。诸药配伍，共奏调补肝肾，添精益髓，冲任得固之功。加之利用针灸疗法理血疏肝，调补冲任，更是相得益彰，药到病除。因此，以自拟菟丝子固根汤为主方加减结合针灸疗法治疗女性不孕症临床疗效确切，值得推广应用。

10.103　土茯苓

陈跃飞等：大剂量土茯苓治疗三叉神经痛 [1]

叶某，女，73 岁。2009 年 10 月 22 日初诊，左侧面部抽掣样疼痛反复发作二年余，复发一月余，疼痛剧烈，甚则连及左侧头项部，胀痛欲裂，伴舌左侧发麻，纳食差，烦躁失眠，小便可，大便溏。舌质淡、苔白稍腻，脉弦细滑。西医诊断为原发性三叉神经痛，曾长期服用卡马西平、泼尼松等，4 个月前曾做局部封闭治疗。自拟面风止痛汤加味：土茯苓 90g，白芍 30g，丹参 20g，生牡蛎 20g，白附子 6g，僵蚕 12g，全蝎 6g，蜈蚣 3 条，天麻 12g（兑服），薏苡仁 20g，炒酸枣仁 15g，甘草 5g。5 剂，水煎服，每日 1 剂。

服药后症状减轻，守上方加减 20 余剂痛止。

[按语] 面风止痛汤中土茯苓解毒化浊、祛湿止痛，为君药；白芍、生牡蛎平肝潜阳、丹参活血化瘀，白附子、僵蚕搜风祛痰，全蝎、蜈蚣搜风通络、以毒攻毒，甘草解毒、调和诸药；合奏搜风祛痰，化瘀解毒，平肝止痛之功。故用治面风痛而获良效。土茯苓在方中用量宜大，常用量 30～60g，可用至 120g 以上。

姜云功：大剂量土茯苓辨治痛风 [2]

某男，32 岁。2013 年 7 月 8 日初诊。痛风两年，用秋水仙碱、保泰松、别嘌醇等，复发 3 次。现每晚用温热水泡脚，并搓揉疼痛足趾。稍胖，面色微黄，左脚第 2、3、4 足趾肿胀酸痛，呈褐色，第 2、3 足趾向下弯曲，不能伸直，跛行走路，两腿发沉，舌淡苔

1 陈跃飞，霍丙寅，谢冰．浊毒理论在三叉神经痛治疗中的应用 [J]．中国中医药现代远程教育，2011，9（5）：109-110.
2 姜云功，陈晓萍，徐世虎，等．大剂量土茯苓辨治痛风 [J]．实用中医内科杂志，2016，30（12）：92，98.

白腻，脉沉紧，尿酸 646μmol/L，脉搏 82 次 /min，体温 36.6℃，血压 138/90mmHg。独活寄生汤加减：独活 20g，寄生 15g，大黄、防风各 10g，细辛 5g，川芎 15g，当归 20g，人参 10g，干地黄 50g，桂枝 10g，云苓 20g，杜仲、牛膝各 20g，甘草 6g，黄芪 50g，川断 20g，全蝎 15g，土茯苓 60g，萆薢 20g，威灵仙、海风藤各 15g，豨莶草 10g。7 剂，水煎300ml，日 3 次。

二诊（2013 年 7 月 15 日）：疼痛缓解，肿胀，沉重如故。土茯苓增至 80g，萆薢25g，7 剂。

三诊（2013 年 7 月 22 日）：疼痛大减，肿胀渐消。土茯苓增至 100g，萆薢 30g，加伸筋草 20g，透骨草 15g，14 剂。

四诊（2013 年 8 月 5 日）：足趾疼痛、肿胀消除，2、3 足趾能伸直，活动自如，舌淡、苔薄白，脉沉有力。尿酸 386μmol/L，土茯苓增至 120g，20 剂。随访至今，未复发。

注：痛风治疗期间，禁食鱼、虾、红肉、动物内脏、蘑菇、茭白等含嘌呤较多的食物。啤酒、可乐及含有果糖较多的食物，如香蕉等水果，应尽量少吃或不吃。

[按语]《本草纲目》土茯苓："健脾胃，强筋骨，去风湿，利关节，止泄泻。治拘挛骨痛，恶疮痈肿，解汞粉、银朱毒。"临床常规用量为 15～60g。作者认为：土茯苓用量可控制在 60～120g，辨证酌加祛风除湿，舒筋止痛，且有排解尿酸作用的威灵仙、海风藤、豨莶草、萆薢等，疗效更佳。特殊疾病，如汞中毒、脉管炎，土茯苓用量可增至200g。

10.104 土鳖虫

蒋健：足脱疽加减地鳖虫案 [1]

殷女，57 岁，2009 年 3 月 31 日就诊。主诉：胃脘不适伴灼热感，嗳气，舌淡红，苔薄，脉细弦。胃镜示胃窦炎。处方予旋覆代赭汤合麦门冬汤加减。二诊（4 月 7 日）：胃中灼热感减半，嗳气减轻，但今日患者增诉左足第三、四足趾疼痛，曾在本院中医外科被诊断为足脱疽，长期因此病服活血通脉胶囊，但服用活血通脉胶囊后即觉胃脘不适，故上周停服活血通脉胶囊后前来转治胃疾。由于停服活血通脉胶囊，现在足趾疼痛又作。宜在上方中掺入活血化瘀之品以兼治足脱疽：上方去黄芩、瓦楞子、旋覆花、代赭石、柿蒂、半夏、莱菔子、太子参、石斛、麦冬，加枳壳 12g，木香 12g，香附 12g，莪术 12g，川芎15g，当归 12g，地龙 12g，地鳖虫 12g，7 剂。因胃脘症状反复，此方与清热理气调胃方交替服用，停用土鳖虫期间，足趾疼痛反复，加用后疼痛缓解，至七诊（5 月 12 日）：足趾不痛，胃脘诸症亦除，原方 12 剂以资巩固。

[按语] 二诊时考虑到既然活血通脉胶囊对脱疽足趾疼痛有效，便在治疗胃疾的方中加入川芎、当归、地龙、地鳖虫这四味活血药，于是三诊时足趾疼痛减半，四诊时足趾疼

---

1 蒋健 . 药物加减非等闲（三）[N]. 上海中医药报，2014-02-07（007）.

痛止。四诊改处方为香砂六君子汤为主，五诊时患者足趾痛又起，重新启用除地鳖虫以外的三味活血化瘀药后，足趾痛无明显减轻，六诊时一旦再加入地鳖虫后，止足脱疽疼痛的效果立竿见影。之所以会选择地鳖虫，是因为患者说此病在本院外科曾接受孙世道老先生的治疗，服其药足趾痛立消，索其处方观之，所用活血药类同，唯地鳖虫为作者所未曾用。在以后的临床中，作者多用地鳖虫治疗足脱疽疼痛，屡效，提示地鳖虫对止足脱疽疼痛有专属性疗效。

10.105　天花粉

余跃平：重用天花粉治疗异位妊娠 [1]

患者，女，30 岁，因停经 38 天、阴道流血 4 天，于 2008 年 2 月 12 日住本院生殖科。入院时，查人绒毛膜促性腺激素（β-HCG）848.67mU/ml，肝、肾功能及血常规正常。B 超示：宫腔内未见妊娠囊，右附件混合性包块 1.4cm×1.1cm。诊为异位妊娠。于 2 月 13 日和 2 月 19 日分别予甲氨蝶呤 84mg 肌内注射，同时口服米非司酮片 50mg，每日 2 次，连用 3 天。2 月 22 日复查血 β-HCG 升至 1 384mU/ml。B 超示：右附件包块 1.7cm×1.6cm，较之前增大。患者从未生育，保守治疗愿望强烈，但已不宜再使用甲氨蝶呤等药物治疗，故求治于中医。此时患者已无阴道流血，时有右侧腹胀，大便干结，3 天未行，精神尚可，舌淡红，苔薄白，脉细滑。自拟活血抗孕汤：天花粉 45g，赤芍 15g，桃仁 15g，丹参 15g，三棱 15g，莪术 15g，蜈蚣 3 条（研粉冲服），蒲黄 20g（包煎），益母草 45g，紫草 15g，川芎 15g。水煎服，每日 1 剂。

患者当日下午连续服用 2 次，晚 7 时突感下腹疼痛，肛门坠胀。查患者一般情况可。妇检外阴及阴道未见异常，宫颈柱状、光滑，有举摆痛，子宫前位，大小正常、压痛，右侧附件增厚，压痛明显，腹软，无移动性浊音，下腹轻压痛，无反跳痛。测量血压 100/70mmHg，心率 70 次 /min，律齐。查 B 超示：右附件混合性包块 1.6cm×1.6cm，盆腔积液厚 0.8cm，包块较之前无增大。血常规正常，血 β-HCG 1 321mU/ml，较之前下降不明显。考虑患者有腹腔出血的可能，估计出血量较少，暂无急诊手术指征，需密切观察病情变化。患者一直持续疼痛至次日凌晨 2 点，阴道少许流血、色暗红，大便 1 次、通畅，腹痛逐渐缓解。服药 8 天后，查血 β-HCG 204.99mU/ml。肝肾功能及血常规正常。患者仍有少许阴道流血，伴头昏、口干，无腹部疼痛，大便正常，舌淡红，苔薄白，脉细。中药守方减全蝎，加炒黄柏 15g，黄芪 30g，连服 10 天后，查血 β-HCG 98.31mU/ml。继服 3 剂后，血 β-HCG 降至正常，治疗效果满意。复查肝、肾功能及血常规均正常，B 超示：右附件包块 1.2cm×2.2cm，继续予活血化瘀、软坚散结之剂，善后调理，以促进妊娠包块的吸收。1 年后患者自然妊娠，顺产一健康婴儿。

［按语］天花粉味甘、微苦，性微寒，归肺、胃经，有清热、生津、润肺化痰、消肿

1 余跃平. 重用天花粉治疗异位妊娠体会 [J]. 中国中医药信息杂志，2012，19（1）：84.

排脓之功。《本草纲目》记载该药"治衣胞不下"。现代药理学研究表明，天花粉有致流产和抗早孕作用，其原理是天花粉蛋白能迅速引起胎盘的滋养层细胞变性坏死，坏死细胞的崩解碎片充斥在绒毛间隙，导致了血液循环障碍，而后加速绒毛组织退化坏死，造成胎儿死亡；同时，内源前列腺素的合成和子宫积液增加，使子宫收缩增强，造成流产。临床上，在中药复方中天花粉45g治疗输卵管妊娠安全有效。

10.106 威灵仙

彭富祥：威灵仙温通病络治疗肝硬化[1]

陈某，男，49岁。1993年5月初诊。困倦腹胀，尿少，大量腹水，肚脐外凸，双下肢水肿过踝，皮肤黝黑，舌胖肿齿印。乙型肝炎病毒标志物检测：HBsAg、HBeAg、抗HBc均阳性，总蛋白58g/L，白蛋白33g/L，球蛋白25g/L。肝脏缩小变形，脾厚5.5cm，门静脉内径1.7cm，脾静脉内径1.1cm。西医诊断为失代偿期肝硬化。处方予威灵仙50g，麻黄、杏仁、附子、桂枝、白术、莪术、黄精各15g，大枣50g。每日1剂。

25剂服完腹水消尽。后改为2日1剂，原方不变，坚持又连服50多剂后停药。其后年间出现腹胀胁痛困倦，或双下肢肿胀，嘱患者自采自备威灵仙、鸡屎藤各100g（或鲜品各250g），大枣100g煎服有效。随访10余年，患者仍能从事家务农活。

[按语] 彭氏认为威灵仙用于肝硬化治因有四：威灵仙通行十二经脉，温通病络畅循环为其首一；肝硬化患者都有腹胀食少，便秘积粪等消化吸收障碍和消化道的高压同存，威灵仙走窜消克，通肝胆胃肠为第二；病入"三焦不治"水泛，腹腔组织潴水进入"肝肾综合征"期，威灵仙温通病络，消"肾脏风壅"腹水宿水，为其三；顽固性腹水常伴感染或黄疸黑疸，威灵仙温通腹腔"冷脓宿水"，抗菌通利肝胆为其四。

张卫国等：威灵仙治疗顽固性呃逆[2]

王某，男，65岁。2008年10月就诊。患者高血压伴脑血栓后遗症，右侧下肢活动不利3年。半年前出现不明原因呃逆，发作时呃逆连连，声音响亮，饮水发呛，影响进食。曾经多方治疗，病情时轻时重。轻则三五日不发作，重至每天间隔不断。伴大便秘结，口涎连连，睡眠不安，渐至双下肢水肿。迁延至今。昨天患者喝汤食鲤鱼时恰值呃逆复发，并有咽喉部异物感。查喉镜视咽喉未见鱼刺等异物，仅轻度水肿。请中医会诊。查舌质淡胖，舌苔白腻，脉浮弦。用威灵仙50g，武火急煎浓汁100ml，兑入蜂蜜50g。搅匀嘱咐患者慢慢含咽。并针刺足三里、内关、太冲穴。服药30min后咽喉异物感消失。50min后腹中作响，大便畅通，呃逆消失。后用威灵仙、半夏、砂仁、地龙、赤芍、甘草、茯苓各等份，研末装胶囊。每服5粒，每日3次。随访2年，呃逆未发。

[按语] 作者从肝脾胃论治顽固性呃逆，认为威灵仙性味苦温，入肝脾二经，入肝经

1 彭富祥. 威灵仙温通病络治疗肝硬化 [J]. 中医杂志，2006，47（6）：417.

2 张卫国，邢燕，赵立军. 威灵仙治疗顽固性呃逆 [J]. 中医杂志，2011，52（13）：1155.

活血通络，化瘀止痛，搜风解痉。入脾经燥湿化痰，软坚散结。湿化筋脉舒畅，胃和降有序，则呃逆止。威灵仙善祛风湿、通经络，凡风湿痹痛，肢体麻木，筋脉拘挛，屈伸不利，无论上下皆可应用，尤宜于风邪偏盛，拘挛掣痛者。

10.107 蜈蚣

王象礼：重用蜈蚣治疗勃起功能障碍 [1]

冯某某，男，44 岁，2015 年 8 月 11 日初诊。主诉：勃起困难 2 年。患者于当地医院检查性激素，睾酮偏低，自诉腰酸困，性欲低下，睾丸发育偏小，小便通畅，稍黄，阴囊不潮湿，大便偏稀，日行 1 次，食欲一般，饮食量少，睡眠可，舌淡苔白腻，舌下络脉怒张，脉细。处方予炒白术 15g，焦三仙各 8g，丹参 20g，川芎 10g，桃仁 10g，红花 10g，熟地黄 20g，山萸肉 15g，泽泻 10g，牡丹皮 10g，牛膝 12g，淫羊藿 30g，蜈蚣 6 条，巴戟天 15g，仙茅 20g，肉苁蓉 15g，鹿茸 8g，白芍 12g，陈皮 6g，炙甘草 8g，7 剂，水煎服，首煎 50min，二煎 30min，早晚空腹分服，4 周为一个疗程。另嘱患者忌辛辣、生冷、刺激性食物，放松心情，适度锻炼。

上方加减治疗 1 月，诸症皆改善明显。上方 7 剂加以巩固治疗，3 个月后电话随访，夫妻性生活和谐。

［按语］王象礼教授认为：①阳痿以肾虚为本，肾虚气滞血瘀即肾虚血瘀贯穿发病全程，同时要分清寒热虚实，辨析夹杂，不可一概而论。②尽管蜈蚣为有毒之品，但其能理气通瘀，疏通阴茎海绵体内外之宗筋；安神镇静，舒畅情志，调整患者悲观之心态；温阳益精，加快人体代谢功能等特点，从根本上改善局部微循环，提升性欲，增强阴茎勃起。③重用蜈蚣，要密切注意其不良反应的发生，初涉临床者宜以小剂量始。④用蜈蚣治疗性功能障碍不能去其头足，以免减效。

10.108 五味子

包延宏：五味子改善疲劳 [2]

张某，男，32 岁，自述一月前因搬家过劳后出现乏力懒动，疲惫不堪，肢体酸楚，多梦，休息至今体力仍不见恢复，舌淡苔薄，脉细数，饮食、二便未见异常。五味子 100g，人参 10g，水煎服。三天之后，症状消失。

［按语］五味子味酸收敛，味甘补益，为涩、补兼备之品。《神农本草经》谓其："主益气，咳逆上气，劳伤羸瘦，补不足，强阴，益男子精。"

1 刘青云，王象礼. 王象礼重用蜈蚣治疗勃起功能障碍的经验 [J]. 光明中医，2017，32（1）：29-32.
2 包延宏. 北五味子的临床应用体会 [J]. 世界最新医学信息文摘，2015，15（88）：199，203.

张志远：重用五味子敛肺止咳治咳嗽和哮喘[1]

1996年，一位70岁退休军官患哮喘兼咳嗽曾于医院就诊，效果不好，转求于他诊治。症见咳痰不多，张目大口呼吸，已有数日未能卧床睡眠，脉象弦滑，虽感痛苦但精神状态尚可。乃以小青龙汤损益，突出五味子之量：半夏10g，麻黄6g，橘红10g，川贝母10g，款冬花15g，细辛10g，射干10g，干姜6g，露蜂房6g，五味子40g（打碎），水煎分4次服，5小时1次，连饮6剂症状锐减。遂压缩一半药量，改为每日1剂，又服4天而愈。

[按语] 张老认为五味子酸甜苦辛咸五味俱全，但辛味尤为重要。五味子的辣味在仁中，不打碎则无辣味且不起辛散作用。用小青龙汤治哮喘必须把五味子打碎，有了辛味服20g、30g均可，且服用之后不会出现憋气甚至喘得更厉害的状况。

10.109 玄参

沈大友等：重用玄参治疗急性血栓性静脉炎[2]

李某，女，33岁，剖宫产术后8天，突然自觉左下肢疼痛，走路不便，更衣时发现左下肢明显增粗肿胀、发热。立即到县医院检查，诊断：左下肢静脉炎血栓形成。症见：面色微红，口苦唇干，舌尖红，苔腻，脉弦大。检查左下肢皮肤微红硬，明显肿胀，触及股四头肌、腓肠肌疼痛。处方予玄参90g，丹参30g，黄芪15g，人参18g，川芎12g，水蛭12g，黄连12g，金银花30g，当归60g，甘草9g。每日1剂，早晚分服。每日均取上方药渣湿热敷。平卧患肢抬高30°。治疗15天诸症皆消而痊愈。

[按语] 本病系妇科术后长期卧床，以致下肢气血运行不畅，气滞血瘀。瘀血阻于脉络，脉络滞塞不通，营血回流受阻，水津外溢，聚而为湿。玄参咸寒，入血分清热凉血，治疗热入营血诸症，辅以丹参、川芎、当归、水蛭活血祛瘀通络；合人参、黄芪补气活血兼顾产后气血亏虚，黄连、金银花清热解毒消肿，共奏清热利湿，活血化瘀、通络止痛之效。

宋如琢：重用玄参治疗男性乳腺增生[3]

唐某，男，50岁。患者平素家庭不睦，近又遇烦心之事，遂觉胸闷憋气，乳房胀痛。查双乳肿胀硬痛，乳核大如鸽卵，口干心烦，急躁易怒，舌红苔黄脉弦数。西医诊断为乳腺增生。予丹栀逍遥散化裁：牡丹皮10g，栀子10g，当归10g，白芍15g，玄参120g，瓜蒌30g，柴胡10g，薄荷10g，延胡索10g，生甘草6g，3剂。每日1剂，水煎服。

服上方3剂，胸闷乳痛消失，诸症均减，遂停药，又过20余日，乳房肿块消失，随访20余年未复发。

[按语]《名医别录》玄参："下水，止烦渴，散颈下核，痈肿。"玄参滋阴清热、解

1 张成博，刘金洁，李玉清.张志远小青龙汤用法用量之巧[J].中国中医基础医学杂志，2017，23（6）：878-879.

2 沈大友，石秀全，沈显峰.重用玄参治疗急性血栓性静脉炎之体会[J].光明中医，2010，25（12）：2294-2295.

3 宋如琢.重用玄参治疗男性乳腺增生有效[J].中医杂志，2010，51（1）：61.

毒软坚散结，适合于阴虚火旺之瘰疬疮痈、癥瘕积聚。宋氏认为，本品用于男性乳腺增生非重用不能建奇功，所治病例均未超过3剂，服药当时胀痛等症状首先改善，而乳房肿块却在服药后15～20天消失。

10.110 仙鹤草

杨明旺等：大剂量仙鹤草治疗过敏性紫癜致肠道出血[1]

患者，男，19岁，学生。因全身皮肤紫癜1周，血便3天，于2011年5月13日入院。近1周患者无明显诱因出现全身皮肤紫癜，紫癜大小不等，略突起皮面，以两侧臀部及大腿为著。无牙龈出血、鼻出血、呕血、咯血等。西医诊断为过敏性紫癜，消化道出血，失血性贫血（中度）。西医常规治疗（用泼尼松、酚磺乙胺、马来酸氯苯那敏、芦丁片、安络血、酚磺乙胺注射液、奥美拉唑等药物）9日，全身皮肤四肢紫癜略消退，血便不止，每天解暗红色或鲜红色大便3～7次，300～700g，血红蛋白最低时为43g/L，前后共输血7次，达2 200ml。请外科会诊，认为紫癜引起的糜烂或溃疡出血，肠黏膜呈弥漫性病变，不适宜手术，建议中西医结合治疗。

给予仙鹤草200g，大枣100g，白茅根50g，每日1剂，水煎，每日3次，每次300ml，空腹口服。半流质饮食，忌鱼虾蛋奶及辛辣刺激食物。服中药3天后，皮肤紫癜逐渐消退，大便颜色逐渐好转，服中药第7天，紫癜全部消失，大便转黄色，成形，每日1次。后给予纠正贫血治疗，随访1个月后复查各项化验指标正常，查肝肾功能未见异常。

[按语]过敏性紫癜引起肠道长时间大量出血，实属罕见，本病系某些病因（如物理、化学、生物因素等）导致的免疫复合物沉积性疾病，主要侵害皮肤、肠道及肾小球基底膜等处毛细血管及小静脉，使毛细血管的血管壁通透性增加，从而导致皮肤紫癜，肠道出血。患者连续9天给予西药治疗，皮肤四肢紫癜略有减轻，但肠道出血不止，改用大剂量仙鹤草为主方，治疗后皮肤紫癜消失，肠道出血停止。现代药理研究，仙鹤草能止血、抗过敏、抗炎、抑菌，同时可改善心功能、促进骨髓造血功能，使血小板数量升高，加快凝血，从而达到止血的目的，可减缓肠蠕动，缓解肠痉挛，有止痛、止泻作用，因此，使该患者能在短时间内紫癜消退，肠道出血得到控制。同时协同凉血止血的白茅根，增强止血功效；大枣色赤肉多，在抑制异常的免疫反应、抗过敏的同时，又能促进造血。

卢永兵：大剂量仙鹤草治脑梗死案[2]

林某，男，83岁。2014年10月18日初诊。患者平素有高血压病、冠心病。就诊日当天早上突然昏倒在地，被抬往某医院，脑部CT检查显示右侧脑梗死。经医院同意立即请卢永兵教授会诊。诊时患者昏睡，呼叫不应，面部红赤，口眼轻度㖞斜，左侧上下肢瘫软，大小便失禁，体温38.2℃，血压145/95mmHg。唇红，舌红，舌尖有瘀点，舌边有瘀

1 杨明旺，杨渊. 大剂量仙鹤草治疗过敏性紫癜致肠道出血1例[J]. 中国临床研究，2013，26（7）：756.
2 林汉平. 大剂量仙鹤草治脑梗塞案[N]. 中国中医药报，2016-04-29（004）.

斑，舌苔黄腻，口臭，脉弦数。处方予仙鹤草 80g，水牛角 50g，秦艽 20g，生地 15g，黄连 10g，石膏 100g（先煎），赤芍 15g，大黄 15g，杭白菊 15g，地龙 15g，日煎服 2 剂，鼻饲，并嘱鼻饲适量青菜汤、饭汤、水果汁等流质食物。

第二天早晨，患者家属告知昨晚 10 时后病人逐渐清醒，今晨已能辨认人，断续小声对答，诉头昏重，口苦，周身乏力，左侧上下肢酸痛，无力移动。日泻大便四次。体温 37.5℃，血压 135/85mmHg。嘱按昨日处方去大黄，日煎服 2 剂，慢慢饲服。

第三天，患者虽神疲，但能慢慢对答，诉头晕、耳鸣、左侧上下肢痛，无力移动，二便正常，苔薄白，脉弦，体温、血压正常。处方：上方去黄连、石膏、生地、杭白菊，加黄芪 30g，水蛭 10g，络石藤 20g，日煎服 1 剂。

六天后患者出院来卢永兵教授门诊就诊，患者对答正常，头微晕，口眼㖞斜消失，左手能慢慢握拳，在家人搀扶下站立，无力迈步，腰酸，舌尖边瘀点、瘀斑色泽变淡，舌苔薄白，脉弦。处方：第二方去水牛角，加熟地 15g，杜仲 15g，枸杞子 15g，怀牛膝 20g，桂枝 10g，当归 10g，日煎服 1 剂。请按摩医师指导功能锻炼。

半月后来门诊就诊，病者无头晕，饮食正常，左手能端碗，能慢慢自己迈步，但乏力，舌尖瘀点消失。处方：第三方去秦艽、赤芍，黄芪加至 50g，日煎服 1 剂。

三个月后复诊，患者身体恢复情况良好，CT 检查右侧脑梗死消失，嘱按第四方每两天煎服 1 剂。后续嘱用仙鹤草 50g，黄芪 30g，每三天煎服 1 剂调理。半年后电话告知，身体正常。

［按语］仙鹤草属收敛止血药，《百草镜》《现代实用中药》说它有活血化瘀消肿作用，亦能补虚治疗脱力劳伤，谢海洲教授说它补气有"赛人参"之效。卢氏以大剂量仙鹤草为君药，治疗脑梗死均有良效，越早用，恢复越快，临床基本治愈后，再间断用仙鹤草配黄芪治疗三个月，未见有复发者。

10.111 香薷

杨作诗：大剂量香薷治疗夏日外感[1]

贾某，男，41 岁，农民。因暑日在田间劳动，大汗淋漓，感头晕、乏力，饭后在树下午休，醒后觉鼻塞，恶寒，发热，全身酸楚，咳嗽，胸闷。曾服安乃近等药不愈，改用香薷 60g，分 2 日沏泡凉服，1 剂症大减，2 剂痊愈。

［按语］李时珍的《本草纲目》中载："世医治暑病，以香薷为首药。然暑有乘凉饮冷，致阳气为阴邪所遏，遂病头痛，发热恶寒，烦躁口渴，或吐或泻，或霍乱者，宜用此药，以发越阳气……盖香薷乃夏月解表之药，如冬月之用麻黄。"夏季天气炎热，又值患者劳作后汗出乏力体虚，加之外感风寒之邪趁虚而入，而见诸症，故应用大量香薷，取其发汗解表、和中化湿、利水消肿之效，则症消。

---

1 杨作诗.沏泡香薷治疗夏令感冒 [J].新中医，1981（6）：46.

10.112 香附

刘爱明等：醋香附辨证加味治疗妇女郁症 [1]

朱某，女，28岁，本院职工。2012年2月初诊，半年前结婚，因工作紧张，学习考试压力大，上夜班休息差，身心过劳致小产后，面部皮肤可见褐色斑块，颜色日见渐加深，以鼻尖两颧部为主，伴胸胁胀闷，善叹息，神疲乏力，夜寐烦忳，月经延期，量少色淡，舌质红，苔薄，脉弦。处方予醋香附50g，郁金10g，玉竹30g，青皮10g，黄芪15g，党参10g，白术10g，茯苓15g，当归10g，白芍10g，川芎10g，丹参15g，栀子10g，炒酸枣仁15g，白蒺藜10g，炙甘草6g，日1剂，水煎服。

服用10剂，胁胀、心烦好转，色斑变淡。遵上方加全蝎、乌梢蛇窜透祛浊，继服1月，月经如期而至，夜寐安，浊去斑除，病告痊愈。

[按语] 香附疏肝解郁、理气宽中、调经止痛，为妇科调经之要药，李时珍谓之"气病之总司，女科之主帅"，凡肝气郁结者皆可用之。

10.113 夏枯草

黄如源：大剂量夏枯草治疗高血压 [2]

丁某，男，55岁，干部。头晕目眩两月，加重并伴头痛两天，于2001年5月20日来诊。自诉患高血压1年。两月前头晕目眩、口苦、少寐、烦躁易怒，查血压170/95mmHg，经西医确诊为原发性高血压。服用降压灵、卡托普利等，作用不显而眩晕时作时止，并渐进性加重。症状：头目眩晕、头痛、心烦口渴、面红目赤、口苦、溲赤便秘、少寐多梦、舌红苔黄腻、脉弦数。血压180/105mmHg。诊断：眩晕（肝火上炎、湿热下注）。治以清肝胆湿热，泻肝经实火。拟方龙胆泻肝汤合夏枯草，即夏枯草30g，龙胆草6g，栀子10g，黄芩10g，柴胡6g，车前子10g，木通6g，泽泻10g，生地10g，当归10g，甘草3g，5剂。二诊5月25日，诸症稍减，眠可，溲赤便秘除，舌红，苔黄腻，脉弦。血压170/100mmHg，继前方5剂。5月30日三诊，偶发眩晕头痛，脘满不适，纳差，舌红，苔黄，脉弦。血压155/95mmHg。更方中龙胆草3g，黄芩6g，夏枯草50g，16剂。6月10日四诊，诸症无，眩冒止，血压145/90mmHg。于是嘱饮食情绪调理，忌烟酒，保持心情舒畅，万事宽和。半年后症状未发，血压稳定。

[按语]《素问·至真要大论》云"诸风掉眩，皆属于肝"，本案一派肝胆实火上炎、肝经湿热下注之征，拟龙胆泻肝汤合夏枯草"热者寒之"。龙胆泻肝汤泻肝胆实火，清肝经湿热；夏枯草清肝火，散郁结，降血压。贵阳中医学院邱德文、张荣川教授编著的《中医治法十论》一书中所归纳的清热药物性能简表所示黄芩、龙胆草清热作用强而夏枯草、栀子为中性，从而说明龙胆泻肝汤苦寒伤伐脾胃，责之于黄芩、龙胆草二药。故案中调整

1 刘爱明，常莉，刘姝.醋香附辨证加味治疗妇女郁症临床探讨 [J].航空航天医学杂志，2012，23（10）：1245-1246.
2 黄如源.夏枯草临床应用举隅 [J].中国民族民间医药杂志，2003（1）：59-60.

龙胆草、黄芩、夏枯草用量，既解决了伤伐之夷，又不失原方用意。全方独特之处还在于夏枯草配龙胆泻肝汤中柴胡一降一升，疏肝解郁，调畅气机，眩晕得除。

10.114 小蓟

孙敏：应用鲜小蓟治疗顽固性胃溃疡呕血 [1]

患者田某，男性，65岁，退休工人。因肺癌术后2年，胃体溃疡1年零8个月，呕血1小时。急予建立静脉通道后，急诊胃镜检查发现：胃内大量暗红至深咖啡样液，胃体后壁大弯侧见一3cm×4.5cm巨大溃疡，周边呈较硬堤状，基底见以溃疡中心点向四周放射状撕裂，裂口深长而渗血，无法行局部注射止血，遂以去甲肾上腺素冰盐水局部喷洒止血，常规静脉应用奥美拉唑、醋酸奥曲肽、矛头蝮蛇血凝酶、酚磺乙胺、维生素 K_1 等，口服凝血酶、去甲肾上腺素冰盐水等。至第2日、第3日后患者出血未止。建议停用凝血酶和去甲肾上腺素冰盐水，改用鲜小蓟每日以适量洗后捣汁200ml，分4次饮用。患者连续饮用3天，未再出现呕血，胃痛亦减轻，给予少量清淡流质饮食，继续饮药3天，病情稳定，又以健脾益血、化瘀止血治疗2周，好转出院。

[按语]患者溃疡病因为化疗毒邪损伤脾胃，湿热内生，阻滞中焦，气机不畅，瘀血阻络，瘀久化热，热盛肉腐，而成溃疡。小蓟性凉，归心、肝经，《医学衷中参西录》小蓟"善入血分，最清血分之热，凡咳血、吐血、衄血、二便下血之因热者，服者莫不立愈""不但能凉血止血，兼能活血解毒"，切中病机，重剂而止。

10.115 延胡索

田明三：应用延胡索治疗胃痛 [2]

患者，女，51岁，于1983年6月15日初诊。患者于1980年秋渐见口渴多饮，多食易饥，小便偏多，全身乏力，日益加重。曾在当地医院诊断为"1型糖尿病"，经治疗好转，之后应用胰岛素等西药维持治疗。1月前，病复发并加重，以"糖尿病并发酮症酸中毒及昏迷"而收住某院，经西药综合治疗后脱险。但又见上腹痛，日渐加重，一般镇痛药不能缓解，患者要求中药治疗。患者上腹刺痛，阵发性加重，傍晚痛剧难忍，口燥，懒言乏力，五心烦热，食欲不振，大便偏干，小便尚可。神疲体瘦，唇干微暗，上腹压痛明显，拒按，舌质暗红，散在瘀点，无苔，脉弦细。空腹尿糖（+++），上消化道钡餐透视见：胃黏膜皱襞增粗，余未见异常。处方予醋延胡索30g，党参15g，当归12g，白芍12g，丹参15g，麦冬12g，天花粉10g，陈皮7g，水煎服，日1剂，分3次服。同时，密切观察病情，停用麻醉剂。

二诊：痛势见缓，原方加延胡索5g，续服3剂。三诊：痛势大减，烦热便干之症均

1 侯爱画，阎雪洁，谭松.孙敏主任医师应用鲜小蓟治疗血证经验 [J].中国中医急症，2007，16（5）：566-567.

2 王秉隆，迟敬涛，刘红.田明三老中医临证验案4例报道[J].社区医学杂志，2011，9（17）：52-53.

除，空腹尿糖（++），以原方加减再服 9 剂，上腹痛尽除并见少许薄白苔，乃瘀除络畅，气阴渐复。更以益气养阴，通络和血之散剂，巩固治疗半月后停药，随访 3 年，痛未再发。

[按语]延胡索辛散温通，为"血中之气药"，广泛用于气滞血瘀诸痛证，该病例重用延胡索，辅以益气养阴、通络和血之品，遣药合理、药随证用。

10.116 夜交藤

王凯：重用夜交藤治疗习惯性流产 [1]

李某，女，29 岁。婚后 2 年无子，患习惯性流产 3 次，均在孕 50 天左右自然流产，多方医治，效果不好，夫妇双方检查无器质性病变，丈夫精液检查正常，双方染色体检查正常。本次就诊时，患者已孕 40 天，阴道少量流血，色暗，无异味，伴面色萎黄，精神欠佳，小腹下坠疼痛，腰膝酸软，睡眠欠佳，舌质淡红，苔薄白，脉沉细，B 超提示：宫内可见 1.0～1.2cm 孕囊，无胎芽及胎心，双侧附件正常，尿 HCG（+）。处方予党参 20g，白术 15g，菟丝子 15g，枸杞子 15g，桑寄生 15g，覆盆子 15g，阿胶 20g（烊化），生地榆 20g，夜交藤 50g，砂仁 5g，3 剂，日 1 剂，水煎服。继诊随证加减，应用夜交藤 50g 贯穿全程。后该患顺产一男婴，母子均健康。

[按语]夜交藤，为何首乌的藤茎，性味甘平，药力平和，长于入心肝经。补益兼通行，功能：养血安神、祛风通络，用于虚烦失眠，多梦易惊，风湿痹痛。作者引《本草纲目》夜交藤，"久服令人有子，治腹脏一切宿疾，冷气肠风"，重用之，辅以补益肝肾、固护胎元之品，治习惯性流产效佳。

10.117 鱼腥草

汤宏涛：八正散加用大剂量鱼腥草治疗女性急性膀胱炎 [2]

梁某，女，34 岁，2008 年 9 月 23 日就诊。患者于 3 天前，无明显原因出现尿痛、尿急、尿频，曾在本院门诊静脉滴注"左氧氟沙星"2 日，效不佳，现求治于中医科。患者尿痛不适，尿道灼热，尿急，尿黄量少，小腹坠胀，每日小便 20 余次。大便干结。舌质淡红，舌苔黄腻，脉滑数。西医诊断为急性膀胱炎。处方予八正散加用大剂量鱼腥草加减：鱼腥草 60g，车前子 20g（包煎），瞿麦 15g，萹蓄 15g，滑石 20g（包煎），木通 6g，生大黄 10g（后下），栀子 10g，枳实 10g，灯心草 5g，炙甘草 6g。日 1 剂，水煎服 2 次。连续服药 5 天，临床症状全消失，尿细菌阴性，于治疗结束后第 1 周和第 4 周复查尿细菌仍为阴性。

[按语]此案为实热淋证，八正散清热利湿通淋，汤氏重用鱼腥草清肺热，开上源以

---

1 王凯. 重用夜交藤治疗习惯性流产 46 例 [J]. 实用中医内科杂志，2006（2）：198.

2 汤宏涛. 八正散加用大剂量鱼腥草治疗女性急性膀胱炎 70 例 [J]. 河南中医，2012，32（5）：633-634.

利下流，结合现代研究鱼腥草具有消炎抑菌的作用，收获佳效。

李俭胜：加味半夏厚朴汤加减治疗食管炎[1]

王红波，女，39 岁。2007 年 10 月 4 日就诊。主诉吞咽有异物感，进食时有烧灼样疼痛。因其母死于食管癌，故自疑为食管癌，经钡餐造影、食管镜检查、食管拉网均未发现癌细胞。证见：嗳气叹息、恶心呕吐，苔厚腻，脉弦滑，胸胁胀满，咽如物阻，咳吐不出，吞咽不下。处方予鱼腥草 100g，半夏 15g，川厚朴 10g，茯苓 15g，生姜 10g，紫苏叶 10g，砂仁 10g，黄连 7g，川楝子 12g，延胡索 12g。日服 1 剂，日 3 服，夜 1 服，服药 2 个疗程，病告痊愈，随访 1 年未见复发。

[按语] 作者认为鱼腥草是清除呼吸道、食管炎症的圣药。

10.118 郁金

丁德正：郁金治疗精神疾病[2]

1985 年春，诊治一男性胸痛患者，32 岁，数年来，左上胸隐隐作痛，若提及之，瞬间则胸痛大作，且仆地而痛闷欲绝，面色紫赤，隐现青暗，舌质紫暗，脉沉弦有力，诊为气滞血瘀，瘀重之候也，予处郁金 60g，木香 15g，服 3 剂，痛大减，又 2 剂，痛若失。此方乃"颠倒木金散"，《医宗金鉴》谓"属血郁痛者，以倍郁金君之"，然据先父丁浮艇先生之经验，一般性气滞血瘀可以，若重症气滞血瘀候，尤其是血瘀较重者，郁金量仅倍于木香而效多乏，非数倍之量而难收奇功。

[按语] 丁氏用郁金治疗精神类疾病，分为气滞气郁类证候、瘀血类证候、痰类证候、痰瘀垢结类证候，前三类用量多在 30～60g，痰瘀之垢结多较久，鼓塞心之窍隧多较深，正气多有耗伤；故使用矾郁金治疗时，亦宜徐图，不宜大量速攻，以免损伤正气而使痰瘀黏连不去；量宜掌握在 12～18g 之间。对于气滞气郁及瘀血类证候用郁金之普通炮制片；对于痰类、痰瘀垢结类证候用矾郁金。矾郁金的制法是：每 10kg 生药郁金，加化痰涎之白矾 200g，添水淹没药，同煮，煮至水将干时，捞出闷润切片，晒干。增加郁金化痰涎之力。虚郁用慎。

吕金仓：重用郁金治疗慢性前列腺炎[3]

黄某，男，37 岁，某单位秘书。2002 年 10 月 12 日初诊。患者 3 年前出现小腹胀痛，小便涩痛，肛门憋胀，二便均有不尽感，遂到县医院就诊，诊断为前列腺炎。给予西药消炎药，症状缓解。1 个月后复发。查前列腺液示：白细胞满视野，磷脂酰胆碱小体少量。给予中西医结合治疗 3 个月，病情不见好转，反增加失眠一症。现：肢体倦怠，小腹坠胀，睾丸重坠，肿大，小便不尽，大便质稀而黏，失眠多梦，情绪急躁，注意力不能集

1 李俭胜. 加味半夏厚朴汤加减治疗食道炎 78 例的临床分析 [J]. 中国伤残医学，2012，20（7）：24-26.

2 丁德正. 郁金治疗精神疾病的经验 [J]. 世界中医药，2011，6（4）：322-323.

3 吕金仓. 三郁提气方治疗慢性前列腺炎 60 例 [C]// 中华中医药学会、中医杂志社. 首届岐黄男科论坛大会报告及论文汇编. 北京：中华中医药学会、中医杂志社，2011：2.

中，时有心悸。舌质暗红，舌下脉络瘀滞，苔薄白腻，脉象弦细滑。处方予三郁提气方加味：三棱、莪术、郁金各45g，赤芍、丹参各24g，生黄芪60g，升麻6g，青陈皮各30g，枸杞子30g，淫羊藿10g，橘荔核各30g，生龙牡各30g，7剂。

患者服药3剂，症状若失。复诊时，只觉小便有不尽感，夜尿时小便涩痛，余无明显不适。药已对症，给予上药加石韦20g，琥珀3g（冲服），7剂。药后诸症基本消失，自述无明显不适。3年后回访，病未复发。

[按语] 作者通过多年临床观察发现，慢性前列腺炎后期，湿毒浊毒已经减弱，患者主要表现为精神神经症状以及下腹部不适症状和尿路症状三类。多辨证为气郁、气虚、气陷之证，其治疗原则是散其郁滞，提其虚陷，在此治疗原则指导下，创制三郁提气方。方中三棱、莪术、郁金，药性平和，相辅相成，三药配合，共奏解郁、行气、散瘀之功，凡有郁滞者，用至100g，也没有发现毒性反应。

刘宇富：大剂量郁金治疗胆结石 [1]

王某，女，48岁。B超提示：胆囊内结石0.5cm×0.42cm，曾服胆石通等药未缓解，昨稍进油荤则胆区疼痛加重，经用抗感染及解痉治疗后痛势有所减轻。投以安石方：郁金70g，白芍30g，延胡索20g，神曲、山楂、莱菔子、麦芽各15g，茵陈20g，紫苏叶、枳实各8g。服5剂后疼痛显著减轻，尔后每隔日1剂服安石方，半载乃安。刘氏认为郁金大剂量（80～100g）有溶石排石利胆的功用；中剂量（40～70g）有安石解痉止痛之效。

[按语] 胆结石，一般责之于湿热蕴结下焦。患者证属湿热蕴结，痰瘀凝结，治宜清热利湿，化痰消瘀，行气排石。郁金味辛、苦，性寒，归心、肺、肝、胆经，既能行气化痰，使气散痰化，津液精气复生，又能解郁活血，使瘀血破散尽失。实有溶石排石之功。但须重用30g以上，方能获得显著效果。

10.119 茵陈

黄玉成：大剂量茵陈治疗急性肝炎 [2]

林某，女，29岁，农民。主诉上腹部作痛，伴黄疸已9日。于9日晚开始发冷发热，食欲减退，右上腹疼痛，伴有恶心呕吐。2日后，发生全身皮肤黄染，尿色深黄，大便灰白色。检查体温37.4℃，脉搏100次/min，心肺正常，腹稍膨胀，肝可扪及在肋下二横指，并有压痛，脾未触及。诊断为传染性肝炎。配合化验室各项诊断亦认为急性传染性肝炎，给予抗生素、葡萄糖、硫酸镁、维生素、利尿合剂等，共住院12天，体温弛张不退、其他症状如前。当时症较严重，即用茵陈蒿90g，水300ml煎至150ml，1日3次分服。第2天人感稍舒，继服药15天，各症逐渐减轻而至消失。1个月后复查，肝脏已恢复正常。

1 刘宇富. 大剂量郁金治疗胆结石 [J]. 中医杂志，2009，50（5）：443.
2 黄玉成. 单味茵陈蒿治疗32例传染性肝炎 [J]. 福建中医药，1959（7）：42.

[按语] 患者发生全身皮肤黄染，尿色深黄，伴恶心呕吐等症，属中医"黄疸病"的范畴，辨为湿热发黄证，急当清热利湿退黄，故使用大剂量茵陈祛湿热邪气，治热结黄疸。使用时应注意茵陈用量一定要大，可用至30～60g，或者更多，以便更好发挥茵陈利湿退黄的作用。

10.120 鸦胆子

李祥珍：大剂量鸦胆子仁治疗痔疮便血 [1]

王某，男，41岁，农民。原患内痔七八年，经常反复便血，于食刺激性食物后，出血如箭状射出，每月二三次，每次约50ml，色鲜红，时已3年之久。近年来，劳动后痔核常易脱出肛外，但能自动回缩，便血呈喷射状，大便不紧亦出血。体检：发育正常，心肺及腹部均未发现病变，营养较差，全身乏力，头昏腰痛，手足麻痹，心悸短气，面色苍白，舌苔淡白，脉沉细而弱，小便正常；肛检诊断为二期内痔；初用清肠止血中药不效，后用鸦胆子仁内服半月（用法：鸦胆子去壳取仁，需新鲜无变质腐烂者，用桂圆肉包紧，开水送服，每日2～3次，饭前服，每次7～15粒，连服7～15天。服药时切勿咬碎，同时忌食酸辣辛热及酒类。某些病例出现轻度反应，如头昏、恶心欲呕等不必停药），便血停止，久未复发，但痔核仍未消除。

[按语] 痔疮主要责之于大肠湿热，经脉瘀阻。患者久病体虚，且常处于劳累状态，伤及气血，使血流不畅则为痔，气不摄纳、血不归经则出血，故见劳动后痔核易脱出肛外、便血、乏力等症。鸦胆子为凉血解毒之要药，配主补五脏之气之龙眼肉补血气，养肌肉，益虚，标本兼顾。

10.121 薏苡仁

张董晓：重用薏苡仁治疗乳头溢液 [2]

患者，女，29岁，干部。初诊：素体虚弱，产后1年，哺乳6个月，现已回乳6个月，仍有双乳多个乳孔溢乳，不经挤压而出，经前症状尤重，与月经有一定相关性。伴乏力、精神倦怠，食欲差。患者形体较瘦，面色淡白，语声低微，舌体胖大边有齿痕，舌质淡红，苔薄白，脉细。因患者不愿服用中药汤剂，嘱以薏苡仁60g，每日1次煎服。

2周后患者溢乳症状明显好转。因彼时为月经后，为排除月经因素对乳头溢液的影响，嘱患者继续服药2周，至经前复查。再次复查时患者左乳已无溢液，右乳溢液量亦较前明显减少，且经挤压才可见乳头溢液。遂嘱患者原法继续用药1个月，复诊时已无乳头溢液。

[按语] 张氏认为"中土虚、固涩无权"为乳头溢液重要原因之一，采用益气扶土以

---

1 李祥珍. 鸦胆子仁治疗便血的经验 [J]. 江苏中医，1966（1）：16.

2 张董晓. 重用薏苡仁治疗乳头溢液 [J]. 北京中医药，2010，29（11）：847.

固涩，多可奏效。薏苡仁归脾、胃经，具有健脾渗湿之功。

郭会卿：大剂量薏苡仁治疗痛风 [1]

张某，男，57岁。2011年10月3日初诊。自述一周前饮酒过量，食火锅及多种海鲜产品，当夜右侧大趾疼痛剧烈、肿胀，自备"双氯芬酸钠肠溶片"口服，3天后疼痛症状较前减轻，但肿胀未消，为求中医治疗来我院就诊。症见：神疲乏力，痛苦面容，右足不能下地行走，右大趾红肿，皮温稍高，压痛阳性；舌质红，苔黄厚腻，脉滑数。实验室检查：UA 726μmol/L。西医诊断为痛风性关节炎。处方予生薏苡仁60g，炒薏苡仁60g，苍术20g，黄柏12g，金银花12g，连翘12g，土茯苓20g，防己15g，葛花15g，木瓜12g，鸡血藤20g，当归15g，陈皮15g，伸筋草20g，牛膝12g。水煎服。

二诊（2012年10月13日）：步入诊室，神情平稳。自述疼痛明显减轻。观其右大趾肿胀明显消减，皮温正常。依前法继续服20剂。

三诊（2012年10月23日）：右大趾形态已正常，压痛阴性。实验室检查：UA 420μmol/L。嘱停药观察，禁酒，禁食海鲜、动物内脏及豆制品等。随访半年，未复发。

[按语]第一，薏苡仁利水消肿，可有效抑制滑膜的炎症反应，减轻水肿。第二，80g以上薏苡仁通常能够起到抗炎镇痛的作用。第三，薏苡仁利湿中兼清补的特点，虽性寒但不伤胃，益脾但不滋腻，可明显减轻非甾体抗炎药对胃肠道的刺激，治疗同时兼顾护脾胃，起到了祛邪而不伤正的作用。

10.122　益母草

雷根平：重剂益母草、黄芪治疗特发性水肿 [2]

刘东，女，45岁，务农，2014年1月12日初诊。患者全身水肿4年余，水肿反复出现，经期加重，曾就诊于多家医院，效果不佳。诊见头面及四肢水肿，活动后为重，休息后缓解，伴神疲乏力，脘腹胀满，纳差，心悸气短，小便无力，大便质溏，日1~2次，舌淡胖暗，苔薄白，脉弦细涩。月经经期正常，血块较多。血常规、尿常规、肝功能、肾功能、腹部B超、甲状腺功能等检查均未见明显异常。西医诊断为特发性水肿。予生黄芪120g，益母草100g。7剂，水煎服，日1剂。药后肿消，诸症亦相继消失，随访1年未发。

[按语]水瘀并治，气血兼调，三者兼顾，相得益彰，留瘀得消则水邪自散。利水而气不足，犹无弓射箭；消肿而血不畅，似无水行舟。

10.123　泽泻

汪建勋：重用泽泻化痰祛瘀平眩晕 [3]

邱某，男，72岁，初诊时间2007年11月6日。主诉：眩晕时作多年，加重2周，

1　马琳琳，孔伶俐，郭会卿.郭会卿教授运用薏苡仁治疗痹证经验[J].风湿病与关节炎，2012，1（2）：51-52，54.
2　吴瑾，宋晓梦，王朝霞，等.雷根平用重剂黄芪益母草治疗特发性水肿经验[J].四川中医，2014，32（9）：11-12.
3　李霞，徐娟.汪建勋老师重用泽泻化痰祛瘀平眩晕[J].陕西中医，2011，32（1）：98.

严重时伴天旋地转不敢睁眼，心慌气短，行走不稳，乏力，汗出，睡眠一般，大小便尚调，苔白腻，脉弦滑。处方予泽泻汤加减：泽泻 60g，白术、茯苓各 20g，半夏、竹茹、陈皮、天麻（先煎）、菊花各 10g，车前子（包煎）30g，胆南星 6g，3 剂水煎服。

二诊 2007 年 11 月 30 日：诉药后眩晕明显减轻，余症均减，唯觉头顶沉重感，苔白腻渐化，脉细弦，原方基础上加八月札、香附各 10g 以行气，有助于痰湿利化，并加丹参 15g、葛根 12g 以活血化瘀，以防久病入络，气血瘀滞，又予 3 剂，煎服法同前。

三诊 2007 年 12 月 5 日：诉诸症著减，精神转佳，纳可，大小便调，脉细弦，仍效不更方，继上方 3 剂以巩固疗效。

[按语] 化痰祛饮平眩晕，所能收效之关键在于重用泽泻，此方取《金匮》泽泻汤治支饮冒眩之意。仲景曰"心下有支饮，其人苦冒眩，泽泻汤主之"。泽泻配白术渗湿健脾，旨在去除水湿，使痰饮无由此生，使眩晕无由以作，泽泻用量在 60g 左右，白术 20g。

10.124 皂角刺

冯志海：皂角刺治疗高脂血症 [1]

患者，男，35 岁，2017 年 2 月 16 日初诊，以"发现血脂升高 2 个月"为主诉就诊。近 1 年来时常出现头晕、乏力、纳后腹胀、便溏，既往曾进行西医治疗，采用营养神经药物和减肥药物等，针刺治疗，症状改善不明显。年后诸症加剧，且大便次数增多，1 日 3~4 次。平素嗜食肥甘，嗜烟酒，近 1 个月来饮食有所控制。曾服用"阿托伐他汀"等降血脂药 5 个月余，但疗效欠佳。查体：BMI 30.25kg/m^2，形体偏胖，腹部饱满，舌淡红苔黄腻，脉弦滑。查 TG 8.82mmol/L，CHO 7.60mmol/L，肝胆 B 超检查示轻度脂肪肝。刻诊：头晕，乏力，纳后腹胀，便溏。处方予三仁汤合半夏白术天麻汤加减：皂角刺 20g，白豆蔻、炒薏苡仁、炒白术、茯苓各 15g，姜半夏 9g，黄芪 20g，炒山楂、麸炒神曲各 30g。上药 15 剂，每日 1 剂，早晚服。并嘱控制饮食，增加运动。服药 2 周后头晕、便溏等症消失，复查血脂各项指标基本恢复至正常范围，随访半年未复发。

[按语] 重用皂角刺以破痰化瘀，既取其作为使药开山破路直达病灶之效，又长于泄血中日久瘀毒，开痰破瘀，用药猛而顽痰瘀毒可除。

施慕文：大剂量皂角刺治疗亚急性盆腔炎 [2]

费某，女，45 岁，已婚。初诊：1982 年 4 月 24 日。发热 1 周，伴有下腹持续性疼痛，外院诊为急性盆腔炎，经青、链霉素治疗，腹痛稍减，但热未退。来我院时体温 38℃，白细胞 12 100/mm^3，中性粒细胞 84%，淋巴细胞 14%，单核细胞 2%。妇科检查：宫颈慢性炎症，宫体后位，略大，压痛明显，两侧附件增厚，有明显压痛。诊断：亚急性盆腔

1 成芸，冯志海．冯志海教授运用皂角刺治疗内分泌疾病经验举隅 [J]．中国民族民间医药，2018，27（13）：53-54.

2 施慕文．皂角刺治疗亚急性盆腔炎 [J]．上海中医药杂志，1984（3）：21.

炎。治疗方法：皂角刺 30g，加大枣 10 枚，煎半小时以上，弃渣取药液 300～400ml，再加粳米 30g，煮成粥状，分 2 次服用。给上方 7 剂，服药后腹痛好转，热度下降，再给予 7 剂以巩固。2 个月后随访，无腹痛，无发热，痊愈。妇科检查：宫颈轻度炎症，宫体正常大小，无压痛，两侧附件稍增厚，无压痛。至今未再发。

[按语] 该病属中医学中"带下""少腹痛"等范畴，治疗应以清热利湿、化瘀止痛为主。使用辛温无毒的皂角刺，可活血消肿、化痰排脓，直达患处，但久服有引起胃痛的可能，所以配以大枣和粳米，以缓和该药的不良反应，减少胃黏膜刺激，并便于在肠内吸收，以提高疗效。

10.125 枳壳

金玲：单味重剂枳壳治愈贲门失弛缓症 [1]

桑某，男，34 岁，天津市第一电镀厂工人。于 4 年前开始，每次进餐后出现饱胀感，经各院中西治疗，无明显好转，近半年来又出现每次进食时有无痛性咽下困难，时轻时重，时有上腹部闷痛，有时左季肋部割痛和胸背部锥痛，曾服硝酸甘油片后疼痛缓解，按心绞痛治疗一阶段但心电图始终未出现异常，近来又出现恶心呕吐，呕出大量黏液伴有未消化食物，近半年来因症状加重而出现身体消瘦，体重下降。经 X 线食管钡餐及胃镜检查，西医诊断为食管贲门失弛缓症，食管炎。经内科心理、针灸及耳针等治疗两个月无明显效果。遂用枳壳 120g 水煎，每日 1 剂，连服 2 剂后，患者自感胸部异常开阔，如同搬走了一块大石头，当日进食未出现下咽困难，继服 6 剂，症状基本消除，随又以调理脾胃之剂治疗 2 周后停药，咽下困难一症未复出现。经 X 线钡餐复查发现钡剂顺利通过食管贲门部，据此临床判断痊愈。

[按语] 贲门失弛缓症是一种原发性食管神经肌肉病变所致的食管运动障碍性疾病，属中医学"噎膈""食痹"范畴，基本病因为气、痰、瘀胶结，阻隔于食管、胃脘，治宜调和肝脾，兼降气化痰活血。因枳壳是苦辛酸微寒药，有理气宽中、行滞消胀之用，故使用大剂量枳壳消心中痞塞之痰，泄腹中滞塞之气，去胃中隔宿之食，则患者自觉胸部开阔，咽下困难等诸症消除。该药临床可用于胸胁气滞，胀满疼痛，食积不化，痰饮内停等症。《药典》云："枳壳用治胃下垂、脱肛、子宫脱垂等症。"本例病人枳壳用至 120g，病人没感到任何不适并且治疗效果显著。

10.126 紫石英

刘瑞芬：重用紫石英治疗输卵管性不孕症 [2]

王某，女，32 岁，2014 年 4 月 4 日初诊。主诉：未避孕未孕 8 年。2010 年 7—8 月

1 金玲. 单味大剂量枳壳煎剂治愈贲门失弛缓症一例报告 [J]. 中成药，1992，14（1）：51.
2 周慧，刘瑞芬. 刘瑞芬运用补肾化瘀法治疗输卵管性不孕症验案举隅 [J]. 湖南中医杂志，2015，31（8）：103-104.

两次体外受精胚胎移植术（IVF-ET）失败史。既往月经规律，月经周期28～30天，行经期3天，量少，经行腹部隐痛；男方正常。2012年10月于当地医院行腹腔镜下通两侧输卵管，至今未孕，有盆腔炎史，余皆正常。患者自感IVF-ET治疗效果不明显，遂求于中医药调理。平素腹部有冷感，腰部酸坠，失眠。刻下症：现无明显不适。舌淡暗，苔白，脉沉弦。末次月经：2014年3月28日。自拟调经一号方加味：当归12g，熟地18g，山药18g，枸杞12g，川断30g，菟丝子18g，淫羊藿18g，紫石英60g，阿胶11g，鹿角胶12g，胎盘粉3g，川牛膝15g，茯苓15g，柴胡12g，香附12g，丹参18g，百合12g，延胡索15g，党参30g，炙黄芪30g，柏子仁12g，7剂，水煎服，每天1剂，分2次服。

上方加减服用近2个月，五诊（6月3日）：停经38天，妊娠试验阳性。嘱注意饮食、休息，慎重养其胎。

[按语]《神农本草经》紫石英：味甘，温。主心腹咳逆，邪气，补不足，女子风寒在子宫，绝孕，十年无子。久服，温中，轻身延年。

10.127 紫菀

黄明：重用紫菀治尿血[1]

郭某，男，60岁，因尿血反复发作1年余来诊。患者1年来间断尿血，色鲜，有时呈全血尿，无疼痛，时腰酸，精神尚好，饮食可。曾在北京等地医院反复检查，血尿原因始终未明。刻下见舌质淡，苔白，脉略沉细。处方予黄芪15g，当归、菟丝子各12g，山药20g，杜仲、甘草各10g，紫菀30g。连服5剂后尿血消失，腰酸亦除，疗效巩固。

[按语]《本草通玄》："紫菀，辛而不燥，润而不寒，补而不滞。然非独用多用不能速效，小便不通及溺血者，服一两立效。"本例患者在调理肺肾基础上加入紫菀，更使方药润而不寒，补而不滞，直达肺肾血分，使之宣通有力，固摄正常，尿血自愈。

---

1 黄明.重用紫菀治尿血[J].山西中医，1990（1）：26.

附1：十八反十九畏临床资料

十八反、十九畏除了个别药物外，在历史上均有破禁应用，其中以十八反药对的破禁应用为最多。十九畏虽然是比较晚出的禁忌，但十九畏药物的临床应用反而少见。

《中华人民共和国卫生部药品标准·中药成方制剂》是卫生部为解决中药材品种混乱问题，保证人民用药安全有效，颁布的具有权威性的法定标准。据统计，其1～20册共收载成方制剂4 052个品种，其中含反药配伍的成方制剂65个，包括含"十八反"药对的品种43个，含"十九畏"药对的品种25个，既含"十八反"又含"十九畏"药对的品种3个。含"十九畏"药对的成方制剂，以官桂与赤石脂配伍的使用频率最高，占该书含"十九畏"药对成方制剂总数的48%，多用于月经不调和虚证的治疗；其次是丁香与郁金的配伍使用，占24%，所治病证较分散，但总以健脾止痛、醒脑开窍为主；人参与五灵脂、巴豆与牵牛子、牙硝与三棱的配伍亦有出现，但相对较少。[1]

1 十九畏

1.1 肉桂、赤石脂

仝玉柱肉桂、赤石脂配伍治疗婴幼儿腹泻[2]：患者，女，1岁。1986年11月13日诊，其母述，患儿周岁，来客用豆腐粉条等喂食，第2天即腹泻，便次十余次，蛋花样，量多，夹吐，囟门凹陷，小便少。诊为婴幼儿腹泻，中度脱水。液体疗法，3天经输液，呕吐止，腹泻仍日10次左右，稀水便。认为系脾阳不振，不能运化水湿，导致水谷并走大肠，清浊不分，遂用丁姜肉桂赤石脂汤加焦三仙、白术各6g，按1岁量服用。3天后，大便变稠，日2次而愈。方中丁香、肉桂、干姜振奋脾阳，均系温热之药，用以消阴浊之湿邪。合用后可缓解腹部胀气，增加胃液分泌，止呕止吐，亦能缓解胃肠痉挛，止腹痛，黄连清热燥湿，抗炎抗毒，并可抑制丁、桂、姜之过热，起反佐作用。鸡内金健胃消积，提高脾胃之消化功能。赤石脂涩肠止泻，有吸附作用，能吸收消化道的有害物质、细菌、毒素及食物异常发酵的产物，并保护消化道黏膜。全方共奏健脾燥湿，升阳止泻之功。

---

1 王茜，钟赣生，刘佳，等.卫生部药品标准中药成方制剂中含反药药对成方制剂收载情况与分析[J].科技导报，2011，29（2）：59-64.

2 仝玉柱.丁姜肉桂赤石脂汤治疗婴幼儿腹泻200例[J].陕西中医，1995（12）：544.

成荣生曾无病服赤石脂 15g，用清河水煎 30min，取沸汁焗官桂 3g，每天 1 剂，连服 2 天，毫无毒性反应，唯自觉咽干、口苦、大便干涩。亦曾因服黄豆汤致肠鸣便溏，服赤石脂 15g、官桂 4g，1 剂，腹适便调，无毒性反应，亦无温热太过之嫌。[1]

肖庆慈在实验过程中发现，除赤石脂组动物毛不光滑外，其余未见任何毒性反应产生，二药配伍可排除"相反"之属，二药不具明显毒性，合用也不属"相畏"之属。从所观察的部分药理学指标表明：在免疫功能抑制条件下，二药合用后的镇痛作用、升白细胞作用、抗凝和止血作用、抗溃疡作用均不同程度地较单用时有所降低或减弱。提示二药配伍或许可归属于"相恶"范畴。[2]

黑峥峥以《中医方剂大辞典》及公开发表的临床报道及医案为方剂数据资源，共查找出肉桂与赤石脂同方配伍方剂 546 首，其中均未有关于肉桂与赤石脂同用产生不良反应的记载。且通过数据挖掘的方法发现，肉桂与赤石脂同用时多配伍甘草、白术、当归、附子、干姜，肉桂与赤石脂同用方剂常用于治疗腹泻、腹痛、纳呆、疲乏等病症，表明肉桂与赤石脂同用并非绝对的配伍禁忌，其在特定的配伍条件下是可用的。[3]

1.2 人参、五灵脂

曲淑兰应用人参、五灵脂合用治疗胸痹[4]：患者，男，50 岁，已婚，干部。症见：胸闷不适，心前区疼痛 1 月余，劳累则加重，伴有气短、乏力，面色晦暗，失眠多梦，时有心悸，舌质暗淡，舌苔薄白，脉沉细涩。查：血压 130/90mmHg，空腹血糖 6.7 mmol/L，三酰甘油 2.1 mmol/L，胆固醇 6.4 mmol/L，心肌酶及肝、肾功能正常。心电图 V_3-V_5ST 段压低，T 波低平。辨证：心气不足，心血瘀阻。患者因服用硝酸异山梨酯后出现头涨痛难忍，要求服用中药治疗。处方：人参 10g，黄芪 15g，生蒲黄 10g，五灵脂 10g，丹参 15g，郁金 10g，桃仁 10g，赤芍 10g，三七 6g，炙甘草 10g，炒酸枣仁 15g，远志 10g。每日 1 剂，水煎服。服用 3 剂后，症状明显好转，续用 7 剂，症状消失，复查心电图明显好转。继服用 14 剂以巩固疗效，随访 1 年未复发。查：空腹血糖 6.1mmol/L，三酰甘油 1.8mmol/L，胆固醇 5.6mmol/L，心肌酶及肝、肾功能正常。明代虞抟《医学正传》曰："四物汤加人参、五灵脂治血块。"可见，前人已经意识到"十九畏"也不尽然。人参、五灵脂合用，一补气，一化瘀，相辅相成，协同作用，且未见不良反应。

张志明应用人参配五灵脂治疗胃痛[5]：患者，男，62 岁，1999 年 3 月 9 日初诊。胃脘部疼痛反复发作 30 余年，时轻时重，多次胃镜检查，诊为胃小弯及十二指肠球部溃疡。中西医多方医治无效，经他人介绍前来就诊。刻诊见胃脘部针刺样疼痛，喜按喜暖，腹胀

1 成荣生．"十八反、十九畏"有所非 [J]．中医杂志，1983（3）：79．

2 肖庆慈，秦兴卫，毛小平，等．肉桂赤石脂配伍的研究 [J]．云南中医学院学报，1996（4）：1-7，20．

3 黑峥峥，韩苗苗，华浩明．肉桂与赤石脂同方配伍规律探析 [J]．中国中医基础医学杂志，2018，24（10）：1471-1473．

4 曲淑兰．人参、五灵脂合用治疗胸痹体会 [J]．中国中医药信息杂志，2006（11）：85．

5 张志明，刘剑梅．人参配五灵脂治疗胃痛 [J]．甘肃中医，2000（5）：57-58．

纳呆，乏力懒言，面色无华，大便色黑，四肢欠温，舌质淡，舌面有瘀点，舌边有齿痕，脉细涩。中医诊断为胃痛。证属气虚血瘀。治以补气养血，化瘀止痛。方药为红参（炖）20g，五灵脂 15g，白及粉 15g，枳壳 15g，当归 20g，砂仁 9g，佛手 10g，柴胡 9g，白芍 15g，甘草 6g。服 5 剂后，3 月 14 日二诊，疼痛明显减轻，精神好转，唯腹胀食量见效不显，即原方加莱菔子 9g，桂枝 9g，续服 5 剂后诸症若失。虽药证相投，疗效快捷，但 30 余年之痼疾不能冀获功于一役，必须投以散剂以图缓功，谋求全效，遂嘱其按原方取 15 剂，共研细末，每日 3 次，每次 3g 冲服，连服 2 个月停药，行胃镜复查后来诊。2 个月后患者如期就诊，病痛消失，身形俱佳，感激之情溢于言表。胃镜结果为胃内可见多处新鲜溃疡愈合面。随访 1 年未复发。人参，性温，味甘微苦，归脾肺心经，能大补元气，健脾补肺，生津养血，补中固脱；五灵脂，性温，味咸，归肝经，能行血消瘀，通络止痛；二药相伍，则可培本固元，祛腐生新，标本兼治，攻补兼施，取其相畏相激之烈，以攻沉疴之顽。正所谓："身有痼疾，施以峻剂。"患者胃痛 30 余年，投药即效。古籍《温病条辨》中吴鞠通在其"化癥回生丹"中就有人参与五灵脂配伍的记载，现代科学实验亦证实，二药相伍并未产生毒性反应，也没有降低各自的功效，因此在临证中通过辨证论治，可恰当而合理地配伍使用。但对老人、体弱者应特别慎重。

郭立忠研究结果显示，人参、五灵脂合用并未导致人参补气作用降低，其抗疲劳、耐缺氧效果甚至优于单用人参组，通俗来说即人参、五灵脂合用的抗应激能力更高；同时免疫实验结果显示两者合用有利于提高胸腺指数，并能促进机体内能量储存增加。[1]

1.3 丁香、郁金

刘树华丁香配郁金治疗顽呃[2]：高某，男，76 岁，离休干部，1999 年 4 月 5 日初诊，自诉 4 年前因肾癌早期行右肾切除术。1 个月来明显乏力，消瘦，伴低热，经医院检查考虑肿瘤转移，近几日每每入暮呃逆，连声不断，极度乏力。以谷维素、阿托品、复方氯丙嗪、甲氧氯普胺等治疗无效来诊，患者呈重病容，形体消瘦，步履缓慢；舌体胖大，质青苔白厚；闻其呃声不断，声低力弱，入夜加重，不得入睡；脉沉细无力，脉症合参，系土虚木旺，治宜扶土抑木。处方：西洋参 15g，炒山药 20g，茯苓 15g，土炒白术 20g，生白芍 30g，香附 12g，炒谷芽 15g，郁金 15g，丁香 6g，柿蒂 6g，法半夏 15g，生姜 3 片，大枣 5 枚。3 剂，嘱煎好后少量多次频服。4 月 7 日二诊，服 1 剂后呃逆减少，现白天呃逆基本消失，入夜亦明显减轻，可以入睡，精神好转。舌苔同上，脉较前有力，原方再进 2 剂。共服 5 剂后，家人告知呃逆完全消失欲再次住院手术。嘱其坚持服用西洋参，2 个月后随访未见复发。呃逆是胃失和降，气机上逆所致。《本草纲目》论呃逆"有寒有热，有虚有实"。张锡纯认为"呃逆终不愈者，以其虚兼郁也"。刘树华认为顽呃多为本虚标

1 郭立忠 . 人参及五灵脂合用在药效及有效成分研究分析 [J]. 中国卫生标准管理，2015，6（26）：107-108.

2 刘剑梅，张志明 . 丁香郁金柿蒂汤治疗顽呃 [J]. 甘肃中医，1999（5）：34-35.

实之证，方中丁香温中降逆止呃，可行滞气，郁金化瘀清心，行气开郁，两药配伍温中降逆，行气解郁；柿蒂苦温降气，生姜散逆疏邪。此患者正气虚损、脾土衰败，肝木克伐，胃气上逆，方以益气健脾为主，佐以柔肝降逆，降不损正，补不壅滞。古医籍《和剂局方》和《王旭高医案》中均有丁香、郁金两药配伍。近年来实验研究证明两药配伍，未见毒性反应，对肝肾无损害。刘树华认为两药配伍可能有解除平滑肌痉挛的作用。两者相恶为用，借其性反互激，既助解郁散结，又使上下气机通畅，故疗效显著。

为了探索丁香配郁金的临床效用，郭梅珍[1]在临床中有意将丁香和郁金合用于多种疾病，除反复用于治疗胃脘痛外，凡有适用丁香的治疗中又需佐以解郁、行气、凉血、破瘀时，均加入郁金。如胃气上逆兼有肝郁气滞者，宜用丁香温中降逆，佐郁金舒肝解郁；疝痛伴有气滞、瘀血等证时，宜用丁香温中、补肾、理气，佐以郁金行气、消瘀、破结。凡在适用郁金的治方中遇有需温中、下气者，可佐以丁香而合力。如郁金用于疏肝解郁的用药中，当见有气逆、中寒者，则佐以丁香，可增加疗效；又如在治疗胸痹证的用药中，用郁金意在理胸胁之气，兼有寒凝胸脘者，佐丁香意在温而理气，以降求顺。

毛晓健认为二者药性是相反的，配伍后有降低药效的可能。动物实验也表明二药配伍后确实有降低药效的趋势，从小白鼠的外观、活动、饮食、脏器解剖等均未发现二药配伍有明显的毒性反应，其认为丁香郁金配伍似属相恶范畴。[2]

胡方媛整理近60年来公开文献中有关丁香—郁金的同方配伍报道，分析其临证应用特点，结果显示丁香—郁金同方配伍现代主要用治于肝郁气滞的呃逆、胃痛等消化系统病证；内服方中丁香与郁金配伍比例主要为1∶2，多配伍健脾、行气、化痰、止痛类药物。与丁香—郁金配伍组团最为密切的药物是甘草、半夏、柴胡、陈皮、柿蒂、茯苓、白芍；核心药对是甘草—郁金、丁香—甘草、半夏—郁金、丁香—半夏、郁金—柴胡等；核心药组是丁香—甘草—郁金、丁香—半夏—郁金、丁香—柴胡—郁金、郁金—陈皮—丁香等。[3]

李老自拟三畏汤（功效：益气活血、醒脾进食、温肾止泻、宽胸利气消寒胀、定痛散结消癥瘕），应用三对畏药（红参10～30g，五灵脂10～30g，郁金10g，丁香10g，肉桂3～10g，赤石脂10～30g）。使用本方40余年以来，未见相畏相害，且有相得益彰之功[4]。方中红参大补元气，五灵脂活血化瘀止痛，二药相伍，一补一通，益气活血，醒脾进食，化积消癥，愈疡定痛，化腐生肌，用于虚中夹瘀之证。丁香温经助阳、消胀下气，郁金辛凉芳香，清心开窍、行气解郁、祛瘀止痛、利胆退黄。二药等分相合，有温通理气、开郁止痛、宽胸利膈、消胀除满、启脾醒胃之功。肉桂补命门火、益阳消阴，赤石脂甘温酸涩收敛，为固下止泻要药，二药相合，对脾胃虚寒之久痢、久带、慢性溃疡性出

1 郭梅珍.试探丁香与郁金的合用及单用 [J]. 中医学报，2013，28（3）：394-395.

2 毛晓健，汪均植，毛小平，等.丁香郁金配伍的药理研究 [J]. 云南中医学院学报，1998（3）：2-5.

3 胡方媛，李梦雯，范欣生，等.基于网络重叠社团发现的十九畏丁香—郁金同方配伍分析 [J]. 中华中医药杂志，2019，34（1）：316-319.

4 李可.李可老中医急危重症疑难病经验专辑 [M]. 太原：山西科学技术出版社，2002：178-180.

血、五更泄、久泻滑脱不禁、溃疡性结肠炎等效果较好。上述三对畏药，见一症用一对，三症悉具则全用。

2 十八反

2.1 半夏、附子

全小林应用附子半夏配伍治疗呕吐[1]：周某，女，34 岁。首诊日期：2008 年 12 月 8 日。患者近 1 年来坐车易出现呕吐，其症状为只要坐车超过 1 小时就会出现后头空痛，眩晕，恶心呕吐，手足发凉，发作后卧床休息 2 天即不药而愈，唯后遗乏力，头晕。但平素不坐车时从不发生呕吐，亦无上述伴随症状出现，经西医有关检查均无异常变化，曾服用晕车药未见寸功。平素甚为怕冷，舌淡胖嫩有齿痕、苔薄润，脉沉迟无力。西医诊断：晕车；中医诊断：呕吐。辨证：寒湿中阻。治法：温中散寒，补益脾胃，降逆止呕。处方：附子理中汤合小半夏汤加味。药用：附片15g^{先煎}，党参12g，白术9g，生姜9g，半夏9g，茯苓30g，干姜6g，炙甘草6g。7剂水煎服，每日 1 剂，分 3 次口服。2剂药后自觉精神大振，手足转温，5 剂药后再次坐车没有晕车，至今未见此症复发。患者平素形寒肢冷，寒湿中阻，脾胃虚寒，运化失司，升降失常。一旦坐车时体位骤变，清阳与浊阴升降失调，逆而上冲，故发呕吐、头痛。《伤寒论》曰："喜唾，久不了了，胸上有寒，当以丸药温之，宜理中丸""霍乱……寒多不用水者，理中丸主之"。故以仲景附子理中汤温中散寒，健运脾胃，调其升降，配以小半夏加茯苓汤，增和胃健脾止呕之功，其中附子半夏同用，各走一途，并行不悖，既能温化，又能止呕，标本兼治，升降有序，邪祛正安，故可愈。

李方洁应用附子半夏配伍治疗胃痛[2]：患者，女，71 岁。主诉：胃痛反复发作 1 月余。1 月前无明显诱因出现胃脘胀满疼痛，间歇性发作，食后加重，自觉口中有酸味，反流，偶有烧心，眠差，二便调，舌淡红、苔薄黄，脉沉细无力。处方予党参30g，苍术12g，陈皮10g，半夏10g，砂仁3g，木香6g，干姜5g，茯苓20g，焦三仙各12g，补骨脂15g，柴胡9g，桂枝3g，黄连5g，肉桂6g，制附子6g，巴戟天15g。上述汤剂 7剂，1 日 1 剂，水煎温服，每日 2 次，嘱患者禁食辛辣油腻之品。二诊：胀满消除，疼痛减轻，但仍偶有反酸烧心，前方去巴戟天，加莱菔子12g，黄芩6g，7 剂水煎服，1 日 1 剂，分2 次服用。三诊：症状基本消除，继前方 7 剂，2 日 1 剂。方中以制附片通行十二经络，

1 吴义春，孙鑫，仝小林. 仝小林附子半夏同用治验举隅 [J]. 辽宁中医杂志，2010，37（2）：349-350.

2 杨妮娜，赵应红，李方洁. 名老中医李方洁附子半夏配伍经验浅析 [J]. 内蒙古中医药，2017，36（19）：46-48.

能下补肾阳、中温脾阳，半夏入肺脾二经能燥湿化痰。黄连、肉桂交通心肾、引火归原。可以看出，附子与半夏同用于一方之中未受相反之害反收相承之功，温阳助运以化饮，降浊化痰以祛湿，乃所谓"离照当空，阴霾自散"。

黄超从有效成分上讲，生半夏与附子配伍会保留甚至提高毒性成分双酯型生物碱的含量，动物实验也验证了生半夏与附子配伍的毒性。与生半夏比较，炮制过的半夏与附子相配伍，其毒性小，安全性高。附子半夏相配伍应用广泛，在中医理论上是可以配伍使用的。[1]

2.2 白及、附子

金东明用附子白及治疗痹证[2]：张某，女，62岁，吉林市人，2005年5月19日初诊。患全身关节肌肉酸痛2年，加重半年。因过度劳累及长期生活在凉潮环境发病：晨起双手关节疼痛僵硬，不能握拳，双膝关节肿痛严重，足小趾疼痛、红肿，痛时无热感，行走费力，上午活动后疼痛僵硬症状好转，夜间口干必饮水，饮水后常腹泻。经多种中西药物及理疗治疗，症状无明显缓解。处方予柴胡5g，黄芩5g，全蝎5g，蜈蚣2条，葛根30g，秦艽30g，川芎15g，茯苓30g，猪苓10g，泽泻30g，车前草30g，泽兰30g，益母草10g，汉防己10g，商陆8g，黑、白牵牛子各5g，独活15g，羌活15g，桂枝30g，防风10g，细辛5g，制附子5g，白及5g，生地黄20g，苍术15g。日1剂，水煎服。服药2周后，除膝关节肿痛减轻过半外，余症均消失。此方为主加减调治2个月，能生活自理，担当全部家务。组方中大胆选用十八反配伍禁忌白及与附子相配。白及苦辛而平，性涩而收，能收敛止血，消肿生肌，《本经》言其"主痈肿恶疮败疽，伤阴死肌，胃中邪气，贼风……痱缓不收"。两药合用，一散一收，共奏散寒祛湿、消肿止痛之功。

2.3 海藻、甘草

在海藻反甘草的毒性研究中，不同专家学者所做出的实验结果不同[3]，黄文权等研究表明，甘草海藻配伍给药后，大鼠表现为烦躁、嗜睡、昏迷、呼吸困难、呕吐、腹泻、便血、厌食等，认为二者相反。叶敏等研究表明部分比例的甘草海藻合煎液能降低CCl_4引起的小鼠ALT、AST升高，对抗CCl_4所致的急性肝损伤，尤以1：1配伍效果最显著，这与多数古代名方中的配伍比例一致，认为其不相反。因实验研究中众多不确定因素的存在，如药材基源、动物模型、配伍比例等，此方面还需要更深入地研究。

李可曾将海藻、甘草，贝母、半夏、附子同用治疗一女性恶性淋巴瘤患者[4]，"患者剧痛不能忍，整日嚎哭"，月余之后，"痛减半"。指出：海藻为消瘤专药，本品咸能软坚

1 黄超，张学顺，朱日然. 附子、半夏现代药学研究进展及配伍变化[J]. 中国药业，2012，21（4）：19-21.

2 冯占荣，金东明. 金东明教授伍用附子白及治疗痹证验案[J]. 吉林中医药，2011，31（6）：563-564.

3 陈夏娟，徐立，余果，等. 海藻、芫花反甘草的研究进展[J]. 中草药，2012，43（5）：1024-1027.

4 孙其新. 李可攻癌2号方补遗——李可学术思想探讨之二十五[J]. 中医药通报，2013，12（1）：23-27.

化痰，寒能泻热消水（包括癌性渗出物，癌性腹水），主治瘿瘤、瘰疬、积聚、水肿。与甘草同用，相反相激，增强激荡磨积、攻坚化瘤之力。

关于十八反的问题国医大师朱良春先生有明确论述，主张：①有斯症用斯药，当用则用，不受"十八反""十九畏"之类成说的约束。临床六十年来，海藻与甘草同用治颈淋巴结核、单纯性及地方性甲状腺肿大、肿瘤；人参（党参）与五灵脂同用治慢性萎缩性胃炎、胃及十二指肠溃疡；海藻、甘遂与甘草同用治疗胸腔积液、渗出性胸膜炎，皆效果甚佳而未见任何毒副作用。②十八反之说，本身就有很多可商榷之处。如人参、苦参、丹参、沙参等反藜芦，四种药虽皆以"参"为名，而众所周知，其功能性味主治各异，岂有一沾上"参"之名，便皆反藜芦之理？海藻与昆布性味主治皆相同，日常二者同用，为何甘草只反海藻不反昆布？③"十八反"为何相反？即其相反的道理是什么？古今皆没有一个说法。④如果拘于"十八反"之说，一方面，许多古人包括张仲景的名方都得不到运用，势必使许多古人的好经验被废弃不用；另一方面，中药配伍中很可能存在真正相反的药，即绝对不能配合使用，误用后会有中毒、死亡危险的中药，"十八反"反而会使人们对这些可能存在的真正相反药物的进一步认识和探索带来负面影响。朱老指出："十八反"之说不能成立，"十九畏"更属无谓。对于古人的东西，应予批判地吸收，不是凡古人说的就一定对，古人有大量好经验，但限于时代条件，也有不少不可取的，应该为"十八反"平反。[1]

---

1 朱良春，何绍奇. 为"十八反"平反 [J]. 中国中医基础医学杂志，1998（4）：17-18.

附2：常用药不同剂量档的功效一览

A

艾叶　常用量能温经止血，大剂量可使肝细胞损害，出现中毒性肝炎。3～5g可开胃，8g左右温经止血、止痛，大量则引起胃肠道炎症。

B

白果　定喘汤白果用量在21枚（约为25g），动物实验证实，定喘汤中白果重用的定喘效果优于常规剂量。

白芍　6～30g有养血敛阴、柔肝止痛、平抑肝阳之功效。30～45g有利尿作用，用于热病后期，阴液耗损，小便不利等症。白芍长于养血敛阴，虽有利尿作用而不伤阴。用量若在30g以上，对大量吐血的确有较好的止血效果（《岳美中医话集》）。

大量治疗腹痛效佳。

芍药甘草汤的芍药用量要大。

白术　常用量能健脾止泻；大剂量用至30～60g，则能益气通便，则可通泻。

半夏　止呕、除湿10～15g；开胃15～30g；安神大于30g。

槟榔　用以消积、行气、利水，常用剂量为6～15g；用以杀姜片虫、绦虫时，须用到60～120g。

薄荷　在逍遥散中仅用3g，以疏达肝木；在苍耳子散中重用至15g，以发散风热，清利头目。

C

苍耳子　少量则轻而上至颠顶，重用则通下走足膝。

柴胡　仲景"大、小柴胡汤"每剂用柴胡半斤（折合约112g），一剂分三服，每服约37g。临床见柴胡证用柴胡汤，每按此量用，未见不良反应。

多用解表，少用疏肝。

2～5g用于升举阳气，适用于清阳不升、浊阴不降或中气下陷之病证。

5～10g用于疏肝解郁，如情志不畅、肝气郁滞所致的胸胁胀痛等症。

10～30g主要用于解肌退热，临床用于治疗外感六淫之邪而致的寒热往来等症。

柴胡在小柴胡汤中为君药，用量大于其他药味1倍有余，意在透邪外出；而在逍遥散中为臣药，用量与各药相等，起疏肝解郁作用；在补中益气汤中为佐药，用量极小，意在取其升举清阳的功能。

柴胡之大量运用还可通大便及行月经。

蝉蜕 常用量为 5～6g；治破伤风时需用 25～30g。

赤芍 胆红素代谢障碍一般用 30～60g；用 90g 以上，有凉血活血，通腑利胆利尿，降门静脉高压作用。

川芎 外感头痛，用量宜轻：最多不超过 4g；高血压肝阳头痛，用量宜重：用 9～12g；瘀血头痛，宜重剂量：可用至 30～40g。

历代认为川芎是治疗头痛之要药。前人有谓"头痛必用川芎"。然头痛一症，病因殊多，川芎性味辛温，功能活血行气、祛风止痛，临床常用以治疗血瘀头痛。

用王清任血府逐瘀汤治疗血瘀头痛，方中川芎常重用 15～30g。清代陈士铎《百病辨证录》散偏汤治偏头痛，疗效明显，方中亦重用川芎，用量达 30g 之多，若减少川芎的用量，则疗效不佳。若用川芎治高血压头痛时，亦应大剂量使用，可用 10～15g。

无论高血压或低血压所引起的头痛，只要是血中有滞，放胆使用川芎，不但止痛效果良好，同时对血压也有相应的调节作用。

据近代药理研究认为，大剂量使用川芎能降低血压，小剂量使用能使血压上升。有人认为川芎辛温香窜，上行头目，高血压患者宜慎用。但中医认为本品有上行头目，下行血海的双向性作用。

D

大黄 1～5g 有致泻作用，3～6g 可止泻，9～15g 可泻下。

两许：疗毒之毒热甚盛者；二两：癫狂，其脉实者（《医学衷中参西录》）。

治疗肝炎，随用药量增加而各项指标复常时间缩短，认为 30g 可作为常规剂量。

大黄粉 0.3g 以下有止泻作用。其机制为大黄鞣酸的收敛作用掩盖了含量甚少的致泻成分的作用。鞣质的 D- 儿茶精抑制大肠内细菌生成酶，阻断吲哚类的产生而止泻。

代赭石 9～18g 有镇胃降气、止呕止噫之功，适用于胃气虚弱的呕吐、呕逆、呃气、胃脘满实等。24～30g 用于治疗实证气喘及肝阳上亢所致头晕、目眩等证。

丹参 大剂量治疗失眠（姜春华）。

当归 小剂量应用则补血，大剂量应用则活血。

如当归补血汤即由黄芪 30g、当归 6g 组成，后世在应用补血的总方四物汤时，当归用量也不超过 10g；归脾汤、八珍汤中，当归的用量仅 3g。而具有清热解毒、活血止痛作用治疗脱疽的四妙勇安汤，当归的用量竟达 60g，主要是取其活血止痛；治妇女产后瘀血内阻的恶露不行、小腹疼痛的生化汤，当归的用量为 24g，也取其活血止痛、祛瘀生新之效能。再如治妇人胎前产后气郁血瘀诸疾的佛手散，当归用 2～3 两者，乃取其活血之用，使瘀去新生、血有所归。

由此可见，当归用于活血，剂量宜大，可用至 15g 以上。前人谓其气味俱厚，行则有余，守则不足，故重用则行血之力更甚。若用于补血，剂量宜轻，3～9g 即可。血虚者每致阴虚，阴虚则生虚热，当归气味辛温而主动，重用则每致动血，切不可重用，否则适得其反，病家服后每致口干、烦躁、失眠、头晕更剧，甚则鼻衄。

F

防己　小量能使尿量增加，而大量则作用相反。

汉防己小量则增加尿量，大量尿量反减少。

茯苓　25g 以下无明显利尿作用，30g 以上有利尿作用，100g 时利尿作用最强。

附子　1 枚——轻量——阳虚，2～3 枚——重量——祛风湿、止痛（《伤寒论》一枚炮附子的重量约 12g）。

制附子 120～300g 水煎 3～5 小时甘温补脾肾之阳，温补中下焦元阳之气，无辛燥热之弊。

G

关木通　常用量能利水通淋，用量 60g 以上可导致肾衰竭，小便不利。

桂枝　在桂枝汤中用 9g，取其温经散寒、解肌发表之功，以祛除在表之风邪。而在五苓散中用量不到 5g，则取其温通阳气，增加膀胱气化功能的作用。

H

合欢皮　量小可以安神，量大可以化痰。

红花　少用可养血，稍多则活血，再多则能破血。

0.9～1.5g 用于调养气血。在温补剂中加入少量红花，用于治疗产后血晕、头晕、眼花气冷等。12～15g 用于冠心病、心绞痛，取其有破瘀通经之功。表现为兴奋子宫、降压、扩张血管。

厚朴　多用则破气，少用则通阳——叶天士。

黄芪　常用量为 9～15g，在王清任的补阳还五汤中重用至 120g。

10g 以下升压，15～30g 降压，40g 以上调节血压的动态平衡。15g 以下能升血压，30g 以上可降血压。

气虚难汗者用之可汗，表虚多汗者用之可止。

其利尿作用在 20g 以内明显，30g 以上就趋向抑制；其对血压的影响，量在 15g 以内可升高血压，35g 以上反而降压。

J

鸡内金粉　3g 用于治疗体虚遗精、遗尿等，尤其对肺结核之遗精有较好疗效；4.5～12g 用于调理脾胃、消食祛积，尤其适用于因消化酶不足而引起的胃纳不佳、积滞胀闷，反胃呕吐等；15～18g 有化坚消石之功，可用于泌尿系结石及胆石症。

决明子　3～6g 治疗急性结膜炎、睑腺炎、角膜云翳、虹膜炎等；9～12g 治疗老年性哮喘、胃炎、胃溃疡、急性肾炎、急性泌尿系感染；20～30g 治疗急性胆道感染、胆囊炎、慢性胰腺炎、高血压等。

K

苦参 5～8g 有利尿消肿作用，用治肾炎性水肿、肝硬化腹水、心脏性水肿等，并有平喘止咳作用，可治疗支气管哮喘发作；10～15g 治疗细菌性痢疾、钩端螺旋体病及各种皮肤病；30～60g 可用于外治感染、各种原因所致的失眠症。

L

连翘 诸家皆未言其发汗，而以治外感风热，用一至二两，必能发汗，且发汗之力甚柔和，又甚绵长。曾治一少年风温初得，俾单用连翘一两煎汤服，彻底微汗，翌晨病若失（《医学衷中参西录》）。

龙胆草 小剂使用有开胃健胃之功，大剂则清肝胆湿热效著。

M

麻黄 少用通阳消癥，多用发汗利水。

麦芽 催乳、回乳有以下几种情况：

生麦芽通乳，"生"取其"生发"之意，量在 30g 以下。

炒麦芽回乳，"炒"取其"炒枯"之意，量在 60g 之上。

生、炒麦芽均可单独用于回乳，量 60～120g。

生麦芽、炒麦芽混用用于回乳，量各为 60g。

P

胖大海 1～4 枚有开肺解表、清热利咽之功，用于风火犯喉而致的声音嘶哑；12～15 枚有通便之功，可用于头目风热疾患，合并有大便热结者。

Q

牵牛子 少用可泻下通便，祛除肠中积滞；多用则峻下逐水，攻逐腹中积水。

R

人参 常用量为 5～10g；用于复脉固脱时可用至 15～30g。

肉苁蓉 6～12g 有补肾助阳、益精血之功，适用于阳痿不孕、腰膝冷痛、筋骨无力等证；15～18g 有润肠通便之功，用于肠燥津枯之大便秘结之证。

本品助阳而不燥，滑而不寒，是一味既补阳又益阴的药物。

S

三棱 常用剂量的上限为 9g；但临床上以该药配合其他中药主治各类晚期恶性肿瘤病时，其每日用量达到 45～75g，相当于权威规定剂量上限的 5～8.33 倍。

桑白皮 6～9g 有退热作用；10～12g 有祛痰镇咳之功；15g 有利尿及轻泻作用。

山楂　6g 祛瘀力强；9～12g 温通力强，用于治疗慢性肝炎；15～30g 治疗慢性胆囊炎、萎缩性胃炎。

山茱萸　常用量为 5～10g；急救固脱时用至 25～30g。

生地黄　大剂量治疗类风湿（姜春华）。

升麻　少用（6g 以下）有清热解毒之功；多用（10g 以上）有升阳举陷之效。3～10g，有发表透疹、升阳举陷之功，用于风热头痛、中气下陷、斑疹不出等；30g 时，有报道治疗面神经麻痹有较好的疗效。

石菖蒲　1.5～3g 作药引，有明目、开音之功，用于治疗角膜溃疡、声音嘶哑等；4.5～7.5g 用于开窍，治疗湿温病之湿浊蒙蔽清窍者，以及狂躁型精神分裂症；9～12g 有通利小便之功能，可用于治石淋或热淋。

3g 治疗冠心病。

6～10g 治疗老年慢性支气管炎及梅核气（神经官能症）。

30g 可治疗中风后遗症偏瘫、慢性肠炎所致的久泻。

熟地黄　凡下焦虚损，大便滑泻，服他药不效者，单服熟地就可止泻，然须日用四五两，煎浓汤服之亦不作闷（熟地少用则作闷，多用转不闷），少用则不效（《医学衷中参西录》）。

90～120g 对糖尿病晚期尿液浑浊有特效。

水蛭　1.5g 研末吞服，1 日 2 次，主治肺源性心脏病；5～10g 治疗急性支气管炎、高血压所致头晕；12～15g 治疗脑出血后遗症、原因不明的癥瘕痞块，本品破瘀血而不伤新血。

苏木　量小和血，量大破血。

W

五味子　大剂量，100～150g 治疗慢性疲劳综合征有奇效（刘祯吉）。

1.5～3g 时有敛肺镇咳之功，用于治疗肺虚咳嗽，如老年慢性气管炎、肺气肿等；6～9g 有滋补益肾之功，用于肾虚型咳嗽、遗精、滑精及久泻久痢等；12g 以上有降低血清谷丙转氨酶作用，可用于慢性肝炎恢复期转氨酶过高。

X

豨莶草　6～9g 对慢性风湿及类风湿关节炎有较好疗效；9～15g 治疗肝阳上亢型高血压兼有四肢麻木、腰膝无力、头痛、头晕者较宜。

夏枯草　常用剂量上限是 15g；治疗甲状腺瘤时，用量一般都超过 30g。

小蓟　大剂量能降血压（姜春华）。

玄参　9～12g 有滋阴降火、清热润肺之功效，可用于治疗虚火上炎所致的咽喉肿痛、牙痛，以及肺热咳嗽等；18～30g 有祛虚热，除烦躁之功，用于热病伤阴、阴虚火盛出现的烦躁不安者；30～90g 有软坚散结的作用，用于治疗瘰疬、脉管炎等。

玄参苦甘而咸寒，用于热证，有清热滋阴、消炎解毒作用。虚热实热均可应用，但以滋阴见长。

Y

延胡索 少用止痛，多用安神。

洋金花 止咳平喘或止痛，一般只用 0.3～0.6g，每日用量不超过 1.5g；若用作麻醉药时可用到 20g。

薏苡仁 药食两用中药，其常用剂量的上限为 30g；治疗风湿、腰腿痛等病证时，该药的用量达到 45～90g。

郁金 3～10g 有疏肝解郁止痛的作用，用于慢性肝炎和肝硬化所致的肝区痛、泌尿系疾患引起的肾区痛、妇科血瘀痛经等；10～15g 有行气利胆的作用，用于治疗传染性肝炎，能升高血清蛋白，促进胆汁分泌和排泄，增进病人食欲；30～60g 有较好的排石作用，可用于治疗各种结石。本品入气分以行气解郁，入血分以凉血破瘀，善治肝胆，善行下焦。

Z

泽泻 治眩晕非 30g 不为功。

6～10g 治疗黄疸型肝炎、急性肠炎（暴泻）、自主神经功能失调所致的多汗；15～20g 可治疗乳汁不通、急慢性湿疹；25～30g 治疗梅尼埃综合征、高血压、低血糖所致的眩晕等。

浙贝母 9～15g 有清肺热、润肺燥、清热化痰之功，用于外感及内热咳嗽；18～30g 有解毒散结之功，用于治疗肺痈、乳痈、瘰疬、发背及一切痈疡肿毒。

知母 大剂量能控制血糖（姜春华）。

枳壳 3～12g 有行气宽中、除胀之功效，用于脾胃功能失调所致气滞诸证；15～30g 可用于子宫脱垂，或久泻脱肛等脏器下垂证。

药理研究证实，枳壳对胃肠、子宫有兴奋作用，能使肠蠕动增强，子宫收缩。

枳实 常用量为 3～10g；用治脏器下垂时可用至 60～100g。

炙甘草 1～2g 有调和药性的作用；5～10g 温肾养心；30g 以上有类似激素样作用。